彭荣琛◎编著

针灸精要

中国健康传媒集团
中国医药科技出版社

图书在版编目（CIP）数据

针灸精要 / 彭荣琛编著. — 北京：中国医药科技出版社，2022.11

ISBN 978-7-5214-3475-0

I.①针… Ⅱ.①彭… Ⅲ.①针灸疗法 Ⅳ.①R245

中国版本图书馆CIP数据核字（2022）第197490号

美术编辑　陈君杞

版式设计　南博文化

出版　**中国健康传媒集团** | 中国医药科技出版社

地址　北京市海淀区文慧园北路甲22号

邮编　100082

电话　发行：010-62227427　邮购：010-62236938

网址　www.cmstp.com

规格　710×1000mm $^1/_{16}$

印张　30 $^1/_4$

字数　539千字

版次　2022年11月第1版

印次　2022年11月第1次印刷

印刷　三河市万龙印装有限公司

经销　全国各地新华书店

书号　ISBN 978-7-5214-3475-0

定价　**99.00元**

获取新书信息、投稿、为图书纠错，请扫码联系我们。

编写说明

1. 本书主要依据《针灸学》教材中的内容，提出要点"是什么"，重点解释"为什么"，给学习针灸的学者们指出明确的概念和学习方向。

2. 本书强调，讲解针灸要重视科学性、技巧性、艺术性。所谓科学性，就是要正确地反映针灸学的内容；所谓技巧性，就是深入浅出地将深奥的针灸内容明白无误地告诉学习者，使学习者容易理解和运用；所谓艺术性，就是强调针灸学和中医学一样，不仅是一门技术，而且是一门出神入化的技巧，也可以说是一门艺术。其中变化奥妙之处，不仅要能够深刻领会于心，而且要能够运用自如于手。

3. 本书包括大学教材《经络学》《腧穴学》《刺法灸法学》《针灸治疗学》中的内容，提出其中的重点、要点、难点，并进行提要、解读和深化。

4. 本书将近些年兴起并得到学术界认同的《针灸处方学》主要内容也收集在内，以使本书的针灸学内容更加全面。

5. 为了保持针灸学内容的系统性，本书除了对其重点、要点、难点进行解读之外，也注重针灸学内容的完整性，以利于学习者对针灸学内容有全面的了解，在学习上、理解上得到便利。

6. 本书重点反映作者的学习心得和体会，其中一些地方还反映了作者的新见解，可以供读者参阅和深入讨论。

7. 本书适合学习针灸的学生在学习中阅读，适合讲授针灸的教师作为教辅材料，也可作为针灸临床医生临证时随手翻阅的资料。自学中医、针灸的读者也可从中获益，能从漫无边际之中直达彼岸。

从远古开始，针灸就是中国人和疾病做斗争的主要手段。历经三皇五帝，沧海桑田，虽然日月轮转，时过境迁，唯变又不变者，中医与针灸也。针灸不仅是中国医生的重要学习内容，也逐渐成为世界各国医生疗病的主选内容。但是，由于中医学术思想成形年代的特殊性，针灸虽然很实用、很有效，但学术思想的内涵却较抽象、较宏观。学习它和理解它，除了勤奋之外，还需要较高的悟性，才能事半功倍。如《灵枢》对穴位的描述一样："所言节者，神气之所游行出入也，非皮肉筋骨也"。看到的往往是表面现象，深刻理解后才能得到真正的精华。所以学习中医必须从看开始，到思，到解，不断深入下去，经历从有形到无形，从形象到抽象，才算万里长征走完了第一步。然后将其反复运用到临床中，在临床中不断锤炼、煅压，从理解到不惑，从不惑到挥洒自如，再一次经历从无形到有形，从抽象到形象，螺旋上升到一个新的高度，才算是一位合格的中医医生。

所谓看，就是一种学习和观察，当然包括看书本和看病人。从目前的教育方法来说，首先是看书本，随后才是看病人。学习针灸基本知识，只有真正看懂了、看对了、看多了，才有可能获得其内涵的精华。针灸的基本理论看起来很容易懂，但那是记忆层次的"懂"，不是理解层次的"懂"。要得到理解层次的"懂"，必须要有思和解的参与，所以看、思、解是一个反复、重复进行的互动过程。在完成这一过程时，首先需要教授者能殚精竭虑、反复揣摩针灸知识，正确地提出要点、重点和难点。我曾经将其称为知识点的教育方法，即将传授的内容分成多个相对独立的知识点，然后对知识点进行正确分析和讲解，而且采用循序渐进、深入浅出的技巧，生动活泼、引人入胜的语言，才能真正在学习者心里占据一席之地。华叶递荣，名实相符，这应该是每一个针灸传习工作者所追求的目标。

由于中医博大精深，从事中医工作的人必须一辈子处在不断学习中。又由于中医的学术思想多记载在古代文献中，文字简练，含义深刻，在以师传身授为主的过程中，难免良莠不齐，歧见纷争。虽名家辈出，辨是明非，言之凿凿，也少不了是是非非，不一而已。即使当今学习中多使用统编教材或协编教材，由于功力所限，渐行渐远，终难修成正果。在多年的教学过程中，我体会到，科学性、技巧性、艺术性这三者是教师教学中的一项十分重要的基本功，其中科学性又是这三项基本功中的首功。所谓科学性，就是能真正正确反映中医思想的知识。科学性看起来不难，大多数人以为上过大学，读过研究生，中医那点儿东西已经弄明白了。实际上恰恰相反，不仅初学者，就是某些知名学者，马前失蹄往往就在这里。中医虽然灵活性很大，原则性却又很强，在原则性面前，是不能用"灵活性"进行解脱的。比如阴阳方面，左阳右阴，前阴后阳，上阳下阴，左升右降，这些都是不以个人看法而改变的，谁对谁错，一目了然。习者愚氓犹可训，传者雌黄必成灾。在传道授业中，科学性方面的某些缺失，反映了我们学习的功力不足。要弄懂针灸，练就基本功，首先要提供明白无误的理论点，进而掌握饱含中医思想和特色的针灸法。正如王冰所说："且将升岱岳，非径奚为，欲指扶桑，无舟莫适。"这仍然是我们需要完成的思维和行动过程。

针灸是中医不可分割的一个重要部分，其学术思想与中医完全一致。但由于针灸法的特殊性，其在中医理论思想的指导下，又形成了特有的理论和内容，其涵盖内容和运用技巧却又有其独特性。由于历史的原因，针灸的大量使用虽然最早、最多，但是发展却受到了一定的限制，以致针灸在中医中又是一条短线。研究者虽多，但从事针灸内涵的研究者却最少；学习者虽多，但真正了解针灸者却最少；使用者虽多，但依存针灸思想者却最少。其根本原因就是针灸的真正内涵还没有全部得到理解，针灸的某些内容易学难精，学习针灸者易浅尝辄止；针灸的临床疗效相对较好，使用针灸者往往就事论事。长此以往，针灸法虽可存，却容易玩成"花架子"，如不加以重视，针灸的学术思想保存就会举步维艰，要想得到发展就更难了。

近年来，中国文化逐渐传播海外，影响力逐渐增强。在医学上，中医，尤其是针灸，逐渐得到世界的认同，学习针灸的人越来越多。国内外的这些需求，不仅需要我们将知识进行传播，也需要我们将针灸的要点明确无误地提出，并进行一定深度的解释，从普及到深化，使初学者不致走弯路，自学者有所依凭，深究者有所方向。

我从事大学教学30多年，各类针灸学术讲台上，神犁脑海，舌耕心田，在教学相长过程中，每有所得，尽载于讲稿之中，以备忘于来日；中医临床40多年，各级医院中，门诊部打铁，住院部推磨，常在进退维谷之间峰回路转，百思不得其解之中而意外获效，阅病惊心，魂牵梦萦，在拊掌长叹之余，也多将体会心得记于教案之中，以用于会诊课徒。良夜孤灯，一壶清茶，数摞讲稿，几本医书，常常乐此不疲。所以脚踏实地，几番咀嚼，数易讲稿，竟也点点滴滴集成针灸之大要。但愿它是陈年的酒、晚开的花，能让有心者泛舟花海，品酒高堂。并冀其既能指明路径，又能择出要点，故名《针灸精要》。

此次编写，虽不敢说百密而无一疏，但自信不会误人子弟。望深者得深，浅者得浅，以求来者能够将理论与临床实践完美结合，以承针灸之精华，并予以发扬光大。如若所致，则甚幸！甚幸！

彭荣琛
序于北京花红楼
2021年5月

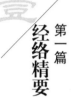
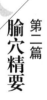

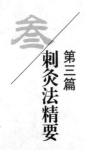

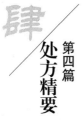

肆

第四篇

处方精要

伍 第五篇 证治精要

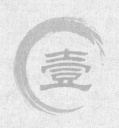

第一篇

经络精要

第一章 经络概要

第一节 古代经络学说的形成

1. **气功是经络的发现与证实者** 《素问·上古天真论》说："上古有真人者，提挈天地，把握阴阳，呼吸精气，独立守神，肌肉若一。"其指的就是气功修炼。又如《庄子·刻意》："吹响呼吸，吐故纳新，熊经鸟伸，为寿而已矣，此道引之士，养形之人，彭祖寿考者之所好也。""道引"指的是"导令气和，引体令柔"的健身术，也就是气功。战国初期的石刻文《行气至佩铭》，郭沫若将其译成现代文是"行行，深则蓄，蓄则伸，伸则下，下则定，定则固，固则萌，萌则长，长则退，退则天，天其春在上，地其春在下，顺则生，逆则死"。说明在习练小周天气功时，初期有发热、发胀、触电样感觉，随着修炼功夫加深，会感到一股气流沿任、督二脉走动。首先在丹田发热，接着气从丹田出发，逐渐向下经过会阴、尾闾，从脊柱内上行至大椎、风府，直到泥丸宫（百会），然后经印堂沿鼻柱，过素髎，至龈交通于任脉，再向下经绛宫（膻中）、气海而返回丹田。若继续练功则可打通大周天，一旦练成大周天，会在行动时感到神庭处有一团"亮光"，并随大小周天的路线和气一道循行，这时出现"返观"现象。如《奇经八脉考》所说："内景隧道，唯返观者能照察之"。上海气功师张剑鸣先生在其《练气功二十八年》一文中写道"气感在头部，则如探照灯，色、光、角度都逼似，有时交叉，有时分开，在头部到处探游""工夫至此，就会对自己的上下、左右、前后、阴阳界限及五官九窍的内在联系，比较心中有数了"。现代有人在气功师任、督二脉的前端、后端和中间安置3对电极，当气功师习练气功时，气经过3对电极，记录仪上依次出现电极处的肌电增大与减少，与气功师的感受一致。（张惠民《气功疗法趣谈》）古代人们的生活节奏比较慢，对练习气功的人来说条件相对比较好，练成气功的人相对应该比较多。气功师身体中气的走向和路径与经络基本一致，众口一词，经络概念就有了依据。

2. **针灸治疗的成功使经络认识得到支持** 《灵枢·九针十二原》："欲以微针通其经脉，调其气血。"而达到这一目的，就需要针刺"得气"，《灵枢·四时》中因此称穴位为"气穴"，并认为"刺之要，气至而有效"。为了得气，针刺时就有许多行气、催气、导气的方法，而这些方法均与经络密切相关。

3. **古代解剖学使经络有了基础** 《灵枢·经水》："若夫八尺之士，皮肉在此，外可度量切循而得之，其死可解剖而视之。"关于经络的长度，《灵枢·脉度》里就有记载，古代解剖学的发现使抽象的经络有了依据，虽然这两种认识并不相同，仅是一种模糊的联系和印证，但是却是一种认识上的提高，以致得到一致的赞同（练过气功和未练过气功的人都能接受）。

4. **经络名词的解释** 《灵枢·脉度》说："经脉为里，支而横者为络，络之别者为孙。"

从层次上说，孙络处于最表浅位置，稍深者为浮络，再深者为络脉，最深者为经脉。

从分布上说，孙络密布于体表，浮络为可见之络（包括高起于皮肤的小血管、小筋膜、小斑点等），络脉在特别的部位（如小儿指纹，四缝穴部位，踝、腕关节之间等）可见，经脉一般不可见，但在大关节部出现的大血管应该属于经脉之范畴。

第二节　经络学说的主要内容

一、经络系统的组成

经络是由十二正经、奇经八脉、十五络脉、十二经别、十二经筋、十二皮部，以及其他大、小络脉组成的。

二、经络中气血的循行方式和特点

1. **营气的循行方式** 根据《灵枢·营气》记载：气的循行途径为手太阴→手阳明→足阳明→足太阴→脾→心→手少阴→手太阳→足太阳→足少阴→肾→心→手厥阴→手少阳→三焦→胆→足少阳→足厥阴→肝→肺。其支别者的循行路径为督脉→复出太阴。以此完成一个循环。

《针灸聚英》等书所述经气运行途径，除了没把脏腑加进去，其余与《内经》同。

《真气运行法》把时辰与经气流注相搭配，认为一个时辰经气流注一条经脉。

2. 卫气的循行方式　根据《灵枢·卫气行》记载，卫气有两种运行途径。

（1）白天：阳气从目出，经三阳经入手心足心，进入阴分，复合于目，是为一周，昼行25周。

（2）晚上：手心足心入足少阴→肾→心→肺→肝→脾→肾，如此循环，夜行25周，此为一种运行途径。水下一刻，运行一条经脉，太阳→少阳→阳明→阴分，为一循环，此循环一天（昼夜）只循行25周于身。此为另一种运行途径。

3. 气血的循行周期五十营　即气血每天运行人体50周。其中白天运行25周，夜晚运行25周。（见《灵枢·五十营》）

4. 气血运行的速度　根据《灵枢·脉度》人体经脉主要通路的长度是十六丈二尺。结合五十营来看，《内经》中所说的速度约是3.2cm/s。当然这种计算是一个约数，《内经》成书年代久远，古今度量衡不可能进行精确换算，所以只能采取约数计算。日本人长滨善夫与丸山昌郎发现经脉感应的传导速度为15~48cm/s，而中国人的感传速度约为20cm/s。这些感传速度与《内经》中经气运行速度并不完全一致，而且感传速度快于运行速度，可见二者并不是一回事。只有李伯宁发现莫桑比克人的感传速度为3.3~6.6cm/s，其原因有待进一步研究。

5. 气血运行的特点

营气运行一般从手太阴经开始，沿十二经脉循行，到足厥阴结束，算一营（1个营运周期）。卫气运行也从手太阴经开始，随着营气运行，当每到阴阳经交接的部位，尤其是四肢末端，则大量溢出，然后沿着经脉呈向心性循行，进入气街，最后进入气海算一营。比如手阳明经的卫气，从手太阴经到达四肢末端以后，在手指端溢出，手太阴主支进入手大指，分支进入手次指。卫气在次指末端大量溢出，然后开始沿手阳明经脉外循行，到达面部，进入头部气海，算一营。

可见气血有两种循行方式：①营气运行采用阴阳经互相传递的方式，即阴经经脉的气血传送到阳经经脉，阳经经脉的气血又传送到阴经经脉，如环之无端，流经不息。②卫气运行从指端开始，沿着经脉呈向心性循行。但二者都起源于中焦脾胃，营行脉中，卫行脉外，相互依存，是既不同而又相依的循环方式。如《灵枢·动输》所说："营卫之行也，上下相贯，如环之无端……夫四末阴阳之会者，此气之大络也，四街者，气之径路也。故络绝则径通，四末解则气从合，相输如环"。

第三节 经络系统的特点

一、十二正经

1. **正经的定义**　所谓正经，就是指经络系统的主体，而且和脏腑的主体相合。"正"是"主要"的意思，即经络的主体，不是指"正中"，不是指其分布在人体的正中间。

2. **正经的特点**

（1）阴阳表里相配。这种配属关系主要与脏腑的阴阳属性相关。

（2）经脉左右对称。

（3）是人体气血运行的主要通道。十二经阴阳首尾交接形成气血运行的大周天。

（4）经脉气血与脏腑直接相通。

（5）有穴位。十二正经上的穴位属于经穴，还有一些奇穴也在十二正经上。

3. **正经的循行走向规律**　这种规律与气机阴升阳降规律是相吻合的。当我们举手伸直身体的时候就可以发现，阳经均是向下循行的，阴经均是向上循行的。以胸部为中心，在上部循行走手的为手经，在下部循行走足的为足经。

二、十五络脉

1. **络脉数量**　络脉共有16条，但称"十五络"而不称"十六络"。其中，从络穴分出联系表里经的经脉为大络脉，共12条。另外还有3条大络脉，即任脉的络脉，督脉的络脉，脾经的另一条络脉。共计15条。在《内经》中还有胃之大络一说。如《素问·平人气象论》说："胃之大络，名曰虚里，贯鬲络肺，出于左乳下，其动应衣，脉宗气也。"可见在心脏部位。可能是此处无法进行针灸，故不为后人所用，因此胃之大络没有被列入大的络脉中。因此总称

"十五络"，而不是"十六络"。

2. 络脉与络穴的关系　从大的经脉上分出一支络脉，其分出处就是络穴。如手太阴肺之络，从列缺别出后入掌中，散鱼际，并与手阳明经相连。手阳明大肠之络，从偏历处别出然后上手臂，经肩髃上曲颊进入牙齿，并与手太阴经相连。了解"经行一条线，络行一大片"，就能使治疗路径更加宽阔，方法更加多样。

3. 络脉的分类　从经络的基本概念上说，络脉的分类有大络、小络、孙络等。大络，如十五络、脾之大络、胃之大络、气之大络等，这些络脉主要起到沟通阴阳经的作用。小络，应是大络分出的分支，是刺络的主要部位，如《灵枢·官针》说："络刺者，刺小络之血脉也。"孙络，是络脉中最小分支，如《素问·气穴论》说："孙络三百六十五穴会，亦以应一岁，以溢奇邪，以通荣卫。"

（1）按分布部位分：有鱼络，即在手鱼际上的络脉；肢络，《灵枢》中多称为"关节肢络"，可见其多在关节和四肢；胠络，指胠肋部的络脉；布络，指网状布散的络脉，如手、足心之络脉；嗌络，指口咽部的络脉。

（2）按络脉的表现分：有血络，指充血的络脉；结络，指有瘀血的络脉；虚络，指颜色青而不显见的络脉。

（3）其他：如衡络、横络，均指横向分布的络脉；别络，指从较大络脉上分出的小络脉；阴络，指属于阴处、阴经、五脏的络脉；阳络，指属于阳处、阳经、六腑的络脉；浮络，指显现在皮部的络脉。

三、十二经别

1. 经别的特点　十二经别弥补了十二经脉的不足，也形成了独立的系统，发挥其特有的作用。十二经别是从十二经脉上分别出来的，故其从十二经脉言属旁支，十二经脉属正经。但十二经别与其他经脉比较，则仍属于正经范围，故《灵枢·经脉》称十五络为别，而《灵枢·经别》称十二经别为正。

十二经别是从十二正经分出的较大的支脉，这些支脉之所以不列入正经的循行之中，是因为它们形成了独特的循行方式，与十二正经的其他支脉明显不同。因此其他支脉仍直接隶属于十二正经，而这些独特的支脉则称为"经别"，形成独立系统。《灵枢·经别》把它们称为"正"。所谓"正"，就是十二正经分出，归于正经范畴；是正经上的大支脉，与属于络脉的小支脉不同。所以经别既形成了独立的体系，又与正经密切相关。这种不同于其他经脉的特点，可归纳为如下三点。

（1）离合出入：十二经别是从十二正经上分离出来的，深入体内与脏腑相属，然后外出体表与十二正经相合。这个特点说明经别既从正经上来，又回到正经上去，是正经上特有的一个闭合分支。经别的循行路线长，影响面积大，循行部位有深有浅，牵涉面广。别离出来的部位基本上在肘膝以下，从里出表的部位基本上在头胸部。可见，经别呈向心性循行。

（2）六合：指经别循行结束时均回合于正经之上的6种方式。其中每一对阴经、阳经别于阳经经别相连的正经上。如手阳明经别，出缺盆，合于阳明；手太阴经别循喉咙，复合阳明。这个特点说明：①经别会合处是阴阳气机在体表交换的一个部位；②其以正经的阳经为主体，对阴阳气机进行沟通。

（3）连属脏腑：经别之气与脏腑相通，其中阳经经别除连属本腑之外，还与其表里相配的脏相连；阴经经别则只联系本脏。如手太阳经别，入腋走心，系小肠；而手少阴经别则仅属于心，不与小肠相系。还有一点值得注意的是，无论阴、阳经别均与心（或胸、肺）相通或相连。这个特点说明：①经别在体内与五脏关系密切；②心脏是阴阳气机在体内交换的一个重要部位。

2. 经别的循行部位（见表1-1）

表1-1　经别的循行部位表

经别名称	离	入	属	散络	连	出	合
足太阳	腘窝中	肛门	膀胱	肾	心	项	足太阳正经
足少阴			肾	–	带脉		
足少阳	髀	季肋	胆	肝	心	颐颔	足少阳正经
足厥阴	跗上	毛际	与足少阳经别通行				
足阳明	髀	腹	胃	脾	心	口、咽、舌	足阳明正经
足太阴		足阳明经别同					
手太阳	肩解	腋	小肠	心	–	面	手太阳正经（目内眦）
手少阴	渊腋两筋间		心	小肠	喉咙		
手少阳	巅	缺盆	三焦	胸中	–	喉咙	手少阳正经（完骨之下）
手厥阴	渊腋下三寸	胸中	心包	三焦	–		
手阳明	肩髃	柱骨	大肠	肺	–	耳后	手阳明正经
手太阴	渊腋	肺	大肠	–	–		

3. 经别的价值

（1）经别以根结式为循行途径。经别既与正经密切相关，又与正经的循行方向不一致，那么经别在气血运行过程中发挥着什么样的作用呢？首先，可以将经别循行与根结式的卫气循行作比较。

1）从循行部位上说，经别的循行起于肘膝部位以上，止于头胸上部；根结式的卫气循行是从合穴处进入体内，止于气街部。合穴位于肘膝附近，胸部气街在胸，头部气街在头，所以二者部位基本一致。

2）从循行方向上说，经别从四肢到头胸，呈向心性；从根结式的卫气井、荥、输、经、合的传递顺序可知，其也是呈向心性的。所以二者基本一致。

3）从循行经脉上说，经别是以阳经为主的六合式；根结式的卫气循行，白天也是以太阳、阳明、少阳三阳经为主体（见《灵枢·卫气行》）。

根据这些对比可以看出，根结式的卫气循行所经过的通道就是经别，而五十营循行所经过的通道则是正经。根据这一认识，可以说，卫气从井穴处开始进行向心性循行，到达合穴附近即转入经别开始向体内深入，并和内脏相连，然后出于头胸气街部。一方面进入气街；一方面与正经相通，完成卫气的一次小循环。可见经别发挥了运载卫气的作用。那么，"卫行脉外"除了指沿十二正经循行之外，还可以理解为循行于十二正经之外，即十二经别之中。由于经别仍为经脉的大分支，所以这个"外"字，仅是针对正经中的营气而言。营气在正经之中，卫气在正经之外（并不是说卫气不在经脉之中）。虽然卫气剽悍滑疾，不受经脉约束，但它的运行仍有一定的轨道，这个轨道就是经别。

（2）通过经别循行，可全面了解人体阴阳气交换的部位。人体阴阳气机是在不断升降、变化和交换着的。其升降途径、变化规律、交换部位都是维持生命活动的一些重要方面，对生理变化、病理反应起着重要作用。《灵枢·经别》从经别循行中指出了阴阳气交换的部位。

1）头胸气街部。这是经别六合规律形成的。在这个部位，主要是阴阳气相合，在相合之中进行交换，而且是主要行于经别中的卫气所进行的阴阳气交换。

2）心脏。这是由经别与脏腑相连属的规律形成的。在这个部位，主要是经别阴阳气的汇集相交。就是说，十二经别之阴阳气均在心脏交换。由于营气在五十营循行时也汇于心脏，故此处还可以进行营卫之气相交。

3）四肢末端是由五十营循行形成的。这是一种阴阳气顺序交换，即阳交阴，阴交阳，反复进行，而且主要进行的是营气的阴阳气机交换。

（3）经别循行，扩大了穴位的治疗作用。①加深了对"合治内腑"的理解。合穴远离内脏，为什么对内脏有较好的治疗作用呢？若仅从正经循行来理解，就很难获得满意的答案。营卫正经循行，在合穴之后还要经过很多其他穴位才与内脏相连，既然"合治内腑"，为什么其他穴位却不强调治内腑的作用呢？可见，"合治内腑"的结论不是建立在正经循行上的。营卫经别是在合穴以后分出，深入内腑，所以合穴与内腑通过经别直接联系起来了。因此就有了直接治疗作用。②加深了对穴位功用的理解。如《灵光赋》说："承山转筋并久痔。"承山穴位于足太阳膀胱经上，经脉循行不到肛门。它之所以能治疗痔疮，主要是因为足太阳经别"下尻五寸，别入于肛"。又如《兰江赋》说："头部须还寻列缺。"列缺穴位于手太阴肺经上，经脉循行不上头面，而手太阴经别则"上缺盆，复合阳明"，因此列缺通过手太阴经别而取得治疗头面疾病的作用。

四、十二经筋

十二经筋是源于十二正经的一类经脉，由于它与筋膜关系十分密切，故称为"经筋"。十二经筋起于四肢末端，与十二正经的阴阳经交接部位一致。向心循行，结于关节，止于头面，不与内脏相连。

十二经筋的病变表现为"寒则反折筋急，热则筋弛纵不收，阴痿不用；阳急则反折，阴急则俯不伸"的特点。

经筋起于四肢末端爪甲部，即十二经脉的阴阳交接处，所以说经筋中的气血来源于十二经脉。经筋的循行部位与十二经脉的分布大体一致。可以说，经筋受十二经脉的影响比较大，在命名上也与十二经脉相同。可以认为十二经筋是十二经脉之气外达于体表的通路。由于经筋具有浅表循行和结聚于关节处的特点，因而又形成了自身的体系。

经筋与经别同源于四肢末端的十二经脉交接处，循行方向一致。经别向里，络属脏腑；经筋向表，结聚关节。二者实际上一源二歧。由此可以认为，经别是卫气通向里的通道，因此临床多用五输穴治疗在里之证；经筋是卫气通向表的通道，因此临床多用"以痛为输"治在表之证，如在针灸时使用燔针劫刺、焠刺等。

五、十二皮部

皮部的分布与十二正经一致，主要是十二正经气血在皮肤上的反映，在皮肤上的范围比较广。皮部是经脉在皮肤的功效表现。经脉的循行部位比较深，并不是管状的结构，在其中运行的气血只是依次而行，受经脉的约束，而不受经脉的限制，可以沿经脉而行，也可以散出经脉之外，因此经脉是一个从里到表的立体结构。经脉之气在里，又外散出表，在皮肤上形成一个投影。而人体基本上是一个圆筒状，体表面积比较大，因此皮部的宽度要比经脉的宽度更宽。在图上标示的时候，经脉是一条线，皮部是一大片。所以《素问·皮部论》说："欲知皮部以经脉为纪者，诸经皆然。"就是这个意思。

从经络的内容上说，皮部的出现是在其他经络的认识之后。针灸学是以经络为基础的，其治疗的最早手段是砭石、九针。皮部理论的出现应该与梅花针的使用有关。据考证，梅花针是从镵针针具发展而来的。梅花针的使用相对来说比较复杂，制作也比较精细和麻烦。它的出现迟于九针，应该是没有什么疑问的。因此对皮部的认识晚于其他经络也是必然的。

皮部与络脉不等同。络脉因其部位比较表浅，一般出现在皮部，浮络、孙络更是如此。如《素问·皮部论》："凡十二经络脉者皮之部也。"但皮部的产生是经脉在皮肤上的功效体现，是经脉的气血外散于皮肤的结果，不是络脉功效的体现，也不是络脉中气血在皮肤上的体现。络脉多以血见长，以血的变化为其变化的指标，《灵枢·大惑论》说"血之精为络"就是这个意思。如小儿指纹诊断就主要看食指上络脉血色的变化。金津、玉液穴的刺法也主要是刺络法，其特点是点刺出血。治疗与络脉相关的疾病就是以刺络为主，而不是刺皮部，如《素问·缪刺论》说："因视其皮部有血络者尽取之。"二者比较而言，治经病以刺皮部为主，治络病以刺络为主。

第四节　经络的是动病和所生病

一、是动病、所生病的出现

在马王堆汉墓出土的《阴阳十一脉灸经》中就已经出现了"是动""所产

病"。其是动病数为60，所产病数为77，共计137种。《灵枢·经脉》的是动病数为74，所生病数为145，共计219种。《阴阳十一脉灸经》和《灵枢·经脉》中病候的具体数目见表1-2。

表1-2 《阴阳十一脉灸经》和《灵枢·经脉》中病候的具体数目

	《阴阳十一脉灸经》	《灵枢·经脉》
手太阴	4+5	5+13
手阳明	2+5	2+9
足阳明	10+10	11+24
足太阴	5+10	7+15
手少阴	4+1	4+5
手太阳	4+4	4+10
足太阳	10+12	9+17
足少阴	9+10	9+14
手厥阴	无此脉	8+4
手少阳	2+3	3+10
足少阳	5+12	7+17
足厥阴	5+5	5+7
合计	137	219

可见《灵枢·经脉》的症候比《阴阳十一脉灸经》更多更丰富。

《阴阳十一脉灸经》和《灵枢·经脉》手太阴脉的内容对比见表1-3。

表1-3 《阴阳十一脉灸经》和《灵枢·经脉》手太阴脉的内容对比表

	是动病	所生（产）病
《阴阳十一脉灸经》	心滂滂如痛，缺盆痛甚则交；两手而战，此为臂厥	胸痛，脘痛，心痛，四末痛，瘕
《灵枢·经脉》	肺胀满膨膨而喘咳，缺盆中痛，甚则交两手而瞀，此为臂厥	咳，上气喘渴，烦心，胸满，臑臂内前廉痛厥，掌中热，气盛有余则肩背痛风寒，汗出中风，小便数而欠，气虚则肩背痛寒。少气不足以息，溺色变

可以看出二者内容虽有不同，但基本意思相同。而《灵枢·经脉》的内容比《阴阳十一脉灸经》要全面。尤其在所生病中，有气盛、气虚、少气的不同表现。

二、中医对是动病、所生病的认识

古代中医对是动病、所生病，历来看法不统一，有如下几说。①是动在气，所生在血，见于《难经·二十二难》。②是动在经络，所生在脏腑之说，见于张景岳《类经》。③是动病因在外，所生病因在内之说，见于张志聪《黄帝内经灵枢集注》。④是动为本经之病，所生为旁及他经之病，见于徐大椿《难经经释》，其曰："是动诸病，乃本经之病；所生之病则以类推而旁及他经者。"⑤是动、所生病均为脉动反常之说，见于《难经集注》，虞曰是动"言反常之动也"，"脉动反常，故云有所生病"。

李鼎教授认为是动病与所生病不应对立，而是互相连贯的。是动病是从经脉的异常变动来说明有关病证，所生病是从经脉（腧穴）主治来说明有关病证，病证的对象是一致的。所以两者只能是相互补充、相互印证，而不是相互区分、相互判别的。

近代多崇徐大椿之说，如《简明中医辞典》认为"其病主要由经脉传来，非本脏腑所生，故名是动"；"其病一般由本脏腑所生，并非经脉传来，故名所生"。《甲乙经校释》也有相同看法。

本人认为，由于《灵枢·经脉》于每条经脉之后均提到人迎、寸口脉的比较问题，如所言实证范围中，肺、大肠、脾、胃四经是寸口、人迎脉旺衰相差3倍，心、小肠、膀胱、肾四经旺衰相差两倍，心包、三焦、胆、肝四经旺衰相差1倍。而虚证则出现寸口、人迎的旺衰相反的情况，该旺反衰，该衰反旺。这些不厌其烦的叙述，可以认为与是动、所生病密切相关，为是动、所生病的注解。关于人迎、寸口脉，张景岳认为："脉口在手，太阴脉也，可候五脏之阴；人迎在颈，阳明脉也，可候六腑之阳。"可见寸口脉能反映五脏之阴。《灵枢·经脉》中阴经的变化也主要在寸口脉，如肺、脾、心包、心、肾、肝六经都是以寸口脉与人迎脉的比较作为虚实证的依据。可见，人迎、寸口脉相比较，既是对外邪强弱、部位深浅的比较，又是对脏腑之气强弱的比较，所以能对疾病性质、部位、正气强弱、脏腑关系做一粗略的估计。这种脉象对比的异常变化，可能就是经文是动、所生病的起因。所以《难经集注》有脉动反常之说。目前可以说，是动、所生病是从寸口、人迎两脉的比较出发对疾病的一种认识。从是动病所列症状较少，所生病所列症状较多来看，所生病影响面较宽。《阴阳十一脉灸经》中甚至将是动病的症状全部列在所生病中，如手阳明病候中，是动为齿痛、肔肿，所产病为齿痛、肔肿、目黄、口干、臑痛。从是动病所列症状以本经本脏为主，而所生病除了本经本脏之外还牵涉到他经他脏来看，所生病要么时间长，已有传变；要么较轻，但已影响到脏腑关系。至于如何运用寸口、人迎脉的比较结果来分辨何者属是动，何者属所生，则有待进一步研究。

第二章　十二正经循行特点及其病候

一、手太阴肺经

1.经脉循行及其特点

（1）经脉不是起于肺脏，而是起于中焦，是全身气血运行开始的一条经脉。

（2）手太阴与足太阴同属太阴经，是阴比较多的经脉。这里的"阴"，实际就是指脾胃吸收的精微物质，即"营气"。而手太阴除了从脾胃上升来的营气之外，还有从外界来的空气，二者在肺中组成真正具有营养能力的"宗气"。这就是手太阴与足太阴的异同点。

（3）寸口是手太阴经开始表露的部位，可以对脉象进行诊查。

（4）手太阴肺经起于中焦，下络大肠，还循胃口，过膈属肺，横出臂内侧，沿上肢前内侧经寸口过鱼际，至拇指甲角外侧。

2.《灵枢·经脉》病候

是动则病肺胀满①，膨膨而喘②咳，缺盆中痛③，甚则交两手④而瞀⑤，此为臂厥。

是主肺所生病者，咳⑥，上气⑦，喘渴⑧，烦心，胸满⑨，臑臂内前廉痛厥，掌中热⑩。

气盛有余，则肩背痛，风寒汗出中风，小便数而欠；气虚则肩背痛寒，少气不足以息，溺色变⑪。

①肺胀满：肺经气壅，多为寒邪引起。

②膨膨而喘咳：膨膨，形容膨大鼓起，有如肺胀。肺气运行受阻，故产生喘咳。

③缺盆中痛：肺气壅遏引起。缺盆部位本以胃气所聚，但肺胀而上顶，致使气血流动不畅，故出现缺盆中疼痛。

④交两手：两手交叉胸前，是按压胸部顶表现，说明肺气不足，需要补气。

⑤瞀：视力模糊，说明气虚眼花，视物不清，是肺气虚弱较甚的表现。

⑥咳：说明肺经治疗虚实咳嗽是气的主要功能。咳嗽主要是肺气不宣、不降引起的疾病。

⑦上气：肺肃降无力的表现。

⑧喘渴：肺气壅遏，气有余化火而渴。

⑨烦心，胸满：胸肺气有余化火而致上焦有热所致。

⑩掌中热：上焦有热所致。这里主要是指鱼际泛红，说明肺经有热。

⑪溺色变：肺有热，随上源之水下达而致。

二、手阳明大肠经

1. 特点

（1）本经经过的关节较多，气血容易停滞，故本经的穴位行气的力量较强。

（2）与牙齿的关系比较密切。

（3）经脉左右交叉。与肺的关系比较密切，有两处相关：一是从缺盆下肺脏；二是与鼻相连。

（4）本经与大椎、缺盆相连，故在必要时可借用大椎与缺盆对本经的气血进行调节。

（5）本经到达体内后，先与肺脏相络，然后才属大肠，而肺经先络大肠，然后与肺相属，可见，肺与大肠相表里是一种互动的作用。

（6）手阳明大肠经起于手食指末端商阳穴，沿食指前外侧进入第一、二掌骨之间，经过拇长伸肌腱和拇短伸肌腱进入上肢的前外侧，上达肩关节前上缘，向后进入大椎，然后向前进入缺盆分成两支，一支进入体内络肺属大肠，一支经颈上行到达面部，交于对侧的鼻翼旁，最后上行到目内眦，与足阳明胃经相交。

2.《灵枢·经脉》病候

是动则病齿痛，颈肿①。

是主津所生病者：目黄②，口干③，鼽衄④，喉痹⑤，肩前臑痛，大指次指痛不用。

气有余，则当脉所过者热肿；虚则寒栗不复⑥。

①颈肿：颈部为阳明经所过之处，此病属手太阳经实热。

②目黄：手太阳经阻滞，郁热所致。

③口干：热邪伤津所致。

④衄衄：衄，鼻流清鼻涕或干燥；衄，鼻出血。多为手阳明经气实，上冲肺经，影响肺脏所致。

⑤喉痹：这时的咽喉肿痛发病比较急骤，体温较高，多因手阳明经实热引起。

⑥寒栗不复：恶寒战栗，体温反而下降，而且体温不容易恢复。多见于阳明之气受损，阳极反阴之时，体温由高突然转低，甚至低于正常体温。这时很容易误诊，以为治疗有效，放松警惕，延误进一步的治疗或抢救。

三、足阳明胃经

1.特点

（1）由于经脉循行在面部较多，故有阳明主面之说，面部的变化多与阳明经穴相关。

（2）经脉循行在腹部分成内外两支，起于缺盆，合于气冲，体表支可以看成是内脏之气外达而成的。气血进出处则是缺盆与气冲，故缺盆与气冲对于足阳明经气的调整是很重要的。

（3）足部出现分支，共形成三支向下行，分别进入足一、二、三趾，可见足阳明胃经对足部的影响也是很大的（说明跗阳脉的重要作用）。这些特点对诊治疾病都是很重要的。应该注意。

（4）经脉起于鼻翼旁，在鼻根部左右交会，经目内眦进入眼中，然后从目中向下绕面颊，沿耳前，上升达前额（在面部循行较多）。经脉从大迎向下进入缺盆，一支进入体内，过膈属胃络脾，然后外出大气街（气冲穴）；一支从缺盆在体表向下经乳头挟脐与体内支会于气冲（内外支分头循行），会合之后，继续沿大腿前侧、胫骨外侧下行至足跗，进入第二拇指外侧端。胫部的支脉，从膝下三寸分出，进入足中趾外侧端；足跗部的支脉从跗上分出，进入大趾内侧端，与足太阴脾经相接（足腿部经脉循行比较密集）。

2.《灵枢·经脉》病候

是动则病洒洒振寒[①]，善伸数欠，颜黑，病至则恶人与火[②]，闻木声则惕然而惊[③]，心欲动，独闭户塞牖而处[④]，甚则欲上高而歌，弃衣而走，贲响[⑤]腹胀，是为骭厥[⑥]。

是主血所生病者，狂疟，温淫[⑦]汗出，衄衄，口㖞，唇胗，颈肿，喉痹，大腹水肿，膝膑肿痛，循膺、乳、气街、股、伏兔、骭外廉、足跗上皆痛，中指不用。

气盛则身以前皆热⑧，其有余于胃，则消谷善饥，溺色黄；气不足则身以前皆寒栗⑨，胃中寒则胀满⑩。

①洒洒振寒：洒洒，形容轻轻触动后的感觉。本句说明虽有恶寒，但不重，仅仅有些恶寒的感觉。注意，振寒和寒战或寒栗不一样。战和栗是时间比较长的颤抖。

②病至则恶人与火：阳明为多气多血之经，邪正斗争比较剧烈，容易产生高热，烦躁。故出现恶人与火。

③闻木声则惕然而惊：阳明属土，阳明有病则土虚，容易引起木旺，故再加木声，则有恐惧感。

④心欲动，独闭户塞牖而处：心属火，心欲动则火气开始上升，为避免火象妄动，故独闭户塞牖而处。

⑤贲响：腹内肠鸣音比较明显。

⑥骭厥：既是病理，又是病名。阳明经气血正常应向下行，气血阻滞则造成气血上逆，故称之为骭厥。骭，足胫；厥，气血反行。

⑦温淫：指温热之邪过多引起的疾病。

⑧气盛则身以前皆热：此是阳明经主要循行在腹前的原因。

⑨气不足则身以前皆寒栗：阳明气血虚弱则寒，过分虚弱则栗。

⑩胃中寒则胀满：阳明虚弱，胃寒不能化食物而成胀满。

四、足太阴脾经

1.特点

（1）足太阴脾经是经心脏与手少阴心经相交的，故脾与心脏的关系比较密切。大包穴是在脾经运行切断后重新出现的。脾精一方面经肺输布，另一方面也通过心脏布散。一从气，一从血，使精微物质运送到全身。

（2）"踝上八寸，交出厥阴之前"说明足太阴经与足厥阴经在腿部有两处相交（另一处在三阴交），说明两经之间的关系比较密切。

（3）脾、胃经在腹部平行运行，说明这两经的关系也比较密切（脾、胃经常并论）。

（4）足太阴脾经起于足大趾隐白穴，沿大趾内侧赤白肉际上行至内踝前边，然后沿腿内侧缘进入腹部，属脾络胃，向上过膈，夹咽连舌本，散舌下。

2.《灵枢·经脉》病候

是动则病舌本强，食则呕，胃脘痛，腹胀善噫，得后与气①则快然如衰②，身体皆重③。

是主脾所生病者，舌本痛，体重不能动摇④，食不下，烦心，心下急痛，溏瘕泄⑤，水闭，黄疸，不能卧，强立⑥股膝内肿厥⑦，足大指不用⑧。

…………

脾之大络……实则身尽痛，虚则百节皆纵。

①得后与气：后，指肠蠕动而致肠内容物向后移动，也包括排出体外而成大便；气，排气。

②快然如衰：快然指轻松舒适；如衰，如同消失或病情减轻。本句说有肠蠕动或矢气之后，会感觉病情减轻。

③身体皆重：因为脾主运化水湿，脾虚水停，故身体皆重。

④体重不能动摇：身体沉重，活动不便。

⑤溏瘕泄："溏"指大便稀软；"瘕"指腹中包块，即臌胀；"泄"指泄下。《黄帝内经太素》："食不消，瘕而为积病也。"这里指痢疾。

⑥强立：勉强站立和伸腰。立，《太素》作"欠"，欠不作哈欠解。

⑦肿厥：水肿，足胫冷。

⑧足大指不用：指大趾麻木，活动不灵。

五、手少阴心经

1.特点

（1）手少阴心经3个分支的中心点是心。心经起于本脏心，由心而至经，故心经与心脏的关系较为密切。

（2）经脉运行后才出现穴位。穴与脏的联系比较密切。

（3）心有直接的经脉与小肠联系，说明二者的关系比较密切。

（4）经脉起于心中，分3支运行，一支向下络小肠，一支向上系目，一支横出腋下。其中有穴位的经脉主要行于臑内后廉，肱二头肌尺侧沟；臂内后廉，尺侧腕屈肌的尺侧缘；掌内后廉，第4、5掌骨间和小指桡侧缘。

2.《灵枢·经脉》病候

是动病嗌干①心痛②，渴而欲饮③，是为臂厥④。

是主心者，目黄⑤，胁痛⑥，臑臂内后廉痛厥⑦，掌中热⑧痛。

①嗌干：经脉循行部位心属火，故嗌干。

②心痛：本脏病。

③渴而欲饮：上焦因心热而致。由于是心火而不是阳明之火，故不是大渴，而是欲饮。

④是为臂厥：经脉所过之疾。

⑤目黄：多因湿热引起。手少阴经上达目，又属火，故有清目热的作用。此时的热一般不属于实热，多为慢性病中的目黄，多为虚实夹杂证。

⑥胁痛：多因血瘀引起。因为胁为肝胆经循行所在，肝藏血，心主血，与血液的运行相关。

⑦厥：指经脉循行部位麻木不仁。

⑧掌中热：经脉循行部位手掌小鱼际部分发红。

六、手太阳小肠经

1.特点

（1）经脉在肩部绕行，曲折较多，容易引起气血运行不畅，故肩胛部的穴位值得重视。

（2）经脉在肩部绕行转折处的7个相关联的穴位，即肩贞、臑俞、天宗、秉风、曲垣、肩中俞、肩外俞，形成了如大熊星座的分布形状，斗柄所指处即大椎穴，这一经络现象和穴位分布特点，除了临床意义之外，理论上还有进一步研究的价值。

（3）经脉与大椎、缺盆相交，故治疗肩颈病时常借用大椎和缺盆的力量。

（4）手太阳小肠经穴起于手小指外侧端少泽穴（与心经的终点少冲直接相接，说明心与小肠的关系较为直接），沿手后外侧出于肩关节，绕行肩胛部（肩部的曲折较多），向后交大椎，向前入缺盆，络心而下属小肠（心经亦从心下络小肠，二者的经脉循行均为先心后小肠，故心火下移小肠为沿经而行，说明了火本上炎但独心火下行的原因）；另一支从缺盆上行，在面颊分为两支，一支经目外眦转入耳中，一支抵鼻入目内眦与足太阳膀胱经相接（睛明为膀胱、小肠、胃三经相交）。

2.《灵枢·经脉》病候

是动则病嗌痛①，颔肿②，不可以顾③，肩似拔④，臑似折⑤。

是主液所生病者耳聋⑥，目黄⑦，颊肿⑧，颈、颔、肩臑、肘臂外后廉痛⑨。

①嗌干：手太阳经与小肠腑相合，小肠主液，液不足则干。

②颔肿：经脉气机阻塞引起。

③不可以顾：经脉所过的颈项处不利引起。顾，来回转头。

④肩似拔：拔，抽搐感，是一种牵拉疼痛感。

⑤折：折叠不通的木痛感。

⑥耳聋：主要为耳干痒性耳聋。因为手太阳经与手少阴经相表里，与心、小肠相关，心主火，小肠主液之故。

⑦目黄：以目干为主的目黄。

⑧颊肿：经脉气机不通引起。太阳经主表，故多治疗与外感有关的颊肿。

⑨颈、颔、肩臑、肘臂外后廉痛：经脉经过的部位的疾病。

七、足太阳膀胱经

1.特点

（1）太阳经脉主表，故与太阳经脉有关的巅顶及两颞的疾病主要与外感有关。

（2）足太阳经在背部所占的区域很大，背为阳，故有寒从背生之说。

（3）背部靠脊柱的分支，由于络肾属膀胱，与脏腑之气的关系更为密切；靠外侧的分支多与脏腑所主的神志相关。

（4）腘窝部是气血会合处，故其作用也很重要。

（5）足小趾处是足太阳膀胱经的终点，又是足少阴肾经的起始处，所以能调理肾中阴阳之气。

（6）经脉起于目内眦，从巅顶入络于脑，分支下行到两侧颞颥部；直行支在后项分成两支，靠脊柱一支，络肾属膀胱。两支下交于腘窝部，然后下行至足小趾端。

2.《灵枢·经脉》病候

是动则病冲头痛①，目似脱②，项如拔③，脊痛，腰似折，髀不可以曲④，腘如结⑤，腨如裂，是为踝厥⑥。

是主筋所生病者，痔，疟，狂，癫疾，头囟项痛⑦，目黄⑧，泪出⑨，鼽衄，项、背、腰、尻、腘、腨、脚皆痛，小指不用⑩。

①冲头痛：因为太阳经脉上循到头然后下行，经脉阻滞（寒从背生，经气不能下降），故见头胀痛。冲，上冲，指胀痛。

②目似脱：因足太阳经脉起于目而引起。脱，向外的感觉。

③项如拔：经脉循行所到之颈部有牵拉状疼痛。拔，牵拉状疼痛。

④脊痛，腰似折，髀不可以曲：折，压迫疼痛感。皆经脉循行所到之处病症。

⑤腘如结：腘为经脉循行所到之处。结，不能自由活动。

⑥踝厥：病名。指踝部气血不通而气上逆引起的一系列病症。

⑦头囟项痛：经脉循行所到之处之病。

⑧目黄：足太阳经脉所治疗的目黄，为寒湿郁遏化热所致，可见于现代所说的肝炎，多为急性病。

⑨泪出：为外感风寒后的症状之一。

⑩衄衃，项、背、腰、尻、腘、踹、脚皆痛，小指不用：以上皆为经脉循行所到之处之病。衃，鼻内有黏液或脓；衄，鼻内出血。小指，指足小指；不用，指不能自由支配。

八、足少阴肾经

1.特点

（1）足少阴经的第一个穴位在足底，故有湿从足起的说法。

（2）经脉进入腹腔后，在腹腔内运行，腹部的穴位是体内循行的经脉在体表的投影，由于经脉循行较深，投射到腹部的气机有限，功能相对较弱，所以腹部的穴位用得较少。

（3）经脉在足部绕行，其绕行方式曾有过争论，原因待进一步研究。现在主要是根据穴位的属性来确定经脉的循行顺序。因太溪为原，大钟为络，水泉为郄，其他经脉的循行是按原、络、郄的顺序，故足少阴肾经的经脉循行也按这个顺序进行。

（4）足少阴肾经起于足小趾，下足底至涌泉穴，然后上至股内后缘，通向脊柱，属肾络膀胱，过肝和横膈，进入胸中。

2.《灵枢·经脉》病候

是动则病饥不欲食，面如漆柴①，咳唾则有血，喝喝而喘②，坐而欲起，目䀮䀮③无所见，心如悬④若饥状⑤，气不足则善恐，心惕惕⑥如人将捕之，是为骨厥⑦。

是主肾所生病者，口热、舌干、咽肿，上气，嗌干及痛，烦心，心痛，黄疸，肠澼⑧，脊股内后廉痛，痿厥，嗜卧，足下热而痛。

①面如漆柴：肾主黑色，主水，足少阴肾气不足，故出现这些症状。漆，黑色；柴，

干燥。

②喝喝而喘：指大口喘气，肾不纳气。喝喝，形容张着口，发出声音的样子。

③目肮肮：眼睛神气不集中，有眼而不能视。目之黑睛属肾，肾水不足引起。

④心如悬：心好像提起来一样，一种紧张压迫的感觉。悬，提的意思。心肾水火相交，肾水不足，故心火不平，心气不足。

⑤若饥状：心不安的感觉。水不济火，有虚火之故。

⑥心惕惕：心跳动自己能感觉到。为虚火妄动。

⑦骨厥：骨头之内有寒气向上传递。

⑧肠澼：病名，也指症状，即下利。足少阴经属肾，主水液，所以这种下利主要是虚寒性水样泄泻。

九、手厥阴心包经

1.特点

（1）经脉起于胸中，然后进入心包络，以后即出现穴位，所以与脏经的联系较为密切。

（2）"三窝"（腋窝、肘窝、手心窝）气血容易聚集，也容易阻滞，从心包经脉来说，对神志的影响也较大。

（3）手厥阴心包经起于胸中，出属心包络，沿胸出胁，上行至腋窝，沿上臂内侧进入肘窝，经前臂中间进入手心窝，然后出指端。

2.《灵枢·经脉》病候

是动则病手心热，臂、肘挛急，腋肿；甚则胸胁支满①，心中澹澹大动②，面赤，目黄，喜笑不休③。

是主脉所生病者，烦心④，心痛⑤，掌中热⑥。

①甚则胸胁支满：心包经气机阻塞的时候，出现这种情况。一般在情绪变动的时候可见。甚，指病情较重者；支，支撑感；满，胀满。

②心中澹澹大动：澹澹，水振动感，一种撞击和空虚交替的感觉，包括心悸、心跳动的双重感。大动，动得比较明显。心气不足兼有心血瘀阻的时候出现。

③喜笑不休：心气逆乱的时候出现。

④烦心：心火亢旺所致，思虑过多引起，可见于实火和虚火，主要看兼症来区别。

⑤心痛：心气不足兼有心血瘀阻的时候出现。

⑥掌中热：心包经经气受阻的时候出现。

十、手少阳三焦经

1.特点

（1）经脉循行出现两处断裂：一是经脉至胸布散，然后从胸向下、向上分出两支，形成第一次断裂；二是从耳后入耳中出耳前，形成第二次断裂。所谓"断裂"实际是经脉在此布散，形成络脉，然后收拢再次集中运行。这样经脉的运行范围更宽，影响面更广。

（2）终止的穴位不是在经脉循行的终端。

（3）手少阳三焦经起于无名指指端关冲穴，沿臂上肩至缺盆，分布于胸中，然后出缺盆上项至耳后达额，再下行至面，终于眶下。

（4）另一支脉从耳后进入耳中，出耳前，达眉尖，转下至目外眦与足少阳相接。

2.《灵枢·经脉》病候

是动则病耳聋，浑浑焞焞[①]，嗌肿，喉痹[②]。

是主气所生病者，汗出[③]，目锐眦痛[④]，颊肿[⑤]，耳后、肩、臑、肘、臂外皆痛，小指次指不用。

①浑浑焞焞：听觉模糊不清，思维能力下降。手少阳经气虚的表现。

②嗌肿，喉痹：咽喉肿痛。手少阳经气血阻滞，多表现为急性病，由于三焦主水湿，这时候的喉痹多有脓液或分泌物增多。

③汗出：多见于手少阳经的实证。少阳经属肝胆，火气容易旺，而三焦主水湿，湿热交炽而见汗出。这时候多有烦躁等表现。

④目锐眦痛：经脉循行所到部位疾病，这时候多有眼红、流泪、分泌物增加等。

⑤颊肿：面颊红肿。多为少阳经脉有火引起。

十一、足少阳胆经

1.特点

（1）头部经脉曲折运行，与主风有关（外风上受，容易侵犯胆经；内风发作，容易引起眩晕）。

（2）经脉在胸腹部曲折，说明肝胆之气在胸腹部容易阻滞，产生胸胁胀满。

（3）胆经在胸腹部分成内外两支运行，内外支在缺盆和髋部相分合，所以缺盆和髋部的穴位对调节气血的分配和运送也很重要。

（4）足少阳经与手少阳经在肩背部相交，影响气机的运行，容易产生很多气血阻滞的疾病。

（5）足少阳胆经起于目外眦瞳子髎，向上达头部至耳后，在头部经脉曲折运行，然后至肩，向前入缺盆，沿身体两侧下到足四趾外侧，止于窍阴。在缺盆另有一支，入胸腹腔内，络肝属胆，从髋关节横出，与主脉相交。足跗部从足临泣分出一支，至足大趾端，交足厥阴肝经。

2.《灵枢·经脉》病候

是动则病口苦，善太息，心胁痛，不能转侧，甚则面微有尘①，体无膏泽②，足外反热③，是谓阳厥④。

是主骨所生病者，头痛⑤，颔痛，目锐眦痛，缺盆中肿痛，腋下肿，马刀侠瘿⑥，汗出振寒⑦，疟⑧，胸、肋、髀、膝外至胫、绝骨、外踝前，及诸节皆痛，小指次指不用。

①甚则面微有尘：形容面部干燥，颜色灰暗。这是因为足少阳经气血不足。这时候面部起灰黑色花斑，在肝胆气滞的时候多见。少阳经为多气少血之经，一旦气血受损，血更不能滋润身体，故引起。

②体无膏泽：身体干燥，不滋润。

③足外反热：指下肢外侧有热感。这是少阳经脉气滞所致。

④阳厥：阳在上而不能下之故。

⑤头痛：多为偏头痛。

⑥马刀侠瘿：是少阳经气滞引起的病变。瘰疬生于腋下称之为马刀，瘰疬生于颈项称之为侠瘿。

⑦振寒：振寒与寒栗相近，是身体摇动怕冷的表现。这种寒是自觉有寒，不是天气引起的寒感，多为肝胆之气阻塞不通。如肝脓肿就有这种表现。

⑧疟：不一定是疟疾。只要是寒热交替的症状，都称为疟。这是少阳气机不调所致。

十二、足厥阴肝经

1.特点

（1）六阴经中唯有肝经上巅顶，任脉只上目，不上巅顶。

（2）经脉进入腹腔后，体表无穴，进入季肋处出现穴位，虽然此时经脉仍然是在体内循行，但是因为肝、胆居于此处，它们的经气向外发泄，故出现穴位。

（3）肝经与脾经关系比较密切。

（4）肝经在胁肋布散，说明此二者关系比较密切，胁痛、胁胀、胁满、乳胀等多与肝经运行不畅有关。

（5）肝经绕阴器，因此阴部与肝经关系比较密切。

（6）足厥阴肝经起于足大趾上毫毛处大敦穴（肝经主要在足大趾内侧面的上、内面），上行经内踝上8寸处交足太阴之后（说明足太阴脾经与足厥阴肝经相交，也说明肝经与脾经反复交叉，关系比较密切），从阴部进入腹腔，挟胃属肝络胆，过横膈布于季肋。而后上行经喉咙后入鼻咽部，经目上额入巅顶，与督脉相交。

2.《灵枢·经脉》病候

是动则病腰痛不可以俯仰①，丈夫㿉疝②，妇人少腹肿③，甚则嗌干④，面尘脱色⑤。

是主肝所生病者，胸满⑥，呕逆⑦，飧泄⑧，狐疝⑨，遗溺⑩，闭癃⑪。

①腰痛不可以俯仰：肝经绕阴器，肝肾同居下焦，肝气不足肾精不能布散，故见腰痛。此时的腰痛主要表现为活动能力减弱。

②丈夫㿉疝：丈夫，指男子。㿉疝，指小肠下坠到阴囊或腹股沟。

③妇人少腹肿：也是疝病，包括子宫下坠。

④甚则嗌干：肝经有火所致。症状较重。

⑤面尘脱色：面部有灰尘，面色苍白，肝血不足而致。

⑥胸满：胸胁满胀。肝气抑郁引起。

⑦呕逆：肝气横逆引起。

⑧飧泄：肝气横逆引起。

⑨狐疝：疝气时发时止，肝气妄动之故。

⑩遗溺：肝气不足，睡时遗尿。

⑪闭癃：闭为小便不出，癃为点滴不尽。肝经有热之故。

第三章　奇经八脉循行特点及其病候

一、督脉

1.经脉循行

（1）起于小腹内，下出于会阴，向后行于脊柱的内部，上达项后风府，进入脑内，上行巅顶，沿前额下行鼻柱，止于上齿龈。

（2）关于督脉的起处和循行方式，历来医家有不同看法，就是在《内经》中也有上行和下行两种看法。督脉起于下而向上循行是一源三歧的来源。而《灵枢·营气》说："循脊入骶，是督脉也。"则是指督脉起于上而向下循行。《素问·骨空论》中也说到督脉有与足太阳膀胱经大体相同的循行路线。我认为，督脉向下循行强调的是以营气为主的循行方式，与任脉的气血循行相连接；而督脉气机上行强调的是以卫气为主的循行方式，与十二经营卫之气循行的特点一样，二者并不冲突矛盾。

（3）《奇经八脉考》认为督脉起于胞中。

（4）督脉与脑有两处相通，即风府、百会。

（5）督脉主要行于脊柱，大多数穴位都在关节部位。

2.病候

《灵枢·海论》：髓海不足，则脑转[①]耳鸣，胫酸[②]，眩冒，目无所见，懈怠，安卧[③]。

《灵枢·经脉》：实则脊强，虚则头重，高摇之[④]。

《素问·骨空论》：督脉为病，脊强反折。

《素问·风论》：风气循风府而上，则为头风。风入系头，则为目风，眼寒[⑤]。

《脉经·手检图二十一部》：腰脊强痛，不得俯仰，大人癫[⑥]，小儿痫[⑦]。

①脑转：突然失去知觉、方向感，还包括眩晕。

②胫酸：骨髓不足之故。

③安卧：阳气不足，不能出于阴，故多睡眠。

④高摇之：摇头。阳气虚的表现。阳虚生风，虚风内动。

⑤眼寒：眼睛冷感，包括眼短暂不能视物。

⑥癫：多为有痰热。督脉之气阻滞引起。

⑦痫：多有痰，督脉之气不足而致。

二、任脉

1.经脉循行及其特点

（1）起于小腹内，下出于会阴穴，向前沿正中线直抵咽喉部，再上行绕口唇抵目眶下。

（2）孕妇下腹部穴不可针。

（3）下腹部穴针灸前需排尿。

（4）任脉以上行阴液和阴精为主，阴不足者多选用。任，同妊，故妊娠困难者亦多选用。

2.病候

《素问·骨空论》：任脉为病，男子内结①七疝②，女子带下瘕聚③。

《素问·骨空论》：其女子不孕，癃④、痔⑤、遗溺、嗌干⑥。

《灵枢·经脉》：实则腹皮痛⑦，虚则痒搔⑧。

《脉经·平奇经八脉病》：苦少腹绕脐⑨，下引横骨，阴中切痛⑩。

①内结：腹内结聚，包括痞块、积聚、肿胀等。任脉气滞所致。

②七疝：七种疝气。马莳注为五脏疝、狐疝、癫疝。任脉气虚而致。

③瘕聚：有形无实物的块状，聚散不定。任脉气虚所致。

④癃：点滴不尽。任脉湿热不通所致。

⑤痔：痔疮。任脉气血阻滞所致。

⑥嗌干：咽喉干燥。任脉气阴虚所致。

⑦腹皮痛：任脉之气滞络阻所致。

⑧痒搔：任脉之气虚不养所致。

⑨苦少腹绕脐，下引横骨：本句说病人感到下腹两侧夹脐的部分一直到横骨部位有牵引般的痛苦。苦，病人感到难过；少腹，下腹两侧；绕脐，围绕肚脐。

⑩阴中切痛：阴中，会阴或阴器部分；切痛，刀切样疼痛。

三、冲脉

1.**经脉循行**　起于小腹内（有肾、气街、胞中、关元四说），向下出会阴，一支向后沿脊椎两旁向上行，一支向前沿足少阴经循行。其上行支一直到口腔咽喉部，并在胸部布散；下行支到足跗部后进入足大趾。

2.**病候**　冲脉为血海，又与肾经相伴，故与精血的变化密切相关；少腹部位的病；肾精不足引起的疾病；血虚引起的疾病。

四、带脉

1.**经脉循行**　起于季胁，回身一周。相当于我们现在系皮带的部位。

2.**病候**　带脉主要起到约束诸经的作用。而部位又在腰，故与肾也密切相关。

腰痛；男子宗筋纵，女子带下。

五、阳跷与阴跷

1.**经脉循行**　起于足底部。阳跷行于身体外侧，沿途与三阳经相会，一直到目内眦；阴跷行于足腿内侧，上腹后与冲脉相交，与诸阴脉相合，一直上行到目内眦。

2.**病候**　跷，矫正的意思。阳跷调理诸阳经的有余和不足，阴跷调理诸阴经的有余和不足。二者合起来又能协调阴、阳经之间的有余、不足。主要使用到的穴位有申脉、照海。主要治疗癫痫和足内翻、足外翻。

六、阳维与阴维

1.**经脉循行**　阳维起于足太阳经的金门穴，沿足少阳经上行，沿途与诸阳经相交，最后入耳中；阴维起于筑宾穴，沿脾经上行到腹部后与诸阴经相交，最后上头面部。

2.**病候**　维，维持的意思，也就是交通经脉气血。阳维主要交通阳经的气血；阴维主要交通阴经的气血。主要治疗肌肉痿软、松弛、萎缩等疾病。

第四章　经络的根结、标本和气街、四海

一、根结与标本

（一）根结

1. 根结的概念　根，树根，根本。结，结聚，归结。根结指经脉之气发源、开始运行布散的起点到收拢、汇聚的终点的全过程。根、溜、注、入是对根结的经气在运行全过程中所出现的不同表现的描述。根，指经气的起点部位；溜，经气经过的部位；注，经气灌注的部位；入，指经气归结之处。

根结总的来说根于四肢，结于头胸部。四肢气血在腹部开始处、肢体与胸部交接处、头部等处集结，气血集结形成气血较多之处，形容为"海"，所以在下腹部（腹股沟处）、头胸部就形成气街与气海。

根结的经气主要呈向心性运行，多指卫气的运行。

2. 根结的理论应用　根结是四肢穴治疗远端疾病的依据，是五输穴运行的理论依据。

3. 根结的具体解读　根部在四肢末端，结部在头胸之间。由于人体多取垂手直立式，故张景岳说："下者为根，上者为结。"根据这一概念，根结主要用以阐述经气的起始部位和出入情况。即是说，经脉之气起于根部而止于结部，出于根部而入于结部。根结既是该经经气流向、流量的标志，又是约束经气的两扇门户。《黄帝内经太素》认为："根，本也；结，系也。"所以在根部具有汇聚经气的能力，在结部具有维系经气的能力。在根结的约束下，经气源源不断而有条不紊地运行着，其运行方向均是从下向上，犹如给树木供给营养。

（1）根结现象是五输穴确立的基础。五输穴，即指井、荥、输、经、合

五类腧穴，据《灵枢·本输》，五输穴的排列是从四肢末端开始，以从下向上（从远心端向近心端）为序。这种排列说明经气的流向均呈向心性，流量均从小到大，与十二正经气血循行阴阳相交如环之无端的情况不同。那么五输穴所描述的经气流向、流量是以什么为基础的呢？从《灵枢·根结》来看，这一基础就是根结现象。根结所阐述的经气，无论从流向、流量上均与五输穴一致，而且比五输穴更为具体详细。如在经气流注的穴位上，《灵枢·根结》所说的根、溜、注等穴即五输穴中的井、原、经穴，穴位次序、穴位的内容完全一样。而"入"穴，还包括了络穴和颈部的穴位。可见五输穴既以根结现象为基础，又是根结现象的一个组成部分。总结根结现象来看，这一经气运行情况应该是经气从井穴（根部）开始汇聚，至结部结束（经气弥散而不归聚），其中在五输穴处与脏腑有各种不同的直接通道，经气可以互相灌输，在下"入"穴（即络穴）处与表里经流注沟通，在上"入"穴处与十二经脉中的气血流注贯通，可见根结现象描述了一个经气运行的独立系统。根结现象在治疗上的价值可以从五输穴的功用上体现出来。

（2）根结现象是划分经脉表里开阖枢的标志。《内经》用开阖枢的概念，一方面说明经脉之间表里相对位置，开在外，合在中，枢在阴阳相交处，如《素问·经脉别论》所说；一方面说明经脉在功用上的区别，如《素问·皮部论》所说：太阳为关枢，阳明为害蜚，少阳为枢持，太阴为关蜇，少阴为枢儒，厥阴为害肩。总之，这些差别是以经脉为单位进行区分的。但从十二正经通常的概念上是很难进行这种区分的，那么这种区分是以什么概念为基础的呢？

从十二正经的循行现象与根结现象可以知道，经脉中所运行的气血与经脉上所运行的经气虽然都与经脉密切相关，但经脉中的气血是参加全身气血循行的一个部分，而经脉上的经气仅仅在该经脉上运行，是该经脉的单独表现。全身气血循行是首尾相接，各经脉是以多血少气、多气少血等进行区分的（见《素问·血气形志》）。气血多少能反映出经脉功用的一个方面，经气的多少则能反映出经脉功用的另一个方面，二者结合就能反映出整个经脉的功能。由于气血运行在经脉之中，所以气血循行方向就是我们常说的经脉走向。因此有阴阳相交、首尾相接、离心与向心交错的情况。经脉的长度在此是以《灵枢·脉度》为准的。以这个认识为基础，形成了"五十营"的概念。所以《灵枢·根结》也认为"一日一夜五十营，以营五脏之精"。说明五十营是指气血在经脉内的运行情况，是以《灵枢·脉度》的长度为计算标准的。根据《灵枢·根结》所说的"五十动而不一代者，五脏皆受气；四十动一代者，一脏无气……不满十动一代者，五脏无气"，可以认为经脉中气血运行的改变在病理上主要与邪在体内的进退有关。而经气运行在经脉之上，各经脉之气不直接相连，虽然各经脉有其特殊的个性，但必然有共性，这种共性就是经气循行的向心性。由于这种向心性与气血循行方向不完全一致，起止部也不完全一样，所以不能用《灵枢·脉度》的经脉长度进行衡量，故有必要用根结现象进行解释：①用根结现象表现该经长度如何计算；②用根结现象表现该经深度如何测定。以这个为基础形成了表里开阖枢的概念。如属于开的太阳经脉长度是从至阴到睛明的距离，部位比较表浅，主要作用是"关枢"。《素问·皮部论》说："是故百病之始生也，必先于皮毛，邪中之则腠理开，开则入客于络脉，留而不去，传入于经，留而不去，传入于腑，廪于肠胃。"可见，经气所表现出的开阖枢现象在病理上主要与外邪内犯有关。

当然，十二正经的气血循行与根结所表现出的经络现象在部位上基本上是一致的，但由于循行的深浅、内外不同，长度与深度的计算不完全一样，根结部位与十二正经的起止部位也不完全一样，这点是应该弄清的。

中医学术上历来有"开阖枢""关阖枢"的争论。在现存王冰所注《内经》中，均为"开阖枢"，而杨上善所注《黄帝内经太素》中为"关阖枢"，由于简写或习惯的原因，有时将"阖"字写成"合"，此时二者没有原则上的区别。由于杨注《内经》比王注《内经》要早，所以后世有些注家认为应该以杨上善所注为准，因而引起"开""关"的争论。李锄教授认为，①在繁体字中"开"写成"開"，而"关"字的繁写为"關"，但古代写字时，有人有时将"門"字内的"丝"字写成"并"字，与"開"字外形接近，因此繁体字中，"开"与"关"二字极易混淆。②开阖枢是从动词角度来理解的，而关阖枢是从名词角度来理解的。从动词理解，说明开阖枢是人体经络、脏腑气机的一种变化，也就是太阳、太阴经络及其脏腑的气机是向外开放、鼓动的；少阳、厥阴经络及其脏腑的气机是在表里之间进出的；阳明、少阴经络及其脏腑的气机是内敛、收藏的。而从名词角度来解释则说明它们是同一扇门上面的3个部分。"關"代表"门禁"，即门闩，说明太阳、太阴主抵御外邪，留存正气，

"膀胱足太阳脉主禁津液及于毛孔，故为关也"；"阖"代表扉，即两扇门板，说明阳明、少阴主隔断内外，"胃足阳明令真气止息复无留滞，故名为阖也"；"枢"为"户枢"，即门开关时的转动轴，"胆足少阳脉主筋，纲维诸骨令其转动，故为枢也"。

有人认为杨上善所注时代最早，所以代表了《内经》的本意，因此列出了王冰所注的种种不足，及其与《内经》经文相冲突、相违背的地方。争论的主流如李锄教授所说，是应该将其动词化理解，还是应该将其名词化理解。"两者只是一字之差，但实际上其意义却大相径庭"。

本人认为，"开阖枢"与"关阖枢"说明了事物的两个方面，即静态方面和动态方面。这样的解读，是希望我们从不同角度来认识经络脏腑气机对全身的影响，使我们辨证地、全面地了解中医对事物的认识。如近年来对"生命在于运动"和"生命在于静止"的讨论一样，其实是二者各自代表了局部真理，只有结合二者认识生命的形式，才真正开启了长寿之门。至于是否有脱简或误写，就得具体问题具体分析，不能以某一处的解读有"困难"，就证明"开"或"关"谁是《内经》中的唯一，进而排斥对方。古代中医在发展过程中，与古代天文学、气象学、地理学、物候学、哲学等有着密切关系，在中医中占有重要地位的运气学说、阴阳五行学说就是代表。这些学说的要点就是动静分明、动静共存。没有静就没有动，不了解静就无法了解动。如太乙图，有原态图和升降图，原态图就是一种事务的静态图，升降图就是一种动态图。阴阳五行中所指也有静态和动态的区别；运气学说中也有平年、不及之年、太过之年的区别。所以"开阖枢"与"关阖枢"没有必要二选一，或者说此时二选一反而不是明智之举，而是应该二者并存，犹如阴阳一样，共同来解释中医纷繁复杂的现象。这是值得我们期待的。

（二）标本

1.标本的概念　"标本"有很多种解释。这里的"本"指经气运行在起始部的表现，标指经气在收聚部的表现。与根结概念有大致相同的地方。但根结是对卫气运行起始、结束部位气血多少的描述，标本是对卫气起始、结束时病症主次表现的描述。

2.标本的运用　用以阐述上下取穴配伍的关系，即何处为本，何处为标；

用以阐述四肢穴与脏腑病的关系；用以阐述局部和远程的关系。

3. 标本与根结之间的关系 在《灵枢·卫气》中，标本也是一种部位名称，本部在根部附近，标部在结部附近。标本主要用以阐述经脉（运行气血的通道）的起止部，经气汇聚后进入经脉的部位称为本部，经气从经脉中游散出来和进入人体内的部位称为标部。如张志聪所说："标者，犹树之梢杪，杪绝而出于络外治径路也。本者，犹木之根也，经脉之血气从此而出也"。

可见根结主要是指经气而言，标本主要是指经脉而言。犹如水和水管一样，是既互相关联又有所区别的事物。可以认为，经气从根部开始汇聚，形成一定规模之后，通过本部进入经脉之中，从下向上运行，从远端呈向心性运行。在标结部沿着经脉逐渐向外渗透流出，弥散充盈，渐浸渐深而进入体内。所以一般来说，根部之后为本部，而结部与标部却比较接近。

标本除了表示气机运行的特点之外，还具有诊疗学上的含义，其具体内容如下。

（1）治病必求本：一般认为疾病的原因为本，疾病的外在表现为标。同一种原因，可以出现不同的临床表现。仅仅从外部表现或可见症状上进行治疗，很难认识疾病的本质，往往压住葫芦又起了瓢，很难将疾病彻底治愈，这种治疗就属于治标。要将疾病彻底治愈，就必须寻找引起疾病的根本原因，从根本原因上着手治疗。中医的最大特点就是辨证论治，也就是将所有的症状表现归纳起来进行分析，以求得不同症状的同一根源。从根源上进行治疗，称为"治病必求本"。《灵枢·病本》对标本的认识是先病者为本，后病者为标。这是从疾病发展变化的过程来说的。还有就是影响生命进程的症状为本，而不影响生命进程的症状为标。有些病情虽然是后病，应该属标，但影响生命进程，因此在此时又属于非立刻治疗不可的关键点，所以《灵枢·病本》所说的几处先"治其标"，实际上就是在以治本为主的同时运用的一种变通法，与治本有同样的地位。

（2）急则治其标：中医治疗疾病的最大长处就是治病必求本，这是一种根治疾病的方法。但是在疾病发展过程中，又会出现一些特殊症状，这些症状不仅会加重疾病，更主要的是会影响生命进程，使生命受到极大的威胁，不解决这些症状，生命受到损害，以后所有的治本方法都无法实施。因此看起来这些突发症状不是引起疾病的根本原因而只是表现，但必须立即进行有效处理，将标视为本，反标为本，这就是"急则治其标"。《灵枢·病本》所说的急则治其标的情况主要有3种，即中满、大便不通、小便不利。所谓中满，即腹中胀满，应该主要指腹水胀满，在腹水胀满到一定程度的时候，去掉部分腹水，减轻腹压，是维持正常生命的重要处置，直到现代，西医的治疗也是如此。可见当时对此重视的必要性。大便不通，出现急性肠梗阻，从《伤寒论》"急下以存阴"就可知此刻通便的重要性。小便不利就更是危急表现，对生命进程的危害更加明显。所以这些症状看起来属于标，但由于症状紧急，危害大，都是必须立即进行治疗的首选点。

（3）标本兼顾：就是标本虽有先后，但治疗时必须同时顾及，如祛邪扶正、扶正祛邪的治法。这时往往标与本的地位相近，治疗时如果仅强调某一个方面，会延误治疗时机，增长取效时间，所以必须标本兼顾。如《灵枢·病本》所说的"病发而有余，本而标之，先治其本，后治其标；病发而不足，标而本之，先治其标，后治其本"。这里的先治、后治是实施治疗时的先后角度，强调的是"本而标之""标而本之"，不是治本而不顾标，治标而不顾本。如寒邪直中少阴，使用麻黄附子细辛汤，就是太阳、少阴标本兼顾的治法。在针灸治疗中，使用阳中隐阴或阴中隐阳的手法，也是此种含义。

（4）标本相移：《素问·标本病传论》说："逆从得施，标本相移。"就是指标本之间不是固定不变的，是随着病情的发展可以互相转换的。原先属于"本"的内容可以转换成"标"，原先属于"标"的内容可以转换为"本"，也就是治疗的重点出现转移。如《灵枢·病本》说"先病而后中满者，治其标"，接着又说"先中满而后烦心者，治其本"。同样是"中满"，前者被称为"标"，后者被称为"本"，说明无论中满属于先病或后病，属于因或果，属于主或从，都是首先需要治疗的，这就是一种标本相移，角色互换，属于《灵枢·病本》所说的"谨察间甚，以意调之"的内容。

4.《内经》中对"标本"的论述

（1）《素问·移精变气论》中"本末为助，标本已得，邪气乃服"《黄帝内经集注》解释为"此言病有标本，而草有本末也"。可见本末指植物的枝和叶，标本指医生的诊断、治疗要切合病情变化，即本指病情，标指医生。也就是《素问·汤液醪醴论》中所说的"病为本，工为标"。医生的诊疗要根据病情而来。

（2）《素问·水热穴》："故水病，下为胕肿大腹，上为喘呼，不得卧者，标本俱病，故肺为喘呼，肾为水肿。"可见这里的标本指疾病先后关系，先病为本，后病为标。

（3）《素问·标本病传论》："黄帝问曰：病有标本，刺有逆从，奈何？岐伯对曰：凡刺之方，必别阴阳，前后相应，逆从得施，标本相移。"可见标本与阴阳、前后、逆从含义相同。

（4）《素问·至真要大论》中提到"六气标本"。对自然界来说，风、寒、暑、湿、燥、火六气为本，反映于地的三阴三阳为标，与标互为联系者为中气。对人来说，六经为标，六气为本，与标气相表里之气为中见之气。又如疾病的原因为本，反应与外的症状为标，与标病互相联系者为中气，见图1-1。

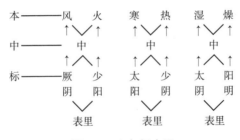

图1-1 六气标本图

5. 后世对标本的解释

（1）《针灸大成》卷二《标幽赋》："明标与本，论刺深刺浅之经。标本者，非止一端也，有六经之标本，有天地阴阳之标本，有传病之标本。以人身论之，则外为标，内为本；阳为标，阴为本；腑阳为标，脏阴为本；脏腑在内为本，经络在外为标也。六经之标本者，足太阳之本，在足跟上五寸，标在目；足少阳之本在窍阴，标在耳之类是也。更有人身之脏腑、阳气阴血、经络，各有标本。以病论之，先受病为本，后传变为标，凡治病者，先治其本，后治其标，余症皆除矣。谓如先生轻病，后滋生重病，亦先治其轻病也。若有中满，无问标本，先治中满为急。若中满、大小便不利，亦无标本，先利大小便，治中满尤急也。除此三者之外，皆治其本，不可不慎也。从前来者实邪，从后来者虚邪，此子能令母实，母能令子虚也。治法虚则补其母，实则泻其子，假令肝受心之邪，是从前来者，为实邪也，当泻其火；然直泻火，十二经络中，各有金、木、水、火、土也。当木之本，分其火也。故《标本论》云：本而标之，先治其本，后治其标。既肝受火之邪，先于肝经五穴，泻荥火行间也。以药论，入肝经药为引，用泻心药为君也。是治实邪病矣。又假令肝受肾邪，是为从后来者，为虚邪，当补其母，故《标本论》云：标而本之，先治其标，后治其本。肝木既受水邪，当先于肾经涌泉穴补木，是先治其标，后于肝经曲泉穴泻水，是后治其本，此先治其标者，推其至理，亦是先治其本也。以药论之，入肾经药为引，用补肝经药为君，是也。以得病之日为本，传病之日为标，亦是。"

（2）《本草纲目·序例上》引李东垣所说："又如肝受肾水为虚邪，当于肾经刺井穴以补肝木，为先治其标；后于肝经刺合穴以泻肾水，为后治其本。用药则入肾之药为引，补肝之药为君。《经》云：标而本之，先治其标，后治其本是也。"这里所谓"肝受肾水"，是指水不能生木，肾为母，肝为子，母虚及子，为从后来者的影响，故称之为虚邪。病机是肾中阴寒太过，肾阴受损，肾阳外越，肾原虚弱，致肝不得养。肝阳亢旺，脾气受损，以致出现心下满（或曰中满）。因此用肾经井穴开窍行水，以治心下满为"急则治其标"；后取肝经合穴以治"逆气而泄"的水寒证，是"缓则治其本"。

二、气街与四海

（一）气街

1. 何谓气街　气街就是经脉气血在运行途中临时聚散的地方，起到调节和交流以及收留并直接向气海输送气血的作用。气街又多指卫气运行过程中的集散地。

2. 气街的部位　《灵枢·卫气》所说四街即头气之街为颈项，胸气之街为上胸部，腹气之街为下腹部，胫气之街为气冲部（腹股沟）。

3. 气街的应用　气街具有广泛调动气血的作用。如头痛，单用某一条经脉，调动气血的力量不足，即可使用气街的力量。又如元气比较虚的时候，使用气冲穴等。

（二）四海

1. 四海的概念　所谓四海是气、血、精、液最后归聚的地方，可养护和保证重要器官正常发挥作用。

2. 四海的具体内容 根据《灵枢·海论》所说，脑为髓海，在头部；胃为水谷之海，在上腹部；膻中为气海，在胸部；冲脉为血海，在下腹部。

当正气比较虚弱的时候，可以利用四海的作用进行调整；当正气十分虚弱的时候，也会影响到四海。因此可以利用四海来治疗和推测疾病。

（1）气海：《内经》所说的气海即"膻中者，为气之海"。在《灵枢·五味》中，对气海的具体内容，有一个说法，即"谷始入于胃，其精微者，先出于胃之两焦，以溉五脏，别出两行，营卫之道。其大气之抟而不行者，积于胸中，命曰气海"。可见此处所说的气海中的气，是指营卫之气和大气的化合体，即宗气。气海之气所聚集的部位在胸中，《难经·四十五难》说"气会三焦外一筋直两乳内"，所说就是膻中，后世《伤寒溯源集》卷之九进一步解释说："阳气上行而为宗气，聚于膻中，故膻中为气之海。"可见气海的部位在膻中，气海之气为宗气。在《针灸学》教材中还有气海穴一说。其位于丹田部，脐下1.5寸，是原气集聚之地。肾精生化成原气之后，首先集聚在气海穴处，然后通过三焦及经络输送到全身各处。因为膻中的宗气具有营养全身的功能，故其必须不断地输出，正如《伤寒溯源集》卷之七所说："盖谷之浊气降于下焦，为命门真阳之所蒸。其清气腾达于上，聚膻中而为气海，通于肺而为呼吸，布于皮肤而为卫气，营运于周身内外上中下而为三焦。"水谷中的清气自然上升至胸中，而浊气则下降至下焦，需要有原气的熏蒸，才能使浊中之清再一次上升到膻中，因此"是膻中之气，有出无入，欲归丹田而纳诸肾脏"，也就是我们常说的气机运行需要肺主呼气，肾主纳气，互相进行调控，有出有入，恰到好处。所以又将膻中穴称之为"上气海"，气海穴称之为"下气海"。在正气极度虚弱的时候，如虚劳证，常常二穴配伍使用。

（2）水谷之海：《内经》说"胃者水谷之海"，虽然说的好像是盛装功能，实际说的是化生水谷精微物质的能力。也就是说，水谷精微物质在这里化生、分清泌浊，并不断向外运送，因此称为水谷之海。其中轻清的部分进入中焦，沿着手太阴肺经向上到达肺部，在宗气的生成过程中发挥重大作用；重浊部分下降到下焦，经原气的熏蒸，使浊中之清再次向上到达肺部，浊中之浊则被排出体外。可见水谷之海的部位在以胃为中心的上腹部，其气主要为水谷精微物质所化生。在《针灸学》教材中，与胃部有直接关联的穴位为鸠尾、巨阙、上脘、中脘、建里、下脘六穴，其中中脘穴在胃体正中，与水谷之海中的气机的升降密切相关，因此医家历来十分重视中脘穴。《难经·四十五难》也说"腑会太仓"。太仓指大的仓库，即胃，指中脘穴为六腑之会穴。《素问·五脏别论》也说："胃者水谷之海，六腑之大源也。"《脉经》又说中脘属于胃之募穴，可见中脘与胃及水谷精微物质化生的关系相当密切。所以又将中脘称为"中气海"。《灵枢·海论》说到其气输送到气冲穴和足三里穴。气冲穴部位特点造成治疗上不便和不易，实际使用较少，故临床上多以中脘和足三里相配伍，对胃部疾患及水谷精微的变化进行调整和治疗。

（3）血海：《内经》认为的血海是指冲脉，故后世有冲为血海之说。①血海中的"血"来源于水谷精微物质。如《医原》卷中说："冲脉上隶阳明，阳明虚则血海干涩，是以不月。"②血海中的"血"来源于肾精。如《类经》九卷："冲脉为精血所聚之经，故主渗灌溪谷。且冲脉起于胞中，并少阴之大络而下。"《素问·上古天真论》中所说"太冲脉"，就是指冲脉与肾脉相合之脉，内含精血。"血"本身应该是指血液，是中焦取汁，变化而赤所成。但《内经》血海中的"血"，除了血液之外，还含有先天之精（肾精）和后天之精（水谷之精）。因此《内经》中又称其为十二经之海，五脏六腑之海，后世还称胞宫为血海。大杼为骨之会穴，而肾主骨；巨虚上下廉为肠之下合穴，也可见与"精""水谷之精"的关系。血海在冲脉之中，因此，其部位与冲脉相关，是从大杼向下，到巨虚上下廉之间。临床上，一是生殖系统的疾病多从冲脉主治，尤其是妇科疾病，更是多从冲脉治疗。如张锡纯温冲汤治妇人血海虚寒不孕，固冲汤治妇女血崩，安冲汤治漏下不止，理冲汤治产后瘀血癥瘕、室女经闭月枯。二是冲气上逆之病多从冲脉治疗。如《素问·骨空论》说："冲脉为病，逆气里急。"如用奔豚汤治疗奔豚气。由于冲脉本身并没有穴位，所以使用针灸治疗的时候，可以根据"血""精""水谷精气"三者的不同采用"骨会大杼"类补肾的穴位，如肾俞、关元、命门、气海、悬钟等；足阳明巨虚类补水谷精微的穴位，如中脘、足三里、胃俞、脾俞等；"血会膈俞"类补血的穴位，如三阴交、阴陵泉、太溪、血海等。

（4）髓海：在藏象学说中，脑、髓、骨均为奇恒之腑。它们三者的关系是脑、髓藏于骨中，滋养骨骼，骨为干，为依托；脑为髓海，而藏元神。它们之间的关系在《灵枢·经脉》就已经有了说明："人始生，先成精，精成而脑髓生，骨为干。"《素问·脉要精微论》也说："骨者髓之府。"而肾主骨、髓，故三者均与肾精密切相关。"脑为髓海"也代表了三者的组合功能，就是藏精、藏神。其部位在脑，脑指头部。由于髓海与"精""元神"密切相关，因此在头脑空虚、虚寒、容易疲惫、骨酸无力、软骨病、行迟症，甚至记忆力减退、健忘、痴呆等都应该考虑对脑髓的治疗或补充。需要填精补髓，多选用血肉有情之品。针灸治疗的时候，不能使脑髓受伤。刺中脑户，入脑，立死。如小儿囟门属于禁刺范围。又如风府、哑门，虽可刺，但针刺深度需要掌握得很好，否则会出现医疗事故。选穴也主要与骨髓、肾精有关，如悬钟、百会、囟门、肾俞、气海等。

第五章 经络的现代研究

一、经络现象

所谓经络现象，主要指沿经络路线出现的感觉传导或感觉异常现象，以及经络出现的各种可见的变化，如循经出现的带状皮疹、血疹、红线、白线、出汗、汗毛竖立、脱毛等。其中一类为自发者（包括内脏诱发，如循经皮肤病），一类为激发者（即刺激经穴而产生一过性红线、皮丘带等）。在经络现象中以感受传导现象（即循经感传）为最多。

1.循经感传的感觉性质 以酸、麻、胀为主，另有冷、热、虫爬、电麻、水流、跳动感。

2.路线 与经脉循行一致，但有变异。一般来说，在四肢与经脉循行基本一致，躯干常有所偏离，头部则变异较大。

3.宽度 一般为0.5~5cm。一般在四肢部分较窄，在躯干部较宽，常有清晰的中心线。

4.深度 基本在皮下，但肌肉多的部位在肌肉。

5.方向 从四肢末端诱发，多向心性，躯干部则呈双向性或与经脉循行同向。

6.速度 为慢速传导，每秒几毫米到十几毫米，通过关节时较慢。

7.感传三性 ①趋病性：当感传在伸延过程中接近某一病灶时，常常偏离循行路线，趋向病灶部位。②可阻性：感传可因机械压迫、刀口、瘢痕、冷冻等而受到阻滞。③回流性：刺激停止后，感传则停止前进，并向原路回流，逐渐淡化和消失。

8.刺激强度与感传 一般来说，刺激强度大，感传反应强，感传线也长。但过强则原有感传停止。

二、经络的实验室研究

1. 磁研究 人类长期生存在宇宙磁场之中，自然会产生适磁性结构。从理论上说，循行路线与磁力线一致，在进行气功师测定时，就能测出磁信息。如某人发功时，在几百毫高斯到几高斯磁强度范围，产生了低频磁信息；另一人发功时在百会穴可收到较强磁信息，从而提示了经络的磁性质。

2. 光研究 据报道，有人通过158人，158经次，11582点次测试，发现人体体表存在着高发光线，与经络循行线重合。经内高发光线与经外两侧存在发光强度的差别，经络线上发光明显高于经外两侧，经内为经外0.5cm处的1.5倍左右。而且观察到人体生命活动愈强，则发光愈高。孟竟璧在72例健康人体的某些穴位上（主要是腕、踝处穴位）皮下注入放射性示踪剂，后以每帧5s的速度动态采集10min，在另一侧注入同量示踪剂后，以20cm/min的速度移行扫描，发现99个穴位中有70个穴位正好在放射性示踪移行轨迹上，约占71%，尤其是肘膝以下部位附合率较高，且放射性核阻滞在穴位上；在十二经的移行速度为3.5~76cm/min。

3. 声研究 压迫穴位所产生的声信息（声波）具有沿经络传导的特性，孙平生等报道以0.5kg压力激发，循经传导声信息的出现率最高，其频率在8.5~97.3赫兹之间，幅值在10~39.8分贝，频率高峰在30~40赫兹（声信息在100赫兹以下，肌电在1000赫兹以下），与疾电信息的频率不同，而且高峰值也不同，同时与血流搏动、皮肤组织无关，也不依赖中枢神经的反射活动，与神经无关。如有人（辽宁中医学院朱凤山）在30例健康人合谷穴用2%普鲁卡因2ml浸润麻醉2cm×2cm，深2cm，然后在合谷穴刺入1.5cm，激发循经传导，在曲池穴探测循经传导信息。发现浸润麻醉具有激发循经传导作用，声信息阳性24例，约占80%，针刺为26例，约占86.7%，手压激发约为84%；在麻醉的背底上，经针刺激发仍有循经传导信息，可见声信息可作为循经传导的客观指标；浸润麻醉后，末梢神经受抑制，但声信息存在，故与神经无关。

4. 频率研究 张修诚等认为人的心跳、呼吸等在人体内会产生一种频率影响，如每一脏器或组织都由动脉送入血液，而每一种器官对不同频率脉动通过时所产生的阻力并不相同，允许某些特定频率之波动流通过的组织和器官可归为同一经络，当脏腑有病时，由于经络共振频率或振幅之改变使得脉搏波型也起了变化。针刺穴位，可阻断动脉树的振动或改变其频率，从而使本经络器官组织之血流供应发生变化。针刺陷谷与足三里，然后用脉波频谱仪观察，发现两穴在脉波频谱的变化上十分相似。说明同一经络有着大致相同的共振频率。而且使不同频率的能量从新分配，与疏通经络、调和气血的功用类似。当然这种分配需要一段时间才能达成。故针刺时的适时捻针、留针（最好15min）确有必要。

5. 电研究 胡翔龙以恒压输出的脉冲电流作为测试电源，先后测试了45名健康成人心包经、大肠经、胆经等8条经脉，每条经脉一般测定15~20个水平，结果发现：①绝大多数都可测出循经分布的低阻点，低阻点偏离经线很少超过0.5cm，非经对照区很少出现低阻点。②低阻点与对照点的阻抗值有非常显著的差异。③疾病能使经络低阻点左右不对称。

6. 热研究 吕证宝等人通过针刺15名健康人1~3个穴位，得气后，平补平泻发现局部穴位温度升高，可升达2.8℃。皮温升高的范围大于皮肤变红的范围；出现循经高温带。如针阳池后，沿手少阳经在肩背部出现明显高温带；针肾俞和次髎时两穴的高皮温区互相融合，并向上、下延伸，沿足太阳经在腰骶部形成高温带；经络现象不分种族。

三、经络的现状假设

1.第三平衡系统说 孟昭威认为人体活动的总枢纽分为4个部分。①神经系统传导速度70~120m/s。②自主神经系统传导速度为2~14m/s。③经络系统要求维持体表的刺激对内脏产生影响。传导速度为2.7~8cm/s。④内分泌系统活动速度以分钟计。作为一个整体，人体的总平衡为这4种平衡系统互相协调合作的结果，人的正常活动通过这4个系统联合而完成。第三平衡系统还有一个特性，即整体区域全息性。如耳穴等。

2.神经学说 在四肢部，经络与周围神经的分布有相似的地方。在躯干部经络虽呈纵向分布，神经呈横向分布，但经络（穴位）有横行的前后联系。因此有人提出经络联系与神经节段相关的假设。如海德首先记述了内脏器官的疾病以一定的规律引起某些部位皮肤过敏。有些部位较为显著，称为极点（最高过敏带）。这以后，麦肯起（Macke-Zien）发现深部同一层（肌肉、结缔组织、骨膜）也会变成超敏。两者常是一起出现。故称海德氏过敏带。这与俞募穴的功用相似，所以有横向前后联系。

3.中枢神经机能相关说 有人认为经络感传很难用神经说或神经体液说解

释。因为没一根神经的走向完全符合经络感传的走向。神经传递是不能被感知的，与感传走向是两码事。所以这种感传的所谓经络是在中枢神经系统里发生的过程。

4.经络内脏皮层相关说　有人发现，刺激穴位，内脏功能发生明显变化，而脏器有病，在体表相应的经穴中有结节和条索或明显压痛。所以提出本学说。以上两说实际上指经络是皮层的反应线，不是肌肉的具体线。

5.神经体液调节说　有人从现代生理学认为，体内环境之所以能保持稳定，是通过神经体液的调节来实现的。而经络"内属脏腑，外络肢节"，故与神经体液学说一致。

6.多系统机能综合说　有人认为经络机能是一种调节机能。在高等动物中，该调节处于从属地位。经络既无特殊化的组织结构，也无恒定的生理控制中心，并在传导的方向、速度、空间等方面皆有别于神经调节。但在联引调整方面（对机体作用方向的多样性、广泛性、远隔诱导、体表内脏间联引等）与神经调节有类似之处，但没有后者高度集中、迅速准确。因此设想经络是一种比较低级的调整机能，它在进化史上可能介于神经与原浆调整方式间。根据结构与机能统一的原理，经络结构可能有两种模式：①介于海绵虫的兴奋运动于水母神经网之间的一种较低级的、原始的调整装置。②没有特化的组织结构，基本上类似于单细胞动物原浆调整的综合组织的联引动力过程。

7.物电轴及电通路说　人体内有着电的活动。人体是个半导体，因此有人认为经络是人体内电的通路。就是说，从组织器官发出的电流，沿着特殊的电通道行走，纵横交错，遍布全身，形成所谓的经络系统。因为体内任何组织都可导电，因此经络导电通路的组织具有多样性。

8.信息传送道说　有人认为经络是人体自控系统中的信息传通道，针灸能够治疗某些应用大量药物、大剂量的辐射能、大功率的电磁波而不能治愈的疾病。可见针灸向人体输入的不是物质，也不是能量，而是一种信息，伴着针灸所需要的一点点能量，不过是各种形式的信息载体而已。一般物理的（机械、声、电、光、热等）或化学的（药物等）刺激都可向人体输入信息，只要是恰当有用的信息均可起到治疗作用。"得气"就是为了获得最佳的输入信息。针灸效应与针灸刺激中所包含的信息的"量"与"质"有关。对患者进行针灸治疗，机体接受外界的负反馈信息。从而恢复系统的高度有序性，使疾病痊愈。针灸所送入的反馈信号，其形式可能是某种低频的波动电流或是某种高频的电磁波。传送需要经过"变换""编码""调制""译码"等过程。传送道是由人体电位分布与阻抗体系所决定的"等效电路"。电磁场是其物质基础。它不具有体形态学上的线状结构，也不是由哪一种组织所单独构成，而系整体多种因素的综合表现。

9. 波导管说 有人指出光（电磁波）在生物体内的重要意义，认为内气的本质是"光"。并用波导管模拟经络，用谐振腔模拟脏腑。认为经络是一个进行着无线电波化学反应的，具有高代谢水平的系统。

10. 能量代谢基本粒子说 有人指出机体接受外界各种不同因素作用而引起的相应功能改变时，包括高频电、超声波的生理效应及针灸的治疗作用（得气、烧山火、透天凉），气功中的"意守"现象，推拿按摩效应等，皆可理解为某种能量的聚集与转换的过程。这种过程是通过脏腑经络系统变化来体现的，而经络系统则在功能变化中起传递能量代谢通道的作用。故提出经络的实质为能量代谢运动的基本粒子假说。

11. 类传导说 针足三里，能使炎症病灶对磷32吸收加快，被称为经络吸收现象。这种现象可随用生理盐水封闭经络而消失，说明经络吸收现象的出现是通过类传导系统来实现的。这种系统是一个分布在体表、有相对独立性的体系。它受神经系统所调节，但不等于古典解剖学所指出的中枢神经的功能活动体现者。它好像具有特殊生理理化特点，属于一种进化较古的、分化较低的传导系统。

12. 微通道说 这是根据我国细胞学家庄孝德的列车试验而得出的认识。庄氏把一个蝾螈的早期胚胎中能长成神经系统的细胞全部去掉。然后让其长成幼虫。把其和一条正常蝾螈幼虫接起来成为一个连体。用一根玻璃体碰无神经幼虫，结果正常幼虫动起来了。根据这一认识，庄氏将正常的蝾螈胚胎和几个割除了神经的蝾螈胚胎前后串成一个"列车"式的连体。"车头"是一个正常胚胎。让它发育到一定时期，用玻璃体刺激"车厢"。发现每一节"车厢"都毫无反应，但"车头"却表现出强烈的收缩动作，通过几次切除试验后发现，只有把"车厢"的表皮像剥树皮那样剥去一圈，刺激信号的传递才终止。庄氏用生理技术测试胚胎表皮的传导速度平均为30mm/s，要比神经传导慢得多。因而认识到执行传导功能的并非神经组织，而是胚胎的表皮组织。进而通过"饺馅"试验，认识到表皮组织的兴奋传导能力是在表皮组织受到邻近组织的某种因素影响下产生的。这种因素是一种活性物质。它存在于邻近表皮的肌肉组织（说明生物电在肌肉兴奋下产生而出现经气）。而表皮细胞是通过"间隙连接"来传递信息的。"间隙连接"由许多连接子组成，每个连接子由6个蛋白分子构成，其中有一条可以启闭的孔道，当孔道开启时，小分子可以自由通过，这样某些信息从一个细胞传到另一个细胞。在电镜下观察到，处于传导期间的表皮细胞，间隙连接的面积比较大，连接的密度也松散些，当传导消失时则相反。

　　胚胎的外胚层逐渐发育成人体的肌表（包括神经系统），而中胚层和内胚层逐渐发育成人体其他部位，因此形成了内脏与体表相关的关系。因此经络外有通道，内与脏腑相连（从发生学角度与内相连）。

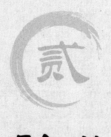

第二篇

腧穴精要

第一章　腧穴概要

第一节　腧穴的概念

一、腧穴的基本内涵

1.从字义上看　"腧"过去也写作"输"和"俞"，三字相通。从字上看"输"有运输、转输、输入、输出等含义。现代有人提出以上三字均用"俞"字代替，但没有得到针灸界的认可。因为这三字细分起来还有些差别和不同的用法。"腧"一般作为腧穴统称时使用，"输"往往作为五输穴中的输穴专用，"俞"作为背俞穴专用。

"穴"过去也写作"空""会""节"等，可见穴字含有空隙、集聚处、部位等意思，是人体储藏、调节气血的空间。

"腧穴"过去也称作"气穴""气府""孔穴""穴道"等，现在一般称为"穴位"，可见腧穴是气血储藏、会聚、通行的人体特殊部位，而且具有调节、调动气血的能力，我们能在体表找到和确定位置。

2.从定义上看　可以认为腧穴是人体脏腑经络气血输注出入，而且具有特殊效应的特殊部位。因为腧穴在人体上有解剖意义上的定位，但又不是解剖概念；具有主治功能，但又没有肉眼可见的解剖结构。对于腧穴的存在，现在我们能用某些生物物理的方法（如声、光、电、磁、频率等）测定，相信将来我们能用生物化学的方法进一步证实。

3.从本体上看　腧穴由于有储藏、转输气血的作用，具有空、孔的特点，所以在人体表面为骨空、肌肉凹陷处（静止或活动时出现）及神经、血管主要运行处，针灸敏感处等为穴位形成的条件。《素问·气穴论》也说："肉之大会为谷，肉之小会为溪，肉分之间溪谷之会，以行荣卫，以会大气。"可见，虽然全身各个地方都能施以针灸，但不是每个部位都能成为固定的穴位。阿是穴属于暂短腧穴现象，是各种原因造成的气血暂时性会聚，不是结构原因造成的气血汇聚，也不具有调节和调动气血的能力。

二、腧穴的三维形态

近年来有人研究腧穴，总想确定腧穴的大小，因为腧穴的大小关系到针刺的准确性。根据近年来的一些报道，有说穴位大小为2mm者，有说为2cm者。那么穴位到底有多大？是什么样子？该如何看待穴位的大小和具体形态呢？

腧穴的形态应该是一个三维立体结构。在选定穴位的时候，我们往往是取其二维形态以决定穴位所在的部位，而针灸时往往需要讲究深度，故需要重视其三维结构。

1. **从二维角度来看** 在皮肤上，只要在气血浓度相对较高的部位扎针，就能表现出穴位的功能来。穴位中心气血的浓度最高，功能也就最强，离中心高浓度越远，主治功能的表现能力就越差。气血浓度的范围可大可小，临床如何确定这个范围呢？主要就是利用腧穴的阿是特性进行寻找。也就是说，在确认穴位时，先根据穴位的定位（预计中的气血浓度最高点），在定位点及其附近按压，若出现明显的酸麻胀重感，那么这个部位就是穴位的扎针部位（实际的气血浓度最高处），就是选准了穴位。如足三里定位在犊鼻下3寸，只要是上法所认定的穴位范围内，比3寸多一点或少一点都是正确的。

2. **从三维结构来看** 穴位是分3层的，而且每层都能得气，故以得气作为深浅层次的标准。所以历代医家都提倡慢捻针，细心体会得气情况。若是外感病人，只需进针到浅层（第一次得气）即可。若是正气虚弱的慢性病，则需继续向下进针，到第三次得气方可停止进针。过深进针，除某些穴位有危险外，还可能刺到他穴，临床上也有一针透多穴的方法。若是斜刺或平针透刺，则应以针刺目的来决定角度和方向。若巨阙透中脘治胃下垂，可取巨阙开窍化痰以去阻滞，中脘行气补气以利提升，那么从巨阙穴进针，到达中层（即第二次得气后）将针斜向中脘，透到中脘穴下的深层即可达到上述目的。其中针过上脘穴，刚好在中、深层之间，起到补正去阴滞的作用。头皮等肌肉较少的穴位，很难以得气分清深浅层次，则可以皮肤为第一层，皮下为第二层，骨膜上为第三层。

穴位的深度分为三层，在浅表层针刺可祛阳邪，在较深层刺可祛阴邪，在最深层刺可出谷气。这种深度是相对而言的，不同的体质、季节、部位的深浅度可以不一样。那么如何确定这一深度呢？主要通过针刺得气的感觉来确定。在肌肉比较多的情况下，每针刺到一层，就会出现一次得气现象；在肌肉非常少的情况下（如头皮部），则主要靠医生根据穴位三层的认识以决定其相对的深浅，然后根据治疗的情况对其深浅度进行调整。

《灵枢·九针十二原》中说道："所言节者，神气之所游行出入也，非皮肉筋骨也。"所谓节就是指穴位。从此可以看出古人认识穴位，不仅仅是看穴位的解剖位置（一般是指二维结构，从解剖学的角度上说，一般有凹陷）；从中医的角度上说，还得看三维结构，只有三维结构才有聚集气血的条件，气血会聚处或气血敏感处才会有充足的神气，得神才能调动和调整气血。而且后者是主要的（因为有些没有凹陷的地方也能在特殊情况之下形成阿是穴）。

我们将以上看待穴位的方法，简述为8个字，即"相对位置，得气为准"。所谓"相对位置"必须受绝对位置的制约，如足三里公认是犊鼻穴下3寸左右，若相距太远，甚至超过1寸，则就不合适了。所谓"得气为准"，必须受治疗目的的制约，不得气说明穴位没选准，但又不能一概得气即停止进针。得气也得分浅、中、深三种层次上的得气，根据治疗目的进行选择，从而达到补正或祛邪的实际要求。从平面的角度上说，穴位是在相对位置上（受绝对位置制约），中心气血浓度高（气血聚集多），逐渐向外淡化（气血聚集逐渐减少）的一个气血聚集处。有相对界限（气血聚集过少反应不出功能来），但无绝对界限（即不断向外淡化），这种相对界限可随着人体健康状况改变发生变化，可以时大时小，因此穴位的作用强弱会因时、因人、因地而不一样。

三、腧穴的八大效应

腧穴有八大效应，即八大性。指遥联性、整体性、特异性、双向性、层次性、全息性、放大性、时间性。理解和运用腧穴的这些特性，有利于提高临床疗效。其中又可分为一般效应和特殊效应两大类。

1. 一般效应　一般效应指过去在理论上阐述的比较清楚，临床上考虑和使用得比较多的一些特性，也可以说是腧穴的本性。只要正常针刺腧穴，这些特性就能表现出来，与一般的针灸技巧关系不大。可以说是腧穴的第一效应或基本效应。但从深层的角度上看，一般效应的潜力是很大的，往往可通过较好的技巧与方法发挥出高层次的效应。

一般效应指遥联性、整体性、特异性、双向性、层次性。

（1）所谓遥联性，是指腧穴与距其较远的部位能遥相呼应。它有以下两个特点：①腧穴与内脏相连，如"五脏有疾，当取之十二原""合治内腑"。这是一种不经过经脉关系的相连，我们称之为短线，即直接联系。②远程穴治远程病，如脚部穴可治头部病，这虽然是一种循经相连，但也属于直接效应性相连。

（2）所谓整体性，是指相互间的排斥性和认同性。排斥性是指穴位之间在不恰当配伍或选取穴位过多时，出现互相排斥的作用。因此每次临床针灸时选择的穴位不要太多，否则腧穴间有可能互相影响功能的发挥。针灸界曾有人提出每次针灸不宜超过8个穴，超过8个穴后，腧穴间就可能出现排斥作用，从而影响疗效。我认为这种认识有一定道理，但以不超过8个治疗方向为妥，如治咳嗽时可有宣气、散气、降气、通气、开气、补气、和气、敛气等方向，有时一个方向的治疗可用两个以上穴位，如补气用膻中、百会，甚或加气海、中脘等，这就可能超过8个穴位，但这时的协同性仍然超过排斥性，所以没关系。但是以不超过太多为好。认同性是指穴位之间能互相加强功效。如十二经腧穴左右对称，左右同名腧穴就有认同效应。虽然同侧取穴（除手阳明经外）均治同侧疾病，但巨刺或缪刺法却主要是指治疗对侧疾病。交叉取穴虽然有人从神经交叉角度进行解释，但从腧穴的角度上来说，这是同名穴的认同感比同侧穴位更强。所以在一般情况下不需要同时针刺双侧同名穴就可以取得预期的效果。

（3）所谓特异性，是指每个腧穴都有独特的作用。从经络联系上说，同一条经脉的腧穴有大致相同的治疗作用，但每个穴位有其独到之处。如肺经上的腧穴都有治肺病的共性，但少商开窍泄热，鱼际行气泄热，太渊培补肺气，列缺通宣肺气，各具特色，且互相之间不能完全替代。从局部相关上说，局部穴治局部病，这是腧穴的共性。但不同的腧穴所起到的治疗作用各有不同。如眼周围穴都能治眼睛病，但睛明行气明目，承泣清热明目，瞳子髎去风明目，治疗方向不一。

（4）所谓双向性，即指腧穴有使机体趋向稳态，使阴阳的各类偏移化为阴平阳秘的功能。从病机上看，胃火引起的腹泻可用足三里取效，胃寒引起的腹泻也可用足三里取效。从症状上看，腹泻可用足三里取效，便秘也可用足三里取效。从治法上看，针刺腧穴可出现补泻两种作用，灸焫腧穴也可出现补泻作用。

（5）所谓层次性，是指腧穴在不同的深度可表现出不同的作用。如《灵枢》中多次提到的"三刺"。即一刺出阳邪，二刺出阴邪，三刺出谷气。就主要是从针刺深度上说的。后世烧山火、透天凉等复合手法中提到天、人、地三部，都是利用腧穴的层次性以达到治疗的目的。近年来有人对三阴交、内关等穴做了层次性研究。如认为三阴交浅层主要治肝脾病，中层主要治脾病，深层主要治脾肾病。这主要是从经络循行的深浅层次和经脉相交的相互关系上说的。认为内关的浅层是皮神经，中层是正中神经，深层是骨间神经，所以不同层次的刺激将会出现不同的效应，这是从神经分布上说的。但层次性更主要的还是指治疗效应。如阳邪犯人，病程不长，针刺浅层即可取效。若阳邪转阴或病程较长，针刺应入中层。若正气已虚，病情缠绵，则针刺需入深层方可取得满意疗效。《灵枢·官针》中的五脏刺法，其半刺、豹文刺就是在浅层针刺，关刺、合谷刺已入中层，输刺则刺入深层。浅以应心肺之气，中以应肝脾之气，深以应肾之气。

腧穴的一般效应，只要医生选穴正确，针灸方法无大偏差，都能表现出来，从而取得一定疗效。这样就决定了针灸治疗的简易性。但是有造诣的针灸医生可以在更高层次上运用腧穴的一般效应，从而使疗效尽可能提高。如在层次性的应用上，治肩凝症用合谷刺的方法刺肩髃、七星台等穴位，比一般刺法治疗效果更好。烧山火对寒证，透天凉对热证，对比一般刺法能获得更令人满意的结果。

在整体性运用上，治面瘫恰当地配合健侧和患侧的穴位，比单用一侧穴位效果更好。矫正足内外翻时，申脉、照海的左右脚配合使用，比单脚同时使用两穴的耐针率低，疗效高。

在双向性上，可以利用腧穴功用的主方向加强治疗效果，如足三里的主方向是补，地机的主方向是泻，太溪的主方向是补，太冲的主方向是泻等。运用与腧穴主方向相同的补泻法，则比平补平泻或相反的补泻更能激发腧穴的治疗作用。

2.特殊效应　特殊效应是指近年来逐渐发现和理解的一些腧穴特性，是在腧穴的本性上的一种激发效应，因此可以说是腧穴的第二效应或深层效应。这种效应的出现或启动，需要有较高水平的针灸技巧才能达到。

特殊效应指全息性、放大性、时间性。

（1）所谓全息性，在腧穴的研究中又称为全息率。是指人体任一肢节或较大的、相对独立部分的穴位，如果以其相应的整体上的部位来命名，则穴位排列的结果像是整个人体的缩小。近年来，刘立公博士等人通过对《针灸大成》中腧穴位置与作用的关系的研究，发现人体的大全息现象。如双掌合十，指端与头顶（包括脑部）相应，大指方向与面部相应，小指方向与颈项相应。针刺手部的腧穴，头部（包括脑）相应部分会产生治疗效应。修瑞娟发现指端的微循环与脑部的微循环相应，在研究上可以互替。

笔者根据《洁古云歧子针法》中的大接经疗法发展的全息相应疗法治疗偏瘫已经获得比较好的疗效。大接经的实质现在看来与刘立公、修瑞娟的发现与认识有异曲同工之妙。大接经疗法虽然针刺的是十二井穴，但是通过肢端微循环与脑微循环的相应关系，其治疗作用出现在脑部，这有利于脑部疾病的恢复，而且避免了血－脑屏障的阻隔，因此比药物治疗更直接、有利。

近年来从事全息研究而成书的，较早有张颖清的《生物全息诊疗法》，可供参阅。

（2）所谓放大性，指腧穴对针灸的刺激有放大作用。针灸的治疗作用是通过腧穴和经络的效应体现的，刺灸对疾病是一种间接作用，腧穴与经络的效应对疾病才是直接的作用。因此刺灸是第一推动力，它的作用是激发腧穴与经络。而腧穴与经络的效应是第二推动力，只有第二推动力才是直接推动力。有恰当的第一推动力才会出现最佳的第二推动力，第二推动力是第一推动力的生物性放大。有时我们能见到对穴位轻刺激就能获得较佳疗效。如治疗长期失眠、精神疲乏，身体虚衰者选用程氏治失眠方（内关、大陵、神门），针轻轻刺在皮内就能获效。近年来，有人称为"针针倒，病包好"。在某些特殊病人身上确有此事。

由于第二推动力是第一推动力的放大，所以第一推动力的大小至关重要。刺激量、刺激频率过大过小过强过弱，刺激次数过多过少，都可能使第二推动力达不到最佳状态，甚至抑制第二推动力的出现。如近年来针灸界普遍认为面瘫的刺激量不宜过大，否则不利于面瘫的恢复，可以说，这就是对两种推动力的一种相关认识。从这一认识出发，我认为针灸手法的运用不是可有可无，而是很重要的。如呼吸补泻可以理解为在第一推动力中加入人体的呼吸频率，以提高第二推动力的一种方法。当然刺激量的大小目前还没有一个明确的客观标准，它只能体现在医生临床经验上。相对来说是一个比较高的技巧。因此，是今后科研的一个重要方向。

（3）所谓时间性，是指穴位在一定的时间（第四维空间）中的变化。也就是指穴位的最佳疗效时间。这种研究自古就有，金元时期称之为子午流注。子午流注的种种计算都是寻找穴位最佳疗效时间的方法。我研究认为子午流注中的灵龟八法所依据的九宫图，用现在的眼光来看，就是一座古代的模拟生物钟。用它来寻找人体气血流注的穴位，当然有其一定的可靠性。

腧穴的时间性主要有以下几个方面。

用针时间：包括停针时间和针灸治疗时间。停针时间（停针休息以达到去敏）指在两疗程之间停针7~10天。针灸治疗时间一般遵循"三八"规律。所谓"三八"规律是指三个8，即一天之内，两次针灸的时间需要相距8h以上；一组固定穴位连续针灸的时间不超过8次（若每次针灸时穴位不断更换，则不受此限制）；每次针灸所选穴位不要超过8个，或虽超过8个穴位但不超过8个治疗方向或8个穴组（如牙痛病清热为一个治疗方向，可以选用颊车、内庭两个穴位，此时只算1个穴组）。

捻针时间：慢性病时捻针次数一般遵循河图的数字变化，即肝脏病每次捻针3次，心脏病捻针2次，肺脏病捻针4次，脾脏病捻针5次，肾脏病捻针1次。或在此基础上各加5次也可，因为5为脾土所居之处，为培补脾土，扶正祛邪之意（或遵九宫图的数字变化。若从九宫图看则为心9，肝3，肺7，脾5，肾1）急性病时捻针时间一般遵循经脉长度和气血循行的速度。按照计算，经脉中气血运行速度为3.2cm/s左右。若牙痛针合谷穴，合谷穴在手背，距离牙齿的距离若为80cm，则需捻针25s左右。

留针时间：一般按气血的循行周期（见《灵枢·五十营》），即每次留针30min左右。也就是针刺后，气血进入调整过程，让这个过程保持30min，即气血在全身运行一周的时间。或为30min的倍数，如1h、1.5h等。

治疗时间（即疗程的确定）：总则是按《灵枢·寿夭刚柔》所说的"形先病而未入脏者，刺之半其日；脏先病而形乃应者，刺之倍其日"就是急性病需要针灸治疗的时间为患病时间的一半左右，如病了3~4天，则针灸治疗需要2天左右即可治愈；慢性病需要针灸治疗的时间为患病时间的2倍，如患病已经半年，则需要针灸治疗1年左右，疾病才有可能治愈。这是指准确治疗所需的时间，若治疗上出现了偏差，或医生的针灸能力较差，则在以上约定的时间之内不能治愈。

每天针灸时间则根据病情来定，如《伤寒论》中所说的伤寒病七日转归。又如瘫痪病人肌肉恢复以下午针灸为好，因为下午为阳明主令，而阳明主肌肉。

值得说明的是，子午流注中所说的时间穴不是万能穴，它是穴位在时间条件下的高层次启动，从穴位本身来说，无论是不是时间穴，都有相同的功能，只不过在某时间内疗效最好而已。但是，由于种种原因，医生对时间性的认识比较淡漠，临床上使用的人相对较少。可以说在时间性方面，中医的认识远远早于国外，但在研究上颇为滞后，和以上所说的客观原因不无相关，故值得今后予以重视。

腧穴的特殊效应说明针灸治疗的高难性，它需要针灸医生细致临床，反复体会，才能逐渐认识和运用。医生也只有使用更缜密的思维和更高的针灸技巧，才能使这一效应得到激发。相信随着针灸事业的发展，腧穴的八大特性会得到更多人的理解和运用。

四、腧穴的"三八"规律

所谓"三八"规律是指3个"8"，即8小时、8天、8个治疗方向。这种规律，20世纪50年代有人提起过。我在临床使用时，深有同感，并有所深化，感觉到这是医生在使用腧穴时必须遵从的最基本方法。注重"三八"规律，能有效地提高疗效。

1.8小时规律　即一天之内，两次针灸的时间最少需要相距8小时。自古以来，尤其中药方剂大量使用以后，针灸的治疗多使用在急症、危症中，面对各种复杂、紧急的病情，若要使针灸治疗既能有效控制病情，又能达到最佳疗效，在一天之中使用多少次最恰当呢？从8小时规律来说，就是一天使用2~3次。一般人白天活动的时间为16小时左右，醒来即开始针灸治疗，8小时后针刺1次，到晚上睡眠时再针刺1次，前后有16小时时间，因此是3次。若在上午针刺等1次，则1天之中还可在下午针刺1次，因此是2次。一般睡眠时，或晚上，尤其是深夜，除特殊情况外，不要进行针刺治疗。因为夜晚阴气主令，人体阳气进入体内，属于气血循行夜晚25周的时间，不宜打破阳气的运行规律，否则对病情的恢复不利。因此8小时规律告诉我们，从剂量上来说，穴位每天接受针灸的次数最多为3次。

2. 8天规律 即一组固定穴位（处方）连续针灸的次数一般在8次左右（若是每次针灸时穴位不断变换，则不受此限制）。若是每天针灸1次，则连续针灸8天左右就应该换穴位组合（处方），或停止针灸一段时间，形成所谓疗程间的恢复时间。根据现在常用的方法，疗程可以在7~10天左右，与8天规律是一致的。疗程间一般停针恢复3~5天为宜。若是慢性病需要长期针灸，则经过几个疗程后，停针恢复时间应当延长，可为7~15天左右。如1、2、3个疗程之间，疗程间每次停针恢复3~5天，可以形成一个小的疗程阶段；第1疗程阶段到第2疗程阶段之间（即1、2、3到4、5、6疗程之间）应该停针恢复7~15天。

若针灸8次左右（一个疗程）之后，穴位的组合基本改变，且穴位间的位置相隔较远，则疗程间的停针恢复时间可以免除。但经过1个疗程阶段（一般3个疗程）后，进入下一个疗程阶段前，还是应该停针休息7~15天。

根据我的临床经验，若某些穴位组合（处方）在某些疾病的治疗中需要使用一段时间，最好选2组以上的穴位组合（处方），每组穴位组合经3~5次针灸后就开始进行适当穴位加减，主穴可以不变，穴位组合中的其他穴位经常变化，在8~10次后再使用下一组穴位组合（处方）。这样在长时间连续针灸的过程中（疗程阶段内的小疗程之间不停针恢复）针灸疗效基本不会降低。但疗程阶段之间还是应当停针休息7~15天，这样才有利于提高针灸疗效。

3. 8个治疗方向规律 也就是在每次治疗时，最多不要超过8个治疗方向。所谓治疗方向，是指治疗时需要达到的目的。如哮喘病，调理气机就有顺气、行气、降气、散气、升气、泻气、补气、和气、调气、敛气等多个治疗方向。除此之外，针对痰涎也有化痰、涤痰、融痰、健脾、健胃、去水、去湿、祛湿、化湿等治疗方向。所以面对一个疾病，在治疗时可能需要选择多个治疗方向同时进行治疗，但最多不要超过8个，否则会使机体无所适从，不仅不能提高疗效，反而会降低疗效，甚至无效。

8个治疗方向不是指一个患者就只能扎8根针。因为穴位是有协同性的，穴位与其他1个或多个穴位配伍后，效果会更好。所以经过配伍后，一个治疗方向所使用的穴位就不止8个。比如在使用内关时，运用八脉交会穴进行配伍，将内关与公孙相配以治疗心、胸、胃的疾病，比单用内关或单用公孙要好，这时若选用8个治疗方向，就不止扎8根针。而且每个穴位既可以扎1根针，也可以扎多根针，即使使用8个穴位也可能不止扎8根针。如肩髃穴可以使用齐刺法，百会穴可以使用恢刺法，中风病治疗时也不止使用8个穴位或8根针。有时虽然没有使用8个方向，但其中某一个方向可以使用多根针，所以也不止8根。比如大接经疗法，取十二井穴，目的是接通十二正经，那么这12个穴位所起到的作用是一致的，相当于一个治疗方向。这时所扎的针就更加多了。

三八规律说明：①针灸治疗既不是刺激量越大越好，也不是刺激点越多越好。关键是恰到好处，使机体既能接受这种刺激，又能对这种刺激做出最有效的反应。②穴位之间有协调性，也有对抗性。我们要使选取的穴位互相之间处于最好的协同状态，对疾病产生有效的治疗力。③机体对穴位的反应，有一个适应范围。使用过多的穴位，造成多方向、过度的反应，机体反而不能随之做出正确反应，甚至不能做出反应，降低了机体自身的抗病能力。使用针灸治疗应该实施最佳刺激量，掌握好这个"度"，才会有最佳治疗，才会取得最好的治疗效果。

五、腧穴的耐针性和嗜针性

所谓耐针性，是指较长时间针灸某一个穴位或一组穴位，造成的穴位"疲劳"，敏感度降低，以致腧穴效应减低，进而疗效减退。所谓嗜针性，是指长期针灸某一穴位或某一组穴位，以致穴位已经适应这种刺激，需要这种刺激，没有这种刺激反而不适应。这种刺激仅仅是患者的感受和需求，已经与疗效无关。针灸的耐针性和嗜针性历来没有人提及，甚至还有人认为中医中药没有耐药性，针灸没有耐针性和嗜针性。实际上这是一种误解。

即使是治疗慢性病，需要在有限的时间之内守方的时候，也要经常改变方中的某一配伍。真正一成不变的处方极少。真正长期服用某一固定处方（如丸剂），也多与调理阴阳、补益正气有关，与我们常说的治疗不同。有些慢性病在症状不明显，或者西医检查只有个别指标不正常，基本没有什么痛苦的时候，我们使用某种丸剂长期服用，这时的处方是固定的。但这时的治疗与发作期的治疗是不一样的，多以调理正气为主，扶正以祛邪。这就和我们使用饮食疗法一样，饮食物配合，从大量进食来说，所进食物又在不断变化之中，产生的耐性很小。在急性病的治疗中，丸剂所占比例很小，或仅仅作为配合性治疗，就好像我们仅仅在处方中保持某一味药，其他药物在不断改变一样，形成耐药性的可能性极小。

针灸的耐针性和嗜针性相对比较明显。我们在临床上经常可以看到，患者初来治疗的第1个星期，疗效相对比较好，一个星期之后，疗效会有所降低，如若长期针灸某一个穴位或固定针灸某一组穴位，就会出现耐针性或嗜针性。我曾经遇见某一患者因腿痛找某针灸大夫治疗，连续针刺环跳穴3年左右，患者每次来都需要针刺环跳穴，只要刺中环跳穴，足腿部出现传电感，患者就感觉很舒服，否则就会难过一整天。这时患者对腿痛的感觉已经被环跳的传电感所取代。因为如果仅仅是腿痛，连续针刺3年左右还不能好转，那么这种治疗方法就应该有所改变。不能仅仅在环跳穴上针刺，还需要配合其他多种穴位或方法。我们可以看到，在临床上若需要固定穴位组的时候，多数医生多选用几组穴位，各组穴位交替针灸。这是目前针灸界所使用的常法，无论主观意识如何，这应该与防止耐针性和嗜针性有关。

我们进行针刺治疗，必须刺进皮肤穴位之中。对人体肌肤来说，属于一种破损性刺激；对穴位来说，会出现暂时性损坏。进针后，一般都需要留针一段时间，使肌肤即时的修复时间延迟，只能在出针后进行补偿性修复。穴位的结构暂时遭受损坏，降低了气血的收藏、转输能力，进而影响穴位的效应。因此穴位的效应在针刺后会有所下降。若在穴位修复还不到位的时候再次进行针刺，会加深穴位的损坏，加强穴位修复的难度，穴位的反应力度和效应会越来越差，产生耐针性。若继续针灸下去，穴位得不到即时修复，最后可能引起结构的改变，气血已不能在此储藏、停留，穴位失去本来的作用和效应，而针灸的刺激逐渐被机体所接受和适应，成为正常生活中的一部分，失去针灸的刺激反而觉得别扭，因此出现嗜针性。

最有效的办法是减少对穴位的连续性刺激，既要对有效穴位进行针灸，又要保持穴位的最大效应。所以在治疗中应注意以下几点。①要注重"三八"规律。有效地运用"三八"规律是防止耐针性和嗜针性的最有效方法。②尽量减少强刺激。越强的刺激，对穴位的损害越大，修复的难度越高，所以在针灸治疗中最好按照自古以来的针灸手法和针法进行。现代有学者按照西医的观点进行针灸，提出以病人最大忍耐度为强度的刺激方法。若果真需要如此的话，也最好尽量减少使用时间、次数和频率。③注意疗程的长短。每天针灸次数越多，疗程应该越短。每天针灸1次，一般以7~10天为1个疗程为好。④疗程之间作适当休整。可以根据所使用疗程的多少，决定休整的时间。疗程少，两疗程之间的休整时间也相应较短；疗程多，越到后来，两疗程之间休整的时间越长。一般少则休整3~5天，多则休整7~10天。若疗程延续到半年以上，则两疗程之间最好休整15天左右。⑤若已经出现了耐针性和嗜针性，则应该立即停止针灸，暂时改用其他治疗方法对疾病进行治疗。停针时间应该至少1个月，休整时间长短可以根据患者的体质进行考量，一般体质较好或反应能力较强的患者，休整时间可以稍短；体质较弱或反应能力较差的患者，休整时间较长。一般在1~2个月后针灸的效应会得到有效恢复，那时可以重新进行有效针灸治疗。⑥使用激素治疗后，或者较长时间使用电针后，不要立即进行传统针灸治疗，需要休息一段时间后再进行针灸，一般需要休息15~30天，那样效果会更好。

六、针灸与围棋

1. 穴位数目与围棋　中医学形成理论，是以《内经》成书为标识的。大约也是从春秋战国时期开始。当时由于医疗条件的限制，中医主要是以针灸方法治疗疾病，对腧穴的认识相对较为明确。针灸治疗以笼统地刺经脉逐渐转向以穴位点刺激为主，也正是在这个时期。

当时处于诸子蜂起，百家争鸣的时代，医学处在发展十分迅速的过程中，接受外界各种学术的思想也非常快。从围棋的点影响到针灸刺激点，互相借鉴，是有其必然性的。从中医天人相应的角度上说，天有360日，穴位就应该是360个，为什么从古到今认可的经穴是361个呢？我认为，这与围棋所述以中心天元为天极，也就是北天极或北极星君为坐标原点，以此来计算点位相同。围棋棋盘中，以天元中极向北为180个点，向南也是180个点，加上天元中极点为361点。从穴位来说，北天极或北极星君的位置应在大椎穴，我们从七星台（肩贞、臑俞、天宗、秉风、曲垣、肩中俞、肩外俞）的位置来看就能明了。七星台组成北极星的图形，星柄就指向大椎。大椎以上为180个穴位（包括头颈76个、上肢64个、腹部建里穴以上40个），大椎以下也是180个穴位（包括背部59个、腹部建里穴以下40个，下肢81个），加上大椎穴为361穴。因为有如此相关性，所以后世所发现的奇穴虽然还有很多，但都没有进入经穴的范围。不能不说这是其中一个很重要的原因。

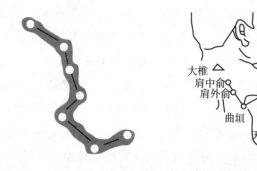

图2-1　北斗星与七星台的比较图

围棋虽然黑白各有180子，实际并不会使用那么多。即使是棋逢对手，胜负也往往取决于局部的格杀，所以并不动用那么多子力。针灸的361个穴位，在治疗使用的时候也多是在全局观念指导下，强调局部的胜负或协调，很多局部的胜负对全局的胜负起着至关重要的作用，所以也不是每次的治疗都需要动用361个穴位。

由于四肢是左右对称的，在左侧上、下肢和头颈、胸腹、背部形成一个围棋格局的图形，右侧的上、下肢和头颈、胸腹、背部也可以视为一个围棋格局。也就是人体形成左右两个围棋格局，在任脉、督脉处重叠着，医生就是在两个重叠着的围棋棋盘里下着围棋，既有黑白子的阴阳，又有左右棋盘的阴阳。显而易见，作为一名高明的医生，考虑的范围要更加宽广，否则面对人体这种双棋盘交错似的复杂棋局，将会一筹莫展。所以医生的治疗与围棋手的对局既有相同的地方，又有其复杂、深奥之处。

围棋有很多流派，如中国棋手代表人物常昊的面面流、日本棋手武宫正树的宇宙流，等等。中医，或者说针灸的治疗也一样，切入点很多，所以也形成了不同的学派，治疗上各有千秋。局外人往往很奇怪，为什么同样一个病，不同的医生开的处方并不一样，治疗的变化也不尽相同。这就和下围棋一样，棋子虽然一样，棋盘虽然一样，棋局却在千变万化中。对于一位围棋高手来说，可以针对当时的黑白格局，因不同的流派而下出不同的棋局，挥洒自如而抢占先机。高明的医生，全局在胸，所以能目标如一，有常规而无常法，终能拨云见日。治疗看似不同，但理在其中，疾病往往都能向愈。

围棋以黑白子为呼应，过去较多人认为，黑白子以互相格杀、争斗，或曰"抢占地盘"为主，是博弈的竞争对手。而现在也有人认为，竞争仅仅是一种特殊形势下的表现，更多时候，则可表现为和谐共存。日本围棋手吴清源曾说："其实围棋之道就像中国的阴阳五行，做得不好就会相克，做得好就相生相容，21世纪的围棋就是要相生相容。""做眼"的时候，完全可以出现"公活"。"公活"就是一种相对和谐、相容的状态。实际上，格杀的动态和和谐的静态在棋局进行过程中是互为依存的。

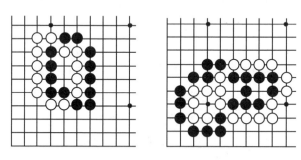

图2-2　围棋的共活图

左图：在被围的黑五子和白五子中间有两气，这两气就叫"公气"，任何一方若先在公气落子，都将被对方杀死吃掉，双方都只能维持现状，共存求生，形成"公活"。

右图：被围的黑白双方都各有一个"眼"，中间有一口公气，谁先在公气中落子就将被对方吃掉，所以也只能共存求生，形成"公活"。

这种以黑白二子为围棋的棋子，应该是受到当时阴阳学说的影响而出现的。从常理上来说，黑子代表阴，白子代表阳，每次都是黑子先手，白子应对。是以先手者往往占有先机，所以围棋在收官算目的时候，往往会对白子给予照顾。围棋的黑白双方在下到一定的步数时，整个棋局就会出现不平衡。围棋高手往往不需要数子，只要观看围棋图形就能判断出大概的胜亏。出现对某一方不利的情形时，若有精妙布局或高手指点，或可挽回万一。这些围棋的规则，虽然是人为的，但这些规则的产生，是与黑白子对立统一的关系分不开的，是与阴阳理论分不开的，强调了天地之理。

阴阳学说同样影响到中医，成为中医认知疾病的主要工具。从正邪之间关系上说，和围棋一样，往往是黑子先手，邪气首先对人体产生侵犯，人体的正气予以抗争。从人体正气上说，人始生，先成精，精成而脑髓生，在肉体生成的过程中出现精神活动，阴先于阳。人出生以后，在正常生理情况之下，阴化为气，不断支撑机体的活动，就已经开始了阴阳之间的变化，以达到阴平阳秘。但在不断地生活工作中，人体对阴阳有不同的需求，因此阴阳会产生不同的变化，出现不同程度的消长，出现不协调。当这种不协调达到一定程度的时候，就会产生疾病，或外邪入侵，正气一时不能抗邪，从人体来说，这时就进入了病理阶段，就需要医生的介入。和围棋所展示的环境一样，我们可以认为邪气代表黑子，正气代表白子，棋局在黑子占优势的时候，医生持白子介入，因此我们可以借鉴围棋中的很多道理和方法，以完善和充实针灸的治法。持白子的医生应该比持黑子的邪气水平要更高，否则不可能挽救危局。

2. **穴位使用与围棋**　北宋数学家沈括曾指出，围棋最多可以下出768位数的棋局。768位数是什么概念呢？远远大于印度宰相西萨·班·达依尔按棋盘64格数向舍罕王所要求赏赐的小麦粒数，比宇宙中已知的星星数还多得多。若按平均1分钟摆完1个棋局来算，围棋手们一直摆到200亿年后也不可能将所有的棋局摆完。实际上，围棋手只能按照自己的理解来完成和创造棋局，以自认为最完美的棋局与对手对弈。针灸大夫使用穴位一样，穴位的组合不可计数，穴位处方也不计其数，而治疗时针灸大夫只能按照对疾病的认知使用穴位。所以实际的围棋对弈有一定的规则，却没有完全相同的棋局，也无需考虑如何从无数棋局中选择某一特定棋局来完成对弈。实际的针灸治疗也是有一定的治疗要求而没有完全相同的过程。虽然治疗上有一定的针灸处方，但都是在加减变化之中使用。因此我们无需为记忆庞杂的治疗方法（处方）而发愁，只需要依据辨证论治的要求在有代表性的穴位组合（处方）之间进行变化即可。

围棋的要点是"围"，一般来说每粒子有四口气，将这四口气围住，便呈无气状态。无气状态的棋子不能在棋盘上存在，将被提出。从治疗学上来看，就是被围的局部宣告死亡。针灸在治疗疾病的时候，和围棋一样，"围"住疾病所犯的部位是主要的，也是普遍的手段。在世界针灸学会联合会成立的时候，郭效忠先生讲的针灸治疗甲状腺肿的方法就是"围"，后来郭老先生还为"围"的方法著书立说。针灸在临床上直接使用"围"的方法有很多，尤其是治疗皮肤病，更为明确。如带状疱疹、湿疹等多是直接在病患周围进行针刺。病变部位大小不一，需要在病变周围针灸多少点位才能将病邪围死呢？这可以参照围棋规则"棋子直线紧邻的点上，如果有异色棋子存在，这口气就不复存在"。针灸时，可看病变部位延伸到几个皮部范围，每条皮部相当于围棋的一横（竖）条，有两口气，每一个皮部范围可以使用上、下各1个针灸点，比如带状疱疹，从背部沿胁下到胸骨旁，就涉及足太阳经、足少阳经、足阳明经、足太阴经等，那么在病变的两头各1点，每经上、下各2点，共计10点即可。假若是局部包块，这就犹如围棋的一个子，有四口气，围住它，只要针灸上、下、左、右各1点即可。在包块比较大的时候，有时还在局部包块中间加上1针，如围棋填眼一样，即可将黑子提出。这里说的是最少针数，在病变周围多使用一些点也未尝不可。

除皮肤病之外，其他疾病的针灸治疗也是以"围"为主。这种"围"，不一定是四点围，可以是三点围、两点围，甚至是五点围、六点围或更多点围。局部和远端的配合、左右的配合、前后的配合、上下的配合等都属于两点围，左、右、上、下前后的配合，则可能是三点围或四点围或多点围。如上牙痛选合谷配下关，下牙痛选合谷配大迎，风火牙痛选颊车配内庭等，以及俞募配伍、原络配伍等就属于不同的两点围；腹泻选双侧足三里配中脘就是三点围，选双侧足三里、合谷配中脘就是四点围，再配气海则为五点围，再配膻中为六点围等。

棋局不利的时候，应该想法给自己留一口"气"。围棋有帖子"长气"的方法，也有留空"做眼"的方法。从医学上来说，疾病危急的时候，多使用"急则治其标"的方法。从较简单处说，如呼吸困难，方剂用独参汤或补元汤，针灸用气海或膻中补原气，就与"长气"的方法近似。若使用人中、承浆、天突、肺俞、中府等，就与"做眼"的方法相似。

正如前所述，"围"的含义包括两方面，就是"对抗"和"共存"。将对手围死属于对抗，如前面所述。若是棋局胶着，很难分胜负，或处于被动时，还可以选择"共存"的路子，比如使用围棋中的"双活"概念。医学上所说的保守疗法或所谓的延长"存活期"，《临证指南医案》中所说的"带病延年"等都有这种含义。治疗中，对一些局部病变，尤其是肿块、瘀斑（如瘤、痣等），多采取不直接刺激的方法，既要有治疗内涵，又要离病灶远点，保持相对距离，也多有"双活""共存"的含义。针灸处方中，很多预防类方，如《扁鹊心书》中的保命延寿方中使用关元、气海、命关、中脘，其中命关与中脘形成1个围空（气眼），命关与气海、关元又形成1~2个围空（气眼），形成双眼甚至是三眼，以此保住先、后天之根本，与疾患"双活""共存"。这不仅是一般的保健方法，在一些慢性病缠身的时候，也可以有效地减缓病情发展，或减轻症状，以延长寿命。

传统围棋战略重视边角地，因而有"金角银边草包肚"一说，我想这大概主要是因为围棋棋盘中间（腹地）一般都有4口气，因此长气相对比较容易，围住它相对比较难。角上只有2口气，边上只有3口气，在边角上布局占位、做眼容易得手，技巧性也更强，在对弈的过程中"潇洒走一回"也很过瘾。针灸治疗的时候多讲究"远端穴治远端病"，也就是从病变部位的远端选取穴位。这种方法使用频率较高，治疗效果相对较好。所谓远端穴，多指四肢部位的穴位，相当于围棋的边角地带的点位。如使用较多的五输穴，就主要分布在肘、膝关节以下部位。金元时期，子午流注中使用五输穴、灵龟八法中使用八脉交会穴，其治疗几乎可以囊括一切疾病，其变化与时辰相结合更显得十分神奇。

重视边角地的布法可以使自己掌握主动权，所以历来以将中央"天元"作为目标的布局为下策。但这也不是绝对的，1933年日本棋手吴清源同棋界大师木谷实先生对局时就先下第一黑子在天元，结果木谷实先生大受困扰，当时这种布局给予国际棋界相当的冲击。虽然该弈最终以吴清源败局为果，但吴清源由此得出了结论："天元绝非不利的布局，只是自己的实力尚不能将之巧妙活用。"针灸治疗，在胸腹部、背部使用穴位，似在围棋棋盘上使用"草包肚"的部位，但使用的频率并不少，诸如从阴引阳，从阳引阴，阳病治阴，阴病治阳等，多为前后配伍，这些大多属于两点围的方法。为什么在"草包肚"可以运用两点围取胜呢？从人体来说，这是因为胸腹部、背部为躯干部，是脏腑所在之地，脏腑之气分阴阳，阴阳之气分别出于背、胸、腹不同部位，所以脏腑一般情况之下是两口气的通道，邪气的进退也只能从此进行。就好像围棋棋盘的角一样，贴住它的两侧，就能使邪气处于无气状态而被提出。从围棋的棋盘结构来说，人体如同由左、右两个棋盘组成，中间以任、督脉为交界处，任、督脉就是棋盘的边界，所以胸腹部似围棋棋盘的"草包肚"，实际上却是边角地带，只有两口气或三口气，不是真正的具有四口气的中间地带，所以可以运用边角地带围子的方法取胜。针灸巧妙地将"草包肚"变化为"金角银边"，从而起到化"腐朽"为"神奇"、化"草包"为"金银"的作用。与围棋的黑白子对弈规律相比，针灸治疗选取穴位时确有奇思妙想，十分值得推广。

第二节　腧穴概念的形成及其与经络的关系

一、古代腧穴概念的形成

1. 腧穴是古人在与自然做斗争的过程中逐渐发现和认识的　早在旧石器时代（10000年前），由于生存的需要，就已出现具有边尖的石器（包括骨器）。当时由于穴居而野处，生活环境恶劣，工具粗糙，致使肌体的破损击伤往往达到一些意想不到的效果，在无数次经验积累之后，人们开始对治疗疾病和破损某个部位之间的关系有了朦胧的认识。到了新石器时代（距今4000~10000年），古人就已经开始使用砭石来砥刺放血，割刺痈疡，或用来按摩和叩击体表，以达到治疗疾病与减轻痛苦的目的，这些治疗方法说明"病位"是腧穴的最原始认识。

灸法的产生与人们用火是分不开的，但要取得火和保存火，并不是一件很容易的事。旧石器时期，人们就开始用火，这时候火的取得主要是靠天火，即闪电雷击引起森林草木起火。到了新石器时代以后，才有了钻木取火的方法，也出现了传说中的燧人氏。在取火、用火、保存火的过程中，由于烤炙、烧灼使人感到某种舒适并能取得意外的治疗效果，人们这才逐渐产生了用火治病的认识。而用火治病只可能是对人体某个部位实施，可见人体的病位或部位是古人对腧穴的最早认识。

2. 针灸器具和使用方法不断完善是腧穴得以进一步被认识和发展的关键　到了新石器时代以后，人们除了将现成的石头作为治疗工具外，还有意识地、主动地将石头制成所需的形状。如考古发现当时的砭石实物有锛形、刀形、剑形、针形等，这说明当时治疗疾病的方法已经比较多了。如在1963年内蒙古多伦县头道洼新石器时代遗址出土一枚砭石，长4.5cm，一端扁平有半圆形刃，可以切开痈疡；另一端呈锥状，可作针刺之用；中间手持处为四棱形。针具的形状和使用，说明"病位"或"部位"开始向较小的腧穴（砭灸处）发展。

古代由于无法制造较为精细的工具，所以治疗用的砭石大多比较粗糙。而钻木取火成功以后，用火则较容易，所以古代使用灸法相对来说就比较多。在当时消毒条件不完备的情况下，灸法较容易为人接受。长沙马王堆出土的《足臂十一脉灸经》《阴阳十一脉灸经》就主要是谈及灸法的。说明当时已经从原始的使用火烤灼病位或部位逐渐地向经络腧穴相关处发展。尤其是灸、砭的合用，更说明腧穴的"点"概念正在形成。如《五十二病方》："以（砭）穿其［隋（脽）］旁；□□汁及膏□，挠以醇。有（又）久（灸）其痏，勿令风及，易瘳。而久（灸）其泰（太）阴，泰（太）阳□□。"

由于火的使用，冶炼术得以出现，针具也从砭石、骨针等发展为金属针，到了《内经》成书年代，九针和腧穴名称出现，就有了互相促进的可能。《素问·汤液醪醴论》："必齐毒药攻其中，镵石针艾治其外也。"

3. 医家的不断实践和总结是腧穴得以被公认和深化的根本 古代由于地域远隔，交通不便，文字记载不易，以至各地对腧穴有不同的称呼，对腧穴的功用有不同的认识。春秋战国时期，人们的交往变得比较容易，医疗界因此急需有一种共识以便于交流和提高水平。当时实力和经济力都比较强大的秦国就有可能承担这一重任，促使了《内经》一书得以初步完成（李今庸的观点）。《内经》是当时的医家对以前医疗的一次总结。有了这次的总结，医疗工作跨上了一个新台阶。《内经》一书中明文提出了全身有365穴，以应一年365天（但实际只记载了178个）。后世医家代有发展，至今确定361个穴名。这些内容都记载在医家的著作中。这些著作既是医者自身医疗实践的总结，又是对前人著作的肯定。历代医家的著作不断地出现，逐步使腧穴的穴名、位置、功用、治证、注意事项得到了共识和公认。

二、经络和腧穴的关系

经络与腧穴形成的条件十分近似，而又密切相关。过去不少学者认为腧穴的发现较早，经络仅是腧穴的连线。但是《足臂十一脉灸经》《阴阳十一脉灸经》出土以后，有些学者又反过来认为经络形成较早，腧穴是在经络的基础上逐步得到认识的。如何看待这一争论呢？应该说，经络和腧穴都是古人在长期与疾病作斗争中逐渐认识的，二者相关又相互促进，相互弥补。

1. 循经感传现象是经络学说形成的基础 针灸治疗诱发循经感传促进了经穴合一的认识。由于砭灸处受刺激时，在特定的个体和部位出现了循经感传现象，这些循经感传现象往往有共性，不同的人出现了相同的循经感传路线，就必然引起人们的注意和思索。而人们在猎食动物时发现了血管和神经等体内系统，根据以上现象综合，就产生了一种互相关联而又模糊的体内联系网的认识。在实际治疗中，运用这种联系网，在网上选取刺激点（从被动走向主动治疗），就使这种联系网更具体。随着文字记载称之为"脉"，形成了由点到线，又由线到点的认识过程。医疗保健中出现的经络气行现象，加深了人们对经穴合一的认识。练气功和保健按摩，出现小周天、大周天等体内气行感，这些规律性的气行感有利于人们对经络的认定。而这些气行感和循经感传的气行感基本一致，所以经穴合一的认识得到了深化。

2. 以痛为输是经络学说被认可的重要原因　可以说古代人类从被火烧灼而取得疗效的被动认识，发展到主动找取砭灸处治疗疾病的时候，认识上就有了一个大的提高。以痛为输是当时治疗疾病的主要方法，是当时实践的总结。而某些痛点除了治疗局部的疾病之外，还能治疗远处的疾病，这就促使人们把这个点和远处的病灶联系起来。而同一部位的不同疾病又必须用不同的点才能治好，无数次的医疗实践以后，从疾病的变化反推点的治疗作用，这些点就有了一定的主治范围，随着点的主治范围逐渐明确和丰富，对这些主治作用进行整理分析，归纳分类，进而又发现主治功用基本相同的穴位往往成行排列在某些部位上，而这些成行的部位又与循经感传现象一致。这样相互启发和印证，使经络的形成有了可靠的依据，从生理和病理上肯定了经络学说的价值。

3. 经穴合一是经络学说得以自圆其说的依据　从目前的文献上看，经络的文字记载最早见于《足臂十一脉经》《阴阳十一脉灸经》，初步形成于《内经》，到《奇经八脉考》才较为系统。在《足臂十一脉经》《阴阳十一脉灸经》中，经脉的走向是向心性的，而《内经》一书则出现了气血的双重运行途径。一是以五输穴为代表的向心性循环系统，一是十二经脉首尾相接、环之无端的闭合系统。这两个循行系统与穴位的选择和针刺补泻手法有着极大的关系。可见只有经穴合一以后才能解释复杂的经络现象。经络由于有了穴位的存在而变得具体形象；穴位有了经络的相关，才变得明确和统一。如历代的经络穴位图和铜人，若只单有经络或只单有穴位，则很难使人理解，而且还不便于使用。

第三节　各类腧穴的内涵和相互关系

全身的穴位很多，为了认识和区别这些穴位，目前习惯将它们分成阿是穴、十四经穴、经外奇穴、耳穴等。分类的依据主要是与经脉的关系（归经）；名称的确立（穴名的公认程度）；功用、主治的规范性（统一程度）；取穴的方法（准确程度）。总之，腧穴分类是以医疗界的公认程度为主要依据的。

一、阿是穴的内涵

1. 阿是穴的定义 凡以病痛局部或病痛的反应点（有酸、麻、胀、痛、重或斑点、色变、硬变、肿胀等）作为穴位的地方，均称为阿是穴。

根据以上定义，可以进一步将阿是穴解释为阿是穴是既无具体名称（所有的穴点都称为阿是穴），又无固定位置（无论何处的穴点均称为阿是穴），主治功用也不十分明确（以病情论阿是穴，不是以阿是穴论病情），但对病证的治疗有效（往往还有奇效）的一类腧穴。临床上根据按压时酸、麻、胀、痛等感觉或医生察觉患者的皮肤变化而认定。

2. 阿是穴形成的原因 阿是穴可以在全身任何地方出现，是一种临时腧穴现象。当人体发生疾病时候，人体的某一个部分就会发生相应的气血阻滞（全息现象或循经），造成气血的局部性、临时性汇聚，从而出现阿是穴现象。当这种疾病解除时，气血的临时汇聚也随之解除，阿是穴现象即消失。西医所说的放散性疼痛与此原理相通。可见，阿是穴不是固定的穴位。但是，它具有穴位的原始性（如酸麻胀痛感、气血聚集等），在腧穴还未被人们认识的古代，阿是穴起到了激发人们认识和治疗疾病的作用。

3. 阿是穴的来源 阿是穴的内涵由《内经》发展而来，但"阿是"这一名称首见于《千金要方》："有阿是之法，言人有病痛，即令捏其上，若里当其处，不问孔穴，即得便快或痛处，即云阿是，灸刺皆验，故曰阿是穴也。"《扁雀神应玉龙经》认为："不定穴，又名阿是穴。"《医学纲目》称其为"天应穴"。

从上引经文可知，"阿是穴"为吴蜀之地的人所用，今察《简明吴方言词典》："'阿'表示疑问的语气，跟'可''是否'近似。阿好？阿要？"可见"阿是"是一种应答声，是医生针刺穴位时问病人"是不是"时，病人回答："阿是。"即穴位内有感觉的意思，是病人对穴位的一种认定。过去有人认为"阿"是痛的意思，其原引自《汉书·东方朔传》，但原理解有误。原文是"上令倡监榜舍人，舍人不胜痛，呼謈"。颜注为"谓痛切而叫呼也……令人痛甚，则称阿謈"。可见"阿"无痛的意思，仅仅是一种回应声，而"謈"才是痛的意思。因此将"阿"解释为痛是不合适的。

4. 阿是穴的特点

（1）不同的病证，可以出现不同的阿是穴。

（2）同一部位的阿是穴又可治不同的病证。也就是说不同的病证可以出现相同的阿是穴。

（3）同一病证可以出现不同的阿是穴，因人因时因地而异。

（4）一般来说，肌肉筋骨的疼痛，阿是穴多出现在疼痛的局部，多为压痛点；内脏的疾病，阿是穴则往往出现在胸背部和四肢，多为酸麻胀痛点。脏腑病多出现在合穴附近。

（5）"阿是穴"与"以痛为输"的区别：①"以痛为输"出于《灵枢·经筋》。"以痛为输""燔针劫刺"，讲的是经筋病的选穴及刺灸方法，原意是为治经筋病而用，病种主要是痹证，治疗的主要证候是疼痛。《素问·缪刺论》又载："疾按之，应手如痛，刺之。"是以压痛点为选定穴位的唯一要点。②"阿是穴"是以"快""痛"来确定穴位的。"快"感与"痛"感是显然不同的感觉。可见"阿是穴"包括了"以痛为输"，"阿是穴"的范围更广。《内经》中除了以痛感作为选穴的根据之外，也还有以快感选穴的内容，如《灵枢·五邪》："邪在肺……取之膺中外腧，背三节五脏之旁，以手疾按之，快然，乃刺之。"《素问·刺腰痛》："循之累累然乃刺之。"关于以医生诊察来确定阿是穴的内容，《素问·骨空论》中也有记载："切之坚痛，如筋者灸之。"近年来有人把"以痛为输"与"阿是穴"等同起来，显然是不合适的。

二、十四经穴的内涵

1.十四经穴的定义　凡归属于十二正经及任、督脉的腧穴，即为十四经穴。可以解释为十四经穴是那些有固定的归经、固定的位置、明确的主治功用和较为明确的刺灸忌宜，而且为人们反复使用，得到公认的腧穴。根据这一定义，可以推导出以下3个特点。

（1）经穴有归经，所以这些穴位都有可能诱导出不同程度的循经感传现象。

（2）十四经穴位于经脉上，所以经穴的作用与经脉的作用密切相关。

（3）经穴得到的公认程度最高，所以是人体穴位的主体组成部分。

2.十四经穴的数量　经穴共计361个穴名。由于十二正经的穴位是左右对称的，也就是说十二正经上的穴位是1个穴名两个穴位。十二正经计309个穴名，故有618个穴位。任、督脉循行于前、后正中线上，故1个穴名只有1个穴位。任、督脉有52个穴名，故为52个穴位。总计361个穴名，670个穴位。

从以前的教学内容可知，左右部分的穴位大功用虽基本一致，但仍然有阴阳气血的不同，治疗上的针对性也不同。所以穴名与穴位的关系应该明确，这样才有助于临床疗效的提高。

3.十四经穴发展概况 至今我们知道的记载经穴名称最早的著作是《内经》，《内经》认为，天有365日，人有365穴。但该书对于穴位的记载有的有具体名称，有的则是以经名代穴名，所以实际穴名为160穴左右（根据我的统计为178穴，若八髎穴算四穴则为181穴）。后代医家根据《内经》的内容逐步增加，目前为361穴（见表2-1）。

表2-1　历代腧穴数目表

	战国 《内经》	三国魏晋 《针灸甲乙经》	唐 《千金要方》	宋元 《铜人针灸腧穴图经》 《十四经发挥》	宋明 《针灸大成》 《针灸资生经》	清 《医宗金鉴》 《针灸逢源》
正中单 穴数	25	49	48	51	51	52
两侧双 穴数	135	300	301	303	308	309
穴名数	160	349	349	354	359	361
穴位数	295	649	650	657	667	670

三、经外奇穴的内涵

1.经外奇穴的定义 奇穴是指那些有一定名称和明确位置，有一定主治功能，但仍然处于经验穴阶段而未被收入十四经的腧穴。由此定义可以推断出以下特点。

（1）未归经：奇穴有的在十四经上，有的不在十四经上，但均未归入十四经。

（2）主治功能不明确：奇穴的作用与所在经脉或邻近经脉不完全一致，主要取其某方面的特殊效果。

（3）命名不规范：奇穴往往由多穴位组成，如八邪、八风、四缝等就是各由8个穴位组成，左右各4个。针刺时可以同时刺，也可以刺其中几个穴位。有的奇穴甚至穴位数还没有得到最后的统一。

（4）主治专一：疗效较好，但未得到公认。

2.经外奇穴的名称解释　经外奇穴,《灵枢·刺节真邪》中称为"奇输":"黄帝曰:刺节言彻衣,夫子乃言尽刺诸阳之奇输,未有常处也,愿卒闻之。"所说的奇输还包括大杼、天府、中膂。现在这些穴位已归于十四经,当时属于奇穴,可见,奇穴是指那些没有归属于十四经的腧穴。

"奇"有神奇(疗效好)、奇怪(没有归属于十四经)的含义。也有人把"奇"字解释为"奇偶"的"奇",认为它不属于正经上的穴位,主要起到调节、辅助的作用。

"经外"是指没有归属于十四经脉,有些经外奇穴在十四经上(如印堂),但仍然没有归属于十四经。

过去曾有人将经外奇穴分成有名奇穴和无名奇穴。其中有名奇穴是指那些穴名明确、位置明确的经外奇穴,如印堂、八风等。无名奇穴是指那些名称不明确而位置明确的奇穴,如骑竹马灸、四花穴、灸痨穴(《针灸聚英》认为四花穴即胆俞、膈俞,灸痨穴即心俞)等。

3.历代医籍记载奇穴穴数（见表2-2）

表2-2　历代医籍记载奇穴穴数

年　代	作　者	书　名	穴名数
唐（682）	孙思邈	《千金要方》	187
明（1470）	方贤	《奇效良方》	26
明（1601）	杨继洲	《针灸大成》	34或35
明（1624）	张介宾	《类经图翼》	84
明（1874）	乐显扬	《针灸集成》	144

四、经穴、奇穴、阿是穴三者的关系

1.发展关系　阿是穴可以说是古人选穴治病的朴素认识的总结,是从无意识选穴治病转到有意识选穴治病的标志。随着对阿是穴不停地临床应用和总结提高,古代对病与穴位的关系有了进一步认识,对穴位的功用和位置有了相对固定的认识,有了记录传颂的必要,经医家写进著作中,从而上升为奇穴。经过进一步认识和使用,得到大多数人的认可,最终成为经穴。如膏肓俞原属阿是穴,唐代医家因其疗效显著而载入《千金要方》作为奇穴,发展到宋代《铜人腧穴针灸图经》则将其列为腧穴（即经穴）。可见这是经穴由少到多不断发展的一个主要途径。

2.互通关系 由于腧穴有这样一个很重要的发展过程，因此腧穴保持有一些共同的原始本性，即阿是性。这就是我们选取穴位和认定穴位的一个十分重要的依据。如奇穴中的阑尾穴、胆囊穴，虽然有定位，但在选穴时，又必须在定位处或附近寻找压痛或特殊感应，以此为最后确定穴位的标准，否则效果就不理想。选取经穴同样需要如此。文献中有明确记载，如《灵枢·背腧》中说："肾俞在十四椎之傍，皆挟脊相去三寸所，则欲得而验之，按其处，应在中而痛解，乃其俞也。"另如选用谚譆穴也是如此。这就是我说的"相对位置，得气为准"的依据。

从前面所说的腧穴形成的条件和阿是穴、经外奇穴、十四经穴三者关系来看，寻找新的穴位，必须有一定的依据（穴位有形成的条件）并逐步深化认识（在定位、主治、刺灸法等各方面得到公认）才行，不能凭空指定穴位。

五、耳穴

1.耳穴的定义 凡分布在耳郭上的腧穴，称之为耳穴。从这种认识出发，可以得出如下两点：①耳穴是腧穴的一种，因而具有腧穴的一切特性；②耳穴仅限于耳郭上。

2.耳穴的特点

（1）由于耳郭从全息图来看是一个倒置的胎儿，因此耳穴的分布与胎儿的结构相似。其耳垂部分与头部相应，故耳垂部分可以治疗头部的疾病；耳舟部分与人上肢相应，故耳舟部分可以治疗上肢的疾病，等等。

（2）由于耳郭很薄，所以耳穴的刺灸方法比较特殊，有压豆法、埋针法等。

（3）耳穴的正式研究时间不长，所以其所适疾病、与经络的关系、刺灸方法等，现在看来还有进一步研究的必要。

（4）耳穴虽然称为穴位，但目前还与十四经穴有所差别。从成熟情况来看，它更接近经外奇穴。因为有些耳穴的点特性还不十分明显，有些耳穴范围比较大，有的甚至是一个部位，其治疗范围还比较狭窄（还没有完全开发出来），多是对应性治疗，如胃CO4就主要是治疗胃的疾病（胃痉挛、胃炎、胃溃疡等）或与胃密切相关的疾病（胃不和则寝不安的失眠、胃火上炎的牙痛等）。

第二章　特定穴的内涵和运用

第一节　特定穴的基本概念

1.**特定穴的定义**　特定穴是指那些疗效较好，临床使用较多，在定位、作用和分布上有明显相关特点的穴，这些腧穴经过特殊归类、命名而成各种不同的特定穴。特定穴目前分为10类。

2.**特定穴的分类**　①四肢肘膝以下：五输穴、原穴、络穴、郄穴、八脉交会穴、下合穴。②胸腹、背腰部：背俞穴、募穴。③四肢躯干部：八会穴、经脉交会穴。

第二节　特定穴的具体内容和运用

一、五输穴

1.**五输穴的定义**　五输穴即井、荥、输、经、合5类腧穴。它们有以下4个共同特点：①都分布在肘膝关节以下；②以治脏腑疾病为主；③都归属于十二经；④从肢端开始按井、荥、输、经、合的顺序向心性排列。

2.**五输穴名称的来源**　五输穴的名称最早见于《灵枢·九针十二原》："五脏五腧，五五二十五腧；六腑六腧，六六三十六腧……所出为井，所溜为荥，所注为俞，所行为经，所入为合。"《灵枢·本输》中也说道："凡刺之道，必通十二经络之所始终，络脉之所别处，五输之所留，六腑之所与合，四时之所出入，五脏之所溜处。"

3.**五输穴的具体名称**　五输穴的名称出于《灵枢·本输》，该篇所述的心经五输穴实为心包经的五输穴，故实际上缺少心经的五输穴，后《针灸甲乙经》补齐。

4.五输穴名称释义 五输穴在排列顺序上与经络上卫气的流向、流量、流程相关，体现出卫气从经脉之端的发源、增长、转归的情况。古人以水流动向做比喻，而将穴位所在处称之为井、荥、输、经、合。所以井、荥、输、经、合既是同类穴归类的名称，又是卫气动态的表示。

（1）井：泉源出水之处，终日常汲而未尝损，形容脉气所出之处，气血源源不断溢出，故称"所出为井"。

（2）荥：《释文》为小水。形容水始出，其源流尚微，经脉之气开始分支四布，如水从水之源头渗出后，逐渐地积少成多，分流四布，故称"所溜为荥"。

（3）输：即输送致聚也。经脉之气至此渐甚，而此时三焦之气也从输穴进入经脉，故称"所注为输"。

（4）经：为水行经而过，脉气较大，经营通畅。形容其脉气正盛，故称"所行为经"。

（5）合：为会合收藏。如水流至海而得终归，会合诸水，集其大成。又至此与本脏之气相合，即本脏之气从此穴外出，经、脏之气至此相合，而经气再进一步流归脏腑，收藏而不外泄。故称"所入为合"。

5.五输穴气血流动的特点

（1）流向：从肢端开始向心性流动。

（2）流量：从小到大。

（3）流程：从四肢末端到肘膝，然后内入脏腑。

6.五输穴与五行的配属关系 五输与五行进行了配属。原则是阳井金，阴井木，然后阴阳经分别按相生关系向后发展。

```
五输穴 → 井   荥   输   经   合
五行相生 ── 生 → 生 → 生 → 生
阳 ┌─────→   金 → 木 → 水 → 火 → 土→五行相克┐
   ‖        ↓克  ↓克  ↓克  ↓克  ↓克        │
阴 └五运化生←  木 → 火 → 土 → 金 → 水←───────┘
```

图2-3 五输与五行的配属关系

7.五输与五行的配属来源 阴阳五行学说及运气学说，在《内经》成书年代颇为盛行。这些学说互相影响和结合，既有条件和可能，也有必要。井穴的五行属性及其相互关系即由此而来。根据运气学说，天干配五行的规律是甲乙配木，丙丁配火，戊己配土，庚辛配金，壬癸配水。甲乙为天干之始，因此计算五运时就以甲乙为始，从而大运、主运都以木运为始。井穴是"澹渗皮肤之血从井木而溜于脉"（张志聪语），为经脉之气始发之处。按天人相应思想，上二者主要含意相同，故井应与甲乙相合。从五行上来说就是井与木相合，阴井是阴经上的井穴，而甲乙两天干之中甲为阳干，乙为阴干，阴与阴合，故阴井与乙木相合。这就决定了阴井的五行属性为木，天干之中为乙。那么为什么不用阳井来配甲木，而要用阴井来配乙木呢？这是依据阴阳关系而定的，因为阴生阳长，从阴化阳，才能阴平阳密，所以先从阴经开始而不从阳经开始。既然开始的位置被阴经所占，那么阳井就是从阴化阳而来，阴井和阳井的关系就是化生关系。根据天干化五运的规律是甲己化土，乙庚化金，丙辛化水，丁壬化木，戊癸化火。可见属于阴井木的天干乙，变化为金。在化生中，乙为阴金，庚为阳金，乙与庚相配，阳井与阴井相配，所以阳井的属性就是庚金。这就是《难经·六十四难》：所说"阴井乙木，阳井庚金。阳井庚，庚者乙之刚也；阴井乙，乙者庚之柔也。"从《难经·六十四难》引"十变"所载，可以看出：①五输穴的五行属性从井穴开始，向相生关系发展，如阴井木，木生火，故阴荥属火等；②阴阳经五输穴的关系是阳经之行克阴经之行，如阳经金，金克木，故阴经属木，等等。这些表现说明经脉与经脉之间、腧穴与腧穴之间的阴阳相合，刚柔相济，生中有克，化中有制的关系。这种穴位之间的复杂关系，我们可以将其看成是人体内结构在人体表面的一种反映。这种穴位联系给了临床治疗选穴以很大的方便，如"虚则补其母，实则泻其子"的选穴方法，子午流注纳甲法中，气纳三焦，他生我，以及血归包络，我生他的选穴方法都是以这种穴位生克关系为依据的。

```
      木   火   土   金   水
      甲 乙 丙 丁 戊 己 庚 辛 壬 癸（→定势）
      ↓  ↓  ↓  ↓  ↓ …… ↓变
      己 庚 辛 壬 癸 …… ↓化
      土 金 水 木 火 ……┘
```

图2-4　五输与五行的配属关系

8.五输穴的作用　《难经·六十八难》："井主心下满，荥主身热，俞主体重节痛，经主喘咳寒热，合主逆气而泄。"

井穴属木，与肝相关。肝经自足上行，贯穿隔膜，散布胸胁，所以井治心下满，荥穴属火，与心相关。心与火相关，火病表现为热象，所以荥治身热。输穴属土，与脾相关，脾主四肢肌肉，所以输治体重节痛。经穴属金，与肺相关，肺主皮毛司呼吸，邪犯皮毛，开合失常则恶寒发热，肺失宣降则喘咳，所以经治喘咳寒热。合穴属水，与肾相关，肾主水，水积于下则气上逆，水流于肠则便泄，所以合治逆气而泄。

这是从大的方面来说的，细分起来，即使是同一类腧穴，由于所属经脉不同，则具体的机制又有不同。如肝经的合穴，它所主的逆气而泄，是因肝肾不调而致肝气上逆，肾水下泄。肾经合穴则治肾中阴阳不调而致的虚火上炎，寒湿下注。脾经的合穴则治脾肾关系不调所致的胃气上逆、脾气下泄，等等。若属多经不调而致逆气而泄，则选用多经的合穴配合使用。

9.五输穴的使用

（1）按不同时间而用：如春取荥穴，夏取输穴，秋取合穴，冬取井穴（见《灵枢·本输》）。这是从天人相应的思想出发选穴。因春天属木，易化火，故取属火的荥穴；夏多湿，则选属土的输穴，以用土来制水；秋为万物丰满结实之时，故宜内收，以示金生水；冬天收藏，天寒而闭，阳气深居，故取井穴，以示深入引导阳气。

（2）按五行生克而用：取实则泻其子，虚则补其母的方法（见《难经·六十九难》）。如肝经为木，木生火，火为子，故肝经的实证可泻肝经的荥穴（荥属火）行间。另水生木，水为母，故肝经的虚证可补肝经的合穴（合属水）曲泉。另外，还可在他经上选穴，如肝实证可在心经上选穴（可根据具体情况选属木的少冲或属火的少府）以示实则泻其子。而肝虚证可在肾经上选穴（可选属木的涌泉或属水的阴谷）以示虚则补其母，等等。

（3）根据病情轻重而用：如《灵枢·癫狂》："肉清取荥，骨清取井、经也。"清者清冷也，火象不足，当补阳气，因骨位于最深处，故取井穴与其相合，取经穴而大动阳气以补。

（4）根据病位而用：如《素问·咳论》："治脏者治其俞，治腑者治其合，浮肿者治其经。"《灵枢·邪气脏腑病形》："荥输治外经，合治内腑。"

（5）使用在子午流注处方法之中。（详见第四篇第四章）

10.五输穴向心性排列 五输穴向心性排列是由于卫气运行的特点形成的。卫气随营气顺手太阴肺经出指端，营气及部分卫气进入到手阳明大肠经，由于卫气剽悍，不易受脉道约束，故有一部分出于脉外而不回到脉内。但卫气属阳，营气属阴，阴阳相属，卫气又不可能离开营气的约束而毫无方向地乱行，故卫气循脉道而行于脉外。所以在肢端溢出的卫气均循十二经脉之外运行，只可能出现向心循行的一个方向。也就是说，脉内气血是由手走头胸，脉外卫气必然是向心性。而脉内气血是由胸走手，脉外的卫气也只可能由手走胸（因为肢端聚集较多，只能向外布散，而沿脉布散与脉内气血相应，故方向相反。虽然运行方向相反，但互相呼应和约束则是不变的）。

五输穴之间的排列，主要表达了卫气运行由少到多的情况，故出现井、荥、输、经、合的特点，而且必然是向心性的。

卫气运行与营气运行形成了体内的二环运行结构。营气沿十二经运行，如环无端；卫气从肢端沿经脉向心性运行至气海、气街。

二、原穴

1. 原穴的含义　原穴既是本经气血流止之处，又是本脏脏气通达之处，还是三焦的原气进入该经脉的部位。由于此处是脏腑的原气汇集之处，所以原穴的变化最能反映脏腑气机的变化。原气与命火有区别，原气是肾中阴阳气冲突、融合后化生出的气机，命火仅指肾中之阳。

2. 原穴的出处　原穴的名称最早见于《灵枢·九针十二原》，该篇记载了五脏的原穴（其中心的原穴实为心包的原穴），另外记载了膏的原穴鸠尾、肓的原穴脖胦（气海）。《灵枢·本输》加上了六腑的原穴。《灵枢·邪客》补充了心的原穴："少阴独无腧者，不病乎？岐伯曰：其外经病而脏不病，故独取其经于掌后锐骨之端。"但只有部位，没有具体名称。《针灸甲乙经》中才有了心脏原穴的具体名称。

3. 阴经以输代原　《灵枢·九针十二原》提出了五脏的原穴，它们是肺经原穴太渊、心经（心包经）原穴大陵、肝经原穴太冲、脾经原穴太白、肾经原穴太溪。这5个原穴在《灵枢·本输》中又称为"输穴"，而阴经又没有另设原穴，故认为阴经的输穴与原穴是同一穴位，又称为"输原合一"。

4. 阳经另有原穴　《难经·六十二难》："三焦行于诸阳，故置一俞，名曰原。"

上海中医学院编《针灸学》认为"阳经脉气盛长，故于输穴之外，另有原穴"。也就是说，输穴虽然也有原气进入，但由于阳经的经脉较长，原气大量、主要进入经脉的位置离输穴还有一段距离，故另设一个原穴，以说明原气的更准确的进入点。阴经经脉较短，原气的进入点较集中在输穴附近，故没有必要另外设置原穴点。

5.原穴的数量与分布 每经12个原穴，计12穴，其中阴经6个原穴属于"输原合一"。原穴主要分布在腕、踝关节附近。《灵枢·九针十二原》："十二原出于四关。"

6.原穴的价值

（1）诊断疾病：《灵枢·九针十二原》："五脏有疾也，应出十二原，而原各有所出，明知其原，睹其应，而知五脏之害矣。"说明不同脏腑的病变，都能在该经脉的原穴上反映出来。

（2）治疗脏腑疾病：《灵枢·九针十二原》："五脏有疾，当取之十二原。"主要治疗脏腑原气不足或火象太过所引起的疾病。

7.近代对原穴的研究

（1）脏腑病对原穴的影响：①99.8%的神经衰弱患者在肝、肾经的原穴上出现变化；②100%的心脏病患者在心包经的原穴上出现变化；③患大叶性肺炎者，肺经原穴变化最大；④患哮喘者，心、心包、肾经原穴变化多；⑤感冒患者手、足太阳经原穴的变化最大。

（2）针刺对原穴的影响：针心经原穴神门（火）可致经肝原穴太冲（木）脾经原穴太白（土）导电量升高，大肠经原穴合谷（金）导电量下降。说明具有相生关系的穴位导电量增加，相克关系的穴位导电量降低。

（3）不同季节原穴导电量的变化：春季十二原穴导电量的总平均值为22.3 μA，夏季为73.6 μA，秋季为24.8 μA，冬季为16.1 μA。

（4）一天内原穴导电量白天大于晚上，下午大于上午，子、丑、卯、辰时最低。

三、络穴

1.络穴的含义 络穴位于十四经别出络脉的部位上，为络脉所属，故称络穴。络脉有联系表里经的作用，因此络穴能约束、沟通表里两经，使两经气血互相调节。络脉的变化能反映出表里两经的变化。

2.络穴的出处 络穴出于《灵枢·经脉》这一说法目前为大家所公认。在《难经·二十六难》中也有十五络的记载："经有十二，络有十五，余三络者是何等络也。然，有阳络，有阴络，有脾之大络……故络有十五焉。"其中所指的阳络是阳跷，阴络是阴跷，按后人的意见应是申脉、照海。任、督脉上就没有络穴（任、督络脉的表、里经连属不清楚，十二正经表、里经明确络属关系，因而清楚），只有十二正经有络穴。但是《难经》的这一思想没被采用。另外，《素问·平人气象论》说："胃之大络，名曰虚里，贯膈络肺，出于左乳下，其动应衣，脉宗气也。"提出了虚里为胃之大络，故有人认为是十六络，但是胃之大络虚里没有被采用。

为什么脾胃都有大络而胃之大络又没有被采用？因为脾胃为后天之本，精微物质迅速传遍全身，故需另设一大络与全身五脏六腑沟通；也因为胃之大络为虚里，虚里在心脏位置，无法针灸。

3.络穴的数量和分布

十二正经各有一络，任、督、脾各有一大络，共计15络。由于左右对称，加起来计28个络穴位。

十二正经的络穴在四肢，任、督、脾之大络的络穴在躯干部。

4.络穴的临床应用

（1）单独使用：主治络脉所属病，如肺经所致的喘咳和大肠经所致的齿痛，均可取用列缺穴治疗。

（2）与原穴配合使用：即所谓原络配伍，或曰主客配伍。即先病者为主，后病者为客，为主者用原，为客者用络的方法。如肺与大肠相表里，在疾病的变化中，较易互相影响，若肺经先病，大肠经后病，治疗时则先取肺经原穴太渊，后取大肠经络穴偏历进行配合治疗；反之则先取大肠经的原穴合谷，后取肺经的络穴列缺进行配伍。

四、郄穴

1.郄穴的含义　郄穴是经脉之气深聚的部位。《针灸学简编》认为郄是经脉和络脉在深部的联结处。从"郄"字看，郄为空隙、间隙的意思。由于腧穴本身即为空、孔，所以郄穴又一次强调间隙，说明郄穴的间隙应比较狭窄而深，是经脉之气深聚的部位。

2.郄穴名称的出处　名称首先见于《针灸甲乙经》卷三："府舍……此太阴郄，三阴阳明支别"。支别者，别络也。

3.郄穴的特点

（1）大多分布于四肢肘膝以下，经脉循行曲折处。

（2）多用于本经及脏腑之气突然不通之时所发生的急性病症、痛症等。如痛经选地机。

4.郄穴的数量 十二经与阴、阳维，阴、阳跷各有一个郄穴，故共计16个郄穴，左右对称之加起来为32个穴位。

5.阴郄治血（瘀），阳郄治气（痛） 所谓阴郄，就是阴经上的郄穴，这种穴位比较深陷、狭小，在气血流动过程中很容易发生阻滞。阴经中气血流动主要又表现为阴血，阴血在郄穴中受到阻滞，最明显的结果是不同程度的瘀血，所以这时多需针刺阴经的郄穴以解除经络中血液的阻滞。阳经中气血主要表现为气，气一旦在郄穴部位发生阻滞，就会出现"不通则痛"的痛症，因此气滞的时候，或出现痛症的时候，需要针刺阳经的郄穴。

6.郄穴的临床应用

（1）单穴治疗：阴郄多治血（瘀），阳郄多治气（痛）。如孔最（手太阴）治咳血，地机（足太阴）治痛经；梁丘（足阳明）治胃痛，养老（手太阳）治肩痛等。

（2）络郄配伍：为高镇五教授提出，但具体配伍方法没有明确说明。按一般规律来说，应该是阴、阳经的络、郄穴进行配伍。与原络配伍相似，先病取络，后病取郄，如列缺配温溜，丰隆配地机等）。

（3）标本双郄法：见《金针梅花诗钞》。即在表里阴阳经上同时选用郄穴作为阴阳主客标本补泻之用，使阴平阳秘而疾病向愈。如手太阴阴气有余，则手阳明之阳气即会显示为不足，此时以泻肺之郄穴孔最为本为主，再补大肠之郄穴温溜为客为标，使互根之阴阳得以和调而愈病。

五、背俞穴

1.背俞穴的含义 背俞穴是脏腑经气输注于背腰部的穴位。说明背俞穴与脏腑经气相通，位于背部，背为阳，故脏腑经气中偏阳的气机多输注于背俞穴处。

背俞穴与五输穴中输穴的不同之处在于背俞穴离脏腑较近，输穴离脏腑较远，说明它们与脏腑的关系疏密不同；背俞穴主治本脏之病，输穴除治本脏之病外还治经络病，说明其针对性及治疗范围有所不同；气机主流向不尽相同，背俞穴处气机电由本脏流向腧穴，输穴处气机电由腧穴流回脏腑。

2.背俞穴的出处 背俞穴首见于《灵枢·背腧》，其中载有五脏背俞穴的名称和位置。《脉经》补充了大肠、小肠、膀胱、胆、胃的背俞穴。《针灸甲乙经》补充了三焦俞。《千金要方》补充了心包的背俞穴——厥阴俞。近代又创立胰俞，似不妥。

3. 背俞穴的特点　均位于足太阳膀胱经上。因为背上只有足太阳膀胱经双支运行（左右对称）。脏腑气外达，一般应到达穴位（或形成穴位），而背上只有足太阳经左右对称有穴（或曰在经脉上形成穴位）。通过按压循摸，可以找到那俞各穴的具体部位。《灵枢·背腧》："则欲得而验之，按其处，应在中而痛解，乃其俞也。"

4. 背俞穴的数量　每脏腑各有一个背俞穴，故有12个背俞穴，由于经脉左右对称，故加起来有24个穴位。

六、募穴

1. 募穴的含义　募穴是脏腑经气结聚于胸腹部的穴位。说明募穴也与脏腑经气直接相通，穴位位于胸腹部，属阴，故脏腑偏阴的气机多输注于募穴《难经·六十七难》："阴病行阳，阳病行阴，故令募在阴，俞在阳。"

2. 募穴与背俞穴的主要区别　①前后部位不同，因此阴阳属性不一样。②脏腑精气与穴位气机交流时的主动与被动不同。其中，背俞穴灌输气机，属主动；募穴收集气机，属被动。③募穴主要分布在阴经上（只在胆、胃经上各有一募穴），背俞穴分布在阳经上。④募穴在多条经脉（任脉、肝经、肾经、肺经、胃经、胆经）上均有分布，背俞穴仅在一条经（膀胱经）上，所以二者影响面不一样。

3. 募穴的出处　募穴的名称始见于《素问·齐病论》："胆虚气上溢而口为之苦，治之以胆募俞。"《素问·通评虚实论》："腹暴满，按之不下，取手太阳经络者，胃之募也，少阴俞去脊椎三寸傍五，用员利针。"《素问直解》说："取手太阳经络者，以小肠乃胃下，化物而出，乃胃之募也，取而刺之，以泻腹满。"看来募在这里有"下"的意思，小肠在胃下，故小肠为胃之募。《难经·六十七难》有"五脏募皆在阴而俞皆在阳"的记载，但以上文献均无具体穴名。至《脉经》才明确了期门、日月、巨厥、关元、章门、太仓（即中脘）、中府、天枢、京门、中极等10个募穴的名称和位置。《针灸甲乙经》又补充了石门，后人又补充了心包募膻中，始臻完备。

4. 募穴的数量　每一脏腑1个募穴，故有12个募穴，但其中有6个募穴在任脉上，属单穴，故加起来共有18各穴位。

5.**近代对募穴的认识**　海德首先记述了内脏器官的疾病一定程度上引起皮肤过敏，出现在同一分节的体表的一定部位。其中一些部位较为显著，称为极点（最高过敏带）。在这以后，麦肯齐发现深部同一层（肌肉、结缔组织、骨膜）也变得非常敏感，因为两者常一起出现，故称为"海德氏过敏带"。

表2-3　海德氏过敏带与俞穴的关系

内　脏	海德氏过敏带	募　穴	穴位节数
肺、支气管	胸1~3	中府	胸2
心、心包	颈8~胸3	巨阙、膻中	胸6、4
胃、脾	胸6~9	中脘、章门	胸7、9
大肠、小肠	胸9~12	天枢、关元	胸11、12
肾、三焦、输尿管、睾丸、卵巢、子宫	胸11~腰2	京门、石门	胸12、腰1
膀胱	胸11~骶4	中极	胸11

从以上表可以看出背俞穴的位置与节数的关系和此表相似，海德氏过敏带说明俞募穴直接与脏腑相通是生物内在的必然性。募穴与脏腑的关系与发生学有密切的连系。

6.**俞募穴的临床应用**

（1）单独使用：由于俞为阳，募为阴，若为阳病及阴则用从阳引阴的方法，如《素问·举痛论》说："寒气客于背俞之脉，则脉泣，脉泣则血虚，血虚则痛，故俞注于心，故相引而痛。"治疗时取心俞。若为阴病及阳，则用从阴引阳法。李东垣认为，凡治腹之募，皆为原气不足，从阴引阳勿误也。也就是说，邪（尤其是阳邪）重者多取背俞穴，正不足者多取募穴。《素问·阴阳应象大论》："阳病治阴，阴病治阳""从阴引阳，从阳引阴"。据阳病治阴，阴病治阳的道理，五脏病多选背俞穴，六腑病多选募穴。

（2）配合使用：即俞募配伍法。如胆虚证先取胆募日月，后配胆俞；肺实证先用肺俞，后配肺募中府。

7.**俞募配伍法与原络配伍法的区别**

（1）俞募穴为脏腑所属，原络穴为经络所属，所以俞募配伍主要治脏腑病，原络配伍主要治脏经病。

（2）俞募配伍属前后配伍（阴阳）法，原络配伍属表里配伍（阴阳）法。

七、八会穴

1.八会穴的含义　八会穴是指脏、腑、筋、骨、髓、脉、气、血八者的精气，在运行过程中会聚的地点。这8个会聚点都是经脉上的腧穴，故称为八会穴。

2.八会穴的出处　八会穴始见于《难经·四十五难》："经言八会者，何也？然。腑会太仓，脏会季胁，筋会阳陵泉，髓会绝骨，血会膈俞，骨会大杼，脉会太渊，气会三焦外一筋两乳内也。热病在内者，取其会之气穴也。"

3.八会穴释义

（1）太仓（中脘）与季胁（章门）：脾胃属土，为后天之本，五脏精气从脾转输而来，六腑精气从胃转输而来，故取脾胃之募穴为脏腑之会穴。

（2）太渊：寸口为脉之大会，而太渊位于寸口，故称太渊为脉会。

（3）膈俞：位于膈间，为中上焦之间隔。水谷精微从中焦化生之后，上输于肺，首先经过膈间，因中焦取汁变化而赤是谓血。膈间对水谷精微物质和血液的化生有直接影响，故称膈俞为血会。也因此可见，血会主要指对脾脏生血统血的功能（主要是脾阴）有较大影响。《罗遗篇》："膈俞，足太阳穴，谷气由膈达于上焦化精微为血之处，故曰血会。"

（4）膻中：位于胸中，内藏心肺，与气的关系十分密切，故称膻中为气会。

（5）大杼与绝骨：均位于大骨附近，所以对骨及髓（骨生髓）的影响都很大。

将大杼称为骨会，是因为大杼在柱骨之间，颈、胸、肋骨会于此。另外，大杼为足太阳膀胱经上的穴位，膀胱与肾相合，与肾主骨关系密切。后来有人认为骨会应该是大椎，因为大椎也是多骨相会之处。但大椎在督脉上，调动督脉阳气能力较强，有较强的抗邪（尤其是外邪）能力，所以在全身骨骼疾病（如类风湿病）早期或初期的时候使用大椎较好，在后期正气（或肾气、肾精）不足之时使用大杼更好。

绝骨在胫骨上，胫骨为长骨，与髓的关系比较密切，针刺时多在骨膜上轻轻摩擦，对骨骼有直接影响，有利于骨生髓，且其旁有较多肌肉存在，气血流动较多。气血有助于髓之生，故称绝骨为髓会。肾主骨，骨生髓，为什么不选用肾经上的穴位作髓会？这是因为肾经上的穴位多不在骨骼之上，不能直接刺激骨骼生髓，需要从肾藏精，精生髓的角度慢慢转化，这样速度就会很慢。肾与肝同处下焦，阴阳相协调，而且肝经有穴位在长骨上，为什么不直接选用肝经上的穴位以肝促肾呢？因为在五脏中，下焦之肝、肾都为阴，一为阴中之阴，一为阴中之阳，所以肝之阳还得胆之阳相引导，因此选用胆经上穴位更能调动肝气，从而助肾气，以达到快速生髓的作用。

（6）阳陵泉：为胆经的合穴。由于肝主筋，气机相通，古称筋会。

4.八会穴的临床应用

八会穴临床多作配穴使用，多治虚证。

（1）治疗人体8个方面的疾病：脏会章门，故凡脏病均可取章门。主要是脏气虚弱，脏之精气不足之时取之。若为外邪引起的脏病，则多属实，一般不会选用会穴，而选用经穴。

（2）治疗内热证：指因虚而致的虚热证。若为外热、实热则多选经穴。具体使用时辨证选穴。如中气不足而致阴火亢旺，则可选脏会章门、腑会中脘，骨蒸劳热则可选髓会绝骨等。

八、八脉交会穴

1.八脉交会穴的含义　八脉交会穴是指8条正经与奇经八脉相交通的8个穴位。这8个穴位均在四肢远端，虽然奇经八脉并不全通行于四肢，但由于8条正经与其交会，故奇经的经气仍可到达四肢。因此八脉交会穴可治奇经的病，更重要的是调整这些经脉之间的关系，使治症的范围扩大。

如公孙通冲脉，内关通阴维脉，而公孙属足太阴，内关属手厥阴，足太阴与手厥阴循行于心胸之间，故两穴能治心胸胃的病。

2.八脉交会穴的出处　八脉交会穴始见于《针经指南》，但据书中所载，此八脉交会穴及其使用方法是"少室隐者"所传。"少室隐者"姓名、生平及著作皆未有记载，故具体出处不得而知。八脉交会穴当时主要使用在灵龟八法上。

3.八脉交会关系

（1）经脉交会关系：

公孙：足太阴→冲脉　　　内关：手厥阴→阴维

外关：手少阳→阳维　　临泣：足手阳→带脉

后溪：手太阳→督脉　　申脉：足太阳→阳跷

列缺：手太阴→任脉　　照海：足少阴→阴跷

其特点是阴经与属阴的奇脉交，阳经与属阳的奇脉交；穴位均在四肢部。

（2）八脉交会形成的原因：①八脉交会穴所属的正经与奇经八脉相通；②八脉交会穴的上下相应（如公孙、内关）的经脉功用（包括循行部位）接近；③相应穴的功用、主治接近。如钟雷的硕士论文称《针经指南》中所载公孙与内关有10个治症完全相同，有9个治症基本相同，占公孙总症（27症）的70.3%，内关总症（25症）的76%。

目前虽然意见不统一，但可以看出，所谓相交，主要是全息相应的原因。手足各四穴，在部位上相互呼应，功用上互补，起到协同作用。可见其相交并不是直接相交，并不是经脉气血相通而互相关联。另外，八脉交会穴每相关的两个穴位有全息相应的关系，故功能比较接近，配合使用力量更强，效果更好。

4. 八脉交会穴的临床应用

（1）上下配伍：公孙配内关，外关配临泣，后溪配伸脉，列缺配照海。一般认为应该交叉配伍，即左公孙配右内关，右外关配左临泣等。

（2）根据病变部位配伍使用。如心胸胃的病或呕逆主要取公孙配内关，颈项肩的病或受寒主要取后溪配申脉，胸肺病或气机紊乱主要取列缺配照海，水液代谢方面的病或津液不足主要取外关配临泣

（3）根据病情配伍使用。①公孙、内关→心胸胃（水谷精微或造血系统、消化系统）；②外关、足临泣→目锐、耳后、颊、颈、肩（水液或水液代谢系统）；③后溪、申脉→目内、颈项、耳、肩胛、小肠、膀胱（阳气或经络抗邪系统）；列缺、照海→肺系、咽喉、胸膈（阴津或呼吸系统）。

（4）灵龟八法中的使用。（见第四篇第四章子午流注处方法）

九、下合穴

1. 下合穴的含义

下合穴即六腑在下肢的合穴。足三阳经循行到达下肢，已有合穴（五输穴之一）。而手三阳经不循行到下肢，其合穴在上肢，但六腑的位置偏下，故在下肢另设下合穴，以与腑气相通。足三阳经的合穴已与膀胱、胃、胆相通，故以经的合穴作为腑的合穴，所以它们既是合穴又是下合穴，可称其为"本经

用穴"。大肠、小肠与胃一管相通，故将大肠的下合穴与小肠的下合穴置于足阳明胃经上，可称之为"借经设穴"《灵枢·本输》："大肠小肠皆属于胃，是足阳明也""六腑皆出足之三阳，上合于手者也"。三焦为决渎之官，司水道，与足太阳膀胱经属水、主藏津液关系密切，因此将三焦经的下合穴置于足太阳膀胱经上，以此借经设穴。

五脏没有合穴，因为足三阴经在下肢已有合穴，为五输穴之一，而手三阴经所属脏器心、肺、心包，位置在上，与下肢距离较远，故不必在下肢设下合穴。

五脏也不设上合穴，因为手三阴经较短，经气的代表点（穴位）已经比较密集，故不必另设穴位作为上合穴。

2. 下合穴的出处 下合穴的具体名称为近代人所提出，但其含义源于《灵枢·本输》"三焦下俞"及《灵枢·邪气脏腑病形》"胃合于三里，大肠合入于巨虚上廉，小肠合入于巨虚下廉，三焦合入于委阳，膀胱合入于委中央，胆合入于阳陵泉"。前者称其为"下俞"，后者称其为"合"，故今人取"下"与"合"而成，统称为"下合穴"。

3. 下合穴的数目 六腑每腑1个下合穴，故为6个下合穴，左右共计12个穴位。其中《灵枢·本输》提到3个下合穴，即上巨虚、下巨虚、委阳。《灵枢·邪气脏腑病形》将此三穴与胃合三里、膀胱合委中、胆合阳陵泉并提，形成六腑下合穴。

4. 下合穴的临床应用 《灵枢·邪气脏腑病形》："荥输治外经，合治内腑。"这里的"合"是指下合穴。《素问·咳论》："治脏者治其俞，治腑者治其合。"可见，由于下合穴是六腑在下肢的气机直达处，故下合穴主要治六腑的病。如胃病取足三里，胆病取阳陵泉，下巨虚治泄泻，上巨虚治痢疾等。也可以说五脏的病多取输、原穴，六腑的病多取下合穴。

十、交会穴

交会穴是指经脉交会处所形成的穴位，交会穴所属的经脉称为本经，相交经称为他经。有些经脉相交处没有形成穴位则不算。

交会穴原称"会穴"，始见于《针灸甲乙经》，共有100多个。由于任、督脉有调整全身阴阳气机的作用，故任、督脉上的交会穴又显得更为重要。

交会穴主治本经病，兼治交会经的病。

第三章　任督脉主要经穴

第一节　任脉穴

一、经脉循行及其特点

任脉起于小腹内，下出于会阴穴，向前沿正中线上行，直抵咽喉部，再上行绕口唇抵目眶下。

◎ 孕妇下腹部穴不可针。

◎ 下腹部穴针灸前需排尿。

◎ 经脉上均为单穴，穴位起于会阴穴，止于承浆穴，共计24穴。

二、任脉常用穴

1.会阴　RN 1

【别名】屏翳、海底。

【名称解释】穴位位于会阴部，为全身最阴处。

【取穴】肛门与生殖器后缘之中点。

【刺灸法】直刺0.5~1寸，也可将肛门附近的静脉管刺破，适当放血。在治疗缩阴症时，可用灸法。《针灸大成》曰禁针。

【主治】

主治阴部疼痛，癫狂，溺水，昏迷等。

《针灸资生经》：有贵人内子，产后暴卒，急呼其母为办后事，母至，为灸会阴、三阴交各数壮而苏，母盖名医女也。

《普济方》：厥痹者，厥气上攻腹，取阳之终，视主病者，泻阳补阴经也，穴会阴、太渊、消泺、照海。

《针灸聚英》：卒死，溺死者可针，余不可针。

2. 中极 RN 3 膀胱募穴

【别名】玉泉。

【名称解释】《张衡赋》："垂万象乎列星，仰四览乎中极。"穴居上下左右之中央，如中极星在天的位置。

【定位】前正中线上，脐下4寸。

【取穴】仰卧取之。在取穴的时候可根据患者腹部形状，适当进行尺寸的放大或缩小。

【刺灸法】直刺0.3~0.5寸，排尿后进行，刺宜浅不宜深。一般不灸。孕妇不可灸。

【功用】清利湿热，以清下焦湿热为主。

【主治】癃闭（膀胱湿热），带下（黄带为主），阳痿。

《素问·生气通天论》："湿热不攘，大筋缓短，小筋弛长，缓短为拘，弛长为萎。"陈瑞春教授以此为据曾用三仁汤（杏、寇、苡、滑、通、竹、厚、夏）治疗阳痿，祛湿而治筋，取得很好的疗效。

3. 关元 RN 4 小肠募穴

【别名】次门、丹田。

【名称解释】元阴、元阳交关之所。

【定位】前正中线上，脐下3寸。

【取穴】仰卧取之，用手四指（一夫）从脐中向下量。

【刺灸法】直刺0.5~1寸，针尖略向下，排尿后进行。可以用灸法。

【功用】培补元气，清利湿热。

【主治】中风脱证，元气虚衰，舌苔厚腻；痛经，湿热内攘；带下，黄带为主，时间较长；遗精，湿热蕴阻下焦；遗尿、早泄，腹痛，湿热生虫等。

《扁鹊心书》：余治一伤寒，昏睡妄语，六脉弦大，余曰脉大而昏睡，乃脉随气奔也，强为治之，用烈火灸关元穴，初灸，病人觉痛，至七十壮，遂昏睡不痛，灸至三鼓，病人开眼思饮食，令服姜附汤，至三日后，方得元气复来，大汗而解。

一人病咳嗽盗汗，发热困倦，减食，四肢逆冷，六脉弦紧，乃肾气虚也，先灸关元五百壮，服保命延寿丹二十丸，钟乳粉二钱，服金液丹百丸，一月而安。

休宁西山金举人，尝语人曰，予尝病少腹痛甚，百药不应，一医为灸关元穴十余壮，连日出虫，痛不复作。

《古今医案按》：李士才治吴门周复庵，年近五旬，荒于酒色，忽头痛发热，乙以羌活汤散之，汗出不止，昏晕不醒，李灸关元十壮而醒。

4.石门　RN 5　三焦募穴

【别名】精露、丹田。

【名称解释】主要是避孕作用，不能生育谓之"石"。

【取穴】仰卧位。前正中线上，脐下2寸处，用食、中、无名三指并列，从脐中向下量。

【刺灸法】直刺0.5~1寸，未孕者慎用，孕妇不用。可灸。

【主治】避孕（有人认为针灸后能使子宫后倾，出现松散）。奔豚气，阴缩入腹（有散的作用）。

《百症赋》："无子搜阴交、石关之乡。"可见穴位的双向作用。注意其要点是散，过聚不孕，则能使其受孕。

5.气海　RN 6　肓之原穴

【别名】脖胦、丹田、下气海。

【名称解释】先天原气之海。

【定位】前正中线上，脐下1.5寸。

【取穴法】仰卧取之，用食、中指并列，从脐中向下量。

【刺灸法】直刺1~2寸，或针尖略向会阴部，多与灸法同时使用。可多灸。

【功用】培补元气。

【主治】下腹疗痛，带下，崩漏，遗精阳痿，虚脱神昏，虚弱疲惫，脐下冷及一切真气不足，气疾久不瘥者（有补的作用，以此与石门区别）。

《针灸聚英》："浦江郑义宗患滞下，昏仆，目上视，溲注中泄，脉大，此阴虚阳暴绝，病后酒色，丹溪为灸气海渐苏，服人参膏数斤。"

《针灸大成》卷九《医案（杨氏）》："甲戌夏，员外熊可山公，患痢兼吐血不止，身热咳嗽，绕脐一块痛至死，脉气将危绝，众医云不可治矣。工部正郎，隗月潭公素善，迎予视其脉，虽危绝而胸尚暖，脐中一块高起如拳大，是日不宜针刺，不得已，急针气海，更灸至五十壮而苏，其块即散，痛即止。"

6.阴交　RN 7

【别名】少关、横户。

【名称解释】脐上为阳，脐下为阴，此穴为腹部阴阳相交之处，故名。

【取穴】仰卧位。前正中线上，脐下1寸，用大指横节从脐中向下量。

【刺灸法】直刺0.8~1.2寸，孕妇慎用。可灸。

【主治】绕脐冷痛，产后恶露不止。

《会元针灸学》："阴交者，元阳之气，相交于阴……阳气从上而下，与元阴相交注丹田，水火既济，故名阴交。"

阴交与石门、气海三穴组成丹田的中心部位，阴交在上，阴气上交于此，石门在下，阳气下交于此（阴升阳降）。阴交与石门处于丹田中心的上下部，气机在此进行阴阳转换，故易停留受阻。因此阴交与石门的主要作用为通散，石门散阳，阴交散阴。气海在中，为阴阳相交之处，气机交流通过，气机的量虽多，但易散不易收，故易培补收藏。三穴的作用相似，而阴阳气机的变化不同，因而产生了不同的作用。从整个人的腹部来说，下腹为阴，上腹为阳，阴交又处于上下腹之间，下腹的阴气上行，上腹的阳气下行，在阴交处相交，故阴交又是腹部的阴阳气机相交之处。穴位本性属阴而交阳，故其除了具有通散作用之外，还有养阴的作用。

7.神阙　RN 8

【别名】脐中、脐孔、气合、气舍。

【名称解释】神之庭阙。

【定位】肚脐之中央。

【取穴法】仰卧取之。

【刺灸法】禁刺。近年来有人认为过去提出禁刺是因为限于消毒的条件，现代消毒条件下可以进行针刺。但从穴位所在为元神出入之处来说，神阙穴不宜针刺，以免元神受伤。宜灸，一般用隔物灸（隔盐、姜、附子等）或温和灸。

【功用】温阳固脱，健运脾胃。

【主治】中风脱证，顽固性泄利（包括急、慢性），绕脐疼痛。

《针灸资生经》：徐卒中不省，得桃源簿为灸脐中百壮如苏，更数月乃不起。郑纠云有一亲卒中风，医者为灸五百壮而苏，后年余八十，间使徐，灸至三五百壮，安知其不永年耶？

予旧苦脐中痛，则欲溏泄，常以手中指按之少止，或正泄下，亦按之，则不痛，他日灸脐中，遂不痛矣。

陈良甫曰：旧传有人年老而颜如童子中，盖每日以鼠粪灸脐中神阙一壮故也，予尝患久溏利，一夕灸三七壮，则此日不如厕，连灸数日，则数日不如厕。足见经言主泄利不止之验也。又予年逾壮，觉左手足无力，偶灸此而愈。

《名医类案》：张文学道卿，传治血淋方，独蒜一枚，山枝子七枚，盐少许，三物共捣如泥，贴患人脐上，所卿患血淋二年余，殊甚，诸医治之罔效，一日，张过视，漫试以前方，即时去紫黑血碗许，遂愈。

8. 水分　RN 9

【别名】分水。

【名称解释】水谷至此分别清浊，故名。

【取穴】仰卧位，前正中线之脐上1寸。用手大指横节从脐中向上量。

【刺灸法】直刺0.8~1.2寸，水肿病人一般用梅花针叩击。多用灸法。

【主治】水泻，水肿，绕脐痛。水分位于上腹之下（属阴易存水湿），中腹之旁（运化之主要地方），脾胃所主，脾胃运化水湿，水停则病，故水分于此而得其名。

《续名医类案》："维阳府判赵显之病虚羸，泄泻褐色，乃洞泄寒中证也，每闻大黄气味即注泻。张（子和）诊之，两手脉沉而软，今灸水分一百壮，此服桂苓甘露散、胃风汤、白术丸等药，不数月而愈。"

《针灸资生经》："有人因入水得水肿，四肢皆肿，面亦肿，人为灸水分并气海，翌日朝，视其面如削矣。"

9. 建里　RN 11

【名称解释】穴在中、下脘之间，肺气出中焦之处，能建立中焦里气，故名。

【取穴】仰卧位，前正中线之脐上3寸，用手四指（一夫）从脐中向上量。

【刺灸法】直刺0.8~1.2寸；多用灸法。

【主治】奔豚（与肠痉挛有关），痞满（与气虚食不化有关），呕逆反酸（与肝气旺、胃气虚有关）。

本穴有建补中焦，理气的作用，胃为阳，阳虚则不运，不通则痛，遇寒则加重，故多用温补的方法，以加强其通运的作用。

10. 中脘　RN 12　胃募穴　八会穴之腑会

【别名】胃脘、太仓、胃管。

【名称解释】穴在胃脘之中部，故名。

【定位】仰卧位，前正中线之脐上4寸。

【取穴】肚脐与剑突下缘之中点。

【刺灸法】直刺0.8~1.2寸；可灸或针上加灸。

【功用】调理脾胃化湿降逆（在于升降、燥湿的调理）

【主治】胃腹疼痛，呕逆反酸，泄泻便秘，黄疸，脏躁（一虚二停三火：即胃气虚是病变的根本，其影响到燥湿的变化；停食停气，气停可因肝气横逆；脾火，胃火，肝火，可因内火也可因外火）。

《扁鹊心书》：一人慵懒，饮食即卧，致宿食结于中焦，不能饮食，四肢倦，令灸中脘五十壮，服分气丸，丁香丸，即愈。

窦材治妇人产后发昏，两目涩，面发麻，牙关紧闭，两手拘挛。窦材曰：此胃气闭也，胃脉环口挟唇，出于齿缝，故见此症。令灸中脘五十壮，即日愈。

《针灸大成》：甲戌岁，观政田春野公乃翁，患脾胃之疾，养病天坛，至敝宅数里，春野公每请必亲至，竭力尽孝，予感其诚，不惮其远，出朝比趋视，告曰：脾胃乃一身之根蒂，五行之成基，万物之父母，安可不由其至健至顺哉？苟不至健至顺，则沉疴之咎必致矣。然公之疾，非一朝所致，但脾喜甘燥而恶苦湿，药热则消于肌肉，药寒则减于饮食，医治久不获当，莫若早灸中脘、食仓穴。忻然从之，每穴各灸九壮，更针行九阳之数，疮发渐愈。

11. 上脘　RN 13

【别名】上管。

【名称解释】穴在胃脘之上部，故名。

【取穴】前正中线之脐上5寸。也可先取中脘，在中脘上1寸。

【刺灸法】仰卧位，直刺0.5~1.0寸。可灸。

【主治】反胃，呃逆，纳呆，食滞。

《扁鹊心书》：一妇人因心气不足，夜夜有少年附着其体，诊六脉皆无病，余令灸上脘五十壮，至夜鬼来离床五尺不能近，服姜附汤、镇心丹五日而愈。

上、中、下三脘的相同点：宽中快膈，行气消胀，软坚化湿，开郁培土。不同点：上脘疗呕吐泄泻；中脘功能较全面；下脘疗胃痛（胃津不足，胃有烧灼感，干痛）

可以小结为在上主气，在下主水，在中功用全面主饮食；调整脾胃关系，上升降，中纳化，下润燥。

12. 巨阙　RN 14　心募穴

【名称解释】君主所住，为巨大之宫阙。

【定位】在前正中线之脐上6寸，或胸骨下2寸。

【取穴】仰卧位，胸骨下缘与中脘穴之中点。

【刺灸法】略向下斜刺0.5~1寸。可灸但不宜多灸。

【功用】开窍去痰，调气和胃。

【主治】暴哑，癫痫，反胃。

《针灸聚英》：妊娠子上冲心，昏闷刺巨阙，下针令人立苏不闷，次补合谷、三阴交，胎应针而落。如子手掬心，生下手有针痕，向后枕骨有针痕是验。

《三国志》：彭城樊阿皆从佗学……阿善针术，凡医咸言：背及脏腑之间，不可妄针，针之不过四分，而阿针背入一二寸，巨阙胸脏下五六寸，而病则皆廖。

《扁鹊心书》：一人得疯狂已五年，时发时止，百法不效，余为灌睡圣散三钱，先灸巨阙五十壮，醒时再服，又灸心俞五十壮，服镇心丹一料。余曰：病患已久，须大法一回方愈，后果大法一日，全好。

一人功名不遂，神思不乐，饮食减少，日夜昏默，已半年矣，诸医药不效，此病药不能治，令灸巨阙百壮、关元百壮，病减半。令服醇酒，一日三度，一月全安。

一贵人妻为鬼所着，百法不效，有一法师书天医符奏玉帝亦不效。余令服睡圣散三钱，灸巨阙穴五十壮，又灸石门穴三百壮。至二百壮，病人开眼如故。服姜附汤、镇心丹五十日而愈。

13. 鸠尾　RN 15　络穴　肓之原穴

【别名】尾翳。

【名称解释】胸骨剑突形如鸠鸟之尾，穴又在剑突之尾端，故名。

【取穴】两手抱头，剑突下5分。无剑突者则从胸骨下量1寸。

【刺灸法】向下斜刺0.3~0.6寸，不宜多灸。《铜人腧穴针灸图经》："不可灸，灸即令人毕世少心力。"

【主治】癫痫，心下痛。

《针灸大成》：丁丑夏，锦衣张少云夫人，患痫症二十余载，曾经医数十，俱未验。来告余，诊其脉，知病入经络，故手足牵引，眼目黑瞀，入心则搐叫，须依理取穴，方保得痊。张公善书而知医，非常人也，悉听余言，取鸠尾、中脘，快其脾胃，取肩髃、曲池等穴，理其经络，疏其痰气，气血流通而痛自定矣。次日即平妥。

14.中庭 RN 16

【别名】龙颔。

【名称解释】穴在膻中之下，如宫殿之前庭院落，故名。

【取穴】胸剑联合处的中点。

【刺灸法】向下斜刺0.3~0.5寸。不宜多灸。

【主治】噎膈，呕逆。

《名医类案》：赵云使夫人，年近六十，三月间，病脐腹冷痛，相引胁下，痛不可忍，反复闷乱，不得安卧。乃先灸中庭穴……灸五壮，或二七、三七壮，次以当归四逆汤……属服而愈。

15.膻中 RN 17 心包募穴 八会穴之气会

【别名】上气海、元儿、元见。

【名称解释】胸中两乳间曰膻。

【定位】前正中线上，平第4肋间隙。

【取穴】仰卧位，平卧时两乳头连线之中点。

【刺灸法】斜刺0.3~0.7寸。可用埋线法、割治法。治乳房疾病可向两侧斜刺。可灸。

【功用】宽胸利膈，调补气机。

【主治】胸闷，胸痛，咳喘，乳少，乳结，噎膈。

《针灸大成》：壬申岁，行人虞绍东翁，患膈气之疾，形体羸瘦，药饵难愈。召余视之，六脉沉涩，须取膻中，以调和其膈，再取气海，以保养其源，而元气充实，脉息自盛矣。后择时针上穴，行六阴之数，下穴行九阳之数，各灸七壮，遂痊愈。今任扬州府太守。庚辰过扬，复睹形体丰盛。

辛未夏，刑部王念颐公，患咽喉之疾，似有核上下其间，次核在肺膈，岂药饵所能愈？东皋徐公推余针之，取膻中、气海，下取三里，更灸数十壮，徐徐调之而愈。

《针灸资生经》：有男子忽气出不绝声，病数日矣。以手按其膻中穴而应，微以冷针频频刺之而愈，初不之灸，何其神也。

16.天突 RN 22

【别名】玉户、天瞿。

【名称解释】天气由此进入（突入）肺脏，故有此名。

【定位】前正中线上，胸骨柄上缘的中央。

【取穴】仰靠坐位，或仰卧位时头向后仰，用手摸取胸骨柄上缘，然后取其中央。约在璇玑穴上0.5~0.8寸处。

【刺灸法】先直刺0.3~0.5寸，穿过胸骨柄后，向下斜刺0.3~0.5寸。刺完后，看针体是否随脉跳动，若有跳动则将针向外提至不跳为止。可灸，但一般不灸。

【功用】降气平喘，清咽化痰。

【主治】咳喘，喉痹，瘿气。

《针灸资生经》：施秘监尊人患伤寒咳甚，医告技穷，施检《灸经》，于结喉下灸三壮即差。盖天突穴也，神哉！神哉！

《针灸聚英》：许氏曰：此穴一针四效，凡下针后良久，先脾磨食，觉针动为一效，次针破病根，膻中作声为二效，次觉流入膀胱为三效，然后觉气流入腰后肾堂间为四效矣。

17.廉泉 RN 23

【别名】本池、舌本、舌下。

【名称解释】舌为廉，液为泉。

【定位】前正中线上，喉结上方，舌骨上缘凹陷处。

【取穴】仰靠坐位，喉结上方，颈横纹中央微上凹陷处是穴。

【刺灸法】若是咽喉病，针尖直刺向咽喉0.5~0.8寸，然后向咽喉两侧分刺。若是舌头病（舌謇、语言不流畅等），针尖刺向舌根部0.3~0.6寸。可灸，但一般不灸。

【功用】清咽利喉。

【主治】失音，舌謇，舌缓，流涎，吞咽困难。

18.承浆 RN 24

【别名】鬼市、垂浆。

【名称解释】承，承受；浆，水液。

【定位】颏唇沟的正中凹陷处。

【刺灸法】直刺0.2~0.3寸，或向口角方向斜刺0.5~0.8寸。灸不宜多。《针灸聚英》说："恐足阳明脉断，其病不愈。"在扁鹊十三鬼穴运用中，是左进右出，即从穴位的左边进针，从穴位的右边出针。一般针刺时，刺至右边的皮下即可。

【功用】行气止痛。

【主治】口眼㖞斜，牙痛，流涎。

第二节　督脉穴

一、经脉循行及其特点

起于小腹内，下出于会阴，向后行于脊柱内，上达项后风府，进入脑内，上行巅顶，沿前额下行鼻柱，止于上齿龈。

◎ 关于督脉的起始处，历来医家有不同看法，就是在《内经》中也有上行和下行两种说法。督脉起于下是一源三歧的来源。但是《灵枢·营气》说："循脊入骶，是督脉也。"《素问·骨空论》中也说到督脉有与足太阳膀胱经大体相同的循行路线。《奇经八脉考》认为督脉起于胞中。所以从阴升阳降来说，督脉中营气气机应该以向下运行为主，督脉中卫气的气机应该以向上运行为主，互相并不矛盾。

◎ 督脉与脑两处相通，一为风府，一为百会。

◎ 督脉主要行于脊柱，大多数穴位都在关节部位。

◎ 督脉穴均为单穴，起于长强，止于龈交，一名一穴，共计28穴。

二、督脉常用穴

1.长强　DU 1　络穴

【别名】穷骨、气之阴郄、尾骨、龟尾、骶上、橛骨、尾闾。

【名称解释】诸阳脉长，其气强盛，故名。

【定位】跪伏，或膝胸位，当尾骨端与肛门后缘连线的中点。

【取穴】尾骨尖前约5分。

【刺灸法】沿尾骨方向刺入0.5~1寸，切忌刺中结肠；有时可将肛门附近充盈的血管（小静脉管）刺破适当放血；一般不灸。

【功用】通达督任，开窍去湿。

【主治】痔疮，阴部湿痒，癫痫。

《针灸大成》：辛未岁，浙抚郭黄崖公祖，患大便下血，愈而复作，问其致疾之由，予对曰：心主血而肝藏之，则脾为之统。《内经》云：饮食自倍，肠胃乃伤。肠癖而下血，是皆前圣之言可考者。殊不知肠胃本无血，多是痔疾隐于肛门之内，或以饮食过伤，或因劳欲怒气，触动痔窍，血随大便而出。先贤虽有远血、近血之殊，而实无心、肺、大肠之分。又有所谓气虚肠薄，自荣卫渗入者。所感不同，须求其根。于长强穴针二分，灸七壮，内痔一消而血不出。

2. 腰俞　DU 2

【别名】髓空、背解、腰户。

【名称解释】腰之输气处。

【定位】后正中线上，正对骶管裂孔处。

【取穴】俯卧位，骶骨与尾骨之间，位于臀部尾纹尖处。《针灸聚英》："挺身伏地舒身，两手相重支额，纵四体，后乃取其穴。"

【刺灸法】向上斜刺0.5~1寸。可灸。

【功用】通督行气。

【主治】腰脊强痛，痔疮，癫痫。

3. 腰阳关　DU 3

【别名】阳关、脊阳关。

【名称解释】腰背部阳气之关要处。

【定位】后正中线上，第4腰椎棘突下凹陷中。

【取穴】俯卧位，从尾椎骨正中线向上摸，至第2凹陷处即是穴。

【刺灸法】刺入脊椎关节0.5~1寸。可灸，或针上加灸。

【功用】调肾气，利腰膝，祛寒湿。

【主治】腰腿痛。

《名医类案》：虞恒德治一男子，四十余，素饮酒无度，得大便下血症，一日入厕二三次，每日便血一碗，以四物汤加条芩、防风、荆芥、白芷、槐花等药，连日服之不效，后用橡斗（橡树作的烟斗）烧灰二钱七分，调入前药汁内服之，又灸脐中对脐一穴，血遂止，自是不发。

《针灸资生经》：近李仓患肠风，市医以杖量脐中，于脊骨当脐处灸即愈。余因此为人灸肠风，皆根除。

4. 命门　DU 4

【别名】精宫、竹杖。

【名称解释】两肾之间为命门。

【定位】后正中线上，第2腰椎棘突下凹陷中。

【取穴】俯卧位，后正中线上，先从第12肋骨定第12椎，然后向下模两椎；或腰阳关穴向上模两椎。《金针梅花诗抄》认为此穴前与脐平。

【刺灸法】刺入骨缝中0.5~1寸。宜灸，或针上加灸。

【功用】壮元补肾，固精健腰。

【主治】腰酸软，畏寒，阳痿，遗精，带下。

5.脊中 DU 6

【别名】神宗、脊俞。

【名称解释】脊椎之中点。

【定位】后正中线上，第11胸椎棘突下凹陷中。

【取穴法】俯伏坐位，大椎至尾骨端之中点骨间凹陷为穴。

【刺灸法】刺入骨缝中0.5~1寸。禁灸。《铜人腧穴针灸图经》认为灸则令人腰背伛偻。

【功用】行气散热。

【主治】腰脊强痛，黄疸，腹胀满。

《外台秘要》：崔氏灸痔法，令疾者平坐解衣，以绳当脊大椎骨中下，量至尾株骨尖头讫，再折绳更从尾株骨尖头向上量，当绳头正下即点之。高虢州初灸至一百壮，得瘥后，三年复发，又灸之便断。

6.至阳 DU 9

【别名】金阳、肺底。

【名称解释】背为阳，督为阳，七为阳，阳中加阳，故名。

【定位】后正中线上，第7胸椎棘突下凹陷中。

【取穴】俯伏坐位，平两肩胛骨下缘连线中点的脊椎骨缝中为穴。

【刺灸法】刺入骨缝中0.5~1寸。可灸。

【功用】理气宽胸，清热化湿。

【主治】胸胁苦满，黄疸，久喘，恶疮，疔毒。筋缩、至阳均治肝胆，筋缩偏血，至阳偏气。

7.大椎 DU 14

【别名】百劳、上杼。

【名称解释】第7颈椎为大椎，穴处其下，故名。

【定位】后正中线上，当第7颈椎棘突下凹陷中。

【取穴】摇头时，上椎转动，下椎不转动，此两椎之间。

【刺灸法】低头，刺入骨缝中1~1.2寸。可灸，或针上加灸。

【功用】解表通阳，清脑宁神。

【主治】感冒发热，颈项强痛，疟疾，颈椎病，截瘫，脑软化。

《续名医类案》：立斋曰：予丙子年忽恶心，大椎骨甚痒，须臾臂不能举，神思甚倦，此夭疽危病也。急隔蒜灸之，痒愈甚，又明灸五十壮，痒遂止。

《新中医》：治感冒73例，先用三棱针点刺大椎穴局部2~3下，随即拔火罐，以出血为度，留罐5~10min。[郭子光.新中医.三棱针治感冒73例疗效观察，36（4）：1986.]

《江苏中医杂志》：灸大椎治感冒24例，21例显效。一般灸2~3天，每次3~5壮，每天2~3次。[曹仁和.江苏中医杂志.灸大椎治感冒24例，33（4）：1986.]

8.哑门 DU 15

【别名】厌舌、喑门、横舌。

【名称解释】误针能使人哑，哑人针之可语。

【定位】后正中线上，后发际直上0.5寸。

【取穴】正坐位，头略向前倾，后发际正中直上0.5寸。后发际不明显者，可从大椎穴向上量3.5寸。

【刺灸法】针尖略向下斜刺0.5~1寸，直进直出，手法要慢，不要提插捻转，随时注意针下感觉，稍有得气感即停止进针。不宜灸。《针灸聚英》认为灸之令人哑，仰头取穴。

【功用】通窍络，清神志。

【主治】癫痫，聋哑，头痛。

9.风府 DU 16

【别名】鬼枕、漕溪、惺惺、鬼林。

【名称解释】风气上聚之处。

【定位】后正中线上，后发际直上1寸。

【取穴】正坐位，头略向前倾，后发际正中直上1寸。后发际不明显者，可从大椎穴向上取4寸。

【刺灸法】针尖略向下斜刺0.5~0.8寸，直进直出，手法要慢，只能轻度提插捻转，得气感不要太强。不宜灸。

【功用】疏风，解表。

【主治】感冒，头昏痛。

《针灸大成》：昔魏武帝患伤风项急，华佗治此穴得效。

《续名医类案》：嘉祐初，仁宗寝疾，药未验，间召草泽医，始用针，自脑后刺入，针方出，开眼曰：好惺惺。翌日圣体良已。自尔以目穴为惺惺穴。经初无此名，或曰即风府穴也。

《扁鹊心书》：一人头风，发则眩晕呕吐，数日不食，余为针风府穴向左耳入三寸，来去留十三呼。病人头内觉麻热，方令吸气出针，服附子半夏汤，永不发。

《名医类案》：徐德占治一人，患衄尤急，灸项后发际两筋间宛宛中，三壮立止。盖血自此入脑注鼻中，常人以线勒颈后，尚可止衄，此灸亦效。

10.百会　DU 20

【别名】三阳五会、顶上、维会、泥丸宫。

【名称解释】本穴位于头顶，为全身阳气上升的最高的会聚处，故名。是督脉、足太阳、手少阳、足少阳、足厥阴之会，故又称三阳五会。

【定位】后发际沿正中线直上7寸。后顶穴直上1.5寸。《针灸大成》转陈氏语："略退些子，犹天之极星居北。"

【取穴法】两耳尖直上，头顶正中处；头最顶处之凹陷为穴。

【刺灸法】斜刺0.3~0.8寸。可灸，但不宜多灸，灸时升提的力量较强。若灸至百壮，停三五日后，绕四畔用三棱针刺出血，以丹花水淋之，令气宣通，否则恐火气上壅。

【功用】具升气、补气、散气、去风作用，能开窍、清热。

【主治】一切内脏下垂均可用。头昏痛，健忘，饮酒过度，中风。

《明史》：凌汉章治里人病嗽，绝食五日，众投以补剂，益甚。凌曰：此寒湿积也，穴在顶，针之必晕厥，愈时始苏。命四人分牵气发，使勿倾侧，乃针，果晕厥，家人皆哭，凌言笑自若。顷之气渐苏。复加补，始出针，呕积痰斗许，病即除。

《中国医学大词典》：一富翁久患腹泻，药不能愈，子厚灸百会数十壮，泻即止。

《古今医案按》：张子和治一妇，年三十，病风搐目眩，角弓反张，数日不食，诸医作惊风、风痫治之，用南星、乌、附等不效。子和曰：诸风掉眩皆属于肝木，曲直动摇风之用也。阳主动，阴主静，由火盛制金，金衰不能平木，肝木茂而自病故也。先涌风痰二三升，次以寒剂下十余行，又以铩针刺百会出血二杯，立愈。

《续名医类案》：韩贻丰治永和一少年患疯狂，百治不效，其父兄缚送求治，为针百会二十针，升堂公坐，呼少年前来，命去其缚，予杖者再，杖毕而醒，问以前事，茫然不知也。

一妇因夫病垂危，心患之，乃夫病愈，妇即病疯狂，昼夜不思饮食，白日裸身狂走，或登高皋，或上窑房，莫能禁也。乞韩治之，将至其家，其妇正在祖褐狂跳中，忽觅衣覆体，欲容屏息，若有所俟者。邻媪讶之，初不解何意，俄而韩至，令之跪则跪，因跪而受针，为其针百会一穴，鬼眼两穴各二十一针，针毕即叩头谢曰，吾不敢为祟矣，愿讫饶命，吾去矣，言毕而醒。

《针灸资生经》：有士人妄语异常，且欲打人，病数月矣。余意其是心疾，为灸百会，百会治心疾故也。又疑是鬼邪，用秦承祖灸邪法，并两手大拇指用软棉绳缚定，当肉甲相接处灸七壮，四处皆着火而后愈。

予旧患心气，偶睹阴阳书，有云：人身有四穴最急应，四百四病皆能治之，百会盖其一也，因灸此穴而心气愈。愈后阅灸经，此穴果主心烦惊悸，健忘无心力，自是间或灸之。百病皆主，不特治此数疾而已矣。

11. 囟会　DU 22

【别名】鬼门、顶门。

【名称解释】为头会脑盖也（《说文》）。在母胎诸窍尚闭，唯脐内气囟为之通气，骨独未合，既生则窍开，口毕内气，尾闾为之泄气，囟乃渐合，阴阳升降之道也。（魏校语）

【定位】前正中线上，百会穴前3寸。

【取穴】百会前明显的凹陷中，小儿可见于无头骨处。

【刺灸法】斜刺0.3~0.5寸，小儿禁刺。可灸，小儿不宜多灸。

【功用】补髓通络。

【主治】头虚痛，眩晕，嗜睡，记忆力减退。

《针灸资生经》：有士人患脑热疼，甚则自床投下，以脑柱地，或得冷水粗得，而疼终不已。服诸药不效，人教灸囟会而愈。热疼且可灸，况冷疼乎？凡脑痛、脑旋、脑泻，先宜灸囟会，而强间等穴，盖其此也。

若真头疼，则朝发夕死，夕发朝死矣。人而患此……若欲着艾，需先百会、囟会等穴，而丹田、气海等穴尤所当灸，以补养之。

欲灸头风，宜先囟会、百会、前顶等穴，其头连目痛者，当灸上星、神聪、后顶等穴。余常自灸，验，教人灸亦验云。

余少刻苦，年逾壮则脑冷，或饮酒过多则脑疼如破，后因灸此穴，非特脑不复冷，他日酒醉亦不疼矣。凡脑冷者宜灸此。

有兵士患鼻衄不已，予教令灸此穴即愈。有人久患头风，亦令灸此穴即愈。

12. 上星　DU 23

【别名】鬼堂。

【名称解释】穴在面部之上发际内正中处，如星星高悬，故名。

【定位】前正中线上，入发际1寸。

【刺灸法】斜刺0.5~1寸。可灸，但不宜多灸。

【功用】清热散风。

【主治】鼻渊、鼻衄、鼻塞，目眩、目赤，面浮肿，头痛。

《针灸资生经》：执中母氏忽患鼻衄，急取药服，凡平昔与人服有效者皆不效，因阅《集效方》云：口鼻出血不止，名脑衄，灸上星五十壮，尚疑头上不宜多灸，只灸七壮而止。次日复作，再多十四壮而愈。有人鼻常出脓血，予教灸囟会亦愈。则知囟会、上星皆治鼻衄云。

《新中医药》：子和自病目，或肿或翳，羞明隐涩，百余日不愈。张仲安云：宜刺上星、百会、攒竹、丝竹空诸穴上出血，以及草茎纳两鼻中出血约升许，来日愈。

朱丹溪治一中年人，右鼻管流浊且臭，脉弦小，右寸滑，左寸涩。灸上星、三里、合谷。次以酒芩（二两）、苍术、半夏（各一两），辛夷、川芎、白芷、石膏、人参、葛根（各五钱）分七帖服之，痊愈。

13. 水沟　DU 26

【别名】人中、鬼客厅、鬼宫。

【名称解释】鼻涕如水，沿此沟下流，故名水沟。鼻通天气，口通地气，穴处口鼻之间，故为人中。

【定位】人中沟上三分之一与下三分之二的交界处。

【刺灸法】针尖刺向鼻根部，0.3~0.5寸。不灸。在扁鹊十三鬼穴运用中，是左进右出，即从穴位的左边进针，从穴位的右边出针，一般针刺时，刺至右边的皮下即可。

【功用】开窍醒脑。

【主治】昏迷，中风，口噤，口㖞，癔病，癫痫，闪挫腰痛。

《类经图翼》："一曰治悲哭欲绝，四肢冷风欲绝，身口温，可针人中三分，灸百会三壮即苏。"

"若风水面肿，针此一穴出水尽，即顿愈。一云水气肿病，但宜针此三分，徐徐出之，以泄水气。若针他穴，水尽则死。"

14. 龈交　DU 28

【别名】齿龈、筋中。

【名称解释】牙龈处，任、督脉交接处。

【定位】上唇系带与齿龈交接处。

【刺灸法】向上斜刺0.1~0.3寸，或点刺出血，或将此处的小白硬块挑除。不灸。

【功用】通督任。

【主治】癫痫，闪挫腰痛，口噤，口臭。

15. 印堂　EX-HN 3

【取穴】两眉头连线的中点。

【刺灸法】向下斜刺0.3~0.5寸。可灸，但一般少灸。

【功用】疏风热，宁神志。

【主治】头痛，小儿惊风，鼻渊。

督脉穴位比较见图2-5。

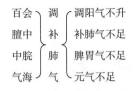

$$
\left.\begin{array}{l}
百会 \\
膻中 \\
中脘 \\
气海
\end{array}\right\}
\left.\begin{array}{l}
调 \\
补 \\
肺 \\
气
\end{array}\right\}
\begin{array}{l}
调阳气不升 \\
补肺气不足 \\
脾胃气不足 \\
元气不足
\end{array}
$$

图2-5　督脉穴位比较图

第四章 手三阴经的主要经穴

第一节 手太阴肺经穴

一、经脉循行及其特点

手太阴肺经起于中焦，下络大肠，还循胃口，过膈属肺，横出臂内侧，沿上肢前内侧经寸口，过鱼际，至拇指甲角。

◎ 经脉起于中焦，是全身气血运行开始的一条经脉。

◎ 穴位起于中府，是经脉经过肺脏，宗气产生以后才出现的穴位。列缺是手太阴肺经流向手阳明大肠经的起点。少商是经脉的终止点。此三穴是很重要的穴位。

◎ 肺部的穴位针刺时要注意方向和深度。

◎ 穴位起与中府，止于少商，左右对称，计11个穴名，22个穴位；

◎ 在手腕部出现密集性穴位。

二、手太阴肺经的常用穴位

1.中府 LU 1 肺募穴

【别名】膺俞。

【名称解释】脉起中焦，腑气所聚。

【定位】在胸前壁的外上方，前正中线旁开6寸，平第1肋间隙。

【取穴】

（1）正坐或仰坐，在胸壁之外上部，乳头上数3肋，在锁骨中线旁2寸。

（2）云门下1寸。

（3）以右侧为例，穴位位于肱骨头、锁骨、肋骨之间的凹陷处靠内侧。以锁骨为准，向下量1寸即是穴。

【刺灸法】向外斜刺0.5~1寸，注意不能刺入肺脏。可灸，但一般情况下不多灸。

【功用】宣散肺气，疏通经脉。

【主治】咳嗽，气喘（以宣散为主，多为肺气本身不调而致），肩臂痛，腹胀，呕逆（肺与大肠的气机不调而致）。

《扁鹊心书》：一人暑月饮食冷物，伤肺气致咳嗽，胸膈不利，先服金液丹百粒，泄走一行，痛减三分，又服五膈散而安。但觉常发。后五年复大发，灸中府五百壮，方有极臭下气难闻，自后永不再发。

2.尺泽　LU 5　合穴

【别名】鬼受、鬼堂、气堂。

【名称解释】腕距肘1尺，合穴属水，"泽"指沼泽。

【定位】肘横纹上，肱二头肌腱桡侧。

【取穴】

（1）屈肘握拳内收，肱桡肌内侧，肘横纹处。

（2）肘窝，肱桡肌肌腱与肱二头肌肌腱之间。

【刺灸法】直刺0.8~1.2寸，在热证时可点刺出血。可灸。

【功用】经络有热，热邪入肺时，泄肺气；气机上逆，壅遏肺脏时，降逆气。

【主治】咳嗽，气喘，喉痹，肘挛。

3.列缺　LU 7　络穴　八脉交会穴（通任脉）

【别名】童玄、腕劳。

【名称解释】"缺"指器物破缺，形容经脉从此分出而成缺口。张衡《玄思赋》："丰隆轷其雷霆兮，列缺晔其照夜。"

【定位】侧腕，掌心相对，桡骨茎突上方，腕横纹上1.5寸。

【取穴】

（1）两手虎口交叉，一手食指按在另一手的桡骨茎突上，指尖下凹陷中是穴。

（2）高骨凹陷中上5分是穴。

【刺灸法】针尖向肘部斜刺0.3~0.8寸，针尖沿骨膜摩擦。可灸，但很少灸。

【功用】宣肺疏风，调整肺经与大肠经气机，解除外邪对肺经的侵犯。

【主治】咳嗽，气喘，咽肿，头痛，便秘。

4.经渠 LU 8 经穴

【名称解释】经气经过之冲渠要道。

【定位】桡骨茎突内缘（桡动脉内侧），腕横纹上1寸。

【取穴】伸臂仰掌，太渊（寸脉跳动处）与尺泽连线上，太渊上1寸。

【刺灸法】将桡动脉压住推向外侧后，针尖向下或向上斜刺0.3~0.5寸。可灸，但一般不灸（因在动脉附近）。《针灸甲乙经》认为不可灸，故后世书中多认为不能灸。

【功用】宣散肺气，用于肺气壅遏。

【主治】胸满气逆，喉痹咳嗽。

5.太渊 LU 9 原穴 八会穴（脉会） 输穴

【别名】太泉、鬼心。

【名称解释】"太"为大、甚的意思，"渊"指深博。为五脏之经气起源处，故称太渊。

【定位】在腕掌横纹桡侧，桡动脉略外侧处。

【取穴】伸臂仰掌，寸口脉略外侧处。

【刺灸法】将桡动脉推向内侧，针尖直刺或向上斜刺0.2~0.4寸；可灸（多用在无脉证），但一般不灸。

【功用】祛风化痰，理肺止咳。

【主治】胸痹气满，气虚咳喘，无脉证。

穴位功用主治比较见图2-6。

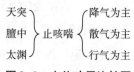

图2-6 穴位功用比较图

6.鱼际 LU 10 荥穴

【名称解释】"鱼"指大指后隆起的肌肉如鱼腹丰满；"际"指边际，即赤白肉际。

【定位】第1掌骨中点，赤白肉际处。

【取穴】仰掌或侧腕，伸掌或半握拳，在大指本节后骨凹中，赤白肉际处，掌骨内侧。

【刺灸法】沿掌骨内侧直刺，针尖向合谷穴，刺入0.5~0.8寸，小儿疳积或慢性咳喘可在鱼际穴处割治。可灸。

【功用】清肺热，利咽喉。清热通经除外邪。

【主治】喉痹发热，咳嗽咯血。

7.少商　LU 11　井穴

【别名】鬼信。

【名称解释】肺色白，属金音，为商。太为阳，少为阴，穴在阴经，故为少商。

【定位】在大指指甲桡侧后角约1分处。

【取穴】在大指后甲角桡侧旁，有时可见到一个白灰色小点，即是穴。

【刺灸法】

（1）用力捏病人的大指，三棱针刺出血。

（2）三棱针挑破白灰色小点。

（3）向上斜刺0.1~0.2寸，可留针。

可灸，但一般不灸。

【功用】清肺利咽。清热通经，清热力较强。"泻井当泻荥"见《难经·七十三难》："诸井者，肌肉浅薄，气少，不足使也，刺之奈何？……当刺井者，以荥泻之。""补井当补合"为后世医家补充。

【主治】咽喉肿痛，鼻衄发热。

《外科发挥》：一男子咽喉肿痛，牙关紧闭，针不能入，先刺少商二穴，出黑血，口即开。更针患处，饮清咽利膈散一剂而愈。

凡咽喉之疾，治之早或势轻者，宜用荆防败毒散以散之。治之迟或势重，须刺少商穴。瘀血已结，必刺患处，亦有刺少商，咽虽愈而未全消者，必成脓也。然脓去即安。若有大便秘结者，随经针刺去血，必欲以防风通圣散攻之。甘寒之剂，非虚火不能用。

《续名医类案》：薛立斋治甫田吏侍卫，患喉痹，以防风通圣散投之，肿不能咽，此症需针乃可，奈牙关已闭，遂刺少商穴出血，口即能开，更以胆矾吹患处，吐痰一二碗许，仍投前药而愈。

《口齿类要》：太守叶咽喉肿痛，痰涎不利，手足发热，喜冷饮食，用清咽利膈汤二剂不应。刺少商穴，喉少宽，痰从鼻出如胶，患处出紫血稍宽。至七日咳出秽脓而愈。

《针灸聚英》：唐刺史成君绰忽颔肿大如升，喉中闭塞，水粒不下三日，甄权以三棱针刺少商，微出血立愈。

穴位比较见图2-7、图2-8。

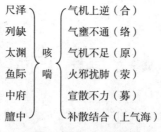

图2-7　穴位比较图

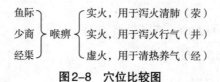

图2-8　穴位比较图

第二节　手少阴心经穴

一、经脉循行及其特点

经脉起于心中，分三支运行。一支向下络小肠，一支向上系目，一支横出腋下。其中有穴位的经脉主要行于臑内后廉，肱二头肌尺侧沟；臂内后廉，尺侧腕屈肌的尺侧缘；掌内后廉，第4、5掌骨间和小指甲桡侧缘。

◎ 三支的中心点是心，心经起于本脏心，由心而至经，故心经与心脏的关系较为密切。

◎ 穴位起于极泉，止于少冲，左右各9穴。

◎ 在手腕部出现密集性穴位。

二、手少阴经穴的常用穴位

1.极泉　HT 1
【名称解释】君位曰"极"，心脉流注如源泉。

【定位】上臂外展，在腋下筋间动脉处。

【取穴】上臂外展，腋窝中两筋间动脉应手处。

【刺灸法】

（1）避开动脉直刺0.3~0.5寸（用于血阻，青紫）。

（2）弹拨腋窝内神经（用于络闭，疼痛）。

（3）可灸，但由于施灸不便，故一般不灸。

【功用】通经开窍。

【主治】心痛，胸闷，肘臂冷痛，四末青紫。

2.通里 HT 5 络穴

【名称解释】通达心经脉气，心为君主之官，藏于里也。

【定位】仰掌，当尺侧腕屈肌桡侧缘，腕横纹上1寸。

【刺灸法】直刺0.3~0.5寸。可灸。

【功用】宁心安神，宽胸理气。调和阴阳经气，使心气得安。

【主治】心痛，胸闷，头痛，暴喑。

3.阴郄 HT 6 郄穴

【别名】石宫。

【名称解释】少阴之郄穴。

【定位】仰掌，当尺侧腕屈肌桡侧缘，腕横纹上0.5寸。

【刺灸法】直刺0.3~0.5寸。可灸。

【功用】活血祛瘀。

【主治】心痛，疼痛突然发生，剧痛，吐血，心悸，盗汗。

通里治缓痛，疼痛逐渐加重；阴郄治剧痛，疼痛突然发生。

4.神门 HT 7 原穴 输穴

【别名】兑中、兑冲、兑骨。

【名称解释】神，为心神；门，关节之处为气机通过之门户。

【定位】当尺侧腕屈肌桡侧缘，腕横纹上。

【取穴】掌心向上，然后用力握拳，当腕横纹稍后的凹陷中。

【刺灸法】直刺0.3~0.5寸。可灸。

【功用】镇静安神。

【主治】惊惕，失眠，梦游。

5.少府　HT 8　荥穴

【别名】兑骨。

【名称解释】少，指手少阴；府，指气机聚集之处。

【定位】在手掌面，第4、5掌骨之间，与掌心劳宫穴横平。

【取穴】

（1）手指屈向掌中，小指与无名指指尖尽处之间是穴。

（2）掌内手小指本节后桡侧骨缝陷中（可摸骨头定位）。

【刺灸法】直刺0.2~0.3寸。可灸，但一般不灸。

【功用】宁心调神。

【主治】烦满，心悸，善笑，悲恐，善惊，癫。实火窍络闭塞，虚火神不守舍。

6.少冲　HT 9　井穴

【别名】经始。

【名称解释】少阴之脉气冲至手指末端处。

【定位】手小指桡侧后，甲角旁约1分处。

【刺灸法】直刺或斜刺0.1~0.2寸，或点刺出血。可灸，但较少用灸。

【功用】行气通经。有开窍的作用故用于心气闭塞。

【主治】昏迷，癫狂，心悸。

穴位比较见图2-9、图2-10、图2-11。

```
神门 ┐ 宁心 ┌ 重在安神，如失眠，恍惚
通里 ┘ 安神 └ 重在宁心，如怔忡，心悸
```

图2-9　穴位比较图

```
通里 ┐ 宁 ┌ 持续性疼痛，性质较钝
阴郄 ┘ 心 └ 突发性（或加重）疼痛，疼痛明显
```

图2-10　穴位比较图

```
通里 ┐      ┌ 缓痛，突发，逐渐加重
阴郄 │ 心 │ 突发，剧痛
少海 │ 痛 │ 疼痛轻重变化，持续进行
极泉 ┘      └ 剧痛，持续进行
```

图2-11　穴位比较图

第三节　手厥阴心包经穴

一、经脉循行及其特点

手厥阴心包经起于胸中，出属心包络，沿胸出胁，上行至腋窝，沿上臂内侧进入肘窝，经前臂中间进入手心窝，然后出指端。

◎ 经脉起于胸中，然后进入心包络，之后再出现穴位，与脏经的联系较为密切。

◎ 经过三窝（腋窝、肘窝、手心窝），气血容易聚集，也容易阻滞。

◎ 穴位起于天池，止于中冲，左右各9穴，共计18穴。

二、手厥阴心包经穴的常用穴位

1.曲泽　PC 3　合穴

【名称解释】肘窝处为曲，水液停留处为泽。

【定位】在肘横纹中，当肱二头肌腱尺侧缘。

【取穴】仰掌屈肘，在肘窝中大筋内侧旁，能摸到动脉跳动处。

【刺灸法】直刺0.8~1寸，或用三棱针点刺出血。可灸，但一般不灸。

【功用】通达心气，清泄暑热。

【主治】中暑，心闷痛（如心肌炎），泄泻。

2.间使　PC 5　经穴

【别名】鬼路、鬼营。

【名称解释】所治病症实为经气阻滞而致，症状有如鬼使神差，穴处如鬼神行使其间。

【定位】腕横纹上3寸，桡侧腕屈肌腱和掌长肌腱之间。

【取穴】仰掌，腕横纹上3寸，两筋间取穴。

【刺灸法】直刺0.5~1寸。可灸。

【功用】去痰和胃，宁心安神。

【主治】疟疾，癫痫，心痛，胃痛。

3.内关　PC 6　络穴　八脉交会穴（通阴维脉）

【别名】阴维。

【名称解释】内，为内侧；关，为关隘、关联。经气至此经分行到相表里的手少阳三焦经，故穴如关隘，与阳经相连。

【定位】腕横纹上2寸，掌长肌腱与桡侧腕屈肌腱之间。

【取穴】仰掌，腕横纹上2寸，两筋间取穴。

【刺灸法】直刺0.5~1寸。可灸。

【功用】宁心安神，理气镇痛。

【主治】心痛，心悸，胸闷气急，呃逆，胃痛，失眠。

《针灸大成》："蔡都尉之女患风痫甚急，其乃郎秀山、乃婿张少泉邀余治之，乃针内关而苏。"

《中医杂志》邬亦贤等对21例慢性风湿性心瓣膜病患者，在针刺内关前后做心电图、X线、超声心电图等检查，从针刺对心功能及生化改变方面探讨其疗效机理。21例患者对于针刺均有不同程度的得气，且多数伴有不同程度的扩散传经现象。本组针刺结束时有95%（20例）的病例临床症状有不同程度的改善。

《新中医》孙伯琴：生姜外敷内关穴治疗重症呕吐10余例有效。尤其对单纯性、神经性呕吐，以及难以服药的患者适宜。晕车、晕船呕吐亦有效。

4.**大陵**　PC 7　输穴　原穴

【别名】鬼心。

【名称解释】第1、5掌骨高起而相对，犹如山陵耸立，两陵之中有一片大的凹陷，穴处其中，故名大陵。

【定位】腕横纹中央，当掌长肌腱与桡侧腕屈肌腱之间。

【刺灸法】刺入骨缝中0.3~0.5寸。可灸。

【功用】清心宁神。

【主治】心悸，失眠，目赤，溺赤。

5.**中冲**　PC 9　井穴

【名称解释】中指之端，经气冲达之处。

【定位】中指指端中央。

【取穴】

（1）指甲游离缘中点约1分处。

（2）中指桡侧后甲角约1分处（《针灸腧穴图谱》）。

【刺灸法】斜刺0.1寸，或三棱针点刺出血。产后衄血不止可用线扎中指。可灸，但一般不灸。

【功用】通心络，开神窍。

【主治】中风昏迷，中暑昏厥，产后衄血。

穴位比较见图2-12。

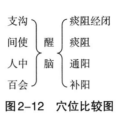

图2-12　穴位比较图

第五章　手三阳经的主要经穴

第一节　手阳明大肠经穴

一、经脉的循行及其特点

手阳明大肠经起于手食指末端商阳穴，沿食指前外侧进入第1、2掌骨之间，经过拇长伸肌腱和拇短伸肌腱进入上肢的前外侧，上达肩关节前上缘，向后进入大椎，然后向前进入缺盆，分成两支，一支进入体内络肺属大肠，一支经颈上行到达面部，交于对侧的鼻翼旁，最后上行到目内眦，与足阳明胃经相交。

◎ 穴位起于商阳穴，止于对侧的迎香穴，有自左交右的特点，各20个穴位。

◎ 本经经过的关节较多，气血容易停滞，故本经的穴位行气的力量较强。

◎ 本经与大椎、缺盆相连，故在必要时，可借用大椎与缺盆对本经的气血进行调节。

◎ 本经到达体内后，先与肺脏相络，然后才属大肠，而肺经先络大肠，然后与肺相属，可见，肺与大肠相表里是一种互动的作用。

二、手阳明大肠经穴的常用穴位

1.商阳　LI 1　井穴

【别名】绝阳而明。

【名称解释】商，是五音之一，与脏腑中肺、大肠相配属；阳，指阳经。

【定位】手食指桡侧指甲后角旁约1分。

【刺灸法】斜刺0.1~0.3寸，或点刺出血。可灸，但极少灸。

【功用】开窍醒神，泄热消肿。阳明经穴多气多血，故泄热的力量强。

【主治】高热，咽痛，昏厥（由于热度高，易煎熬津液成痰，出现痰热蒙蔽清窍）。

2.二间　LI 2　荥穴

【别名】间谷、闻谷、周谷。

【名称解释】二，指本经的第2个穴位；间，指空隙，即穴位。

【定位】食指桡侧掌指关节前凹陷中。

【取穴】横肱屈指，当食指本节第1横纹尖赤白肉际处。

【刺灸法】直刺0.2~0.3寸。可灸。

【功用】清热消肿。

【主治】指肿，喉痹。

3.三间　LI 3　输穴

【别名】少骨、小谷。

【名称解释】本经的第3个穴位。

【定位】第2掌骨小头桡侧后凹陷中。

【取穴】横肱屈指，当食指本节后桡侧凹陷中。

【刺灸法】直刺0.5~0.8寸。可灸。

【功用】清热行气。输穴气行较甚，气甚则易化热。

【主治】喉痹，齿痛，指痛，腹痛泄泻。与二间相比治疗偏向远部疾病，如清理肠道热。

4.合谷　LI 4　原穴

【别名】虎口、含骨、含口。

【名称解释】大指、次指两骨相合凹下处如谷。又是手阳明与手太阴脉衔接处。

【定位】在手背第1、2掌骨间约平第2掌骨中点处，当虎口歧骨间凹陷中。

【取穴】

（1）以一手的拇指指骨关节横纹放在另一手的拇、食指之间的指蹼缘上，屈指，当拇指尽处是穴。

（2）拇、食指并拢，二指间尾纹旁肌肉高起处，约尾纹旁上3~5分。

【刺灸法】针尖向手心刺0.5~1.0寸，特殊需要时，针尖也可向后溪方向刺入2~3寸。可灸。

【功用】行气止痛（阳明经多气少血，而原气由此进入，故对气的影响比较大）。

【主治】头痛，牙痛，喉痹，腹痛。

《古今医统》：镇南王妃苦风疾，秃鲁御史以文中闻、文中丐诊候，按手合谷、曲池而潜针入焉，妃殊不知也，未几手足并举，次日起坐如常。

5.阳溪 LI 5 经穴

【别名】中魁。

【名称解释】阳，指阳经。穴在拇长伸肌腱与拇短伸肌腱之间的凹陷中，气血像溪水一样流过。

【定位】在腕背横纹桡侧，当拇长伸肌腱与拇短伸肌腱之间的凹陷中。

【取穴】伸掌翘大指，在手背桡侧两肌腱之凹陷处。

【刺灸法】刺入骨缝中0.3~0.5寸。可灸，但少灸。

【功用】行气止痛（以局部为主，以经络为主，合谷是经、腑兼顾）。

【主治】手腕疼痛，咽喉疼痛。

《针灸资生经》：辛帅旧患伤寒方愈，食青梅而牙痛甚，有道人为之灸手大指本节后陷中，灸三壮，初灸觉牙痒，再灸觉牙有声，三壮疼止，今二十年矣。恐阳溪穴。

6.偏历 LI 6 络穴

【名称解释】阳明经旁出此络，经历手臂别走太阴，因名。

【定位】侧腕屈肘对掌，在阳溪与曲池的连线上，阳溪穴上3寸。

【取穴】

（1）两手虎口垂直交叉，上手的中指尽处是穴。

（2）手心向下，用力握拳，然后将拳向下拉腕关节，手背桡侧肌肉尖端处的凹陷（桡侧腕长伸肌腱的前方）是穴。

【刺灸法】斜刺0.5~0.8寸，或在桡骨上轻敲。可灸。

【功用】调气行气（调和，通行，气行则血行，气行则水行）。

【主治】耳鸣，耳聋，臂痛，水肿。阳明火气而致的一系列火象，如咳嗽、咽痛、便结也可使用。

7.温溜 LI 7 郄穴

【别名】逆注、蛇头、池头、地头、通注。

【名称解释】阳气温，可治寒。"溜"同"留"，是经脉气血流注之义。

【定位】侧腕屈肘对掌，在阳溪穴与曲池穴的连线上，偏历穴上2寸。

【取穴】手心向下，用力握拳，桡侧有肌肉隆起如蛇头状，当拳向上时，蛇头尽处的凹陷（桡侧腕长伸肌腱的前方）是穴。

【刺灸法】直刺或斜刺0.5~0.8寸，敲击或摩擦骨膜。可灸。

【功用】通经活络。

【主治】头痛面肿，口舌肿痛，咽喉肿痛，肩臂肿痛。经通痛止。

8.曲池　LI 11　合穴

【别名】鬼臣、洪池、阳泽。

【名称解释】屈肘屈骨之中，穴处有凹陷，形似浅池。

【定位】侧腕屈肘，肘关节桡侧，当尺泽与肱骨外上髁连线的中点。

【取穴】

（1）屈肘（约70度）拱手，肘窝横纹端尽处是穴。

（2）手大指第1横纹对肘关节桡骨突起处，大指尖尽处是穴。

【刺灸法】直刺1~1.5寸。可灸。

【功用】解热止痛。

【主治】发热，头晕，皮肤瘙痒，手臂无力。

《针灸大成》：戊午春，鸿胪吕小山患结核在臂，大如柿，不红不痛，医云是肿毒。予曰：此是痰核结于皮里膜外，非药可愈。后针手曲池，行六阴数，更灸二七壮，以通其经气，不数日即平安矣。若作肿毒，用以托里之剂，岂不伤脾胃清纯之气耶？

9.肩髃　LI 15

【名称解释】"髃"指髃骨，即肩端之骨。本穴位于肩端。

【定位】肩端两骨间。

【取穴】

（1）上臂平举，肩端出现凹陷处是穴。

（2）肩骨与肱骨头之间的凹陷中。

【刺灸法】

（1）针尖向肩关节刺入1寸左右，多用在关节炎时。多用合谷刺针法。

（2）针尖沿臂向下刺1~1.5寸，多用在肩关节周围炎时。多用合谷刺针法。

（3）多针加灸或温和灸、回旋灸。

【功用】行气通经（经筋布关节）。

【主治】肩臂疼痛，半身不遂。

《旧唐书·甄权传》：隋鲁州刺史库狄嵌苦风疾，手不得引弓，诸医莫能疗。甄权谓曰但将弓箭向垛，一针可射也，针其肩髃一穴，应时即射。

《针灸大成》：壬申夏，户部尚书王疏翁，患痰火炽盛，手臂难伸，予见形体强壮，多是湿痰流注经络之中，针肩髃，疏通手太阴经与手阳明经之湿痰，复灸肺俞穴，以理其本，则痰气可清，而手臂能举矣。至吏部尚书，形体益壮。

《外科发挥》：一男子患瘰疬，面肿硬，久不消，亦不作脓，服软坚败毒药，不应。令灸肘尖、肩尖，更服益气养荣汤，月余而消。

10. 天鼎 LI 17

【别名】天顶、天盖。

【名称解释】头部在上，进食、呼吸，并接受外界声、影，如烹食之鼎，而穴位在鼎足（胸锁乳突肌）之旁，故名。

【取穴】当胸锁乳突肌的后缘，扶突与缺盆的连线的中点。本穴之定位，说法不一，大体分为3种。一与人迎、扶突成一横线，一与气舍成一横线，一与水突成一横线。现多取后者，即《医宗金鉴》所说："从巨骨穴循颈，缺盆上直行，扶突下一寸，天鼎穴也。"这样形成了任脉、足阳明胃经、手阳明大肠经三线六穴的相互关系，即任脉的喉头处旁开1.5寸为足阳明胃经的人迎穴，再旁开1.5寸为扶突穴；任脉上的天突穴旁开1.5寸为气舍穴，再旁开1.5寸为缺盆穴。而人迎穴与气舍穴连线的中点为水突穴，扶突穴与缺盆穴连线的中点为天鼎穴。见图2-13。

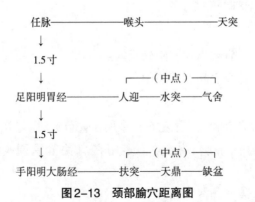

图2-13 颈部腧穴距离图

【刺灸法】直刺0.3~0.8寸。注意穴位下有臂丛神经，有人在治疗手臂麻木或整个上肢疼痛的时候，采用直接刺臂丛神经的方法，但要注意针刺强度的控制。可灸，但不多灸。动脉要避开。

【主治】咽喉疼痛，失音（多用在金破不鸣）。

11. 迎香　LI 20

【别名】冲阳。

【名称解释】迎，闻也。穴当鼻旁，能闻香味也。

【定位】在鼻翼外缘中点旁开5分，但鼻唇沟中是穴。

【刺灸法】

（1）向下斜刺0.3~0.5寸，治口㖞。

（2）向鼻根部斜刺0.5~0.8寸，治鼻塞。

（3）不灸（因在鼻孔旁）。

【功用】行气开窍。

【主治】鼻塞，口㖞。

《续名医类案》：吴浮先治一人目痛，取竹叶一片，刺鼻之迎香穴，血出而愈。

禾髎以行气止痛为主，如口鼻疼痛。

迎香以开窍通关为主，如鼻塞流涕。

穴位比较见图2-14。

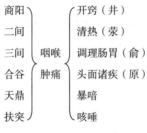

图2-14　穴位比较图

第二节　手太阳小肠经穴

一、经脉的循行及其特点

太阳小肠经穴起于手小指外侧端少泽穴（与心经的终点少冲直接相接，说明心与小肠的关系较为直接），沿手后外侧出于肩关节，绕行肩胛部（肩部的曲折较多），向后交大椎，向前入缺盆，络心而下属小肠（心经亦从心下络小肠，二者的经脉循行均为先心后小肠，故心火下移小肠为沿经而行，说明火本上炎，但独心火下行的原因）。另一支从缺盆上行，在面颊分为两支，一支经目外眦转入耳中，一支抵鼻入目内眦与足太阳膀胱经相接（睛明为膀胱、小肠、胃三经相交）。

◎ 穴位起于少泽，止于听宫，左右各有19个穴位。

◎ 经脉在肩部绕行，曲折较多，故肩胛部的穴位值得重视。

◎ 经脉与大椎、缺盆相交，故治疗肩颈病时常借用大椎和缺盆的力量。

◎ 肩胛部的穴位一般不深刺，以免刺伤肺脏，但可采用合谷刺或多方向刺及带针活动的办法以提高疗效。

◎ 小关节部位的穴位一般不宜用灸，以免引起活动障碍。

◎ 面部的穴位一般不用直接灸，若需灸，可采用麦粒灸，切勿引起烧伤。

二、手太阳小肠经穴的常用穴位

1.少泽　SI 1　井穴

【别名】小吉、少吉。

【名称解释】少，小也，指小指；泽，水蕴藏处，指井穴。

【定位】小指指端尺侧后角旁约1分。

【刺灸法】斜刺0.1寸，或点刺出血。可灸。

【功用】通经活络，开窍利乳。

【主治】头痛寒热，乳痈乳少（手太阳之脉主液，乳液也。气不行而致乳不通，非营养缺乏）。

20世纪60年代，黄冈山垦殖场医院的一位中医师，生孩子不久，适遇干部下放运动，其将被下放到垦殖场的分场卫生所。由于担心卫生所工作条件差，而且自己的孩子太小，生活不方便，心情较为紧张，一时出现乳汁缺乏。当时该医生身体较瘦弱，自以为营养不足引起，经常吃鲫鱼以求发奶，其他高营养食物也经常服食，可乳汁却越来越少。孩子嗷嗷待哺，医生自己却越来越胖。后经其他医生指点，内服逍遥散，外刺少泽穴而乳汁得通。

2.后溪　SI 3　输穴　八脉交会穴（通督脉）

【名称解释】这里以第5掌指关节为山峰而分前后，经脉由小指循行而来，故先达前谷，后到后溪。溪，小水流也。

【定位】半握拳，在手尺侧，掌横纹头赤白肉际处。

【取穴】

（1）半握拳，在掌横纹尺侧端与第5掌骨之间。

（2）在掌横纹尺侧端与第5掌指关节后缘之间。

【刺灸法】直刺0.3~0.8寸，该穴针刺较痛，故要注意手法的强度。可灸。

【功用】通经行气，清热利湿。

【主治】头项强痛，寒热如疟，癫狂痫，疥疮。

3.腕骨　SI 4　原穴

【名称解释】穴在腕骨旁。

【定位】手背尺侧，腕骨（钩骨）前凹陷中。

【取穴】小指伸直上翘，在腕骨前与肌腱外的凹陷中。

【刺灸法】直刺0.3~0.5寸。可灸。

【功用】清热利湿（阳气足易化火，心与小肠属火，小肠主液）。

【主治】寒热，疟疾，黄疸，目翳，消渴。

4.阳谷　SI 5　经穴

【名称解释】阳，阳经；谷，骨间如谷。

【定位】俯掌，在手腕尺侧，当尺骨茎突与三角骨之间的凹陷处。

【取穴】

（1）腕背横纹尺侧端尺骨小头前凹陷中。

（2）握拳向下收，即见尺骨小头，穴在骨前筋外侧，赤白肉际稍上处。

【刺灸法】刺入骨缝中0.2~0.4寸。可灸。

【功用】通络行气。

【主治】颈颔肿痛，目赤，耳聋，手腕疼痛。

《齐东野语》：张总管，宋，北人也。精于针。有刺足外踝为血气吸留不出，遂别于手腕之交刺之，针甫入而外踝之针出，即日疾愈。

5.养老　SI 6　郄穴

【名称解释】本穴能治本经主液所发生的病变，如耳鸣耳聋，目视不明，肩背疼痛等老年性疾病，故名。

【定位】尺骨小头上方桡侧凹陷中。

【取穴】

（1）掌心向胸，尺侧伸腕肌腱外侧凹陷中。

（2）掌心向下，在尺骨茎突高起处后内缘凹陷处。

【刺灸法】

（1）掌心向胸时，针尖向肘方向斜刺0.5~0.8寸。

（2）掌心向下时，针尖向肘沿尺骨边缘刺入0.5~0.8寸。

（3）可灸。

【功用】通经络，调气血。

【主治】肩颈疼痛，目视不明，落枕，急性腰痛。

6.小海　SI 8　合穴

【名称解释】小，小肠经；海，形容气血汇聚。

【定位】尺骨鹰嘴与肱骨内上髁之间的凹陷处。

【取穴】屈肘，当肘内侧两骨缝中。

【刺灸法】直刺0.2~0.3寸，麻胀感较强时，应将针退后一点，不要捣针。可灸，但不多灸。

【功用】行气，通经，去湿。

【主治】肘臂疼痛，癫痫抽搐。

7.七星台

【名称解释】7个穴位位置如天上的北斗星的分布，故名。

【取穴】

肩贞SI 9：正坐，自然垂臂，在肘后纹头上1寸。

臑俞SI 10：正坐，自然垂臂，腋后纹头直上，肩胛冈下缘的凹陷中。

天宗SI 11：正坐，自然垂臂，当肩胛骨的冈下窝中央凹陷处，与第4胸椎相平。

秉风SI 12：正坐，自然垂臂，天宗穴直上，冈上窝中央。

曲垣SI 13：正坐，自然垂臂，在冈上窝内侧端，当臑俞与第2胸椎棘突连线的中点处。

肩外俞SI 14：第1胸椎棘突下，旁开3寸。

肩中俞SI 15：第7颈椎棘突下，旁开2寸。

【刺灸法】按穴位顺序针刺，斜刺0.3~0.5寸，或用苍龟探穴法。注意针刺深度，不要刺伤肺脏。可留针，可灸。

【主治】肩颈部疼痛。

8.颧髎　SI 18

【别名】兑骨、兑端、椎髎。

【名称解释】颧骨的窌孔处。

【定位】目外眦直下，颧骨下缘凹陷中。

【刺灸法】直刺0.3~0.5寸。可灸，但一般少灸，灸时可使用麦粒灸。

【功用】镇痛止痉。

【主治】口眼㖞斜，齿痛。

9.听宫 SI 19

【别名】多所闻。

【名称解释】听，指听觉；宫，指耳朵。

【定位】耳珠前缘，下颌小头后缘，在耳屏与下颌骨髁状突的后缘。

【取穴】耳屏前，下颌骨髁状突后，平耳屏最高处。

【刺灸法】张口，直刺或略向耳中斜刺0.3~0.8寸，留针时可闭口。可灸，但多用麦粒灸或苇筒灸。

【功用】通经络，开耳窍，止痛益聪。

【主治】耳鸣耳聋

齿痛，面痛，下颌关节痛，癫痫。

《铜人腧穴针灸图经》：耳聋如物填塞，无所闻，耳口嘈槽。

穴位比较见图2-15、图2-16。

颧髎 ┐面 ┌兼治面部麻木疼痛
听宫 ┘瘫 └兼治耳鸣

图2-15 穴位比较图

后溪 ┐清热 ┌兼治手部拘挛，行气力较强
腕骨 ┘利湿 └治腕关节部疼痛，止痛力较强

图2-16 穴位比较图

第三节 手少阳三焦经穴

一、经脉的循行及其特点

手少阳三焦经起于无名指端关冲穴，沿臂上肩至缺盆，分布于胸中，然后出缺盆上项至耳后达额，再下行至面，终于眶下。另一支脉从耳后进入耳

中，出耳前，达眉尖，转下至目外眦与足少阳相接。

◎ 穴位起于关冲，止于丝竹空，左右各23个穴位。

◎ 睛明循行出现两处断裂。一是经脉至胸布散，然后从胸向下、向上分出两支，形成第一次断裂；二是从耳后入耳中出耳前，形成第二次断裂。所谓"断裂"实际是经脉取穴布散，然后收拢，再次集中运行。

◎ 终止的穴位不是在经脉循行的终端。

二、手少阳三焦经穴的常用穴位

1. 关冲　TE 1　井穴

【名称解释】出入之处为关，气血出入为冲。

【定位】手第4指末节尺侧指甲根角旁约0.1寸处。

【刺灸法】斜刺0.1~0.2寸，或点刺出血。可灸，但一般少灸。

【功用】开窍通经，清理湿热。中冲开窍主要是开神舍之地，神志朦胧不清，神不守舍等；关冲除此之外，还与水湿、水道有关，故与湿热有关。

【主治】晕厥，中暑。

2. 中渚　TE 3　输穴

【别名】中注、下都。

【名称解释】三焦为决渎，而此穴如江之有渚，居其中。

【定位】第4掌骨小头后方，当手第4、5指间凹陷中。

【取穴】握拳，在手背第4、5掌指关节后的掌骨缝中。

【刺灸法】直刺0.3~0.5寸。可灸，但一般不灸。

【功用】行气利水。

【主治】耳鸣耳聋，头痛眩晕，肩痛。

3. 阳池　TE 4　原穴

【别名】别阳、发阳。

【名称解释】阳，指阳经；池，指池塘。

【定位】在腕背横纹上，指指伸肌腱尺侧缘凹陷中。

【取穴】俯掌向上屈，腕背横纹大筋外侧凹陷中。

【刺灸法】刺入骨缝中0.3~0.5寸。可灸，但少灸。

【功用】通络解热。

【主治】腕痛，腕软，喉痹。

4.外关 TE 5　络穴　八脉交会穴（通阳维脉）

【名称解释】外，指手臂的阳面（古人的解剖概念中手大指朝前，故手臂阳面为外）。本穴为络穴，为关络。

【定位】腕背横纹上2寸，桡骨与尺骨之间的凹陷中。

【取穴】俯掌，腕背横纹上2寸，当阳池与肘尖的连线上。

【刺灸法】直刺0.5~1寸，若刺中神经，应向外提针，留针至神经旁。可灸。

【功用】疏风解表，通经活络。

【主治】感冒发热，喉痹喉中痰湿而有热者，肢软，手颤。

《针灸资生经》："有老妇人旧患牙痛，人教将两手掌交叉，以中指头尽处为穴，灸七壮，永不痛，恐是外关穴也。穴在手少阳去腕后二寸陷中。"

5.支沟 TE 6　经穴

【别名】飞虎、飞处。

【名称解释】支者，说明经穴的脉气已集成；沟者，行于两筋两骨之间。

【定位】腕背横纹上3寸，桡骨与尺骨之间的凹陷中。

【取穴】俯掌，腕背横纹上3寸，当阳池与肘尖的连线上。

【刺灸法】直刺0.5~1寸，若刺中神经，应向外提针，留针至神经旁。可灸。

【功用】活络散瘀，调理肠胃。

【主治】心绞痛，胸痹，瘰疬，便结。

6.翳风 TE 17

【名称解释】翳，指大羽毛扇状如耳形；风，指扇动声。

【定位】当乳突前下方，平耳垂下缘的凹陷中。

【取穴】正坐，将耳翼向后，穴在其下缘的凹陷中。

【刺灸法】直刺或针尖略向前刺0.5~1.2寸。可灸，但较少灸。

【功用】疏风通络，开窍益耳。

【主治】喉痹，耳鸣，口㖞。

《新中医》王启才：翳风穴治呃逆，在按压内关、天突不愈时，使用有效。

《金针梅花诗钞》：须深针一寸五至二寸，其效方显，浅刺则无功矣。

7.丝竹空 TE 23

【别名】巨窌、目窌、目髎、月髎。

【名称解释】眉如竹丝，穴为空。

【定位】在眉梢处凹陷中。

【刺灸法】

（1）向眼角（外眦）刺入0.3~0.5寸，多治眼睑病。

（2）向外斜刺0.5~0.8寸，多治头面部疾病。

（3）可灸，但一般不灸。《针灸甲乙经》认为灸之不幸，令人目小及盲。

【功用】清热明目，疏风止痛。

【主治】目赤肿痛，偏正头风，眼睑闭合无力。

穴位比较见图2-17、图2-18。

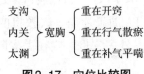

图2-17　穴位比较图

少商 ⎱
翳风 ⎬ 喉痹 ⎰ 火热之象为重
天容 ⎰　　⎱ 湿热之象为重，或十分干热（水液代谢的两种情况）
　　　　　 寒热外感，火象不十分重

图2-18　穴位比较图

第六章　足三阳经的主要经穴

第一节　足阳明胃经穴

一、经脉的循行及其特点

经脉起于鼻翼旁，在鼻根部左右交会，经目内眦进入眼中，然后从目中向下绕面颊，沿耳前上升达前额。经脉从大迎向下进入缺盆，一支进入体内，过膈属胃络脾，然后外出达气冲；一支从缺盆在体表向下经乳头夹脐与体内支会于气冲，会合之后，继续沿大腿前侧、胫骨外侧下行至足跗，进入足第2趾外侧端。胫部的支脉，从膝下3寸分出，进入足中趾外侧端；足跗部的支脉从跗上分出，进入足大趾内侧端，与足太阴脾经相接。

◎ 穴位起于承泣，止于厉兑，左右各有40个穴位。

◎ 由于经脉循行在面部较多，故有阳明主面之说，面部的变化多与阳明经穴相关。

◎ 经脉循行在腹部分成内外两支，起于缺盆，合于气冲，体表支可以看成是内脏之气外达而成的，气血进出处则是缺盆与气冲，故缺盆与气冲对于足阳明经气的调整是很重要的。

◎ 足部出现分支，共形成3支，向下行，分别进入足第1、2、3趾，可见足阳明胃经对足部的影响也是很大的。这些特点对诊治疾病都是很重要的。应该注意。

二、足阳明胃经穴的常用穴位

1. 承泣　ST 1

【别名】鼷穴、面髎、溪穴、窍面、兼注。

【名称解释】承受哭泣时的眼泪处。

【定位】目直视，瞳孔直下，当眶下缘与眼球之间。

【取穴】两目直视，瞳孔正中直下，眶下缘之上际。

【刺灸法】向上推开眼球，沿眶下缘直刺0.3~0.5寸，不捻转，不提插，有酸胀或触电感即停止进针。可灸，但一般不灸。

【功用】祛风行气。

【主治】迎风流泪（外风），目眩（内风），夜盲。

《续名医类案》："娄长吏病口眼㖞斜，张疗之，目之斜，灸以承泣，口之㖞，灸之地仓，俱效。苟不效者，当灸人迎。"

2.四白 ST 2

【名称解释】四，四方；白，光明。本穴主目疾，能使目光明而见四方。《尚书·舜典》："明四方之目，使为己远视四方也。"

【定位】目正视，瞳孔正中直下，当眶下缘凹陷中。

【取穴】用手在眶下缘轻轻推摸，可见一狭长凹陷，穴在目正视时瞳孔直下的此凹陷中。

【刺灸法】直刺或向下斜刺0.3~0.5寸，一般不用针刺手法，特殊情况时，手法要轻，次数要少。可灸，但一般不灸。

【功用】祛风清热。

【主治】目赤痛，暴盲（如电光性眼炎）。

3.巨髎 ST 3

【别名】巨窌。

【名称解释】穴在鼻梁旁，颧骨下大凹陷处，故称巨髎。

【定位】目正视，瞳孔正中直下，平鼻翼下缘处。

【取穴】目正视，瞳孔正中直下，颧骨下凹陷处。

【刺灸法】向下斜刺0.3~0.5寸。可灸，但一般不灸。

【功用】祛风通经，以外风为主。

【主治】口眼㖞斜，齿痛。

4.地仓 ST 4

【别名】会维、胃维。

【名称解释】穴居口旁，为脾胃中土仓廪之入口。

【定位】目正视，瞳孔正中直下，与口角水平的交界点。

【刺灸法】

（1）向颊车方向透刺0.8~1寸。

（2）向人中或承浆穴斜刺0.5~0.8寸。

（3）先向下刺入0.2寸左右，然后向外刺入0.3~0.5寸。

（4）可灸，但一般不灸。

【功用】行气通经。

【主治】口祸，口噤，流涎。

《名医类案》：元罗谦甫治太尉忠武史公，年近七十。于至元戊辰十日初，侍国师于圣安寺丈室中煤炭火一炉，在左侧边，遂觉面热，左颊微有汗，师及左右诸人皆出，因作颊疏缓，被风寒客之，右颊急，口歪于右，脉得浮紧，按之洪缓。罗举医学提举忽君吉甫，专科针灸，先于左颊上灸地仓穴七壮，次灸颊车穴二七壮，后于右颊上热手熨之。议以升麻汤加防风、秦艽、白芷、桂枝发散风寒，数服而愈。

5. 大迎　ST 5

【别名】髓孔。

【名称解释】下颌角前方之骨称为大迎骨，穴当其中，故名。

【定位】在下颌角前，当咬肌附着的前缘，下颌骨之边缘。

【取穴】

（1）咬肌前缘，下颌骨突起之上缘，手摸有动脉跳动处。

（2）闭口鼓腮，下颌骨边缘出现一沟形处即是穴。

【刺灸法】循经斜刺，向下颌角或向下刺0.3~0.8寸。若属面部疾患，可向颊车刺；若属肠胃疾患，可向下颌骨外斜刺，注意避开动脉。可灸，但少灸，或用麦粒灸。

【功用】行气活血。

【主治】口祸，牙紧，面颊肿痛。

6. 颊车　ST 6

【别名】曲牙、机关、鬼床、牙车、鬼林。

【名称解释】穴在耳下曲颊端，牙车骨处。

【定位】下颌骨前上方凹陷处。

【取穴】咬牙时，咬肌隆起处中央。

【刺灸法】

（1）直刺0.3~0.5寸，可在下颌骨边缘处轻轻捣针。

（2）向地仓透刺0.8~1寸。

（3）可灸，一般用麦粒灸。

【功用】行气通经。

【主治】口㖞，齿痛，颊肿。

7.下关　ST 7

【名称解释】穴在颧骨弓下际，主牙口开关。

【定位】当颧弓与下颌切迹所形成的凹陷中。

【取穴】颧骨外下凹陷处，合口有空，张口即闭，闭口取穴。《灵枢·本输》："刺下关者，欠不能呿。"

【刺灸法】直刺0.5~0.8寸。可灸，一般用麦粒灸。

【功用】行气通经。

【主治】口㖞，齿痛，耳鸣，耳聋，面痛（三叉神经痛）。

8.头维　ST 8

【别名】颡大。

【名称解释】"维"有隅角之义。此穴位于头角，故名。

【定位】在额角发际，距神庭穴4.5寸，额角发际直上0.5寸处。

【取穴】

（1）额角发际直上0.5寸。

（2）额角发际角的平分线上0.5寸。

【功用】行气祛风。

【主治】偏头痛，目眩，眼闭合不利。

9.缺盆　ST 12

【别名】天盖、尺盖。

【名称解释】缺，缺口；盆，有凹陷的盛物之器。锁骨上窝形如缺盆，故名。

【定位】锁骨上窝中央，距前正中线4寸。

【刺灸法】

直刺0.2~0.4寸；或用梅花针敲击，可及整个缺盆区。可灸，但一般不灸。

【功用】宣降气机。宣散以行气，肃降以行水。

【主治】胸闷，咳喘，咽喉肿痛，胸以上水肿。

10.乳中　ST 17

【取穴】乳头、乳首、当乳。

【刺灸法】《针灸学》教材只将其作定位标志，不针不灸。古代有针灸乳头的方法。目前可以用按摩、吸吮等方法，以达到疏肝理气，行达胃气的作用。

【治疗大要】乳痈，胁胀，胸闷。

《普济方》：治卒癫疾，两乳头灸三壮，足大指本丛毛中灸七壮，足小指本节灸七壮。

治风癫，两乳头灸各三壮，足大指甲后聚毛中灸各七壮。

《针灸经验方》：中暑几死，急灸乳中三五壮。

《儒门事亲》：戴人在西华，众人皆讪以吐泻。一日，魏寿之与戴人入食肆中，见一夫病一瘤，正当目之上纲内眦，色如灰李，下垂，覆目之睛，不能视物，戴之谓寿之曰：吾不待食熟，立取此瘤。魏未之信也。戴人曰：吾与尔取此瘤，何如？其人曰：人皆不敢刺割。戴人同业：吾不用刀割，别有一术焉。其人从之。乃引入一小室中，令服务一床，以绳束其珩，刺乳中大出血，令以手揉其目，瘤上亦刺，出雀粪，立平出户。寿之大惊。戴人曰：人之有技，可尽窥乎？

11. 梁丘　ST 34　郄穴

【别名】鹤顶、胯骨。

【名称解释】隆起为丘，穴在膝盖上，如山梁之上，故名。

【定位】屈膝，当髂前上棘与髌底外侧的连线上，髌底上2寸。

【取穴】

（1）伸直足腿，膝上前外侧肌肉凹陷之上端。

（2）手心对髌骨（医生左手，病人左脚；医生右手，病人右脚），手指朝病人腹部方向，中指对大腿的前中线，大指端即是穴。

【刺灸法】直刺1~1.5寸，一般针尖刺到股骨，在股骨上敲击数下。可灸。

【功用】通经活络，理气和胃。

【主治】胃痛，反酸，膝痛。

梁门以行气为主，以疗局部受寒、局部气滞为主；梁丘通过经络的作用，以疗气滞、四肢受寒为主。以上二穴经常一起配伍使用。

12. 犊鼻　ST 35

【别名】外膝眼、外犊鼻。

【名称解释】穴处髌骨下，如牛犊之鼻，故名。

【定位】屈膝，当髌骨与髌韧带外侧凹陷中。

【取穴】髌骨外下方凹陷处。

【刺灸法】屈膝，针尖向膝关节中心刺入0.8~1.2寸。《灵枢·本输》："刺犊鼻者，屈不能伸。"穴位注射时，勿将药液注入关节囊。可灸，多用绕髌骨回旋灸。

【功用】通关行气。

【主治】膝关节疼痛。

《针灸资生经》："予冬月膝酸痛，灸犊鼻而愈。"

13.足三里 ST 36 合穴 胃下合穴

【别名】下陵、下陵三里、三里、胃管。

【名称解释】《素问·针解》："所谓三里者，下膝三寸也。"

【定位】正坐屈膝，穴在犊鼻下3寸，胫骨前缘一横指。

【取穴】

（1）犊鼻下一夫，胫骨前缘外侧一横指。

（2）手心对髌骨（病人的左手对左脚，右手对右脚），手指朝向下，无名指指端处即是穴。

（3）从胫骨粗隆处沿胫骨前缘向下摸，胫骨凹陷处外一横指即是穴（程莘农取穴法）。

（4）伸足，脚前伸，胫骨上前缘旁肌肉凹陷处即是穴。《灵枢·邪气脏腑病形》："取之三里者，低跗。"

【刺灸法】直刺1~1.5寸。可灸或针上加灸，一般灸壮较多或灸的时间较长。

【功用】补气行气，调理脾胃，疏通经络，清理水湿。

【主治】胃痛，腹泻，体弱，水肿。

《针灸资生经》：予旧有脚气疾，遇春则足稍肿，夏中尤甚，至冬肿渐消。偶夏间，依《素问》注所说，足三里穴之所在，以温针微刺之，翌日肿消。

执中母氏长久病，夏中脚忽肿旧传夏不理足，不敢着艾，慢以针置火中令热，于三里穴刺之，微见血，凡数次，其肿如失去。

《医说续篇》：郑惟康主薄，尝苦喉闭，虽水亦不能下咽，灸三里穴而愈。

14.上巨虚 ST 37 大肠下合穴

【别名】巨虚上廉、上廉巨虚、足上廉。

【名称解释】《素问·针解》："巨虚者，跷足胻独陷者，下廉者，陷下者也。"

【定位】足三里穴直下3寸。

【刺灸法】直刺1~1.5寸。可灸或针上加灸。

【功用】清利湿热，调理肠胃。

【主治】痢疾，胃痛。

15.下巨虚　ST 39　小肠下合穴

【别名】下廉、足下廉、巨虚下廉。

【名称解释】凹陷之下端。

【定位】足三里穴直下6寸。

【取穴】

（1）翘足，胫骨外侧肌肉凹陷处是穴。《灵枢·邪气脏腑病形》："取之巨虚者，举足。"

（2）足三里穴下两夫。

【刺灸法】直刺0.8~1.2寸。可灸或针上加灸。

【功用】清肠和胃。

【主治】肠鸣腹痛，食呆泄泻。

心移热于小肠，如导赤散证，其主证为小便黄赤，亦属肠热。下巨虚为小肠合，上巨虚为大肠合，并非指解剖学上的大肠、小肠。

16.丰隆　ST 40　络穴

【名称解释】《离骚》："吾今丰隆乘云兮，求宓妃之所在。"这里指云神。《张衡·思玄赋》："丰隆砰其雷霆兮，列缺晔其夜照。"这里指雷公。

【定位】当外踝尖上8寸，条口外一横指。

【取穴】

（1）外踝尖至胫骨粗隆上突起处的连线的中点。

（2）平腓肠肌下缘，胫骨前缘外两横指。

【刺灸法】直刺1~1.5寸，针尖可抵腓骨，并在腓骨上轻轻敲击。可灸。

【功用】清热化湿，降逆行气。

【主治】咳嗽痰多，下利，偏瘫。

17.解溪　ST 41　经穴

【别名】解谷、鞋带。

【名称解释】解有开放之意，穴位于解鞋带处。

【定位】足踝横纹中央，当拇长伸肌腱与趾长伸肌腱之间。

【取穴】翘足大拇趾，踝关节前横纹突起之肌腱的外侧凹陷中。

【刺灸法】避开动脉，刺入踝关节内0.5~0.8寸。可灸，但少灸。

【功用】降气，调理胃气。

【主治】腹胀，便秘。

18. 冲阳　ST 42　原穴

【别名】会原、跌阳、跗阳、会屈、会涌。

【名称解释】胃脉至此冲出本经。

【定位】当足背最高处，足拇长伸肌腱与趾长伸肌腱之间，动脉搏动处。

【取穴】翘足大趾，足背最高点，大筋外侧动脉搏动处。

【刺灸法】

（1）避开动脉，刺入骨缝中0.2~0.3寸。

（2）避开动脉，向足趾方向斜刺0.3~0.5寸。

【功用】行气和胃。

【主治】腹胀，停食，面瘫。对假死的诊断有意义。

《北史·马嗣明传》：一家二奴，俱患身体偏青，渐虚羸不能食，访诸医无识者，嗣明为灸两足跗上各三七壮，便愈。

19. 陷谷　ST 43　输穴

【别名】陷骨。

【名称解释】经气从足背高处流向趾骨间隙的凹陷中，故有此名。

【定位】当第2、3趾骨结合部的前方凹陷处。

【取穴】

（1）在第2、3趾短伸肌腱和踇短伸肌腱之间，足趾根部上2寸。

（2）第2、3趾骨骨间缝的顶端。

【刺灸法】刺入骨缝中0.3~0.5寸。可灸。

【功用】行气化水。

【主治】浮肿，水泄。

20. 内庭　ST 44　荥穴

【名称解释】内，古多作"纳"；庭，庭院。如受纳气血的庭院。胃经气血从上向下至此进入平缓之处。

【定位】在足背第2、3趾间缝纹端。

【刺灸法】略向足心斜刺0.3~0.5寸。可灸，但不多灸。

【功用】清热利湿，理气镇痛。

【主治】下利，肠痈，齿痛，口㖞。

21.厉兑　ST 45　井穴

【名称解释】厉，《尔雅·释天》："（月）在戌曰厉。"指土而言。兑，指兑端。故厉兑指土气运行的远端。

【取穴】第2足趾外侧后甲角旁约0.1寸。

【刺灸法】向上斜刺0.1~0.2寸。可灸，多用麦粒灸。

【功用】活络开窍，回阳救逆。

与商阳不同，此穴之治热，多指浮阳外越之热，属虚热、假热。

【主治】厥逆，齿痛，鼻衄，梦乱。

以上五穴的排列似腹部的分区，从上而下，故从清中、下焦到和胃等。手阳明经不同，此处的穴位以治湿热为主，手阳明经以治实热为主。

穴位比较见图2-19、图2-20。

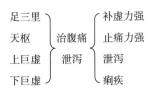

图2-19　穴位比较图

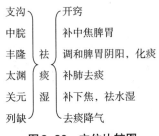

图2-20　穴位比较图

第二节　足太阳膀胱经穴

一、经脉的循行及其特点

经脉起于目内眦，从巅顶入络于脑。分支下行到两侧颞颥部。直行支在后项分成两支，靠脊柱一支，络肾属膀胱。两支下交于腘窝部，然后下行至足小趾端。

◎ 太阳经脉主表，故与太阳经脉有关的巅顶及两颞的疾病主要与外感有关。

◎ 背部靠脊柱的分支络肾属膀胱，故其调理脏腑的能力更强。

◎ 腘窝部是气血会合处，故其作用也很重要。

◎ 穴位起于睛明，止于至阴，左右各有67个。

二、足太阳膀胱经穴的常用穴位

1.睛明　BL 1

【别名】目内眦穴、泪孔、泪腔。

【名称解释】眼睛可见光明。

【定位】在目内眦角上方凹陷处。

【取穴】

（1）在目内眦外上方的凹陷中。

（2）在目内眦眼裂角处。

（3）在目内眦角稍外侧处。

【刺灸法】患者闭目，医生将眼球轻轻推开，针直刺或呈弧形刺，缓缓进针0.5~1.2寸。《金针梅花诗钞》："浅者少效……铜人之说甚是，不可妄议其非。"随时调整针尖方向，以避开眼球内的血管，不可提插捻转。出针也要缓慢，出针后要压针孔片刻（一般3min左右），以防出血。针具要严格消毒，不可弯曲、起毛，针尖不可有钩（最好用新针）。禁灸。

【功用】疏风泄热，通络明目。

【主治】目赤肿痛，目不能闭，视力减退。

《续名医类案》：倪新溪母陶氏哭子丧，失明已十一年，忽一人踵门曰：吾能疗瞽。时其孙上成均宗党会饯，其人曰：请君但小留此视之。发囊出针，针其两目两眦，目顿能见物。抚其孙顶曰：吾久不睹汝，今成人矣。新溪德之，手百谢金。其人不受而去。

2.攒竹　BL 2

【别名】眉本、眉头、光明、始光、夜光、员柱、眉柱、小竹。

【名称解释】"攒"指聚，"竹"指眉（形似竹叶）。

【定位】在眉毛内侧端，眶上切迹处。

【刺灸法】

（1）针尖向睛明方向刺入0.2~0.5寸。东垣曰："故目翳与赤痛从内眦起者，刺睛明、攒竹，以宣泄太阳之热……今人刺攒竹，卧针直抵睛明，不补不泻，而又久留针，非古人意也。"古书中《素注》认为针二分，留三呼；《铜人腧穴针灸图经》认为针一分，留三呼。而《铜人腧穴针灸图经》《黄帝明堂经》均认为宜以细三棱针刺出血。故东垣有此看法。

（2）沿眉平刺0.5~0.8寸。

（3）在实热证时，可用三棱针刺出血，但出血量不宜太多。

（4）不灸。

【功用】宣泄太阳热气，活络明目。

【主治】头痛，目眩，目赤肿痛，不能抬眉。

3.大杼 BL 11 八会穴之骨会

【别名】背俞、大俞、百旁。

【名称解释】大的杼骨之旁。

【定位】第1胸椎棘突下督脉旁开1.5寸。

【刺灸法】

（1）向脊柱斜刺0.5~1寸。

（2）向下（沿经）斜刺0.3~0.8寸。

（3）向脊柱平刺（略斜）1~2寸。

（4）可灸。

（5）可拔火罐。

【功用】解表退热，强骨健筋。

【主治】头痛发热，骨节酸软。

4.肺俞 BL 13 背俞穴

【别名】肩中外俞、肺念。

【名称解释】肺脏之气外达之处。

【定位】当第3胸椎棘突下，督脉旁开1.5寸。

【取穴】正坐或俯卧位，肩胛骨内上角与第3胸椎棘突下正中点的连线的中点。

【刺灸法】

（1）向脊柱方向斜刺0.5~0.8寸。

（2）在气滞的时候，可进行苍龟探穴。

（3）可灸，在慢性病时，可用化脓灸。

【功用】疏风解表，调理肺气。

【主治】寒热，咳喘，胸闷，喉痹，潮热，盗汗。

《针灸资生经》："舍弟登山，为雨所搏，一夕气闷几不救，见昆季必泣，有欲别之意。余疑其心悲，为刺百会不效。按其肺俞，云其痛如锥刺，以火针微刺之，即愈。"

《吴县志·叶桂》："有富人眠食如常，忽失音，百药无效，延桂诊之。曰：此有痰，结在肺管，阻其音，非药力所能化也。邀针科尤松年至，令于肺俞穴一针，少选（许），病者猛咳一声，吐一痰核而愈。"

《扁鹊心书》："一人病疠证，须眉尽落，面目赤肿，手足悉成疮痍，令灸肺俞、心俞四穴各十壮，服换骨丹一料，二月痊愈，须眉更生。"

5. **心俞** BL 15 背俞穴

【别名】背俞五焦之间穴、心念。

【名称解释】心脏之气外达之处。

【定位】第5胸椎棘突下，督脉旁开1.5寸。

【刺灸法】向脊柱方向刺入0.5~0.8寸。可灸，但少灸。

【功用】疏通心络，调理气血，安宁心神。

【主治】心痛，心悸，心烦，失眠，吐血。

《续名医类案》：一人遍身赤肿如锥，窦曰：汝病易治。命灸心俞、肺俞各一百壮，服胡麻散（黑芝麻、紫浮萍、薄荷、牛蒡子、甘草），二服而愈。手足微不随，后灸前穴五十壮，又服胡麻散二料而愈。

6. **膈俞** BL 17 八会穴之血会

【别名】七焦之间穴。

【名称解释】上下焦相隔之处，膈之气外达此穴。

【定位】第5胸椎棘突下，督脉旁开1.5寸。

【取穴】俯卧位，两手上枕前额，两肩胛下角的连线上，督脉旁开1.5寸。

【刺灸法】向脊柱方向斜刺0.5~0.8寸。可灸。

【功用】行气活血。

【主治】胃脘胀痛，呃逆，呕逆，吐血（瘀血阻经引起），皮下出血，血不易止（脾胃虚弱不能摄血引起）。

7. 肝俞 BL 18 背俞穴

【别名】肝念。

【名称解释】肝脏之气外达之处。

【定位】第9胸椎棘突下，督脉旁开1.5寸。

【刺灸法】向脊柱方向斜刺0.5~0.8寸。可灸。

【功用】疏肝利胆，泄热调气，清脑明目。

【主治】黄疸，胁痛，头昏眩，吐血，夜盲。

《当代中国针灸临证指要·阎润茗》：泻肝俞可以泻肝经实火，清利湿热与龙胆草相似，是治疗妇女脏躁与因肝经热盛之耳鸣、眩晕之要穴。补肝俞则有养血柔肝之效，与白芍相同，乃治疗眼疾，如青光眼、老年性白内障之主穴。治一中年妇女，因经期暴怒，月水淋漓不尽，经量时多时少，达四月余。其脉弦细，左关尤甚，病因暴怒伤肝，肝气横逆，冲任受损而致月水淋漓，泻肝俞、补气海，针三次而血止经调。

8. 胆俞 BL 19 背俞穴

【名称解释】胆腑的气机外达之处。

【定位】第10胸椎棘突下，督脉旁开1.5寸。

【刺灸法】向脊柱方向斜刺0.5~0.8寸。可灸。

【功用】清泄肝胆，和胃理气。

【主治】黄疸，胁痛，呕吐。

9. 脾俞 BL 20 背俞穴

【别名】十一焦之间穴。

【名称解释】脾脏的气机外达之处。

【定位】第11胸椎棘突下，督脉旁开1.5寸。

【刺灸法】向脊柱方向斜刺0.5~0.8寸。可灸；

【功用】调脾气，助运化，除水湿，和营血。

【主治】腹胀，泻泄，黄疸，消渴。

《针灸资生经》：有人患久疟，诸药不效，或教以灸脾俞，即愈。更一人亦久患疟，亦灸脾俞而愈。

10. 胃俞 BL 21 背俞穴

【名称解释】胃腑的气机外达之处。

【定位】第12胸椎棘突下，督脉旁开1.5寸。

【刺灸法】向胸椎方向斜刺0.5~0.8寸。可灸。

【功用】和胃健脾，化食消滞。

【主治】停食，胃痛，反胃，胁痛，完谷不化。

《当代中国针灸临床指要·邵经明·背俞五穴治症》：（1）咽食困难：某妇，49岁，因家庭琐事，情志抑郁所致。咽食不利，钡餐未见异常。用脾、胃、肝、胆、膈俞，配足三里、膻中，一天一次，每次3~5穴，留针15min，3天能咽，停3天，又针2天而愈。（2）黄疸：女中学生，16岁，黄疸月余，暗黄。脾阳不振，水湿失运。肝、胆、脾、胃俞，配中脘、章门、足三里、太冲，隔日针灸一次，7次而愈。

11. **肾俞**　BL 23　背俞穴

【别名】高盖、少阴俞、肾念。

【名称解释】肾脏的气机外达之处。

【定位】第2腰椎棘突下，督脉旁开1.5寸。

【刺灸法】直刺1~1.5寸。可灸。

【功用】调肾气，强腰脊，明耳目。

【主治】腰痛，遗精，头昏，耳鸣。

《针灸大成》：壬戌岁，吏部许敬庵公，寓灵济宫，患腰痛之甚，同乡董龙山公推予视之。诊其脉，尺部沉数有力。然男子尺脉固宜沉实，但带数有力，是湿热所致，有余之疾也。医作不足治之，则非矣。性畏针，遂以手指于肾俞穴行补泻之法，痛稍减。空心再与除湿行气之剂，一服而安。

12. **委阳**　BL 39　三焦下合穴

【名称解释】弯曲委折之阳处（阳在外）。

【定位】腘窝横纹外端，股二头肌肌腱的内侧。

【刺灸法】直刺0.5~1寸。可灸，但少灸。

【功用】行气利水。

【主治】脚膝肿痛，小便不利，下肢痿软。

13. **委中**　BL 40　合穴　膀胱下合穴

【别名】腘中、郄中、血郄、委中央。

【名称解释】委而曲之中取穴，故名。

【定位】腘窝横纹中央。

【刺灸法】

（1）手按压腘窝后进针，用合谷刺法，刺入0.5~1寸。可刺中腘窝部的胫神经，但刺激量不宜太大，刺中以后即将针稍微后退一点，不要将针停留在神经上。

（2）放血。用三棱针刺腘静脉后，将火罐拔在委中穴处吸出瘀血。

（3）可灸，但一般不灸。

【功用】舒筋活络，清泄暑热。

【主治】腰痛，吐泻，癃闭，疔疮。

《癸辛杂识》：丘经历，宋益都人，妙针法。刘汉卿郎中患牙槽风，久之颌穿，脓血淋漓，医皆不效。经与针以委中及女膝穴，是夕脓血即止。旬日后，颌骨脱去，别生新者。其后张师道患此证，亦用此法，针之而愈。

《续名医类案》：立斋治一患痢者，用涩药，环跳穴作痛。又有苍术、黄柏、柴胡、青皮、生姜十余剂，少可。更刺委中出黑血而愈。

《治疗汇要》：委中穴刺之，不独疔疮有效，即如痈疽发背，红肿疼痛及脚膝风湿而拄杖跛足者，针之亦效。

14. 膏肓　BL 43

【名称解释】心之下为膏，心下膈上为肓，穴在心膈之间，故名。

【定位】第4胸椎棘突下，督脉旁开3寸。

【取穴】

（1）两手抱肘，俯伏取穴。

（2）正坐曲背，伸两手置膝上，手大指向外，将肩用力前耸，使肩胛张开，于第4胸椎棘突下，肩胛骨旁，按之酸痛处为穴。

（3）以右手搭左肩上，中指稍所不及处是其穴也。左手亦然。

（4）有不能久坐伸臂者，亦可俯卧，伸两臂，令人拉，使肩胛向外拉开，然后取穴。

（5）令病人两手交在两上臂上，然后取穴。

（6）若病人已困，不能正坐，当令侧卧，拉上臂使肩胛张开，然后取穴。

（7）先令病人正坐，曲脊伸两手，以臂着膝前，令正直，手大指与膝头齐，以物支肘，勿令臂动，从肩胛上角摸索至胛角下头，其间当有四肋三间，沿着肩胛骨向下摸，在每一空隙处，用手按压，病人自觉牵引肩部的地方即是此穴。

【刺灸法】

（1）向外斜刺0.5~0.7寸。

（2）灸的壮数宜多，少则七七壮，多则千壮。灸后当再灸足三里，以引火下行。另再配灸送气海、石门、中极中一穴灸之（见《针灸聚英》）。

【功用】敛肺气，泄脏热。

【主治】肺痨，遗精，虚损。

《灸膏肓腧穴法》：叶余庆，字符善，平江人。自云尝病瘵疾，其居对桥而行不能度，有僧为之灸膏肓穴，得百壮，即能行数里，登降皆不倦，自是康强。余自许昌遭金狄之难，忧劳危难，冲冒寒暑，过此东下。丁未八月抵泗滨，感该疟，即至琴川，为医妄治，荣卫衰耗。明年春末，尚苦腹肿、腹胀、气促，不能食，而大便利，身重足痿，杖而后起。得陈了翁家传为灸膏肓俞，自丁亥至癸巳，积三百壮。灸之次日，即胸中气平，肿胀俱损，利止而食进。甲午已能肩舆出谒。后再报之得百壮，疾证浸减，以至康宁。

15. 秩边 BL 54

【名称解释】"秩"指序，"边"指边远。该穴处于背部穴位之最下，故名。

【定位】平第4骶后孔，骶正中嵴旁开3寸。

【取穴】俯卧位，臀部会阴纹后端，督脉旁开3寸。

【刺灸法】直刺（略向内侧）1.5~2.5寸。可灸。

【功用】疏通经络，强健腰膝，通运阳气。

【主治】腰腿痛。

16. 承山 BL 57

【别名】鱼腹肉柱、鱼肠、肠山。

【名称解释】承载一身如山之重。

【定位】腓肠肌下两肌腹之间凹陷的顶端。

【取穴】伸直足尖，当腓肠肌下出现人字纹之凹陷处。

【刺灸法】针尖向条口放血，刺入1.5~2.5寸。《灵枢·本输》："转筋者，立而取之，可令遂已；痿厥者，张而刺之，可令立快也。"可灸。

【功用】舒筋活络，调理肠胃。

【主治】脚转筋，痔疮，便秘，脚气。

17. 飞扬 BL 58 络穴

【别名】厥阳、厥阴、飞阳。

【名称解释】飞，飞动；扬，散开。足太阳膀胱经从此偏离后正中线，且络入足少阴肾经。故名。

【定位】昆仑穴直上7寸，承山穴外1寸，下1寸。

【刺灸法】直刺1~1.5寸。可灸。

【功用】舒筋活络，清热消肿。

【主治】腰腿痛，痔疮，癃闭。

《前人治疗五官疾患汇集》：明史载：凌汉章治一男子，病后吐舌……曰：此病后近女色太早也，舌者心之苗，肾水竭，不能制心火，病在阴虚，其穴在左股太阳（飞扬穴），是当以阴攻阳……如其穴针之，舌吐如故。凌曰：此知泻而不知补也，补数剂，舌渐复故。

18.昆仑　BL 60　经穴

【别名】上昆仑、内昆仑、下昆仑。

【名称解释】外踝高骨之旁，高下相差明显，故以高山昆仑命名。

【定位】外踝尖与跟腱后缘之中点。

【刺灸法】直刺0.5~0.8寸。可灸。

【功用】疏风通络，消肿止痛。

【主治】头痛项强，转筋，下肢疼痛。

《明史·周汉卿传》："诸暨黄生，背曲须杖行，他医皆以风治之，汉卿曰：血涩也。刺两足昆仑穴，顷之，投杖去。其捷效如此。"

《中国针灸》席润成等用昆仑穴治眉棱骨痛16例，病程长用平补平泻，病程短用泻法。痊愈15例，无效1例。

19.申脉　BL 62　八脉交会穴（通阳跷）

【别名】阳跷、鬼路。

【名称解释】阳跷脉的起点，穴属足太阳脉，由此伸展向阳跷脉，故名。

【定位】外踝下缘凹陷之中点。

【取穴】外踝尖直下凹陷处，脚尖左右摆动即可摸到此凹陷。

【刺灸法】针尖略向下，刺入骨缝中0.2~0.5寸。可灸，但一般不灸。

【功用】舒筋络，通阳跷。

【主治】头痛，眩晕，足外翻（肌肉筋膜紧张）。

《针灸聚英》：一小儿四岁，与长老念咒摩顶受记发搐。后见皂衣人即发，罗谦甫先与灸两跷各二七壮，次服沉香天麻汤愈。

20. **京骨** BL 64 原穴

【别名】大骨。

【名称解释】穴处京骨旁，故名。

【定位】第5跖骨粗隆下，赤白肉际处。

【刺灸法】直刺0.3~0.5寸。可灸。

【功用】调气安神（调中偏补）。

【主治】头痛项强，小儿惊厥（脑发育不全）。

21. **至阴** BL 67 井穴

【别名】独阴。

【名称解释】阳气尽，阴气生，阳气达阴之处，故曰至阴。

【定位】足小趾外侧后，甲角旁约0.1寸。

【刺灸法】斜刺0.1~0.2寸。可灸，长灸，一般使用麦粒灸。

【功用】疏通经络，调整阴阳，清头明目。

【主治】头痛，目赤，胎位不正，子宫发育不良，性发育不全。

《针灸资生经》：张文仲疗横产先出手，诸符药不效。灸右脚小趾尖头三壮，炷如小麦，下火立产。

穴位比较见图2-21。

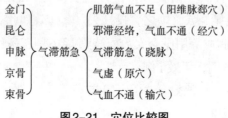

图2-21　穴位比较图

第三节　足少阳胆经穴

一、经脉的循行及其特点

足少阳胆经起于目外眦瞳子髎，向上达头部，至耳后，在头部经脉曲折运行，然后至肩，向前入缺盆，沿身体两侧下到足四趾外侧，止于窍阴。在缺盆另有一支，入胸腹腔内，络肝属胆，从髋关节横出，与主脉相交。足跗部从足临泣分出一支，至足大趾端，交足厥阴肝经。

◎ 穴位起于瞳子髎，止于窍阴，左右各44个。

◎ 头部经脉曲折运行，与主风有关。外风上受，容易侵犯胆经；内风发作，容易引起头部眩晕。

◎ 经脉在胸腹部曲折，说明肝胆容易在胸腹部阻滞，产生胸胁胀满。

◎ 胆经在胸腹部分成内外两支运行，内外支在缺盆和髋部相分合，所以缺盆和髋部的穴位对调节气血的分配和运送也很重要。

二、足少阳经穴的常用穴位

1.瞳子髎　GB 1

【别名】太阳、前关后曲、鱼尾、石曲。

【名称解释】瞳子即瞳孔，穴在瞳孔旁的凹陷中，故名。

【定位】目外眦旁，当眶外侧缘凹陷处。

【刺灸法】向外斜刺0.3~0.5寸。不灸。

【功用】疏风散热，清头明目。部位在上，与风从上受相关；部位在目，能治眼病；手足同名经穴相交，类似井穴，能调动少阳经气。

【主治】目赤，头痛，夜盲。

2.听会　GB 2

【别名】耳门、听呵、后关。

【名称解释】穴处耳旁，气血汇聚听闻之处（是足少阳胆经的气血从耳前循绕和从耳中外出的交会处），故名。

【定位】耳屏间切迹的前方，下颌骨髁突的后缘，张口时有凹陷处。

【取穴】张口取穴，在耳屏下切迹的前方凹陷中。

【刺灸法】直刺0.5~1寸。可灸，多用芦苇灸。

【功用】益耳通络。

【主治】耳鸣，耳聋，口㖞。

3.上关　GB 3

【别名】客主人、太阳。

【名称解释】上，指上方；关，指颧骨。穴在颧骨的上方，故名。又，此穴为手、足少阳经与足阳明经的交会穴，少阳为主，阳明为客，穴如主人与客人相会，故又称客主人。

【定位】下关穴直上，颧骨上缘凹陷处。

【刺灸法】直刺0.5~0.8寸。《素问·刺禁论》《针灸甲乙经》均认为此穴不能深刺。可灸，多用麦粒灸，不能烧成瘢痕。

【功用】通经活络。

【主治】口眼㖞斜，上牙痛，面痛。

4. 风池　GB 20

【别名】热府。

【名称解释】"池"指浅，风邪窝积之处。因其为头部主要受风之处，凹形似池，故名。

【定位】胸锁乳突肌与斜方肌上端之间的凹陷中。

【取穴】乳突内侧，项大筋的外侧凹陷中，平风府穴。

【刺灸法】针尖向对侧目内眦，刺入1~1.5寸。可灸。

【功用】疏风解热。

【主治】感冒，头痛，眩晕，口眼㖞斜。

《针灸聚英》：平安公患偏风，甄权针风池、肩髃、曲池、支沟、五枢、阴陵泉、巨虚下廉即差。

《续名医类案》：一人痘靥后，手掐搔痒，遂发血风疮，用苦参、枝、翘、防风、独活、苡仁、黄芩蜜丸服，病灸风池、三里二穴各五七壮愈。

5. 肩井　GB 21

【别名】肩解、膊井。

【名称解释】穴处肩上陷中，故名。

【定位】当大椎与肩峰连线的中点。

【取穴】在肩上陷中，以三指按之，当中指下陷中取之。

【刺灸法】直刺0.5~0.8寸，注意掌握针刺的深度，不可刺入肺尖。刺激本穴有致流产的可能，故孕妇慎用。《备急千金要方》："难产针两肩井入一寸泻之，须臾即分娩。"可灸。

【功用】通经活络。

【主治】颈项强痛，瘰疬，乳痈。

《续名医类案》：缪仲淳治朱文学镳患瘰疬，为灸肩井、肘尖两穴各数壮而愈。

《夷坚志》：饶州卒扬道珍针肩井治鼻衄，捷效。

6. 日月　GB 24　胆募穴

【别名】胆募、神光。

【名称解释】日月为明，胆求决断，务求其明，故名。

【定位】第7肋间隙，乳头直下。

【刺灸法】向外斜刺0.5~0.8寸。可灸，但不宜多灸。

【功用】行气利胆。

【主治】胸胁痛，黄疸，呕吐。

7. 京门　GB 25　肾募穴

【别名】气府、气俞、肾募。

【名称解释】京，《说文解字》："人所为绝高丘也。"即人站在高的丘陵上称为京。说明此穴位置较高，处腹上肋下，向上顶到肋骨。门，为气血通行的门户。

【定位】第12肋端。

【刺灸法】直刺0.5~1寸。可灸，但不多灸。

【功用】通调水道，舒筋活络。

【主治】肠鸣洞泻，水肿，腰背痹痛，小便不畅。

8. 环跳　GB 30

【别名】枢中、枢合中、环谷、髋骨穴、分中、髀枢、髀厌。

【名称解释】髀枢之骨如环，下肢跳跃全仗此穴。

【定位】侧卧或俯卧位，股骨大转子最高点与骶管裂孔连线的外1/3与内2/3的交界处。

【取穴】

（1）侧卧，伸下足，屈上足，在大转子后陷中。

（2）俯卧，按定量法量取。

【刺灸法】针尖向前阴部直刺2~3寸，可刺中坐骨神经，但要轻刺，刺激量不要太大，敲击坐骨神经附近的次数不能多，不要在坐骨神经上留针。可灸，但一般不灸。此处肌肉太厚，灸的效果不明显。

【功用】行气活血。

【主治】下肢痿软、疼痛。

《针灸大成》：辛酉夏，中贵患瘫痪，不能动履。有医何鹤松久治未愈。召予视之，曰：此瘫针可愈。鹤松惭去。予遂针环跳穴，果即能履。

庚辰夏，工部郎许鸿宗公患两腿风，日夜痛不止，卧床月余。命治之。时名医诸公，坚执不从。许公疑而言曰：两腿及足无处不痛，岂一二针所能愈？予曰：治病求其本，得其本穴会归之处，痛可立止，痛止必能步履，旬日之内，必能进部。此公明爽，独听予言，针环跳、绝骨，随针而愈。

9.风市　GB 31

【别名】垂手。

【名称解释】"市"为聚结。此处为风气聚结处，故名。

【定位】大腿外侧部的中线上，当腘横纹上7寸，股外侧肌与股二头肌之间。

【取穴】患者将手伸直，与腿平贴，中指尖下即是穴。

【刺灸法】直刺1~1.5寸，针尖在股骨上敲击，然后将针留自股骨下缘。可灸。

【功用】疏风通络，清热去湿。

【主治】下肢痿软、疼痛，皮肤瘙痒，脚气。《针灸腧穴图谱》认为可治厉风。

《针灸资生经》：予冬月，当风市处多灸冷痹，急擦热手温之，略止。日或两三痹。偶缪刺以温针，遂愈。

《针灸大成》：癸酉秋，大理李义河翁患两腿痛十余载，诸药不能奏效。相公推予治之，诊其脉滑浮，风湿入于筋骨，岂药力能愈？须针可痊。即取风市、阴市等穴针之。官至工部尚书，病不再发。

《新中医药》江焕言：冯悦御药，服伏火药多，脑后生疮，热气蒸蒸而上，几不救矣。一道人教灸风市穴十数壮，虽愈，时时发作，又教冯以阴阳炼秋石，同大豆卷浓煎，汤下遂悉平。

《名医类案》：蔡元长知开封，正据案治事。忽如有虫自足心行至腰间，即坠笔晕厥，久之方苏。掾属云：此病非俞山人不能疗。趋使召之。俞曰：此真脚气也，法当灸风市，为灸一壮，蔡宴然复常。明日，病如初，再召，俞曰：除病根非千艾不可。从其言，灸五百壮，自此遂愈。

10.阳陵泉　GB 34　合穴　八会穴之筋会

【别名】筋会、阳之陵泉。

【名称解释】外侧为阳，膝下为陵，合穴为气血汇聚之处，故有此名。

【定位】腓骨小头前下方凹陷中。

【刺灸法】直刺1~1.2寸，将针先在腓骨前缘上敲击数下，然后向外提针，将针尖稍向前，从胫、腓骨之间刺入留针。可灸。

【功用】强筋健骨，利胆和胃。

【主治】足膝痿痹，身热黄疸。

11.光明　GB 37　络穴

【名称解释】穴能治疗眼病，故名。

【定位】当外踝尖上5寸，腓骨前缘。

【刺灸法】直刺0.6~1.0寸。可灸。

【功用】调理肝胆，清热明目。

【主治】夜盲，视力减退。

《中医杂志》：针刺光明穴使暴盲儿童获愈。对双目视力仅0.5之儿童，应用眼明注射液穴注两个疗程，视力恢复0.9~1.2。

12.悬钟　GB 39　八会穴之髓会

【别名】绝骨、阳维、髓孔、髓会。

【名称解释】古代小儿系脚铃之处，故名。又从外踝尖沿胫骨向上摸至肌肉明显处是穴，故又名绝骨。

【定位】外踝尖上3寸，腓骨前缘。

【刺灸法】直刺0.5~0.8寸。可灸，经常用灸。

【功用】强筋健骨。

【主治】腰膝痿软，中风偏瘫，脚气，骨弱。

《针灸资生经》：执中母氏久病鼻干有冷气，问诸医者，医者亦不晓，但云病去自愈，既而病去，亦不愈也。后因灸绝骨而渐愈。执中亦尝患此，偶绝骨微痛而着艾，鼻干亦失去。初不知是绝骨之功，后阅《千金方》有此证，始知鼻干之去，因绝骨也。

13.丘墟　GB 40　原穴

【名称解释】墟，大丘也。丘墟为丘陵中高起之处，穴在外踝之下，故名。

【定位】外踝尖前下方，当趾长伸肌腱的外侧凹陷中。

【取穴】足部向内平收，外踝前凹陷中。

【刺灸法】刺入骨缝中0.3~0.5寸。可灸，但一般少灸。

【功用】疏肝利胆，行气活络。

【主治】胸胁痛，足踝痛，脚软无力。

14.足临泣　GB 41　输穴　八脉交会穴（通带脉）

【别名】下临泣。

【名称解释】足，足部；临，靠近；泣，水液。足部近水，故有此名。

【定位】在足第4、5跖骨结合部前方，小趾伸肌腱外侧的凹陷中。

【取穴】从第4、5小趾处，沿跖骨向前摸至骨交叉处即是穴。

【刺灸法】刺入骨缝中0.5~0.8寸。可灸，但一般少灸。

【功用】疏肝利胆，通条带脉。

【主治】季胁支满，胸痛，腋肿，目眩，耳鸣，月经不调。

15.侠溪　GB 43　荥穴

【别名】夹溪。

【名称解释】侠，通夹；溪，水流。荥穴通道尚小，水流尚少，故名。

【定位】足第4、5趾间，当趾蹼缘后上赤白肉际处。

【刺灸法】针尖略向足心刺入0.3~0.5寸。可灸，但一般少灸。

【功用】条达胆气。

【主治】头痛，目眩，耳鸣，耳聋，目赤，口干，足跗肿痛（胆火上炎）。

《针灸聚英》："东垣曰：先师洁古病苦头痛，发时两颊青黄，眩晕，目不欲开，懒言，身体沉，兀兀欲吐。此厥阴、太阴合病，名曰风痰。灸侠溪，服局方玉壶丸愈。"

穴位比较见图2-22。

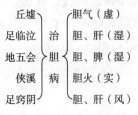

图2-22　穴位比较图

第七章　足三阴经的主要经穴

第一节　足太阴脾经穴

一、经脉循行及其特点

足太阴脾经起于足大趾隐白穴，沿大趾内侧赤白肉际，上行至内踝前边，然后沿腿内侧缘进入腹部，属脾络胃，向上过膈夹咽，连舌本，散舌下。

◎ 穴位起于隐白，止于大包，左右各有21个。

◎ 经脉是经心脏与足少阴心经相交的，故脾经与心脏的关系比较密切。大包穴是在脾经运行切断后重新出现的。脾精经肺输布，另外也通过心脏布散，一从气，一从血，使精微物资运送到全身。

◎ 脾经于踝上8寸交出厥阴之前。足太阴经与足厥阴经在腿部有两处相交（另一处在三阴交），说明两经（肝脾木土）之间的关系比较密切。

◎ 脾、胃经在腹部平行运行，说明这两经的关系也比较密切。

二、足太阴经穴的常用穴位

1.隐白　SP 1　井穴

【别名】鬼垒、鬼眼、阴白。

【名称解释】穴位曾经定位在足大趾下纹正中处，隐于足部肌肉的白处，故名。

【定位】足大趾内侧后甲角旁约0.1寸。

【刺灸法】斜刺0.1~0.2寸，一般不放血。可灸，但少灸。

【功用】调气血，益脾胃。无开窍安神的作用，以调补气血为主。

【主治】腹胀，便血。

2.太白 SP 3 输穴

【名称解释】太，大的意思；白，赤白肉际。穴在足大趾后，赤白肉际处，故名。

【定位】足第1跖骨小头后缘，赤白肉际处。

【取穴】足大趾跖趾关节后缘的赤白肉际处，可用手摸关节处定位。

【刺灸法】直刺0.3~0.5寸。可灸。

【功用】通经活络，调和脾胃。

【主治】胃痛，食不化，心痛，脉缓（为脾气不运所致）。

3.公孙 SP 4 络穴 八脉交会穴（通冲脉）

【名称解释】本穴为络穴，络属脾胃，属土，象征母德而生机充足。黄帝姓公孙，名轩辕，故以黄帝之姓命名此穴，以强调生机。

【定位】第1跖骨基底的前下方。

【取穴】在足弓部关节的前下方凹陷处。

【刺灸法】直刺0.5~0.8寸。可灸。

【功用】调理脾胃，宽胸宁神。

【主治】胃痛，呕吐，下利，脚气，胸闷。

本穴的特点，从络穴来说，主土，故能治疗脾胃，调整脾胃之间的关系；从功效上来说，阴井起于木，肝为木，而治土，土与木的关系为公孙之间的关系，因为木生火，火生土，木为公，则土为孙，公孙也有调整肝脾的能力。而且本穴还是八脉交会穴，通冲脉。冲脉为血海，脾统血，可见本穴立足脾的功能，而能调脾胃，调肝脾。

4.三阴交 SP 6

【别名】承命、太阴、下三里。

【名称解释】三条阴经的经脉相交处。还有观点称三阴交为立体交会，依肝、脾、肾为层次。

【定位】足内踝尖上3寸，胫骨内侧面后缘。

【刺灸法】直刺0.8~1.2寸。可灸。孕妇慎用。

【功用】补脾胃，助运化，通经络，调血气。

【主治】腹痛，腹泻，带下，遗尿，水肿，紫癜，缺血。

《针灸资生经》：有贵人内子，产后暴卒，急呼其母为办后事，母至，为灸会阴、三阴交各数壮而苏，母盖名医也。

5.地机 SP 8 郄穴

【别名】脾舍、太阴郄、地箕。

【名称解释】地,土地;机,机关。穴在下肢,故称地;穴为郄穴,故为机。

【定位】阴陵泉穴下3寸。

【刺灸法】直刺0.8~1.2寸。可灸。

【功用】通经活络。

【主治】痛经,腰痛,癥瘕。

6.阴陵泉 SP 9 合穴

【名称解释】膝下为陵,穴处阴经,合穴属水,故有此名。

【定位】胫骨内侧髁下缘凹陷中。

【取穴】翘足伸腿,胫骨上端内侧凹陷中。

【刺灸法】直刺1~1.5寸。可灸。

【功用】清化湿热(合通内府)。

【主治】黄疸,癃闭,腹胀。

7.血海 SP 10

【别名】百虫窝、百虫窠、血郄。

【名称解释】专治血证,气血会聚之处,故名。

【定位】髌骨内侧上方2寸。

【取穴】以医生的手心对髌骨(医生左手对病人右足,医生右手对病人左足),手指向大腿根部,大指末端是穴。

【刺灸法】直刺1~1.5寸,针尖可在股骨上敲击数下,然后在股骨旁留针。可灸。

【功用】祛风清热,调和气血。气行则血行,血行风自灭,故此穴养血祛风,清虚热。

【主治】月经不调,漏下,下部瘙痒,肌肉萎缩。

8.大横 SP 15

【别名】肾气人横。

【名称解释】《说文解字》:"横,阑木也""阑,门遮也"。可见,横是粗大的意思。穴在大肠旁,故称大横。

【定位】脐中旁开4寸。

【刺灸法】直刺1~1.5寸。可灸。

【功用】行气通腑，去湿和中。

【主治】腹痛，便秘，下利。

穴位介于大、小肠之间，所以影响面大。治大肠则能调节水分，治小肠则能和中，通腑气则能下行。

9. 食窦　SP 17

【别名】命关、食关。

【名称解释】穴在乳头外下方，是脾气上升与胃气结合生化乳汁之地，故名。

【刺灸法】斜刺0.3~0.5寸。可灸，但少灸。

【治疗大要】有安胃和中的作用，治如翻胃、呃逆等胃气将败的病症。《扁鹊心书》中称为命关，如："一人每日四五遍出汗，灸关元穴亦不止。乃房事后饮冷伤脾气，复灸左命关百壮而愈""一人年五十，因大忧、大恼，却转脾虚，庸医用五苓散及青皮、枳壳等药，遂致饮食不进，胸中作闷。余令灸关元二百壮，饮食渐进。灸关元五百壮，服姜附汤一二剂，金液丹二斤方愈""一人病休息痢，余令灸关元二百壮，病愈二日变注下，一时五七次，令服霹雳汤二服立止。后四肢浮肿，乃脾虚欲成水胀也。有灸关元二百壮，服金液丹十两，一月而愈"。

10. 大包　SP 21

【名称解释】脾之大络，是谓大的包络。

【刺灸法】斜刺0.3~0.5寸。可灸，但少灸。

【治疗大要】有调气补气的作用，治如五迟，重症肌无力等。《中国针灸学讲义》承澹盦："曾闻家伯父谈其师罗哲初先生，治一南京某氏子，全身痿纵，颈项四肢皆软瘫，为针大包一穴，与大脐黄芪、白术、甘草三味，煎服而愈。"

穴位比较见图2-23、图2-24、图2-25。

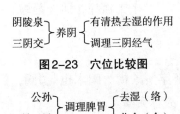

图2-23　穴位比较图

图2-24　穴位比较图

大横　┐　　　┌ 偏于虚寒（虚较甚）
　　　├ 下利 ┤
天枢　┘　　　└ 偏于湿热（邪较甚）

图2-25　穴位比较图

第二节　足少阴肾经穴

一、经脉的循行及其特点

足少阴肾经起于足小趾，下足底至涌泉穴，然后上至股内后缘，通向脊柱，属肾络膀胱，过肝和横膈，进入肺中。

◎ 足少阴经的第1个穴位在足底，与地接触，故有湿从足起的说法。

◎ 经脉进入腹腔后，在腹腔内运行。腹部的穴位是体内循行的经脉在体表的投影，所以腹部的穴位用得较少。

◎ 经脉在足部绕行，其绕行方式曾有过争论，其原因尚待进一步研究。现在主要是根据穴位的属性来决定循行顺序。因太溪为原，大钟为络，水泉为郄，其他经脉的穴位的排列是按原、络、郄的顺序，故足少阴肾经的经穴也按这个顺序排列。

二、足少阴肾经穴的常用穴位

1. 涌泉　KI 1　井穴

【**别名**】地冲、足心、地衢、蹶心。

【**名称解释**】肾属水，泉水初出涌下，故名。

【**定位**】足底2、3趾趾缝纹头端与足跟的前1/3与后2/3的交点上。

【**取穴**】

（1）足趾屈时足底的凹陷处。

（2）足底前掌人字纹的顶端。

【**刺灸法**】直刺0.3~0.6寸。可灸，一般认为灸法比针法效果更好。也可用药物外敷法，如治小儿流涎，用天南星外敷涌泉，起泡后，去药，挑泡去水，消毒包扎。

【**功用**】通关开窍，去湿化痰。

【**主治**】眩晕，晕厥，小儿惊风，小儿流涎。

《史记·扁鹊仓公列传》：济北王阿母，自言足热而闷，臣意告曰：热厥也。则刺其足心各三所，按之无出血，病旋已。

《扁鹊心书》：一人患脚气，两骱骨连腰日夜痛不可忍。为灸涌泉穴五十壮，服金液丹五日痊愈。

《续名医类案》：李时珍治一妇人衄血，一昼夜不止。诸治不效。令捣蒜敷足心，即时遂愈。

2.**然谷** KI 2 荥穴

【别名】龙渊、然骨、龙泉。

【名称解释】以骨命名。

【定位】足内侧，足舟骨粗隆下缘的凹陷中。

【取穴】足部向上外屈，内踝前下方突出骨之后方。

【刺灸法】直刺0.5~0.8寸。可灸。

【功用】调气去湿。

【主治】喉痹，月经不调，阴痒，白浊，寒湿脚气。

《备急千金要方》：凡不嗜食，刺然谷多见血，使人立饥。

3.**太溪** KI 3 输穴 原穴

【别名】吕细、内昆仑。

【名称解释】肾水出后，在此处聚成太溪，故名。

【定位】内踝尖与跟腱外缘的中点。

【刺灸法】直刺0.5~0.8寸。可灸，但少灸。

【功用】益肾清热。

【主治】耳鸣，失眠，癃闭，腰痛，牙痛。

《续名医类案》：娄全善治一男子喉痹，于太溪穴刺出黑血半盏而愈。

4.**照海** KI 6 八脉交会穴（通阴跷）

【别名】阴跷、漏阴。

【名称解释】穴在然谷之旁。然者，燃也，燃烧之意。燃烧则能照明，故穴名照海。

【取穴】两足底相对拱合，于内踝直下4分陷中取之。

【刺灸法】针尖略向下，刺入骨缝中0.5~0.8寸。可灸，但一般不灸。

【功用】清热通经，调气安神。

【主治】咽喉干红，月经不调，赤白带下，失眠，嗜卧，惊恐不宁（阳气乱）。

5.**复溜** KI 7 经穴

【别名】伏白、昌阳穴、外命。

【名称解释】复，多的意思；溜，流动的意思。经脉的气血到经穴处比较多，故称复溜。

【定位】太溪穴直上2寸，跟腱内缘凹陷中。

【取穴】正坐或仰卧，足尖向下取穴。

【刺灸法】直刺0.8~1寸。可灸。

【功用】调肾气，清湿热。

【主治】腰痛，泄泻，水肿，癃闭，口干，消渴。

6.**阴谷** KI 10 合穴

【名称解释】穴处腘窝的内侧，故为阴，腘窝凹陷如谷，故有此名。

【定位】俯伏位，腘窝内侧，当半腱肌与半膜肌之间，与委中平。

【取穴】屈膝时，膝旁肌腱突出之前方，腘横纹端。

【刺灸法】直刺0.8~1.2寸。可灸，但一般不多灸。

【功用】调补肾气，清热去湿。

【主治】疝气，小便难，崩漏，阳痿。

穴位比较见图2-26。

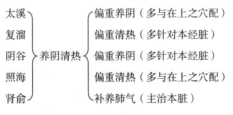

图2-26 穴位比较图

第三节 足厥阴肝经

一、经脉的循行及其特点

足厥阴肝经起于足大趾上毫毛部大敦穴处，上行，于内踝上8寸交足太阴之后，从阴部进入腹腔，夹胃属肝络胆，过横膈，布于季肋。而后上行经喉咙，后入鼻咽部，经目上额入巅顶，与督脉相交。

◎ 穴位起于大敦，止于期门，左右各有14个。

◎ 六阴经中唯有肝经上巅顶。任脉只上目，不上巅顶。

◎ 经脉进入腹腔后，体表无穴。进入季肋处出现穴位，虽然此时经脉仍然在体内循行，但是因为肝、胆脏腑居于此处，它们的经气向外发泄，故出现穴位。

◎ 季肋后无穴位，经脉在体内循行，体表不表现出穴位。

二、足厥阴肝经经穴的常用穴位

1.大敦　LR 1　井穴

【别名】水泉、大训、三毛、大顺。

【名称解释】敦，为敦厚的意思，穴在足大趾趾端敦厚处，故名。

【定位】在足大趾指甲外侧后角约0.1寸处。

【取穴】

（1）足大趾指甲外侧后角约0.1寸。

（2）足大趾甲角后丛毛中。

（3）足大趾爪甲根部外侧后约0.2寸处丛毛中。

【刺灸法】斜刺0.1~0.2寸，或用三棱针点刺出血。但强调左病取右，右病取左。《金针梅花诗钞》："交经缪刺效方增。"可灸。妇人血崩，可用灯火灸大敦穴。

【功用】平肝息风，舒筋活血。

【主治】疝气，阴中痛，阴挺，血崩，癫痫，缩阴证。

《名医类案》：一人病后饮水，病左丸痛甚，灸大敦，以摩腰膏，摩囊上，上抵横骨，灸温帛覆之，痛即止，一宿痛亦消。

《儒门事亲》：项关一男子，病卒疝，暴痛不住，倒于街衢，人莫能助，呼予救之，予引经证之，邪气客与足厥阴之络，令人卒疝，故病阴丸痛也。予泻大敦二穴，大痛立已。

2.行间　LR 2　荥穴

【名称解释】肝经行于两趾之间，而到达本穴处，故有此名。

【定位】在足第1、2趾缝纹端，赤白肉际处。

【刺灸法】针尖略向足心斜刺0.3~0.5寸。可灸，但一般少灸。

【功用】泻肝火，疏气滞。

【主治】头昏痛，月经过多，小儿惊风。

《针灸聚英》：一富者前阴臊臭，又因连日饮酒，腹中不和，求先师治之。曰：夫前阴足厥阴之脉络，出阴器，出其挺末。凡臭者，心之所主，散入五方为五臭，入肝为臊，此其一也。当肝经中泻行间，是治其本，后于心经中泻少冲乃治其标。

3.太冲　LR 3　输穴　原穴

【名称解释】太，大也；冲，通道也。谓本穴为肝经气血的大的通道。

【定位】足第1、2跖骨结合部之前凹陷中。

【取穴】

（1）足第1、2趾缝纹端向后1.5寸处。

（2）医生将食指、中指合并，从足趾根部向后量，足大趾肌腱的内侧处。

【刺灸法】直刺0.5~0.8寸。可灸，但一般少灸。

【功用】平肝降气。

【主治】头痛眩晕，经期不准，阳强。

《前人用针灸治疗妇科疾患汇集》：昔，徐文伯见一妇人，临产症危。视之，乃子死在腹中。刺足三阴交二穴，又泻足太阴二穴，其子随手而下。

4.中都　LR 6　郄穴

【别名】中郄、太阴。

【名称解释】中，胫骨之中央；都，郄穴会聚之处。

【定位】内踝尖直上7寸，胫骨内侧面中央。

【刺灸法】斜刺0.5~0.8寸。可灸，但少灸。

【功用】条达肝气。

【主治】胁痛，泄泻，疝气，崩漏，足胫寒软。因气乱而用，肝气突然变逆，而致肝气不走常道，如发怒后的胁痛、子宫内膜剥落不全的崩漏等。

5.曲泉　LR 8　合穴

【名称解释】穴处关节弯曲部，气血汇聚如泉处，故有此名。

【定位】膝内侧横纹头上方凹陷中。

【取穴】正坐或仰卧，屈膝，膝内侧横纹上，股骨内髁后缘，可摸到股骨下大头之凹陷。

【刺灸法】直刺1~1.5寸。可灸。

【功用】清湿热，利下焦。

【主治】赤白带下，茎中痛，疝痛，阴痒（湿热下注）。

6. 章门　LR 13　脾募穴　八会穴之脏会

【别名】长平、胁髎、季胁、脾募、胁窌、胁廓、肘尖。

【名称解释】《尔雅·释山疏》："山形上平者为章。"穴处肝脏外缘，故有此名。

【定位】第11肋端之下际。

【刺灸法】直刺0.5~0.8寸。可灸。

【功用】疏肝理气，化积通瘀。

【主治】肋下痞块（多用灸），腹胀，小儿疳积，呃逆，泄泻。

《针灸大成》：戊寅冬，张相公长孙，患泄痢半载，诸药不效，相公命予治之……即针中脘、章门，果能饮食。

己卯岁，因磁州同乡欠奉资往取，道经临络关，会旧知宋宪副公云：昨年长子得一痞疾，近因下第抑郁，疾转加增，诸药不效，如何奈之？予答曰：即刻可愈。予即针章门等穴，饮食渐进，形体清爽，而腹块即消矣。

《古今医案按》：景岳治一少年素日饮酒，亦多失饥饱，一日偶因饭后胁肋大痛，自服行气化滞等药，复用吐法，尽出饮食，吐后逆气上升，胁痛虽止，而上壅胸膈，胀痛更甚，且加呕吐。再用行滞破气等药，呕痛渐止。而左乳胸肋之下结聚一块，胀实拒按，脐腹膈闭，不能下达。每于戊亥子丑之时，则胀不可当。因其呕吐即止，已可用下，凡大黄、芒硝、菱、莪、巴豆等药及菔子、朴硝、大蒜、橘叶捣罨等法，毫不能效，而愈攻愈胀。因疑为脾气受伤，用补，犹觉不便，汤水不入者凡二十余日，无计可施，窘剧待毙。只得手揉按其处，彼云肋下一点，按着则痛连胸腹，及细为揣摩，则正在章门穴也……因悟其日轻夜重，本非有形之积。而按此连彼，则病在气分无疑也。必须经火则气散。乃以艾灸章门十四壮，兼制神香散，使日服三四次，胀果渐平，食亦渐进，始得保全。

《针灸聚英》：魏士桂妻徐病疝，自脐下上至于心皆胀满，呕吐，烦闷，不进饮食。滑伯仁曰：此寒在下焦，为灸章门，气海愈。

7. 期门　LR 14　肝募穴

【别名】肝募。

【名称解释】期，为一周之意。十二经运行一周，气血所经过之门户，故有此名。

【定位】乳头直下，当第6肋间隙。

【刺灸法】斜刺，或先直刺后斜刺0.5~0.8寸，留针时一定要斜留针。可灸。

【功用】疏肝理气，活血通瘀。

【主治】胸胁苦满，呕吐吞酸，饥不欲食，热入血室。

《续名医类案》：陈良甫治许主簿，痢疾，呕逆不止，诸药无效，灸期门穴，不三壮而愈。

"娄东，吴大令梅顿先生第也，因设酬劳之宴，劳倦愈甚，其夕，神昏肢倦，俄而发呃。沈曰：劳复发呃，当设温补无疑。虚其上逆，其势方张，恐汤药未能即降，须艾若佐之为妙。一友于期门穴一壮即缓，三壮全除，调补而差。"

穴位比较见图2-27、图2-28、图2-29。

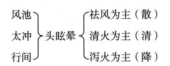

图2-27　穴位比较图

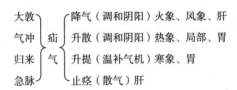

图2-28　穴位比较图

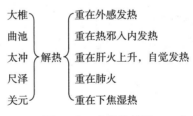

图2-29　穴位比较图

第八章　主要经外奇穴

第一节　头颈部穴

1.四神聪　EX-HN 1

【取穴】百会穴前后各1寸，共4个穴。程莘农教授认为四神聪穴可以百会穴为中心斜去各1寸，组成梅花状。

【刺灸法】

（1）需要聚气的时候（气散、气虚），针尖全朝向百会穴，进0.5~0.8寸。

（2）需要顺气的时候（气乱、气滞），针尖全朝向一个方向（一般朝向头后），进0.5~0.8寸。

（3）可灸，但一般不多灸。

【功用】疏通经络，明脑安神。

【主治】头风目眩，失眠健忘，癫痫。

《中国针灸》梁栋富：四神聪、风池、角孙、人中为主穴，加关节部位穴位，另加辨证穴，治25例病毒性脑炎后遗症，痊愈6例，显效8例，好转9例，无效2例。

2.太阳　EX-HN 5

【取穴】眉梢与目外眦的中点向后约1寸。

【刺灸法】向后斜刺0.3~0.5寸，也可用点刺出血的方法。可灸，但一般不灸。

【功用】疏风解热，清热明目。

【主治】头痛，目赤。

3.耳尖　EX-HN 6

【取穴】折耳向前时，耳郭上方的尖端处。

【刺灸法】直刺0.1~0.2寸，也可用点刺出血方法。可灸，但很少用灸。

【功用】清热泻火。

【主治】目赤肿痛（麦粒种），偏头痛。

4.球后　EX-HN 7

【取穴】当眶下缘外1/4与内3/4的交界处。

【刺灸法】轻向上内推压眼球，然后进针，针尖略向下转略向上0.5~1寸，出针时须压迫穴位处约5 min。不灸。

【功用】补气明目。

【主治】视力减退的各种病变。

5.上迎香　EX-HN 8

【取穴】当鼻翼软骨与鼻甲的交界处，近鼻唇沟上端处。

【刺灸法】沿鼻根部向上斜刺0.3~0.5寸。不灸。

【主治】鼻塞，流脓。

6.金津、玉液　EX-HN 12

【取穴】卷舌，舌唇系带两侧静脉上，左为金津，右为玉液。

【刺灸法】点刺出血。不灸。

【功用】散血去瘀，清热消肿。

【主治】舌肿，舌疮，失语。

7.翳明　EX-HN 13

【取穴】正坐位，在颈部，当翳风后1寸。

【刺灸法】直刺0.5~1寸。可灸，但不多灸。

【功用】行气去水。

【主治】近视，远视，雀目，青盲。

第二节　胸腹部穴

子宫　EX-CA 1

【取穴】仰卧位，当脐中下4寸，中极旁开3寸。

【刺灸法】直刺0.8~1.2寸。可灸。

【功用】清热利湿。

【主治】子宫脱垂，痛经，疝气。

第三节　背部穴

1.定喘　EX-B 1

【取穴】俯伏或俯卧位，在第7颈椎棘突下旁开0.5寸。

【刺灸法】直刺或向内侧刺0.5~1寸。可灸。

【功用】通经行气。

【主治】哮喘，肩颈痛。

2.夹脊　EX-B 2　曾名华佗夹脊

【取穴】俯伏或俯卧位，当第1胸椎至第5腰椎棘突下两侧，督脉旁开0.5寸，一侧17个穴位，左右共计34个穴位。

【刺灸法】

（1）直刺或向内侧刺0.5~1寸。

（2）向下斜刺0.5~1寸。

（3）向对侧横刺（左右透刺）1寸。

（4）可用梅花针沿穴敲击。

（5）可用走罐法。

（6）可灸，一般每次选约3个穴位，轮流施灸。

【功用】通阳行气。

【主治】与穴位所在位置的脏器的疾病有关。但以虚弱羸瘦，哮喘，腰背疼痛等症为主。

3.腰眼　EX-B 6

【取穴】俯伏或俯卧位，在第4腰椎棘突下，旁开约3.5寸。

【刺灸法】直刺0.5~1寸。可灸。

【功用】强壮肾气。

【主治】腰痛，内脏下垂。

4.十七椎　EX-B 7

【取穴】俯伏位，后正中线上，当第5腰椎棘突下。

【刺灸法】直刺0.5~1寸。可灸。

【功用】通经活络。

【主治】腰骶痛，痛经。

第四节 上肢部穴

1.肘尖 EX-UE 1

【取穴】屈肘,当尺骨鹰嘴的尖端。

【刺灸法】一般不用针法,可灸。

【功用】清热解毒。

【主治】痈疽,疔疮,瘰疬。

2.二白 EX-UE 2

【取穴】伸臂仰掌,在腕横纹上4寸,桡侧腕屈肌腱的两侧,一侧2个穴位。

【刺灸法】直刺0.5~1寸。可灸。

【功用】清热利湿。

【主治】痔疮,脱肛,胸胁痛。

3.中泉 EX-UE 3

【取穴】俯掌,在腕背横纹中,当指总肌腱桡侧的凹陷处。

【刺灸法】刺入骨缝中0.3~0.5寸。可灸,但一般少灸。

【功用】行散气机。

【主治】腕关节疼痛,颈项部疼痛。

4.腰痛点 EX-UE 7

【取穴】俯掌,第2、3掌骨与第4、5掌骨之间,当腕横纹与掌指关节中点处,一侧2个穴位。

【刺灸法】直刺0.3~0.5寸。可灸,但一般少灸。

【功用】散气清热。

【主治】急性腰痛,手背红肿。

5.八邪 EX-UE 9

【取穴】微握拳,在第1至第5手指根部,指蹼缘后方赤白肉际处,一侧4个穴位。

【刺灸法】针尖略向手心刺入0.3~0.5寸。在手指中毒时可用放血的方法。可灸,但一般不多灸。

【功用】清热解毒。

【主治】手指麻木,烦热,毒蛇咬伤。

6.四缝　EX-UE 10

【取穴】仰掌伸指，在第2至第5手指近掌指关节的中央，一侧4个穴位，左右共8个穴位。

【刺灸法】用三棱针点刺，并挤出其中的黄白色黏液，有火证的时候，可以刺出血。不灸。

【功用】行气化积。

【主治】疳积，小儿腹泻。

7.十宣　EX-UE 11

【取穴】在手十指端，距指甲游离缘0.1寸，左右各5个穴位。

【刺灸法】直刺0.1~0.2寸。常用三棱针点刺出血。不灸。

【功用】开窍泄热。

【主治】高热，昏迷，中暑，咽喉肿痛，指端麻木。

第五节　下肢部穴

1.百虫窝　EX-LE 3

【取穴】正坐或仰卧位，髌底内侧上3寸。

【刺灸法】直刺0.5~1寸。可灸。

【功用】清热祛湿。

【主治】皮肤瘙痒，蛔虫病。

2.胆囊　EX-LE 6

【取穴】正坐或仰卧位，当腓骨小头前下方凹陷处直下2寸。

【刺灸法】直刺1~1.5寸。可灸。

【功用】行气清热。

【主治】胆囊炎，肝胆区疼痛。

3.阑尾　EX-LE 7

【取穴】正坐或仰卧位，当犊鼻穴下5寸，胫骨前缘旁开一横指。

【刺灸法】直刺0.8~1.2寸。可灸。

【功用】行气散气。

【主治】阑尾炎，胃脘疼痛，纳呆。

4.八风　EX-LE 10

【取穴】正坐或仰卧位，在第1至第5足趾间，趾蹼缘后方赤白肉际处。一足4穴，左右共计8穴。

【刺灸法】针尖略向足心刺入0.5~0.8寸，在去毒时可用三棱针放血。可灸。

【功用】清热解毒。

【主治】足趾麻木，头目眩晕，毒蛇咬伤。

5.气端　EX-LE 12

【取穴】正坐或仰卧位，在足十趾端距指甲游离缘0.1寸。

【刺灸法】直刺0.1~0.2寸。可灸。

【功用】开窍降气。

【主治】脑卒中急救，足趾麻木。

第九章　常用腧穴的特性及临床用穴法

一、内脏病辨证取穴

1.痰

支沟 ┐　　┌ 开窍去痰湿
间使 │ 祛 ┤ 安神去痰湿
人中 │ 痰 │ 开窍安神
丰隆 ┘　　└ 行脾胃之气以化痰

2.湿

水分　┐　　┌ 大腹　　阴虚水肿
水道　│　　│ 水肿　　阳虚水肿
水泉　│　　│ 下肢肿，水湿通道阻滞，如癃闭
曲泉　│ 祛 ┤ 下腹湿热，如白带
中渚　│ 湿 │ 行气　　上肢肿
涌泉　│　　│ 去湿　　下肢肿
阴陵泉┘　　└ 水湿泛滥

3.气虚

百会　┐　　┌ 散气、安神、提升
膻中　│　　│ 散气
中脘　│　　│ 脾胃之气，脾胃之阴
气海　│ 补 ┤ 丹田之气
脐中　│ 气 │ 脾胃之气
足三里│　　│ 脾胃之气，脾胃之阳
合谷　┘　　└ 脾胃之气，头面阳气不足

4.血

血海 ┐ 补 ┌ 行气补血
膈会 ┘ 血 └ 养血补血

5. 气滞

期门 ┐
阳陵泉 │
厉兑 ├ 行气 ┐
内关 │
日月 │
中府 ┘

- 肝气，多用于情绪变化
- 肝胆之气，多用于肝胆不疏，胆汁淤积
- 肝气阻滞，多用于急痛
- 上焦之气，心胸疼痛
- 肝胆之气，胆气不足
- 上焦之气，寒滞胸痛，如受寒后

6. 血滞

极泉 ┐
金津、玉液 │
天池 ├ 活血化瘀 ┐
地机 │
中都 │
蠡沟 ┘

- 心胸急痛
- 全身瘀滞
- 寒滞疼痛，持续疼痛
- 痛经，下腹疼痛
- 少腹疼痛（急痛），痛经，疝痛
- 胆气滞引起的血滞

7. 阴虚

三阴交 ┐
太溪 ├ 养阴 ┐
肾俞 ┘

- 兼养三阴
- 肾阴阻滞
- 肾阴不足

8. 阳虚

命门 ┐ 补阳 ┐
丹田 ┘

- 阳中之阳
- 阴中之阳

9. 外感

大椎 ┐
曲池 │ 风寒湿 ┐
外关 │
风池 ├ 热外入 ┐
风府 │
翳风 ┘

- 通督阳，以补全身之阳
- 清阳热
- 祛湿，身重等症状较重
- 风邪留连，昏眩等症状时轻时重
- 风邪较强，疼痛等头部症状较重
- 风热犯表，咽喉及耳部病变

10. 火旺

太冲 ┐
行间 ├ 肝火 ┐
内庭 ┘

- 作用较慢
- 作用较快
- 脾胃之火，牙痛见长

鱼际 ┐
少商 │
商阳 ├ 泻火 ┐
中冲 │
上星 ┘

- 肺火偏重
- 肺火偏重，多有外邪，窍络阻塞，咽喉见长
- 胃火，多有外邪，热象较重
- 火邪扰心，火重有窍闭
- 肺火，有窍闭，尤以鼻窍为主

11. 内风

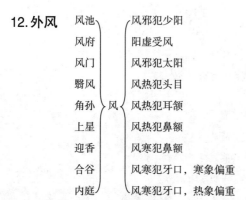

百虫窝 ── 息 ┌ 养血
百会 ── 风 └ 补气

12. 外风

风池		风邪犯少阳
风府		阳虚受风
风门		风邪犯太阳
翳风		风热犯头目
角孙	风	风热犯耳额
上星		风热犯鼻额
迎香		风寒犯鼻额
合谷		风寒犯牙口，寒象偏重
内庭		风寒犯牙口，热象偏重

13. 神乱

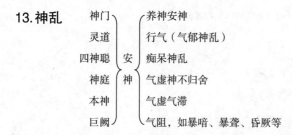

神门		养神安神
灵道		行气（气郁神乱）
四神聪	安	痴呆神乱
神庭	神	气虚神不归舍
本神		气虚气滞
巨阙		气阻，如暴喑、暴聋、昏厥等

14. 食滞

公孙		调整肝脾关系
足三里	化	补气行气
天枢	滞	行气通阻

二、外经病取穴

1. 以痛为腧

（1）局部找痛点，就是在病部的局部找一个最明显的痛点。

（2）穴位附近找痛点，就是在离病变部位最近的穴位上按压以找痛点。

（3）在动态中找痛点，就是按照患病时的体位固定下来，然后找压痛点。

2. 选穴规律

火行最远：治疗有火热的病情，一般选用离病变部位较远的穴位，如风火牙痛选合谷或内庭等）。气行较远：相对火邪而言，选用穴位时离病变部位较近。湿后为痰：如足太阴脾经，足趾端的穴位，以治疗水为主，沿着经脉向上的穴位逐渐开始治疗水湿，再向上逐渐治疗痰湿，等等。血滞较近：所选穴位离病变部位较近。

3. 躯干穴治脏腑病

足太阴脾经：隐白（脾气虚）、商丘（湿）、地机（血虚滞）、阴陵泉。

手太阴肺经：少商（火）、太渊（气）、孔最（血）、尺泽。

手少阴心经：少冲（火）、神门（气血神）、少海（血阻滞）、青灵。

足太阳膀胱经：睛明（气）、风门（局部脏腑病）、承扶（血阻）、委中（气滞）、昆仑（寒滞、气虚）、金门。

4. 按全息规律取穴

主要是在四肢部。如肩凝症选养老、阳陵泉、条口，咽喉疼痛选鱼际、列缺，腰痛选委中，牙痛选合谷。又如落枕常用中渚、落枕。除此之外，根据全息理论还可以在腿上选昆仑、跗阳，手上选中泉、阳池等。

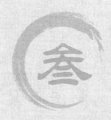

第三篇

刺灸法精要

第一章　刺法灸法学概要

第一节　刺法与灸法的关系

刺法与灸法在治疗上统称为针灸。针、灸虽然证治基本相同，但是各有所长。一般来说，针法更适宜治疗远程疾病，灸法更适宜治疗局部疾病；针法更适宜通经，灸法更适宜温经；针法更适宜泻，灸法更适宜补；针法更适宜内脏疾病，灸法更适宜外部疾病。某些穴位，也各有针、灸的适宜。如百会、涌泉，使用灸法比较好；十宣、四缝等，使用针法比较好，等等。在阴阳气机极度虚弱的时候则针、灸的方法均不宜使用。《灵枢·官能》说："针所不为，灸之所宜。"《灵枢·邪气脏腑病形》说："诸小者，阴阳形气俱不足，勿取以针，而调以甘药也。"《灵枢·根结》说："形气不足，病气不足，此阴阳气俱不足也，不可刺之，刺之则重不足，重不足则阴阳俱竭，血气皆尽，五脏空虚，筋骨髓枯，老者绝灭，壮者不复矣。"《灵枢·终始》说："如是者，则阴阳俱不足，补阳则阴竭，泻阴则阳脱。如是者，可将以甘药，不可饮以至剂。如此者弗灸，不已者因而泻之，则五脏气坏矣。"

"针所不为，灸之所宜"，说的是在大寒从外而入，侵犯人体的时候，可使用针刺的方法。但当针刺效果不好的时候，应该改用灸法。为什么要改用灸法呢？这就要从针刺与灸焫各自的长处来说。

（1）从外邪与机体的相互关系上来说：寒邪犯人，在外，如在经络、腠理、肌肤时，针刺治疗一般使用泻法，以泻邪（包括祛邪和灭邪）；当寒邪向里发展的时候，如在肌肉、脏腑，一般使用补法，补正气，祛邪气。如《伤寒论》所说之中风、伤寒病证的发展变化和治疗处理一样。假若人体长期受寒，在寒邪不断入侵的过程中，阳气不断受到消耗，虽然病情进展并不快，在治疗的时候则补正祛邪同时进行。如《金匮要略》所说之中风历节病或血痹虚劳病的治疗处理一样。前者的治疗是针刺的特长，后者的治疗是灸焫的特长。所以后者病情应及时停针用灸，或针后加灸。

（2）从穴位的特点来说：《灵枢·背腧》在说背俞穴的使用时说："灸之则可，刺之则不可。"这是因为那时针具粗糙、消毒条件不够等，不适宜在背部针刺。对于腧穴的位置特点，有腹深似井，背薄如饼之说。在背部针刺不当，容易出现医疗事故，故建议使用灸焫之法。当然还有些属于禁针穴，如脐中，若需使用，则更应该选用灸法。

从理论上说，中医没有不可治之病，针灸亦然。但是从临床实际来说，虽然没有不可辨之证，却有不可治之病。针灸法都是通过调节机体的反应能力，或曰经络、腧穴的应变能力达到治疗目的的。当这种反应能力降低到一定程度的时候，如过于衰老、长期疾病困扰、身体极度衰弱的时候，针灸的效果必然不好。但是针和灸比较而言，针刺的破损刺激主要起到激发机体反应能力的作用，机体的反应能力越强，针刺的效果越好；反之，则较差或无效。灸焫是以温热作为刺激源，温能补阳，温能活血，在提高机体兴奋性的基础上发挥治疗作用。所以在机体反应能力下降到一定程度，针刺效果不好的时候，仍然可以使用灸焫的方法进行治疗。如《素问·玉机真脏论》所说："肾传之心，病筋脉相引而急，病名曰瘛，当此之时，可灸可药。"当然，人体的阳气完全衰败的时候，灸焫的方法也是不行的。也就是说，当灸焫的治疗方法也不能取效，病人的病情就到了很难逆转的时候。这时，中药处方的治疗就应该是最后一道防线。如《灵枢·终始》所说："脉口人迎俱少而不称尺寸也。如是者，则阴阳俱不足，补阳则阴竭，泻阴则阳脱。如是者，可将以甘药，不可饮以至剂。如此者弗灸，不已者因而泻之，则五脏气坏矣。"

在疾病发展到一定阶段的时候，也不能使用灸法。如《灵枢·终始》所说："人迎与脉口俱盛三倍以上，命曰阴阳俱溢，如是者不开，则血脉闭塞，气无所行，流淫于中，五脏内伤。如此者，因而灸之，则变易而为他病矣。"就是说，在阳气极度亢旺，邪正斗争异常激烈的时候，使用灸法容易产生变症、坏症。因为这时正气不是不足，而是亢旺，遇火热后极容易产生逆乱，故不可灸。

除此之外，某些病本身不宜进行灸焫疗法，如《素问·奇病论》所说："帝曰：病胁下满气逆，二三岁不已，是为何病？岐伯曰：病名曰息积，此不妨于食，不可灸刺，积为导引服药，药不能独治也。"息积，指胁下胀满，气逆息难或有形的病症。乃气息痞滞于胁下，不在脏腑荣卫之间，积久形成。气不干胃，故不妨碍饮食。与当今胁下部分的肿瘤近似，多有阳气极度虚弱的表现。《备急千金要方·卷十》说狐惑病的治疗："其病形不可攻，不可灸。因火为邪，血散脉中，伤脉尚可，伤脏则剧，并输益肿，黄汁出，经合外烂，肉腐为痈脓，此为火疽，医所伤也。"狐惑病为阴虚有火（包括虚火和实火）而致，故阴虚太甚者也不宜使用灸法。

过度使用灸法也属不当治疗。《灵枢·经水》按人的大小、肥瘦区别使用灸法，以掌握灸焫的热量。而灸之过量者，易引起不正常之火的泛滥，引起骨枯脉涩，需要我们重视。

总之，根据《灵枢》的认识，灸法主要针对"陷下""血寒"的病机使用。"阴阳皆虚""结络坚紧"则是其主要的病理表现。在这两种情况之下治疗效果应该是比较好的。而在其他发面，就要看医生的水平和疾病的深浅程度。针、灸二者可以配合使用，但各有所长，如何恰当运用，需要医生在长期临床中体会。

第二节　刺法灸法的内容和内涵

一、刺法的内容

1.**针具**　从九针到新九针，从常用的毫针到金针、银针，从普通针具到电针、激光针。

2.**针法**　包括针刺的角度、针刺的痏数等与针的变化相关的技巧。

3.**手法**　包括需要使用手的技巧进行补泻的多种手法。

二、灸法的内涵和特点

1.**灸材**　一般使用艾绒作为施灸材料，也有在艾绒中加入中药的。

2.**灸法**　分直接灸、间接灸两种。常用的有艾条灸、艾炷灸、隔物灸3种。

（1）头部是阳气积聚的地方，过多使用灸法会使阳气太旺，损伤阴气；脊背部太靠近脏腑，使用灸法过多，会使脏腑受损，故要特别小心，使用灸法以生为主。四肢主要是骨骼和肌肉，脏腑的神气周游于此，过多使用灸法容易使神气受损，因此也要只能小熟或生。肠胃由于经常受厚味刺激，容易产生疾病，使用灸法应该用熟。

（2）灸法的使用顺序：一般为先阳后阴，先上后下，先左后右。

（3）施灸的时间：以下午为好。

（4）灸法主要变化在于温度的变化。一是温和凉的温差变化，如回旋灸是渐温渐凉，雀啄灸是突温突凉，这种变化本身就体现着补泻和调经的不同方法。二是温度高低的变化，艾炷大，温度高，影响面大，影响层次深；艾炷小，温度低，影响面小，影响层次浅。三是温灸时间长短的变化，灸的时间长，对气血运行的影响明显；灸的时间短，对气血的运行影响小。四是补泻的变化，艾火慢熄灭，温度逐渐减弱，称为补法；艾火突然减去，温度突然消失，称为泻法。

第三节　刺法灸法的演变与发展

一、针具、针法的演变与关系

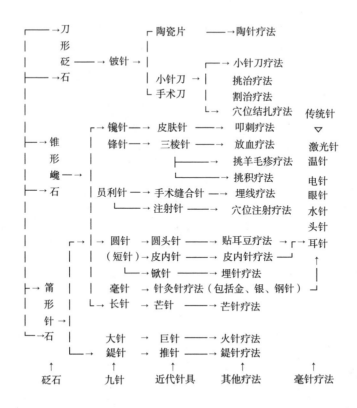

图3-1　针具演变图

二、灸法的演变

表3-1　灸法演变表

从灸疗热源上看灸法	将艾作为灸的热源	艾炷灸法	着肤灸（直接灸）
			隔物灸（间接灸）
		艾条灸法	悬起灸（温和灸、雀啄灸、回旋灸）
			实按灸（太乙神针、雷火神针等）
		温灸器灸法	灸盒、灸筒、灸盏等
		温针灸	针上加艾，现代灸疗仪器等
	将艾以外的物品作为灸的热源	药锭灸法	中药加工炮制后
		电热灸法	现代针灸仪器
		光灸	日光、阳燧光、火光等
		天灸	中药、植物、动物、粪便等
		其他材料灸法	中药、食物、蒸汽、泥土、砖瓦、青布、树木等
灸疗器具	热源	艾	加热物	艾绒（纯绒、加中药绒）、艾条（纯艾条、加中药艾条）等
			隔热物	姜、葱、蒜、盐、中药等
		非艾	蒸汽、火头、中药等
			直接太阳光、间接太阳光
			电源、激光等
	器具	古代器具	灸盏、灸锭、灸盆、灸坑等
		现代器具	针灸仪器

第二章　毫针的基本针法

第一节　得神

　　针刺在进针前，就必须注意得神，只有在得神的情况下，才会使针刺治疗获得最大效应，所以这是最值得针灸医生重视的部分。针刺得神在临床上有两大明显好处：①能使后续的针刺治疗获得一个好的治疗基础，有助于提高治疗效果；②针刺时能有效减轻患者的疼痛感。

　　1.得神的含义　《素问·八正神明论》说："请言神，神乎神，耳不闻，目明心开而志先，慧然独悟，口弗能言，俱视独见。适若昏，昭然独明，若风吹云，故曰神。"说明神是一种精神活动，这种精神活动有如下特点：①有预感性（目明心开而志先）；②有独到性（慧然独悟）；③有感染性（适若昏，昭然独明，若风吹云，即像蜡烛一样照亮四周，像风一样将云朵吹开）。

　　神的物质基础是精（志先）。《灵枢·小针解》说："神者，正气也。"说明人的正气表达于体表就是神气。所以习惯称为精、气、神。但其在后天与脾胃关系十分密切，临床上诊断疾病、判断预后等又十分重视"胃、气、神"。可见精气与胃气都是神的基础，所以一般情况下都称胃、气、神。但胃气的缺乏和丧失仅仅是疾病危急的表现，而精、气、神的丧失则是死亡的表现。胃气的变化主要表现在气血的变化上，故临床所说的神，常以气血作为衡量的标准。故《灵枢·小针解》说："上守神者，守人之血气有余不足。"

　　2.为什么要得神　《素问·移精变气论》："得神者昌，失神者亡。"这是对神的总看法。结合针灸来说，就是要使针具有神，使之变成具生命信息的神针，而不是普通的铁针。就是要使针上具有生命信息，使死针变成活针。现代针灸针是不锈钢的，是无生命。通过医生的各种处理变成能传递生命信息的针，以促使患者正气振奋，解除疾患的影响。

　　临床上常常能见到同样一类病人，用同样一组穴位，但取得的效果却不一样。除了病人之间的差异之外，主要是医生的技能的差异。这种技能的差异主要表现在针具的得神与不得神上。《灵枢·官能》说："用针之要，无忘其神。"从病人的角度上说，得神就是要使神集中到针灸的治疗上，这样才能使体内的正气随着治疗的进展而发挥作用，从而使针完成治疗作用。《素问·针解》说"必正其神"，"正其神"就是说医生要想法控制病人的神气以利于治疗。

3. 如何得神

（1）聚神：要使针上有神，首先医生要得神。《灵枢·九针十二原》说"神在秋毫，属意病者"。就是说医生精神要高度集中，全部思想集中在病人的治疗上。《素问·宝命全形论》说："如临深渊，手如握虎，神无营于众物。"

（2）敛神：用医生的神来制病人的神。主要方法有二：①给予病人一个安静的环境，以使病人思想得以集中。如《灵枢·终始》说："深居静处，占神往来，闭户塞牖，魂魄不散，专意一神，精气之分，毋闻人声，以收其精，必一其神，令志在针。"②用医生的目光控制病人的眼神。《素问·针解》说"欲瞻病人目"，即可制其神，这就是常说的眼睛是心灵的窗户，心里想什么能从眼睛里表现出来。病人眼睛能集中在治疗上，集中在医生的操作上、表现上、形态上，心神就不会散。《灵枢·九针十二原》说："方刺之时，必在悬阳及于两卫。"

（3）调神：抓住时机进针，使用各种手法。《素问·宝命全形》说："伏如横弩，起如发机。"《素问·离合真邪论》说："故曰知其可取如发机，不知其取如叩椎。故曰：知机道者不可挂以发，不知机道扣之不发，此之谓也。"说明看准进针的时机，就能使集中了的神气向针灸处（穴位）靠近，神气不分散，从而易于得气。除上述之外，还有补法呼吸进针、泻法吸气进针等。《金针梅花诗钞》将进针分成10个步骤，即端静、调息、神朝、温针、信左、正指、旋捻、斜正、分部、中的。这10个步骤讲了针刺得神的全过程。但仅从进针来说，主要指前8个步骤。

（4）守神：保护神气，使神气集中在整个治疗过程。《素问·离合真邪论》说："如待所贵，不知日暮，其气以至，适而自护。"就是说要像对待很尊重的人一样对待病人，小心翼翼，仔细观察。现在来说就是要注意语言诱导，进行心理治疗。所以扎完针以后，别以为就完事大吉了，还得注意护神的方法，否则就会影响神气的集中，从而降低疗效。《素问·针解》说："经气已至，慎守勿失，勿变更也。"就是这个原因。

得神是针刺的一个关键，看起来有点玄，但验之于临床，确真有其事。《素问·宝命全形论》说："今末世之刺也，虚者实之，满者泄之，此皆众工所共知也，若夫法天则地，随应而动，和之者若响，随之者若影，道无鬼神，独来独往。"也就是说得神之后，针灸的治疗就能够达到"随应而动"，即随着医生治疗而获得满意的效果。

第二节 得道

1.得道的含义 所谓"道"，就是针灸治疗的规律和方法。如《灵枢·九针十二原》中所说："往者为逆，来者为顺，明知逆顺，正行无问。逆而夺之，恶得无虚，追而济之，恶得无实，迎之随之，以意和之，针道毕矣。"掌握针灸之道，才能在恰当的时间，针对恰当的对象，实施最恰当的针灸治疗，如《灵枢·九针十二原》中所说："知机之道者，不可挂以发，不知机道，叩之不发。"

"得道"是在得神的指导下一种具体用针的方法。也就是按照疾病规律，使用最恰当的针灸方法。《灵枢·本神》说："凡刺之法，必先本于神。"这种方法使用的正确与否，反过来又影响到神的存留聚散。这就要根据不同的病人、不同的病情而变化。因此道虽一，变化无穷。如《灵枢·行针》说："或神动而气先针行，或气与针相逢，或针已出气独行，或数刺乃知，或发针而气逆，或数刺而病益剧。"可见，即使针刺手法非常熟练，若不知针道，则不能和神气配合，达不到治疗效果，甚至还会加重病人的病情。《灵枢·九针十二原》说："逆而夺之，恶得无虚？追而济之，恶得无实？"所以应该"明知逆顺，正行无问"。

2.如何得道

（1）病情不同、病人体质不同，就需要使用不同针具：如《灵枢·官能》说："知官九针，刺道毕矣。"针有粗细，一般病重者、体强者、久扎针者可用粗针，反之则多用细针。针有形状不同，就是为不同的病人而设，如放血用锋针，切脓用铍针等。

（2）组织最有效的处方：如《灵枢·禁服》说："夫约方者，犹约囊也，囊满而弗约，则输泄，方成弗约，则神与弗俱。"这里有两层意思：（1）指针刺前选用最恰当的处方。

（2）在针刺过程中适当变换处方，以求得最好疗效，然后守方治疗。现代临床发现，一个针灸处方的使用，一般不要超过7天。所以扎针时恰当选用穴位，组成最佳处方连续用针7~10天算一个疗程，然后换方。否则两个疗程之间就得停歇一段时间，一般为3~5天，目的是免除耐针性。所以选穴组方十分重要，弄得不好，就会产生耐针性从而降低疗效。

（3）以病人感觉确定针灸的量：《灵枢·小针解》说："言补者，佖然若有得也，泻则恍然若有失也。"就是说补法时以病人感到有所充实满胀为当，比如胀感以胀满为当，酸感以酸紧为当，痛感以不产生厌恶排斥感为当，麻感以麻滞感为当。而用泻法时，以病人感到有所失落感为当，比如胀感以空虚为当，酸感以酸软为当，痛感以惕惕然为当，麻感以麻木为当。当然这些感觉很难描述和体会，但总的来说要因人因病而异，以达到恰到好处的良好刺激，才是最佳刺激量，刺激过度或不足，均会降低疗效。

（4）针刺达到恰当的深度：如《灵枢·终始》说："故一刺则阳邪出，再刺则阴邪出，三刺则谷气至，谷气至而止。"说明阳邪为病，应该刺得比较浅，阴邪为病，应该稍深，正气不足，需调动正气，则应刺得更深。所以针刺的深度的掌握也要因人因病而异，才能真正达到调整气机的目的。

得道是得神的具体体现，得神要表现在得道上。好像人一样，得道是躯体，人有各种各样的躯体，高、矮、美、丑、强、弱，等等；得神是灵魂，是人的内在的、实体，看不见，摸不着，但通过躯体的变化又可以体会出来。针刺上要得道更要得神，否则就是空道，就是"花架子"，不可取。

第三节　进针

进针的方法，古籍上多记载为"令病人咳嗽一声"，今人认为其目的是分散病人对针刺的恐惧感和减轻进针时的疼痛。然而有人对此表示疑义，说此种进针法影响进针的准确性和得气感。故有人在此基础上进行了革新，如在进针时用押手拍击穴位周围的皮肤以分散精力；或将押手的几个手指分开押在不同部位，先后用力下压以分散精力等。

今人进针的方法很多，如压入法、突入法、管针法、子弹法等。所谓压入法，即用食、拇指捻住针，用中指压在穴位附近，准备好以后，食、拇指加力，向皮肤内压入，一般适宜短针刺。突入法，即食、拇指捻住针，针尖距皮肤半寸左右，照准穴位突然发力刺入。管针法，即将针放在两头不封口的钢管或其他细管内，将细管与针尖放在穴位上，针尾露出管外，用另一手指迅速弹击下压针尾，使针尖刺入穴位。子弹法，即用食、拇指捻住针，针尖距穴位皮肤五分左右，迅速发力捻转针体，同时向皮肤方向刺入，使针像子弹一样旋转刺入皮肤。此类方法和手法虽然很多，但可统称为"快速进针法"。目的基本上都是为了减轻进针时的疼痛。不同的医生可根据自己的习惯和病人的情况选用不同的方法，其方法本身并没有优劣之分。

但是还有一种很重要的方法，过去没有得到更多人的重视，就是慢进针法。古代由于所使用的针大都比较粗，慢进针必然增加疼痛，所以不为病人所接受，不为医生所重视，古籍中没有明确记载。现代所使用的针都比较细，尤其是30号针，用于慢进针法很合适，为慢进针法提供了工具，为重新认识和提高经络的作用创造了有利条件。也就是说进针法从目前来说可分为快进针和慢进针两种方法，在临床上都经常使用，而且各有所长，使用得当对提高疗效很有好处。

使用慢进针法有什么好处呢？由于历史的原因，目前针灸医生所能接触到的病人，多数为慢性病、久治不愈的病、难治的病、其他医疗方法不治的病。患者大都有体质的改变和脏腑结构、气血素质的改变，所以治疗难度都比较大。医生需要较高的治疗力度和技巧，病人需要调动一切主观因素和积极性，才会取得好的疗效。其中与针刺相关的，就是要充分调动经络与腧穴的能动性。慢进针法从皮肤（经络或穴位）处慢慢刺入，首先在经络的十二皮部所在位置给予一定的刺激，起到治疗作用，然后再由皮到络，由络到经，全面刺激经络系统，最大范围调动经络系统，从而获得最大的治疗效益。这与快进针法忽略了皮部、络脉、经脉等经络系统而只注重腧穴的作用不同。快进针法快穿皮，快进针，直达穴位定点处（得气点），重视了穴位的得气而忽略了经络的得气，虽然对穴位来说达到了目的，但对经络来说却没有直接效益或效益甚小，得气的结果是通过腧穴功能的发挥启动经络的作用，由于属小单位起动，对经络来说是间接作用，要使经络也发挥很大的作用，使腧穴功能转化为经络功能，对得气的掌握、手法的运用等方面要求甚高。而慢进针则不然。通过慢进针，全面调动了经络、脏腑、腧穴的功能，疗效相对来说更为可靠和可信。

什么时候使用慢进针法比较好呢？①在慢性病的时候使用。一般来说急性病病程较短，其主要矛盾是病邪对人体的侵犯，病势虽重但机体的抵抗力仍然较强，脏腑、经络、气血等生命现象很活跃，这时祛邪即可治病，而快进针法完全能完成这一任务。但慢性病时，要提高生命活动能力则需要花很大的力气，用慢进针法有利于机体功能的全面调动，故常在此时使用。②在久治不愈的病人身上使用，尤其是在针灸治疗时间较长的病人身上使用。如前所说，由于历史的原因，目前使用慢进针的医生很少，在前治医生的方法上进行一些改变，如改变进针法，实际就是改变了调动经络气血的力度，有利于治疗效果的提高。③在不惧针的病人身上使用。恐则气下，惧针容易使病人气血、脏腑、经络功能处于低下状态，使用慢进针就会降低疗效。所以在惧针的病人身上最好使用快进针法，有利于病人接受和主动配合治疗。

慢进针如何避免和减轻疼痛？可以说慢进针的主要障碍就是进针时的疼痛。这大概也是过去使用得少的主要原因。进针疼痛的主要原因一是刚好扎到痛觉神经末梢，二是在操作过程中没有加入减痛措施。对于前者可以拔针再扎，对于后者就是要使用得神的操作方法。首先医生要得神，医生应该集中精力调气，潜意识要集中在操作手上，有意识地运气到操作手与针体上，然后再进针，这时的针刺一般来说不痛或疼痛很轻，病人完全可以接受。根据经验，只要做到这一点，病人一般没有抗拒感。若是医生一边扎针一边和其他人说话，或突然分散精力，则病人立即叫痛。充分说明得神与减轻疼痛的关系是十分一致的。可见慢进针并不一定会产生疼痛，关键是要掌握正确的操作方法。医生在使用前多练习，在治疗时注意得神的运用，即可达到减轻疼痛的目的。

第四节　深度

进针的深度，主要取决于以下几方面。

1.穴位的层次性　如上所述，穴位主要分3层。所以每一个穴位都有3个深度。不同的穴位位于身体不同的部位，有的在肌肉多的地方，有的在肌肉少的地方，有的在关节部位等，所以所谓3层只是总的说法，3层是相对而言的，应视具体情况来决定针刺深浅。每一层都能得气，因此每一个穴位都有3次得气。故从医生角度来说，主要是从得气感来决定针已刺到了哪一层。

2.疾病的需要　不同的疾病需要刺到不同的层次，如《灵枢》里反复说的"三刺"，即阳邪为患刺第1层，阴邪为患刺第2层，正气不足刺第3层。这在后世针灸医家的著作中明确地称为"天、人、地"。还从此衍化为很复杂的针灸手法，如烧山火、透天凉等就是在天、人、地这三部上反复用针，以适应更为复杂的病情。

《内经》中的"刺齐"提到刺皮无刺肉、刺肉无刺皮、刺筋无刺骨、刺骨无刺筋等，实际上就是说要注意针刺的层次性或准确性。除了从得气来决定穴位的层次之外，还要注意以下几个方面。①从《素问·刺齐论》的内容来看，针刺的深度是以针尖所在位置的深度来决定的。也就是说针尖处在第1层，针刺的深度就在第1层；针尖处在第2层，针刺的深度就在第2层。这是因为得气的判断方法虽然很好，但不是每一个病人的得气感都明确，甚至有开始针刺时不得气，需停针待气的情况。所以有时也得以医生的自我感觉来决定针刺的深度。这种深浅就是从针尖所在的深度来判断的。②不同的深度的得气感是不同的。如刺筋时是以酸痛感为主的；刺骨时是以酸胀感为主的；刺脉时是以刺痛感为主的；刺皮时是以痛感为主的；刺肌肉时，以酸为主，混合麻胀痛重感；至于刺到神经，则多以酸重走窜感为主。穴位只有3层，皮、肉、脉、筋、骨是5层，穴位的3层的每一层到底是落在肌肤的哪一层，这要以穴位所在部位和肌肉厚薄的具体情况而定，所以得气感是不一样的。一般来说刺神经应该少用，因为神经和经络还是有区别的，在某些特殊的情况之下刺神经可能起到刺经络的作用，但大多数时候不能代替经络的作用。

第五节　得气

得气过去一般认为有四方面体现。

（1）病人的感觉。即病人在针刺部位有酸、麻、胀、痛、重的感觉。

（2）医生的感觉。即医生持针手进针后有如鱼吞钩的感觉。

（3）客观可以观察到的表现。①针孔周围皮肤上出现红晕。②皮肤随针的上下提插动作而有上下起伏的表现。③留针时，针体周围皮肤稍稍高起。

（4）仪器测定上的数据。测定仪器主要在科研中使用，很少在临床上使用。

前两种感觉属自我感觉，受很多因素的影响。如与病人的耐受能力、表达能力、正气的强弱有关；与医生的感受能力和水平，甚至与医生的精神状态有关。第（3）项表现有一定的可视性，相对明确。过去一些初学针灸的医生很难体会得气的感觉，往往需要不停地问病人有没有感觉。而某些病人在多次被询问后也会违心地应付医生，造成假得气现象，从而影响治疗效果。第（3）项是可视性指标，医生和病人都能看见，比较客观，可用性极强。但是红晕的出现的时间有早有晚，出现早的可以在针灸穴位的同时看到，出现晚的往往在留针（或停针待气）时才有，所以又容易影响对得气的认定。总之，对临床医生来说，（1）（2）（3）项都是重要的，应该互相配合印证，才不至于出现假得气现象，从而提高临床疗效。

所谓得气是经络的气血集中在被针灸的穴位处而出现的一种感觉。气血在经络中运行，一般情况下按照五十营的方式进行，也就是气血的高潮28分钟左右出现一次，其他时间处于低潮。疾病则可能在某些经络中打乱这种运行规律，或使气血运行量减少。得气也就是通过针灸的方法使穴位得到振奋，发挥自我改善功能，从而调动和调整经络中的气血运行。所以得气首先是穴位的振奋，穴位要达到振奋状态，就得有气血的集聚，有了气血的集聚，穴位的感觉和活动就会增强，因此就会出现上述的得气的表现。

由于穴位有3层，因此每一穴也有3次得气，但每一次的得气感不尽相同，得气感与刺中的部位有关。如第1层疼痛感比较明显，第2层酸胀感比较明显，第3层麻重感比较明显。从刺中的内容上来说，刺中外周神经痛感较明显，刺中神经干或神经干附近酸感比较明显，刺中血管刺痛感比较明显，刺中骨胀痛感比较明显，刺中肌肉则胀重感比较明显。由于穴位中就包含这些组织，所以这些感觉就可能出现在不同的得气感中，从而形成理论上的酸、麻、胀、痛、重的综合得气感。实际上不同穴位、不同层次所出现的得气感，仅仅是其中的一部分感觉，不一定是5种感觉的同时出现。

痛感是得气感中的一个组成部分，所以针刺是有疼痛的。有人提出的所谓"无痛进针法"，应该和当年有人提出的无痛分娩法一样，并不是完全不痛的那种"无痛"。但是针刺穴位的疼痛是可以忍耐的，这是因为穴位中气血比较充足，针尖游于巷的余地比较大，避让疼痛点的可能性增大，所以能有效地减轻疼痛。若是针刺感觉非常痛，那就说明针刺点不在穴位上，说明选穴有问题。当然针灸医生在针刺时能得神，也能够明显减轻疼痛，在比较满意的时候也可能出现有感觉、无明显疼痛的情况。

总之，得气感虽然大致有4种体现，但其中的任何一种体现都不是难过感，而是舒适感。病人不会产生抗拒心理。病人在扎针之前，可能有害怕情绪，一旦扎过针以后，即能接受针刺治疗，其中疗效是一方面，舒适感往往也起到很重要的作用。所以过分捻转、过强刺激、过分疼痛都不利于得气感的取得和保留，因此会影响疗效。尤其在慢性病和内脏病时更是如此。有些急性病只需要散气即能取得疗效，和得气不同，所以使一些医生产生误解，以为刺激量越大越好，甚至提出针刺疼痛以病人能忍耐为度，应避免。

曾经有人为了得气，在进针后不停地向一个方向捻转，希望通过肌肉纤维在针体上缠绕，产生一种滞针感，并认为这就是古人所说的如鱼吞钩，其实这是一种误解。如鱼吞钩是针下的一种沉滞感，这种感觉的产生是由于穴位处呈现紧张状态（只有这样才能够出现调动和调整气血的力量），而肌肉纤维缠绕不会有紧张的力度，产生不了调动和调整气血的力量，所以应该区分滞针和得气这两者。还有人针下不得气，就用很大的力度捻转很大的角度，使病人产生疼痛，以此作为得气感，这也是不恰当的。因为过分疼痛经络的气机就会散乱，与得气的聚气不是一回事，也达不到得气的效果。

第六节　针法

这里所指的针法是指针刺时用针的方法。比如用针的数量、针刺的角度等。

1. 一次治疗用针的数量　用针的数量，在《黄帝内经》一书中，多与月亮圆缺的变化有关。《素问·缪刺论》有"月生一日一痏，二日二痏，渐多之，十五日十五痏，十六日十四痏，渐少之"之说。也就是说，用针最多时可以达到15根。《灵枢·九针十二原》说道："刺之而气不至无问其数。"虽然各家的解释不一样，但也说明在《内经》时代，用针的数量并没有较严格的规定。后世多数医家也很少讨论这一问题，仅《医学入门》的作者李梴说过不要超过4根针，但是具体的理由并没有说明。根据我们研究的"三八规律"，8个治疗方向规律表明每一次在病人身上用针不要超过8个治疗方向，假如1个治疗方向用1根针，则不要超过8根针，但有时1个治疗方向需要2根或2根以上，则用针总数可以超过8根。比如在治疗中风偏瘫时，使用肩髃、曲池、合谷这些穴位，其目的是通关过节，这就是1个治疗方向。我们研究发现，用针的数量太多（超过8个治疗方向），机体的反应能力就会降低，往往事倍功半。

2. 一个穴位每次的用针数量　一般来说每个穴位用1根针，但是《灵枢·官针》中也说到1个穴位可以使用几根针。其中，扬刺和豹纹刺就是在穴位上先扎1根针，然后在其前后左右各扎1根针，总计5根针，用以治疗寒气之博大者，也就是治疗寒气凝滞较重，病变范围较宽者，如风湿痛、腱鞘炎、甲状腺肿、老年性痴呆等。齐刺则是先在穴位上扎1根针，然后在其左、右再各扎1根针，总计3根针，多用在病变局限在一个明确位置，病位较深的疾病，如肩关节周围炎使用肩髃，坐骨神经痛使用承扶等。傍针刺先在穴位上扎1根针，然后在其旁边斜刺1针，总计2根针，多使用在疼痛显著、痛点集中的病变，如头痛、腰背疼痛、小关节疼痛等。

3.一个穴位用针时的方向变化　一般来说针刺时的方向分为直刺、斜刺、平刺，基本是朝一个方向进针。但是《灵枢·官针》中也提到多方向针刺的内容，如合谷刺就是先直刺进入到得气点，运用手法后，提针至皮下，然后向不同方向斜刺。后世的苍龟探穴法即从此发展而来，这种刺法有利于扩散气机，对一些局部气滞的疾病有较好的效果，如肩关节周围炎刺七星台时就经常使用。恢刺是先直刺得气，运用手法后再将针提至皮下，沿经向穴位的前、后斜刺，这种刺法主要针对经筋的疾病使用，有利于加强经络的运行和局部气血的扩散，如膝关节疼痛时刺阳陵泉等穴就可以使用恢刺以提高疗效。近代为了取得循经感传的效果，也多使用这种刺法。短刺是先将针刺入穴位（直刺或斜刺均可），在进针的过程之中轻轻摇动针体，使针孔稍大，针一直刺到骨膜，然后用针尖敲击（直刺）或摩擦骨膜（斜刺），以加强骨膜的酸胀感。这种刺法有利于调动肾气，多在气血阻滞较重的时候使用，因为这时肌肉中的得气感很差，刺肌肉的效果不好，但骨膜的反应比较明显，所以有利于气血的流通。如痿痹病人有肌肉萎缩的时候，在头部或局部用针多使用这种刺法。输刺与短刺大致相同。

4.一个穴位用针时的深浅变化　总的来说，由于穴位分成3层，因此针刺的深度也有3种变化。《灵枢》中两次提到三刺："故一刺则阳邪出，再刺则阴邪出，三刺则谷气至，谷气至而止""所谓三刺则谷气出者，先浅刺绝皮，以出阳邪，再刺则阴邪出者，少益深，绝皮致肌肉，未入分肉间也。已入分肉之间则谷气出"。这种深浅变化，有时是针对某种疾病的单一刺法，如感冒多为阳邪侵犯，故使用一刺，即针刺较浅。若是外邪已经向里发展，则往往采用二刺，即针刺稍深。若是病程较长，则往往虚实夹杂，既有邪，正气也较虚，则往往采用三刺，即针刺较深，有利于调动正气抗邪。有时是一种混合的复杂手法，如后世的烧山火、透天凉、阳中隐阴、阴中隐阳等，就是在穴位的不同层面上使用手法，以达到不同的治疗目的。

《内经》中关于针刺深浅有以下几种说法。

（1）按三刺：如《灵枢·官针》所说："三刺则谷气出者……故《刺法》曰：始刺浅之，以逐邪气，而来血气；后刺深之，以致阴气之邪；最后刺极深之，以下谷气，此之谓也"。说明穴位的深浅分3层，针刺不同的层次，可以治疗不同的病情。

（2）按病情的轻重：如《灵枢·四时气》所说："四时之气，各有所在，灸刺之道，得气穴为定。故春取经血脉分肉之间，甚者深刺之，间者浅刺之"。说明同选一个穴位，同在一个季节，不同的病情针刺的深浅不一样。

（3）按外邪的寒热：如《灵枢·官针》所说："七曰输刺。输刺者，直入直出，稀发针而深之，以治气盛而热者也"。从表证来说，有恶寒时邪在表，但热不寒是邪向里发展的表现，邪在表（寒）针刺比较浅，邪在里（热）针刺比较深。

（4）按外邪所在位置：如《灵枢·终始》所说："病痛者阴也，痛而以手按之不得者阴也，深刺之……痒者阳也，浅刺之"。病在阴为邪在里，针刺深；病在阳为邪在表，针刺浅。

（5）按病情的虚实：如《灵枢·终始》所说："一方实，深取之……一方虚，浅刺之"

（6）按季节不同：如《灵枢·四时气》所说："故春取经血脉分肉之间……夏取盛经孙络，取分肉绝皮肤。秋取经俞，邪在腑，取之合。冬取井荥，必深以留之"。不同季节人体的气血所在深浅部位不一样，故针刺的深浅也不一样。

5.多穴位时的用针位置变化　一般针刺均按处方进行，但有时1个穴名有两个穴位，若全部用上，用针的数量太多，若是慢性病，反复扎这个穴位，又会出现1个穴位使用时间太长的弊端，与"三八规律"相违。为了尽量减少针数，对一名两穴者可取其中一个穴位使用，但这时一定要注意"围刺"概念，即对病位形成"围"的状态。如腹部的疾病使用公孙、内关的时候，就要一左一右配伍使用，即内关用左侧的穴位，则公孙用右侧的穴位，以对腹部形成包围的状态。若是慢性病，针刺时间较长，则可以左右交换使用，以避免一个穴位用针时间太长。但若是牙痛，则可以选择同侧的合谷与颊车，以对牙齿的局部形成围刺。我认为穴位的最终配合与围刺相关。也就是说抛开针灸的复杂理论，驭繁从简，围刺与针灸疗效有着密不可分的关系。

6.多穴位时的用针方向变化 虽然不同的穴位有不同的针刺方向，但形成处方之后，用针的方向则有一定的要求。比如头部的四神聪或其他多个头部穴位同时使用时，就要注意使用的目的。若是需要散气，则各穴的针尖向外（四周）；若是需要补气，则各穴的针尖向里（头顶）；若是需要顺气，则针尖朝同一个方向，同时向前或同时向后均可，主要根据需要顺经或逆经而定。这种方法在《灵枢·官针》的偶刺中就有所提及。

第七节 手法

过去我们常常将针法和手法混为一谈，现在为了将这些内容进行区别，我将手的动作称为手法。这里只介绍基本手法。在基本手法的基础上可以演变出各种补泻方法。由于复合或复杂手法的内容太多，而目前临床使用并不普遍，故需要使用时可以参照有关学术专著，这里就不一一介绍了。还要注意的是，手法是在得气之后进行的，没有得气，手法就发挥不了作用。若是不得气，可以催气，但那是另一类手法，与这里所说的手法不是一回事。

一、基本方法

1.捻转 指左右来回捻搓，幅度随补泻要求略有差异。一般捻转的幅度在1周左右（过去曾提倡捻半周），但是近年来有些针灸医生对此重视不够，捻转的幅度较大，多在3周以上，用加大捻转幅度增强刺激。这种做法不可取。我将在后文进一步阐述。一般认为顺时针捻转为补，逆时针捻转为泻，顺时针捻转的幅度略大于逆时针捻转的幅度为补，反之为泻。但这一看法历来有争议，意见也不统一。我认为过去之所以产生不同看法，主要是因为左右手操作的不同性。左右手在捻转时是对称进行的，绝大多数医生都使用右手，因此顺时针捻转时力度较大，容易向下用力，也因此容易形成补法。由于对称（比如左右手同时进行捻转）或习惯，左手捻转的时候就是逆时针方向力度较大，因此在右手为补的时候左手看起来就是泻法，实际上左右手的力度和针尖所指的方向是一致的，都应该是补法。由于站在不同的角度，因此产生了顺逆补泻的争论。从这一角度出发，我认为捻转的顺逆不是补泻的依据，补泻主要是力度和针尖共同作用的结果。也就是说，当针尖向下、力度较大的时候，就形成补法，反之就是泻法，和捻转的实际方向无关。因此历来的顺逆补泻争论没有必要继续进行下去了。

2. 提插　指上提下插，包括两种方法。其一是在得气点上提插，也就是针尖不离开得气点，在提插的时候主要是将针下的肌肉上下提动，因而提插的幅度较小。这多使用在一般手法中，是一种常规补泻方法。向下压迫较多为补，向上提动较多为泻。现在有人提插时离开得气点进行，将针体在肌肉中上下来回提动，用针体去摩擦肌肉，这种方法不可取。其中的原因，我在"得气"一节中已经做了说明。其二是在使用复合手法的时候，将针在肌肉内上下移动，如烧山火时，首先在天部补泻，然后进入人部进行补泻，最后进入地部进行补泻。针体从天部逐步进入到地部，属于插，是补法；若是从地部向上经人部到达天部，也同时进行各种补泻手法，这时总的来说属于提，则为泻法。实施这种复杂手法虽然提插幅度较大，但是动作较慢。一般来说，在插的时候用力较重，速度较快，为补，反之为泻。提插主要强调针体对肌肉的拉动，并不看重对肌肉的摩擦。若是没有得气，针体就不可能将肌肉拉动，就只是在肌肉中摩擦，与得气无关，势必影响疗效。

3. 捣针　指针尖在穴位中不停地敲击针下部位。如在针阳陵泉的时候，我常常先将针刺到腓骨前沿，然后用针尖在敲击腓骨数次，再提针转针尖刺向胫骨前缘，以到达得气点。在腓骨上敲击的动作就是捣针。捣针可以在肌肉、筋膜、血管、骨骼上进行，一般动作的速度较快，次数没有明确要求，但不宜太多，控制在10次左右为宜。以敲击压迫为主，既要有针尖的刺激感，又要求不穿破针下组织。与员利针的刺激比较接近，同时有鍉针的压迫感。捣针时针尖方向可以不停地变动，如《灵枢·官针》中的关刺"尽筋上"，就是在筋膜上不同位置进行捣针。捣针多用在得气感不强的时候，或肌肉萎缩、气血流动受阻、经络及腧穴功能降低的时候。这种刺激有唤醒经络、腧穴沉睡状态的作用，还有促进经络传导的作用。就针感而言，一般属于平补平泻。就刺激量而言，有肌肉萎缩的时候应该较大，一般时候应该较小。捣针是在不得气时进行的，与得气后进行补泻是不一样的。也就是说，进行补泻必须在得气的基础上进行，而捣针可以在没有得气的时候进行，捣针本身能促使得气或发挥得气的作用。

4. 飞针　指针刺得气后或使用补泻手法时的一种加强手法。也就是通过手的飞弹，使针体高频率颤动起来，持针手由捻针状态突然撒开，五指的动作像鸟飞翔，所以称为飞针。并不是每一次补泻都使用飞针手法。一般而言，只在补泻结束的最后一个或几个动作时使用飞针手法。针从颤动到停止需要5~10s，进行下一次手法需要等待，不要在针颤动时将针捻住，否则会阻碍针的颤动，影响治疗效果。飞针不仅能加强针感，也是给针振动频率，因此在急性病中使用较少，在慢性病中使用较多。飞针时虽然也有捻转针的动作，但不是将针体真正转动，主要是弹动针体。弹的力度可随病情而变化，一般正气虚弱的时候弹动力度较大，正气较强的时候弹动力度较小。

二、补泻手法

1.徐疾补泻 《灵枢·小针解》："徐而疾则实者，言徐内而疾出也，疾而徐则虚者，言疾内而徐出也。"

2.提插补泻 《难经·七十八难》："得气，因推而内之，是谓补；动而伸之，是谓泻。"

3.捻转补泻 《针灸大成》："补针左转，大指努出；泻针右转，大指收入。"

4.迎随补泻 《难经·七十二难》："知荣卫之流行，经脉之往来也，随其顺逆而取之，故曰迎随。"张世贤注释为"凡欲泻者，用针芒朝其经脉所来之处，迎其气之来未盛，乃逆针以夺其气，是谓之迎。凡欲补者，用针芒朝其经脉所去之路，随其气之方去未虚，顺针以济其气，是谓之随。"

5.呼吸补泻 《针灸大成》："欲补之时，气出针入，气入针出；欲泻之时，气入入针，气出出针。"《素问·八正神明论》："以息方吸而内针，乃复候其方吸而转针，乃复候其方呼而徐引针，故曰泻必用方，其气乃行焉。补必用员，员者行也，行者移也，刺必中其荣，复以吸排针也。"

6.开合补泻 《素问·刺志论》："入实者，左手开针空（孔）也；入虚者，左手闭针空（孔）也。"

7.平补平泻 是指针进入穴位后，轻轻捻转提插，既不补，又不泻，手法平和的一种针法。

三、操作要素

1.力度 针灸效应的取得，应该靠经络和腧穴的活力，我常常将针的刺激称为"第一推动力"，将经络和腧穴的作用称为"第二推动力"。只有最强的第二推动力才是治疗的主要动力。第一推动力的主要作用是取得第二推动力。因此，恰当的针刺刺激才是最有效的刺激，过强或过弱的刺激都是不恰当的，因为不利于第二推动力的获得。

针刺治疗要将针刺入皮肤内，对皮肤有很微小的破损，带给患者一定的酸麻胀痛重的感觉。所以有人以为针灸就是靠刺激的强弱来治疗疾病，刺激越强越好。实际上不是这样。因为经络或腧穴都是人体的组成部分，是具有生命力的组织，对外界的刺激也有一个接收范围，过强或过弱的刺激不仅不会引起经络或腧穴的共鸣，甚至会使之产生排斥。我研究的腧穴八大性，其中就有一个放大性。所谓放大性就是经络或腧穴能接收恰当刺激并将其放大，若是刺激过强或过弱，经络或腧穴处于排斥状态，根本就不能接收外界刺激，也就不能获得经络或腧穴效应。

进针或捻针的力度在临床上是很难确定的，过去主要是依靠病人的感觉。也就是说，病人在接受针灸的时候不能有难受或无法忍受的感觉。针灸虽然有一定的疼痛，但这种疼痛感不是很强，不会造成病人的痛苦，有些病人还因为有恰当的得气感或针感而获得一种到位的舒适感（扎到预定部位的感觉，就好像搔痒搔到恰当部位一样）。另外就是看针灸的治疗效应。针灸治疗疗效越好，说明刺激的度掌握得越好。但是有些医生过分强调刺激，往往说刺激量"以病人能忍耐为度"，似乎只要病人不出现休克或虚脱就是正常的刺激量，对病人的自我感觉注意不够。即使有些水平较高的医生，也只能靠自己的感觉来决定刺激量。放大性具有一定的模糊性，掌握起来不容易，对穴位放大性的掌握程度往往决定治疗效果，能否掌握放大性也就成了一个针灸医生水平高低的重要标准。

从目前的研究来看，针灸的力度还是以0.5公斤左右为宜。也就是说，无论提插、捻转，进针、出针，所使用的力量控制在0.5公斤左右对经络或腧穴效应的发挥有较好的促进作用。比如出针，有时由于得气感比较强，针在肌肉内黏滞较明显，出针的阻力较大，这时不能强制性地用力向外拔针，而要使用0.5公斤以内的力量向外出针，若是感到力量超过了0.5公斤，则要将力度减少或稍停1~2 s再出针。0.5公斤只是一个约数，不是绝对数。不同的人感受力不一样，不同的病感受力也不一样，这就要求医生在临证时细心体会，逐渐掌握。

2.捻转次数 过去对捻转次数没有明确要求，只是在针麻时要求持续性捻转，其目的也就是使刺激能够延续，使麻醉效果延续。根据我的研究，捻转次数在捻针的过程中是一个不可忽视的重要内容。捻转次数的多少是由疾病所决定的，病在脏腑，以五脏为例，心、肝、脾、肺、肾的捻转次数，在急性病的治疗时分别为2、3、5、4、1次，在慢性病的治疗时则各加上5次，如在心的急性病时捻转2次，慢性病时捻转2+5次，即7次。腑则与脏相配来确定捻转次数。若是经络病，则捻转次数以气至病所而定，比如说牙齿痛，扎合谷穴，合谷穴与牙齿之间有一个距离，这个距离用经气运行速度3.2cm/s去除，所得的结果就是捻转次数。若牙齿到合谷穴之间约为80cm，则80÷3.2=25（s），即捻转25次。

（1）脏腑病捻转次数的来源：《素问·金匮真言论》及《素问·五常政大论》中记载五脏与自然界事物的五行相配时说到东方其数8，南方其数7，中央其数5，西方其数9，北方其数6。这些数字过去一直不为人们重视，主要原因就是人们大都觉得这是理论上的说法，对实际治疗没有什么指导作用。这些数字是根据九宫图而来的。九宫图实际上是古代人们认识人体时使用的仿真生物钟，来源于古代的气象医学知识，是建立在事物发展的生数及成数上的。生、成数代表自然界环境中阴阳的量的多少，通过天人相应的关系，也代表人体内阴阳随季节变化的情况。人体内环境的变化用针灸的治疗来相对应的话，最容易表达的指标就是刺激量的持续时间，也就是捻转次数的多少。因此恰当的捻转次数有利于脏腑功能的恢复，从而有利于疾病的治疗。

（2）经络病捻转次数的来源：经络病大多数是经络本身的疾病，与经络气血运行相关，尤其是远程穴位得气后能气至病所疾病就容易消除。而气血在经络中的运行速度，根据《灵枢·脉度》《营卫生会》《五十营》等篇，可以计算出营气的运行速度是3.2cm/s，由于古今度量衡的差别，只能将其看成是一个约数，但有这个约数，目前我们就可以将其运用到计算经络气血运行速度上，以解决捻转次数的问题。

（3）捻转频率：指捻转的频率与人体内环境的频率的相关性。人活着就有心跳和呼吸，心跳和呼吸的频率很自然地影响着运行中的气血，也就是说气血在运行过程中本身就带有一定的频率。而脏腑由于形状和结构不一样，所形成的共鸣腔也就不一样。结合二者来看，气血中含有某一种频率的部分可能更容易进入到某一脏腑，而含有另一频率的部分更容易进入到另一脏腑，当某一经络或某一脏腑发生疾病的时候，由于充血肿胀或痉挛萎缩，使脏腑经络的形状发生改变，共鸣腔发生变化，正常气血不容易进入脏腑或经络，抗邪和修复不能正常进行，因而疾病得不到控制。因此我们在捻针的时候，根据不同脏腑的疾病，给予不同的频率，这样对疾病的治疗是很有利的。这时的频率主要从捻转速度表现出来，所谓呼吸补泻，就是运用呼吸的频率来调整捻转的频率，以提高治疗效果的方法。除了按呼吸的频率，还可以按心跳的频率捻针，也就是一呼一吸捻转5次。我的习惯用法是与血关系密切的疾病按心跳速度捻转，与气关系密切的疾病按呼吸速度捻转；与阳相关的疾病按心跳速度捻转，与阴相关的疾病按呼吸的速度捻转。这仅是我目前研究的看法，仅供参考。

（4）频率研究：张修诚等人认为人的心跳、呼吸等在人体内会产生一种频率影响，每一脏器或组织都由动脉送入血液，而每一种器官对不同频率脉动通过时所产生的阻力并不相同，即允许某些特定频率之波动流通过的组织和器官可归为同一经络，当脏腑有病时，经络共振频率或振幅之改变使得脉搏波型也起了变化。针刺穴位，可阻断动脉树的振动或改变其频率，从而使本经络器、官组织之血流供应发生变化。针刺陷谷与足三里，然后用脉波频谱仪观察，发现两穴在脉波频谱的变化上十分相似。说明同一经络有着大致相同的共振频率。而且使不同频率的能量重新分配，与疏通经络、调和气血的功用类似。当然这种分配需要一段时间才能达成。故针刺时的适时捻针、留针（最好为15min）确有必要。

第八节　留针

1.留针时间　过去对留针时间争论很大。根据《灵枢·五十营》的理论，人体内气血每天运行50周，白天25周，夜晚25周。用现在的每天24小时的计时标准来看，每运行一周所用的时间是28 min左右。针灸治疗的关键是调整和调动人体的气血，得气后就开始这一过程，要是让这一过程持续28 min，那么对人体气血的调整和对疾病的治疗无疑是非常有益的，因此我认为留针时间定在30 min左右是恰当的。这一结论在太极拳的运动中也得到验证。太极拳虽然属于体育运动，但是这种运动有治疗疾病的作用，其一个主要原因就是练习者的阴阳互相转化、阴阳互动的过程持续了28min左右（指打全套太极拳所用的时间）。可见这主要是针对慢性病说的，因为慢性病有内环境的改变，有脏腑实质性的变化，有正气的变化，需要对气血进行调整，需要对阴阳进行调整，需要对内环境进行调整。若是急性病，则不必按这一时间进行。其原因是急性病没有内环境的明显改变，主要是外邪对人体的侵犯，只要驱除了外邪，疾病就能获得痊愈。所以我一般按气至病所的时间进行捻针，然后让这种情况保持一段时间即可。具体留针时间可以疾病轻重而决定，多至几个小时（如胆道蛔虫症），也可以少到十几分钟（如一般较轻的感冒）。

2.留针后加强捻转的次数　一般得气后进行手法行针，后留针，其目的就是让留针的时候气血仍然能够以高潮形式向前运行。但是气血高潮的运行与得气点的支持有关，当气血高潮运行离得气点较远的时候，或得气的力度不够，气血高潮到一定的位置后就有回流的趋势，这时经络或腧穴的治疗力度就会降低。因此医生应该及时捻针，以加强针的第一推动力，促使经络或腧穴发挥作用，使气血高潮继续向前运行。

留针后捻针次数和时间过去虽然没有专门研究，但是比较一致的看法是留针后5min捻转一次，称为加强捻转，若是留针30min，则需捻针6次，捻转最后一次后即出针。但是根据最近研究，气血的高潮是由频率所产生的，即气血在针刺时获得一定的频率，这种频率有利于气血在该经络中运行，表现出行气活血的作用。频率的获得需要正确地捻针，也需要适时地捻针。现代研究发现，留针后捻针的时间以15min左右一次为宜，因此留针30min则在其间捻针1次即可（包括出针时捻针1次，共2次）。

由于气血高潮运行与得气有关，因此不得气就留针无论捻针多少次也发挥不了明显的作用。但是得气也有程度的区别，得气强与得气弱捻针的次数也应不一样。因此15min捻针1次仅仅是一个基本要求，医生可以根据临床实际进行适当改变。

第九节　出针

留针结束后即可出针。所谓出针就是将针拔出体外。根据习惯，在治疗时用补法，则出针要快，出针后按压针孔，以免气血散溢；治疗时用泻法，则出针要慢，出针时摇大针孔。

为什么补法出针要快，泻法出针要慢？根据现代专家研究，所谓补，主要是向下压的结果；所谓泻，主要是向上提的结果。出针是将针向皮肤外拉动，由于得气，针在肌肉内处于一定的滞针状态，针向外拉动的时候，整个肌肉及皮肤都会被拉动，出现提的效应，这本身就是泻法，所以在用补法后出针，为了避免皮肤被明显拉动，就采用快速出针的方法。反之则采用慢出针的方法。

　　出针需要注意的是以下几点。①力度。上文我已经讲过，无论是补法或泻法，都不要强行出针，出针的快慢仅仅是相对而言。不要以为泻法出针就一定要非常慢地向外提。一切都要在一定的力度控制下进行。②补法出针后按压针孔。我认为过去所说按压针孔主要是为了防止出血（出血本身就是一种泻法），气血同源，所以出血即会出气。若是没有出血，则不一定要按压针孔。一般的操作最好是出针时将针孔压住，稍等片刻，看看是否有出血，若是没有出血即可停止按压。使用泻法也不要认为可以造成大量出血，除非有特殊原因，出血量都不要太多。出血与泻的关系不是以出血量衡量的，出血的作用仅仅是造成一种人体的生理反应，通过这种生理反应而达到泻的效果。因此在出针出血时还是要注意及时止血。③出针时出血针孔多或出血量多，应该看成是针灸治疗操作不恰当造成的，比如针灸手法不恰当、针灸技术不成熟、针灸时不仔细，等等，应该引起我们重视。我认为就目前而言，10根针中有1根针的针孔出血是正常现象，技术越差出血的针孔越多，技术越好出血的针孔越少。这里要说明的是，出血与误治、误操作不是一回事。有时为了治疗需要出针的时候出血，医生应该及时向患者说明。

第三章　灸法

第一节　灸法的作用

一、三温方法

1.温焫　一指温度比较高的热量或明火；二指直接对皮肤某个点、穴位或较小的局部进行温热刺激；三是指直接热源，就是火源与皮肤直接接触。如艾炷灸、太乙神针灸等方法所出现的热效应。由于这种方法热量比较充足，给热的速度比较快，热刺激的点比较集中，短时间对腧穴和经络的调整比较明显，长时间对脏腑也有调整作用。一般对慢性病，病位在肌肉、筋膜，经络长期阻滞，气血不通而导致的疾病更具有优势。比如痹证，痿证、皮肤病等。其后期效应对体内痞块，脏寒所生的痞满等也有治疗作用。临床上多用在慢性病或久治不愈的顽固性疾病上。

2.温熨　一指热量较平和而持久；二是指直接对较大面积皮肤以及一条或数条经络进行温热刺激；三是指热源与皮肤接触的时间较长，基本上在治疗全程中使用；四是指间接热源，将能较好保持热量的物质如食盐、石头、砖瓦等在火中炒（烧、煨、煅）热，后包裹起来（或在醋汤药中浸过后再包裹），再进行熨疗（有时还可在熨疗部位先垫上布或纸张隔热，以减轻热源的刺激强度）。这种方法有保温能力，可以较长时间使用，所以其温熨的范围比较大，机体受热的时间比较长，对经络、穴位的刺激温和而持久，一般对病位在肌肤、肌肉、血脉、筋膜的急性风、寒、湿停滞或长期气滞血瘀有较好的疗效。如身体的急性或亚急性风、寒、湿痹疼痛，下肢静脉曲张，痛经，缩阴症，癥瘕积聚等。

3.温烤　一是指热量可以随意变动，可强、可弱，也可保持定量；二是指热源较为持久，几乎体现在整个治疗过程中；三是指温烤部位大小介于上两者之间，有时虽然是温烤一个穴位，但受热的部位比一个穴位要大得多；四是指直接热源，但又是间接（经过空气传播）刺激，如艾条灸所出现的热效应。这种疗法一般来说对经络、穴位的刺激温和而持久，还可以根据不同情况进行热源变化，所以能充分调动经络、穴位的功能，主要靠经络、穴位的功能作用对疾病进行治疗。使用的范围比较广，尤其对较深层的疾病、脏腑疾病等较有优势。如失眠、水肿、哮喘、肠胃功能不调、肝脾肿大、性欲低下、白带、阳痿、截瘫等。

二、三温作用

三温作用主要包括温通、温补、温散。

1.温通　主要指灸法通经活络，行气活血，通达三焦，去宛陈莝的能力。温热一方面能使经络松弛，另一方面又能振奋经络，强化经络功能，所以能祛在外之风、寒、湿，拒邪于体表。温热还能使气血活动能力增强，流通能力加强，流通速度加快，所以对气停、气滞、气不至、血阻、血滞、血瘀等有比较直接的治疗效应。水湿属阴邪，灸疗的阳热能推动水液运行，对各类水肿、湿滞三焦、水停肠胃等有较好的去除作用。由于以上功能，灸疗能排除体内的各种病理产物，除了治疗多种疾病之外，还能净化体内环境，促进长寿。我们常说的"如要安，三里常不干"就是常用的一种养生方法。另外本书介绍的长寿灸可供读者参阅。

2.温补　主要指灸法能振奋阳气，强壮脏腑，从而使机体恢复到高位的阴阳协调上来。灸法的温补不仅是补气、补阳、补少火，温热能去寒湿，故还能降龙雷之火。温热能温暖中焦，强壮脾胃功能，有促进血液生长的能力，是一种阴阳双补的效应。所以对阳气虚弱，脏腑功能低下、不协调，气虚血弱，肝不藏血、脾不统血、心主血脉无力等病理现象，如身体疲软无力、食欲减退、活动能力减弱、性欲低下、内环境失衡、出虚汗、虚热、失眠、紫癜、眩晕、耳鸣、尿频、便溏等有较好的改变能力。

灸法的温补虽然不能直接增加体内的物质，但由于脏腑功能恢复正常，阳气振奋，故机体获得了后天获取有用物质的能力，进而改变身体状况。这种获得不仅仅是从外界获取，而是一种从根本上改变机体获取能力的方法，故属于标本兼治的方法。

3.温散　主要指灸法的温热有向四周散开的趋势。气滞、气郁不仅会引起气机运行不利，而且气长期积聚在一起会出现"气有余便是火"的病机，导致火热之症，如痈疽疮疡、喉痹腮肿、眩晕眼花、烦满易怒、尿赤便结等。而且气为血之帅，气行则血行，气不能正常运行也会引起血滞，甚至血瘀，出现胁痛、眩晕、吐血、衄血、便血、痞块、痛经等表现。

过分积聚的气机在灸疗温热的作用引导下，也可以散开，所以灸法使用得当是可以治疗热证的。虚火可以治，实火也可以治。但是在邪正斗争非常剧烈的时候，就得非常小心，关键是掌握好灸疗的热量和用灸的方法。要起到引导气机的作用，达到温散的效应才行。否则容易引起变症和坏症。

三、灸法的补泻

《灵枢·背腧》说："以火补者，毋吹其火，须自灭也。以火泻者，疾吹其火，传其艾，须其火灭也。"其中"传其艾"之"传"为"传易"，就是迅速改变的意思。也就是迅速改变艾火的状态，以得到"火灭"的结果。所以火泻的办法是用口吹燃烧着的艾火，使吹的气迅速传到艾火上，以使艾火迅速离去或熄灭。古代较多使用的是艾炷灸，艾炷灸可以是瘢痕灸，也可以不是瘢痕灸。关键是在于灸火燃烧到什么程度的时候将艾炷去掉。若是较早去掉燃烧着的艾炷，则不会出现瘢痕灸的结果。"毋吹其火"和"吹其火"在非瘢痕灸的时候该如何进行呢？二者区别的要点是什么？

1.补法的原理和方法　灸法有补的作用，这一点历来没有什么争议。大多人认为，补需要温，而灸法以温热见长，故有温经行气、温热散寒、温肾回阳、温补脾胃、温肺保元、温宫暖胞等功用是必然的。甚至还有人误认为灸法只补不泻。

艾灸具补法效应，是因为这种温热刺激持久而缓和，使经络和腧穴能在此种刺激中持久发挥正常作用。而经络和腧穴主要是通过扶正而达到祛邪的目的，也就是说扶正是主要的。扶正就能补，因此只要这种温热源能缓和而持久地保持下去，就能达到补的目的。当然，艾本身也是一种温热的中药，其穿透力很强，药物本身的性味也具温热的能力，所以补的力量就很强。

"毋吹其火"，就是不要人为地使艾火温度突然升高或突然降低，让其缓缓地由热到温，由温到凉，让这个过程保持相对较长时间。在瘢痕灸的时候，就是不要将艾火拿掉，让它一直烧灼下去，直至熄灭。熄灭后所余留下来的艾灰可以用鹅毛扫去。注意，也不要用比较凉的手接触施灸部位。在非瘢痕灸的时候，病人感到比较烫的时候可以将艾火拿掉，但不要吹艾火烧灼的部位，以免该部位的温热感突然消失，失去缓和、持久的温热刺激，达不到补的效应。

2.泻法的原理和方法 灸法补的作用是比较容易实现的，因为其温热的本性与补接近，只要不做特殊处理，一般均会表现为补的效应。而灸法的泻法需要特殊操作才能实现，如"吹其火"。

若是在灸疗的过程中不"吹其火"，那么就和补法一样，其缓和而持久的热效应不会发生改变。而"吹其火"就是为了改变补法效应。因为吹气的时候，口气的温度远远低于艾火的温度，故能使缓和的温热刺激突然中断，其热效应突然从热变成凉，经络和腧穴就会从一种状态改变成另一种状态，补的效应基础失去后，经络和腧穴因为双向性，立即从补的状态下转成泻的状态，从而达到泻邪的目的。在瘢痕灸的时候，当患者感到十分疼痛，突然用口吹气，将艾炷吹掉即可。在非瘢痕灸的时候，可以先将燃烧着的艾炷拿掉，然后在施灸的部位吹气，或用比较凉的手抚摸施灸部位，使热度较高的部位突然转凉。

因为灸法是以温热源为刺激源的，所以灸法只能从温热源上进行改变以达到补泻目的。

灸法的温通、温散能通经活络，散热泻邪，活血化瘀，行气止痛，具有泻的作用。

第二节 如何看待"热证用灸"

《伤寒论》中多次提到被火、火熏、烧针、温针、熨所产生的坏症、变症。《伤寒论》116条说："微数之脉，慎不可灸……火气虽微，内攻有力，焦骨伤筋，血难复也。"此论对后世影响很大，有人认为张仲景是反对热症使用灸法的。其实不然，灸后坏症、变症的产生，是灸法使用不当引起的，那么多的"不当"，说明灸法使用范围之广，使用次数之多，恰恰说明这类病情是需要或可以使用灸法的。其"慎不可灸"四字中，"慎"字是要害，说明"不可灸"不是绝对的，而是在某种情况之下的"不可灸"，故需慎之。《伤寒论》中两次提到"误"字，都与桂枝汤有关，并没有说到误用灸法的内容。灸法既不为误，又何谈禁？在灸法使用不恰当的时候，多是说"反熨其背""反灸之"，并没有说"误熨其背""误灸之"，从这种语气上就可见一斑。而这些灸法使用不当的条文大多在太阳病或少阴病中，太阳病虽然现在来看也是一种热病，但历来主要称之为"表证",不单称之为"热证"。在表证中使用灸法,《内经》所载颇多,如《素问·骨空论》中灸寒热法的"凡当灸二十九处";《素问·刺疟》中的"疟脉小实,急灸胫少阴"等。《灵枢·禁服》说:"紧则先刺而后灸之",说明有紧脉的时候是可以使用灸法的,而表证中紧脉是其主要脉象,可见表证用灸并不属于禁忌。少阴病就更不属于热证范围了。真正属于热证的是阳明病。我们只要仔细阅读《伤寒论》经文就可以知道,张仲景在热证中是使用灸法的,如《伤寒论》第48条所说:"二阳并病,太阳初得病时,发其汗,汗先出不彻,因转属阳明,续自微汗出,不恶寒。若太阳病证不罢者,不可下,下之为逆,如此可小发汗。设面色缘缘正赤者,阳气怫郁在表,当解之熏之"。所谓"面色缘缘正赤者",正是阳明有热的一种表现,而"解之"的办法就是"熏之"。所谓"熏之",就是火熏的方法。可见"热证禁灸"一说乃后世某些医生的说法或误读,与《内经》《伤寒论》等经典著作无关。

实火为患之时可以用灸,热毒之证亦可灸之。《素问·热论》治热病的方法是"治之各通其脏脉,病日衰已矣。其未满三日者,可汗而已;其满三日者,可泄而已"。所谓"通其脏脉""可泄而已",都与灸法有关。至于痈疡使用灸法,《灵枢·痈疽》中更是多有提及。后世热证用灸法者,也大有人在。如《备急千金要方》:"五脏热及身体热,脉弦急者,灸第十四椎与脐相当五十壮。"是热在五脏可灸。"胃中热病,灸三里三十壮。"是胃热病可灸。《备急千金要方》:"五淋,灸大敦三十壮。"是湿热施灸。《内经》病机十九条云"诸躁狂越,皆属于火"。孙思邈对于阴阳逆乱,阳气偏盛所致狂证,亦施灸治疗,如《千金翼方》:"狂邪发无常,披头大唤杀人,不避水火者,灸间使,男左女右,随年壮。"明代龚居中在他所著的《红炉点雪》一书中,明确提出灸寒热虚实诸证皆宜。虞抟《医学正传》对此解释曰:"虚者灸之,使火气以助元气也;实者灸之,使实邪随火气而发散也;寒者灸之,使其气复温也;热者灸之,引郁热之气外发,火就燥之义也。"

除此之外,气阴不足,亦可用灸,曾有医家认为灸法有劫阴耗气之弊,气阴不足病症不宜用灸或禁用灸。金元四大家之一的朱丹溪认为热证用灸,乃"火以畅达,拔引热毒,此从治之意"。之所以用于阴虚证的治疗,是因灸有补阳之功效,而阳生则阴长,是从阳治阴之义。与《内经》所谓"阳证治阴""阴证治阳""从阳引阴","从阴引阳"相合。在寒湿太过,引起龙雷之火的阴火的时候,灸法就更是非常适用的疗法。因为灸法有温热之力,可以温寒去湿，寒湿去则阴火收。龚居中在《红炉点雪》中解释说："气虚得火而壮者，犹火迫水而气升，有温补热益之义也？"可见无论阴虚或阴火，用灸法以热补气，以热去邪，使脾胃气盛，运化正常，下焦阳旺，寒湿得去，都是以阳化阴之意，故均合拍。

1985年，安徽砀山爆发流行性出血热，周媚声应用灸法治疗297例，取得了97.8%治愈的良好效果。另外，如在角孙穴进行灸疗治疗流行性腮腺炎，在少商、鱼际穴处进行灸疗治疗急性扁桃体炎等，几乎成了一种通用的治疗方法，效果也很好，进一步证实了热证施灸的疗效。

第三节　如何确定灸疗壮数

灸法主要是通过热效应对经络、穴位进行刺激，以调动经络、穴位的作用，对疾病进行治疗的方法，因此热效应的强弱、多少，是治疗取效的关键。最早壮数的变化并不多，如《针灸聚英》说："惟明堂本经云：针入六分，灸三壮，更无余治。"提出壮数按一定要求变化的是葛洪，他认为在壮数少的时候，可以为1壮、3壮、5壮；壮数较多的时候，则应以7为计数标准，如7壮、14壮（即二七壮）、21壮（即三七壮）、28壮等，没有8壮、9壮、10壮等。这主要是因为艾灸法为阳，故应以阳数来计壮数，而奇数为阳，故以奇数计数。按照九宫图的启示，1属生阳，3属升阳，7属老阳，9属壮阳，7为阳气集聚最多的时候，故选用7为壮数较多时的计数标准，以达到天人相应的要求。现在我们进行灸疗时，也多遵从这种阳数7为标准的计壮数的方法。

但是在遵循一定规律的同时，又需要根据各种不同因素进行适当变化，如《备急千金要方·灸例第六》说："凡言壮数者，若丁壮遇病。病根深笃者，可倍于方数。其人老小羸弱者，可复减半。依扁鹊灸法，有至五百壮、千壮，皆临时消息之。"除了体质强弱之外，还应据性情、情绪、时间、地点的不同做适当的调整。如躁动之人和情绪比较激动之人，在灸疗时，壮数应该减少；冬病夏治的时候，灸疗壮数应该比较多；天寒地冻时，灸疗壮数比较多；南方使用灸疗时，壮数比较少，等等。除此之外，不同的部位或穴位灸疗不同病情时其壮数也应不同。如《备急千金要方·卷十七》认为"凡上气冷发腹中雷鸣转叫，呕逆不食，灸太冲不限壮数"。"不限壮数"也就是越多越好。但是在一般情况之下，太冲只需灸3壮即可。《针灸聚英》认为灸的壮数唯以病之轻重而增损之："凡灸头项，止于七壮，积至七七壮止。（铜人）若治风则灸上星、前顶、百会至二百壮。腹背宜灸五百壮。若鸠尾、巨阙亦不宜多灸。但去风邪，不宜多灸，灸多则四肢细而无力。（明堂）《千金方》于足三里穴乃云：多至三二百壮。心俞禁灸，若中风，则急灸至百壮，皆视其病之轻重而用之，不可泥一说，而不知其又有一说也。"

除了根据各种因素进行灸疗壮数的加减外，还有一种生熟的变化，也就是某些部位或穴位，施灸壮数一定要比较多，某些部位或穴位施灸壮数就应该比较少。所谓生，一是指整个灸疗疗程的总壮数比较少，二是指对某部位或穴位每次施灸的壮数也比较少。所谓熟，一是指灸疗疗程的总壮数比较多，二是指对某部位或穴位每次施灸的壮数也比较多。虽然多少、生熟是一个相对数，但它又是一种定数，主要是根据人体的部位而言，一般在腹部或肌肉比较多的部位施用灸熟的方法，在面部、肌腱或肌肉比较少的部位施用灸生的方法。可见，同是一人，在某些部位应该施灸的壮数较多，而在另一些部位则相对较少。如《千金翼方·卷第二十八》说："凡灸生熟，候人盛衰、老少、肥盛灸之。"《类经图翼·针灸诸则》也说："若灸背者，宜熟斯佳也。又《小品》诸方云：腹背宜灸五百壮。四肢则但去风邪，不宜多灸，七壮至七七壮止，不得过，随年数。"可见，在腹背部施灸的壮数要比较多才是熟灸，若灸数相对少了，就是生灸；四肢部施灸壮数不宜多，面部则更不宜多灸，灸这些部位时宜生，灸多了就是熟灸。当然也应该根据各种因素（如老少，肥瘦、体质等）进行加减变化。也就是说，不同的人，生熟的程度也应该不一样。但这种的不一样是在一定数量下的不一样。不能该熟的时候灸成了生，该生的时候灸成了熟。这都是不恰当的。据《类经图翼》说，该灸生的时候灸熟了，则会出现两种副作用：永无心力，表现为失精神；脱人真气，表现为血脉枯竭，四肢细瘦无力。在需要灸生的时候，一般只灸1次，或隔天、隔几天再灸，不要每天施灸。如在针刺治疗面瘫时，每个疗程加用1~2次灸法，效果会好得多。

即使是同一人的不同部位，也有肌肉多少的不同。若是灸到数百壮，甚至千壮，有些部位可能难以耐受，不仅皮肉受不了，施灸所需的时间太长，医生和病人也受不了。针对这种情况，就可以多日、分次施灸，使每次的壮数相对比较多，而多次施灸的壮数加起来达到总壮数的要求就可以了。如《千金翼方·卷第二十八》说："头手足肉薄，若并灸，则血气绝于下，宜时歇。火气少时，令血气遂通，使火气流行，积数大足，自然邪除疾瘳也，乃止火耳。"

《备急千金要方·论风毒状第一》说施灸百壮："凡此诸穴，灸不必一顿灸尽壮数，可日日报灸之，三日之中，灸令尽壮数为佳。"3日灸百壮，1日则为30多壮。除了此书所说的三日施灸之外，还可以多日施灸。假若需灸千壮，每日灸30多壮，则是10天的灸量。有些病，连续灸10天是完全可以的。

生、熟灸法除了壮数多少之外，还与灸炷的大小有关。需要灸熟的时候一般使用大炷，需要灸生的时候一般使用小炷。若是因体质、年龄等原因进行变化，则熟灸在大炷、中炷之间进行，生灸在小炷、麦粒炷之间进行。如《类经图翼》说："且手足皮薄，宜炷小数少；腹背肉厚，宜炷大壮多。皆当以意推测。凡灸脐下久冷、疝瘕疬癣、气块伏梁积气，宜艾炷大。"

灸熟的时候，由于热量集中比较多，在某些部位可能产生副作用，如在头部容易出现头晕、眼花，在胸部容易出现气喘胸闷等。这时还需要进行一些处理。方法有二：一是像张子和在《儒门事亲》说的那样，使用刺络放血疗法以泄热，在头部或头前额针刺出血；二是如《类经图翼》所说："凡人年三十以上，若灸头不灸足三里，令人气上眼暗，以三里穴能下气也。凡一切病，皆灸三里三壮，每日常灸，气下乃止"。也可以根据反应的不同，使用锋针刺足三里放血，或用针刺泻法泄热。

第四节　如何看待禁灸穴

《千金翼方》指出："头维、脑户、风府、丝竹空、下关、耳中、瘈脉、人迎、承泣、经渠、脊中、气冲、鸠尾、地五会、阴市、阳关、乳中、泉腋（指渊液）、伏兔、承光、天府、白环俞、石门（女人忌灸），上二十四处，禁不可灸，大忌。"《针灸大全》总结出45个禁灸穴，为后世所推崇。《针灸大成·卷四》"禁灸穴歌"："哑门风府天柱擎，承光临泣头维平，丝竹攒竹睛明穴，素髎禾髎迎香程。颧髎下关人迎去，天牖天府到周荣，渊液乳中鸠尾下，腹哀臂后寻肩贞。阳池中冲少商穴，鱼际经渠一顺行，地五阳关脊中主，隐白漏谷通阴陵。条口犊鼻上阴市伏兔、髀关申脉迎，委中殷门承扶上，白环心俞同一经。灸而勿针针勿灸，针经为此尝叮咛，庸医针灸一齐用，徒施患者炮烙刑。"《针灸逢源》还将乳中、脑户列为针灸禁忌穴。

禁灸穴历代不同，其中的原因应该是多样的。有些禁灸穴属于互相传抄，有些是作者的亲身体验。由于时代不同，病症变化，灸法的使用有所差异，经过不断地校正、修订，产生了禁灸穴位不一致的现象。虽然如此，禁灸穴（或部位）的出现，也一定是有原因的。古代使用灸法最早应该以直接烧灼为主，如将树枝点燃直接烧灼某个部位，这样做用火量不易掌握，烧灼程度不易控制，往往会造成过度烫伤，或有后遗症。后来人们逐渐发现使用艾灸效果比使用其他方法更理想。但当时使用艾，也主要是艾炷灸法，属于直接灸的范畴。无数次的临床治疗经验告诉古代医生，某些部位或穴位在使用艾炷灸的时候仍然容易产生副作用或有后遗症，这些穴位或部位就成了禁灸处。后来艾灸技巧有了提高，如使用隔物灸、艾灸壮数的针对性更强等，对禁灸处的认识也就有了不同，历代医家记载下来的穴位或部位也各有所异。但是有些穴位或部位无论使用何种灸法，在施灸的时候仍然困难重重。如睛明穴，直接灸根本不适宜，隔物灸又无法使用，灸量的掌握很困难，故没有办法从禁灸穴中解脱出来，最终成为公认的禁灸穴。

我们可以发现，以上介绍的禁灸（或不宜）处主要有以下几种。①头面部靠近重要器官处。如眼边、鼻旁、耳孔等处。在此处使用灸法，会过分刺激孔道，使人难以接受。如瞳子髎、丝竹空、睛明、承泣、四白与眼睛有关。《针灸大成》卷十说："或问睛明、迎香、承泣、丝竹空，皆禁灸何也？曰：四穴近目，目畏火，故禁灸也。以是推之，则知睛明不可灸，王注误矣。"禾髎、迎香、素髎与鼻孔有关，耳门、听会等与耳孔有关。②与较大的血管、神经的距离太近，在此处使用灸法容易使血管过度充血，产生副作用，或损伤血管、神经。此类穴位如头维、委中、劳宫、尺泽、小海、少海、人迎、气街、承泣等。《针灸大成》卷六："承泣……《明堂》针四分半。不宜灸，灸后令人目下大如拳，息肉日加如桃，至三十日定不见物。"③与某些重要脏器距离太近。有些脏器对火热的影响较敏感，灸之容易干扰人体正常生命活动能力。如在延髓附近的哑门、风府、天柱、中枢、脊中等，在心脏、肺脏附近的心俞、天府、周荣、渊液、乳中等。④穴位功能的原因而不宜施灸。如石门穴的不恰当使用会使女子绝育，关冲施灸容易引起火扰心神，鱼际施灸容易出现火灼娇脏（该处往往还有较明显的血管）。⑤肌肉比较薄少的关节附近，施灸容易使关节受伤。如膝眼、申脉、阳关等。⑥个人经验或传闻而致禁灸。如《外台秘要》卷第二十："灸丹田穴在脐下二寸，灸三壮，疗水肿，女子禁灸。"为什么女子禁灸，该书没有明说，可能还是与距石门穴太近有关。如风府穴，《针灸甲乙经》称禁不可灸，灸之令人喑。但《备急千金要方》以灸该穴治马痫等病，李东垣亦灸此穴治项疽。值得一提的是，这类穴位的禁灸记载古籍中并不一致，如少商穴禁灸始见于《外台秘要》，在《针灸甲乙经》中则载为可灸一壮。

随着灸疗技术的发展，对于禁灸穴，陈延之主张"有病可灸，无病不可灸"。王执中也基于这一思想，在《针灸资生经》中提出禁灸穴许灸三壮的观点。《针灸聚英》说："下经只云若是禁穴，《明堂》亦许灸一壮至三壮，恐未尽也（指不用灸法，担心没有发挥灸疗的作用）。"现在，艾条灸可以较好地控制受热的面积和温度，瘢痕灸使用方法日益改进，灸疗所造成的损伤基本上都可避免，已经不存在绝对的禁灸之穴。但是因各种原因出现的相对禁灸却是存在的，如眼睛怕烟熏，鼻孔怕烟进入，心脏部位在某些疾病的时候对热刺激敏感等，这需要我们在临床上灵活处理。

第五节　常见病症的灸法

一、灸腰痛法

《针灸大全》卷之四将腰痛分成4种："肾虚腰痛，举动艰难，肾俞二穴、脊中一穴、委中二穴；闪挫腰痛，起止艰难，脊中一穴、腰俞一穴、肾俞二穴、委中二穴；虚损湿滞，腰痛，行动无力，脊中一穴、腰俞一穴、肾俞二穴、委中二穴；腰脊项背疼痛，肾俞二穴、人中一穴、肩井二穴、委中二穴。"《本草纲目》将腰痛分为虚损、湿热、风寒、血滞四大类。我们现在一般将腰痛分成风寒外感腰痛、寒湿腰痛、闪挫腰痛、肾虚腰痛4种。可见腰痛的分类方法自古以来大致相同。《针灸大全》所载的这4个处方也可以看成是治疗腰痛的主要处方。这些处方中的穴位，可以针灸并用，若是风、寒、湿、虚证，则多用灸法。

下面介绍一些比较有特色的腰痛灸法。

1.治腰背不便，筋挛痹缩，虚热闭塞　灸二十一椎两旁相去各一寸半，灸随年壮。这里的二十一椎从颈椎算起，颈椎7，胸椎12，腰椎4，共为21，故穴位在第4腰椎下，左右各旁开1.5寸。应在大肠俞的位置。根据临床治疗来看，多与腰肌劳损、骶髂关节错位等病相关。这里的"随年壮"，虽然是指按年龄多少决定壮数的多少，但在临证时，还是要根据病情轻重、患者体质强弱来决定壮数。在《普济方》卷十三中还有一种方法，穴位选在肾俞内侧，主要治疗腰疼寸步难移者。从病情来看，应该与现在所说的腰椎间盘突出、椎管狭窄等疾病有关。若有腰椎间盘突出，则在治疗前应该先将腰椎拉伸，用手法将腰椎间盘推回原位，效果会更好。

2. 治腰椎风寒湿痹痛，腰痛不可俯仰，夹脊脊痛，上下按之应手者 从天柱穴至中膂俞，沿足太阳经使用灸法，有立竿见影之效。

3. 治腰痛不止 天罗布瓜子仁（指丝瓜仁）炒焦，擂酒热服，以渣炒热敷之。

4.《张氏医通》用摩腰膏治老人、虚人胁痛，妇人带下清水不臭 附子、川乌头、南星各二钱半，蜀椒、雄黄、樟脑、丁香各钱半，干姜一钱，麝香一分，上为末，蜜丸弹子大，每用一丸，生姜自然汁化开如糜，蘸手掌上烘热摩腰中痛处，即以缓帛束定。使患者感到局部其热如火，去痛效果较好。每日用1丸，施治1次即可。

5. 肾虚腰痛摩擦法 一是患者自己以两足底互相摩擦；二是他人施治，施治人两手掌互相摩擦，发热后，将手心压在患者的肾俞穴和丹田部位，反复进行，令气进于肾俞穴。丹田冷者，亦摩擦而使气进于脐轮，其功尤烈。

6. 岳美中先生大灸法 主要治疗虚损较甚的患者，沿督脉和足太阳经从上向下先铺咸萝卜片，然后在咸萝卜片上放置艾绒，同时点火施灸，效果很好。具体内容可参见本人所著《临床灸疗400法》一书。

7. 火针刺 一般使用在顽固性腰痛、寒湿腰痛患者身上。选大号缝衣针，用胶布将针上半部缠起来（只留针尖部约5分的长度），以作握柄之用。另备鸭子油、硫黄细末、酒精灯等物。患者将腰背部露出，医生点燃酒精灯，握住缝衣针有胶布的部分，针尖挑点鸭子油，然后蘸上硫黄末，在酒精灯上将鸭子油与硫黄末的混合物点燃，将带着火的针尖快速刺入患者的腰部穴位中，然后迅速拔出。重复以上动作，直到需要针灸的穴位刺完。一般选用腰部夹脊穴，在上、下两夹脊穴中再加刺一下。若患者身体比较虚，命火不足，可加肾俞（双）；若病程很长，可加命门穴。注意不要刺到骨头部位，要在骨间进行刺疗。腰部夹脊穴选用要根据腰痛的范围决定，腰痛范围大的，夹脊穴多选，否则少选。一般3天1次，3次为1个疗程。

8. 扑火灸 在腰痛时间较长，寒湿为主的患者中使用。是将燃烧着的火焰直接扑到人体皮肤上，使火焰的热量传入体内的一种民间疗法。先准备一盏可以点亮的油灯或酒精灯（若一时找不到灯具，可以使用火柴临时点火），一小团干净棉花（或棉垫），一副筷子（或一副镊子），一碗可以燃烧的白酒（或高浓度乙醇）。患者取坐位，露出需要扑火的部位。医生将灯点燃，一手用镊子镊住棉花，在白酒中蘸一下，放在灯上点燃，将湿毛巾平铺在另一手掌上。然后将燃烧着的棉花放在湿手巾上，这时火焰扑扑上炎，气势颇为壮观。医生此时立即将燃烧着棉花团的湿毛巾扑向患者预定的扑火部位，并紧紧压住，火焰在"呼"的一声中熄灭，此为一壮，一般每次5~7壮即可。

二、灸久嗽法

久嗽，指咳嗽时间较长，久治不愈的疾病。其中包括久咳成痨的痨嗽。这时患者的身体一般都比较虚弱，肺气受伤，并累及其他脏腑，所以治疗一般比较困难。历代医家认为，脉象比较虚弱者，治疗效果相对比较好；若是脉象实大，反而属于难治之证。一般情况下的久嗽比较好治，使用肺俞、膏肓俞为主穴，然后随证加减即可。若已成痨嗽，则比较难治，可以参照灸治痨法的方法处理。用现在的观点看，痨嗽除了有痨病的影响之外，还多有肺气肿及心脏的变化。若仅仅是痨病，又比有其他脏腑变化的疾病好治。若有其他脏腑的变化，则治疗多以改善症状为主，故多随证加减取穴。

下面介绍一些比较有特色的久嗽灸法。

1.吸款冬花烟法 每天早晨取款冬花如鸡子许，用蜂蜜少许拌花使润，放置一铁器内，铁器下点火，使款冬花出烟，使烟沿一筒中溢出，患者口含筒吸取烟咽之。如胸中少闷，须举头，即用指头捻筒头，勿使漏烟气，吸烟使尽止。凡如是，五日一为之。待至六日则饱食羊肉一顿，可获得十分满意的效果。《证类本草》卷第一还介绍了一病例："有人病久嗽，肺虚生寒热，以款冬花焚三两芽，俟烟出，以笔管吸其烟，满口则咽之，至倦则已。凡数日之间五七作，瘥。"除此之外，还可以使用佛耳草（一名鼠曲草）。大温肺气，止寒嗽，散痰气，解风寒寒热，亦止泄泻。铺艾卷作烟筒，用熏久嗽尤效。

2.治肺痨而致咳嗽久不愈者 可以使用膏肓穴，使用时注意要将两肩向前，肩胛骨拉开后再灸，否则效果不好。其次则宜灸谚嘻、肺俞、中府等穴，各随证治之。若暴嗽，则不必使用灸法。肺部穴位使用灸法，一般情况之下每次灸疗时间不要太长，壮数不要太多。

3.《神灸经纶》卷之三 久嗽不愈，将本人乳下约离一指许，有低陷之处，与乳（这里应该指乳头）直对，不偏者，名直骨穴。如妇人，即按其乳头直向下，看其乳头所到之处，即是直骨穴位。灸艾三炷，艾炷如赤豆大，男灸左，女灸右，不可差错，其嗽即愈。如不愈，其病再不可治。这里所说的久嗽，应该是指现代所说的支气管扩张一类疾病。支气管扩张等疾病多肺气虚弱，容易受寒，以致出现痰多咳嗽，这时使用灸法可以温肺祛寒，化痰排痰。《神灸经纶》所说的"即愈"，应该症状基本解除的意思。

三、灸中风偏瘫法

中风历来为中医"风、劳、臌、膈"四大难证之首，而又为针灸的主要治证"风、痿、痹、痛"之首。到目前为止，中风后偏瘫的主要治疗方法仍然是针灸。除了上面所说的中风预防灸法之外，在灸疗病证上也很有特色。如《千金翼方》卷第二十六所说："论曰：凡风病内外沉浮者，内是五脏，外是皮肤，沉是骨髓，浮是血脉。若在腠理，汤药所及。若在五脏，酒醪所至。若在血脉，针灸所中。深在骨髓，扁鹊自云不能如何。"

中风后偏瘫，一般指风中经络或风中脏腑后的偏瘫后遗症。所谓风，一般指内风。中经络多为病在经络，无神志改变的偏瘫，如《寿世保元》卷二说："风者百病之长也……中经络者，则口眼喎斜，亦在中也。其间又有血气之分焉。血虚而中者，由阴血虚而贼风袭之，则左半身不遂。气虚而中者，由元气虚而贼风袭之，则右半身不遂。气血俱虚而中者，则左右手足皆不遂。"中脏腑多有猝然昏倒和神志变化的病证，而苏醒后多有偏瘫的表现，如《针灸大成》卷八说："中于脏者，则令人不省人事，痰涎壅，喉中雷鸣，四肢瘫痪，不知疼痛，语言謇涩，故难治也。中于腑者，则令人半身不遂，口眼喎斜，知痒痛，能言语，形色不变，故易治也。"

但是，《磐石金直刺秘传》认为中风有五不治："凡中风不语，不省人事一二日、三五日、十数日，当先针中冲，若不知痛乃心绝，一不知也；次针少商，仍不知痛乃肺绝，二不知也；次针大敦，仍不知痛乃肝绝，三不知也；次针隐白，仍不知痛乃脾绝，四不知也；次针涌泉，仍不知痛乃肾绝，五不知也。"

下面介绍一些有特色的灸疗方法。

1.**肚脐灸** 此法将患者的小指作为度量标准。小指尖端放在脐中心部，向下量取一小指长，划一记号，然后将小指中点对准记号横放，脐中、小指两端处同时置艾施灸，灸壮相对较多，为14~21壮，可根据病情取舍。

2.后遗症连续灸法 先灸天窗，次风门，次强间，次承浆，次风池，次曲池，次阳谷，次阳溪，次膝关、阳关，次悬钟，次偏历，各灸14壮。如面上游风如虫行，习习然起，则头旋眼暗，头中沟垄起，灸天窗，次巨骨，次印堂，各灸7~14壮。

3.中风始觉发动，即有中分先兆症状时即可施灸 灸神庭，次曲差，次上关，次下关，次颊车，次廉泉，次囟会，次百会，次本神，次天柱，次陶道，次风门，次心俞，次肝俞，次肾俞，次膀胱俞，次曲池，次肩髃，次支沟，次合谷，次间使，次阳陵泉，次阳辅，次昆仑，各7壮。

4.中风初得之时，当急下火，火下即定 先灸百会，次灸风池，次灸大椎，次灸肩井，次灸曲池，次灸间使，各3壮；再灸三里5壮。其炷如苍耳子大，必须大实作之，其艾又须大熟，从此以后，每天均施灸1次，每次5~7壮，壮数加至随年壮止。中风前，凡人稍觉心神不快，即须灸此诸穴各3壮。

5.半身不遂施灸 从百会起，次及耳前之发际，第三肩井，四风市，五三里，六绝骨，七曲池。七处各灸3壮。风在左，灸在右，患右灸左。

6.预防中风灸 凡人未中风一两月前，或三五月前，非时足胫上忽酸重顽痹，良久方解，此将中风之候。急灸三里、绝骨四处3壮。后用葱、薄荷、桃柳叶煎汤淋洗。驱逐风气于疮口出。灸疮春较秋灸，秋较春灸，常令两脚有疮为妙。

7.预防中腑，手足不随遂 其状觉手足或麻或痛，良久乃已，此将中腑之候。病左灸右，病右灸左。取百会、曲鬓、肩髃、曲池、风市、足三里、绝骨，共13处穴。

8.预防中脏，气塞涎上不语，极危者，下火立效 其状觉心中愦乱，神思不怡，或手足麻，此将中脏之候。取百会、风池、大椎、肩井、曲池、间使、足三里，共12处穴。各灸5壮。每日灸1次，至随年壮为止（如60岁的患者，每天1次，灸5壮，则灸12天为1个疗程）。

9.灸风中脉口眼斜 聪会二穴，颊车二穴，地仓二穴。凡喎向右者，为左边脉中风而缓也。宜灸左喎陷中（指以上所说左侧三穴）二七壮。凡喎向左者，为右边脉中风而缓也，宜灸右喎陷中（指以上所说右侧三穴）二七壮。艾炷大如麦粒，频频灸之（一般每次灸5~7壮即可），以取尽风气，口眼正为度（一般灸1~2个疗程）。

10.初中风急救针法 凡初中风跌倒，卒暴昏沉，痰涎壅滞，不省人事，牙关紧闭，药水不下，急以三棱针刺手十指十二井穴出血，当去尽黑紫血后再止血。

四、灸白癜风法

白癜风，又名白驳风。多因风湿搏于肌肤，气血失和，血不荣肤而成。本病发无定处，初起皮肤出现边缘清楚、大小不等的白色驳片，可以单发，也可以泛发。周围皮色较深，斑处毛发亦变白，斑表面光滑。无自觉症状，过程缓慢，偶有自行消退者。多见于青壮年，亦可发于儿童和老年人。《医宗金鉴·外科》卷下说："紫白癜风。方歌：紫白癜风无痒痛，白因气滞紫血凝，热体风侵湿相搏，毛窍闭塞发斑形。注：此证俗名汗斑，有紫、白二种。紫因血滞，白因气滞。总由热体风邪、湿气侵入毛孔，与气血凝滞，毛窍闭塞而成。多生面项，斑点游走，延蔓成片，初无痛痒，久之微痒。初起宜万灵丹汗之，次以胡麻丸常服。外用密陀僧散擦患处，令汗出，风湿自解。古今治法虽多，取效甚少，得其证者，当忌鱼腥、煎炒、火酒、动风、发物。"治疗方法中，比较多的是药物外用涂擦。但有些药物毒性较大，使用时需注意时间不要太长，药物分量不要太大，并要随时观察病人表现，以防意外。

下面介绍一些有特色的灸疗方法。

1.治白癜穴 灸膝外屈脚当纹头（即弯曲膝关节，在外侧出现的褶皱纹最顶端处施灸），随年壮，在午日午时施灸效果更好。治白癜白驳浸淫，疡着头颈胸前，灸膻中穴，随年壮。直两乳头，以篾量过，当两脉络上（指乳头下4寸处，两肋骨之间）灸之，络脉俗呼为虾蟆穴。

2.治白癜方 治凡身诸处白驳渐渐长似癣，久而不瘥，取鳗鲡鱼脂涂之。先揩病上使痛，然后涂之。脱衣散，治汗斑及紫白癜风。取附子、硫黄各五钱，共为末，姜汁调，以茄蒂蘸擦，每日三四次，效果较好。治白癜风，硫黄、生白矾等分，为末，用绢包水煮一日，搽。治紫癜风。官粉五钱、硫黄三钱，为末，鸡清调搽。

3.治白癜药浴 乌头汤，治大麻风癫、紫白癜风。草乌头、麻黄根、地骨皮、朴硝各一两，上为粗末，用水一桶，椒（指蜀椒）一合、葱三十根、艾叶一两同煎数十沸，用醋一盏和匀。洗浴前自用手巾搭四肢，候汤可浴即浴。令汗透，面上如珠出，或坐或卧，片时汗干，方可着衣。平日注意避风，五日再浴一次。如此三五次，每浴后更服换骨丹、四神散。

五、灸积聚痞法

积聚为积病与聚病的合称。积，指胸腹内积块坚硬不移，痛有定处的一类疾患；聚，指腹中有块而聚散无常的疾患。《针灸逢源》："积者，五脏所生，其始发有常处，其痛不离其部上下有所终始，左右有所穷处。聚者，六腑所成，其始发无根本，上下无所留止，其痛无常处。"

关于积聚的分类，《勉学堂针灸集成》卷二说："积聚，心之积伏梁，肺之积息贲，肝之积肥气，脾之积痞气，肾之积奔豚。积主脏病，聚主腑病。积者，饮食包结不消；聚者，痰伏膈上，主头目眩痛，多自唾涎，或致微热。"

积聚使用灸法，疗效相对其他方法来说是比较好的。施灸的原因和施灸的注意事项，《针灸逢源》卷五记载："凡人饮食无节，以致阳明胃气一有所逆，则阴寒之气得以乘之，而脾不及化，则胃络所出之道以渐留滞，结成痞块，必在肠胃之外，膈膜之间，故宜用灸，以拔其结络之根。上脘、中脘、通谷、期门（灸积块在上者），肾俞、天枢、章门、气海、关元、中极（灸积块在下者），脾俞、梁门（灸诸痞块）。凡灸宜先上而后下，皆先灸七壮，或十四壮，以后渐次增加，多灸为妙。以上诸穴择宜用之，然有不可按穴者，如痞之最坚处，或头或尾，或突或动处，但察其脉络所由者，皆当灸之。火力所到，则其坚聚之气，自然以渐解散。第灸痞之法，非一次便能必效，须择其要处，至再至三，连次陆续灸之，无有不愈者。"

以下介绍其主要治法。

1.五脏积的灸法 肺积，名息贲，在右胁下，尺泽、章门、足三里；心积，名伏梁，起脐上，上至心下，后溪、神门、巨阙、足三里；肝积，名肥气，在左胁下，肝俞、章门、行间；脾积，名痞气，横在脐上二寸，脾俞、胃俞、肾俞、通谷、章门、足三里；肾积，名奔豚，生脐下，或上下无时，肾俞、关元、中极、涌泉。

2.痞块 痞根穴，在十二椎下两旁各三寸半，多灸左边。若左右俱有块，并灸左右。又方，块头上一穴，针入2.5寸，灸二七壮，或温和灸20min；块中一穴，针入1~2寸，灸三七壮，或温和灸25min；块尾一穴，针入3.5寸，灸七壮，或温和灸15min。

3.久痞 背脊中、命门穴两旁各四指许是穴，痞在左灸右，在右灸左。一法曰：凡治痞者，须治痞根，无不获效。其法于十三椎下，当脊中点墨为记，墨之两旁各开三寸半，以指揣摸，自有动处，即点穴灸之，大约穴与脐平，多灸左边，或左右俱灸，此痞根也。或患左灸右，患右灸左，亦效。

4.熨法疗痞　艾绒四两，捏如患大，川椒四两，拌艾中，粗草纸包安痞积上，以汤壶熨，内有响声即消。

六、灸胃病法

胃病的辨证比较复杂，这里介绍的是治疗胃病的基础灸法，也就是说，一切胃病都可以使用以下灸法，但是必须在辨证的基础上使用。再增加一些其他穴位，这样就更能提高其治疗效果。

1.常用选穴　胃俞、三焦俞、中脘、小肠俞、足三里、乳根、下脘、公孙、承满、梁门、血门（在中脘穴外开3寸处），可根据病情组合选穴。

2.梅花灸　在脘部，用患者口寸长度量两段，斜交成"×"形，以交叉点置中脘穴，其四角与中央共成五穴，主治胃心痛，食不下，灸3~5壮。

3.八曜灸　在大椎穴上下，左右各开1寸，斜四方又各开1寸，共计八穴，主治胃病、呕吐。各灸7~15壮。

4.胃病六之灸　即膈俞、肝俞、脾俞，左右共六穴，主治不思食，食不化，胃病，胸背痛，各灸5~15壮。

5.至阳六之灸　以至阳穴为中点，在两旁5分处各取一穴，再于此两穴的上、下相去三四分处各取一穴，共计六穴，主治胃病。每天灸3~5壮，灸至一月。

6.斜差灸　男左肝俞、右脾俞，女右肝俞、左脾俞，二穴形成斜形，主治胃脘痛，不思食，食不化，各灸5~15壮。小指节，在手小指本节骨尖上，握拳取之，主治久年胃病，灸3~5壮。

七、灸癫痫法

癫痫，是癫证与痫证的合称，因为历代癫、痫二字通用，所以有时又专指痫证。癫，指精神错乱的一类疾病，包括现在所说的精神病；痫，指发作性精神异常性疾病，如通常所说的羊痫风即是。一般来说，使用针灸治疗的时候比较多，尤其是急性发作出现仆倒昏迷的时候，更多以针灸治疗。最常规的治法是昼发灸阳跷，夜发灸阴跷。一般各灸14壮。

其发病原因及分类，《针灸逢源》卷六认为："痫病（即风癫），风癫者，由气血虚，邪入于阴经故也。又人在胎，其母卒大惊，精气并居，令子发痫。其发则仆地吐涎沫，无所觉是也。癫狂痴呆，凡狂病多因于火，此或以谋为失志，或以思虑郁结，屈无所伸，怒无所泄，以致肝胆气逆，木火合邪，是诚东方实证也。此其邪乘于心，则为神魂不守。邪乘于胃，则为暴横刚强，故当以治火为先。而或痰或气，察其甚而兼治之。癫病多由痰气，凡气有所逆，痰有所滞，皆能壅闭经络，格塞心窍，故发则旋晕，僵仆，口眼相引，目睛上视，手足搐搦，腰脊强直，食顷乃苏。此其条病条已者，正由气之条逆条顺也。故当察痰，察气，因其甚者而先治之。凡平素无痰，而或以郁结不遂，思疑惊恐，而渐致痴呆，言辞颠倒，举动不经，或多汗，或善愁，其症则千奇万状，无所不至。脉必或弦，或数，或大，或小。变易不常，此其逆气在心。有可愈者，有不可愈者，在乎胃气元气之强弱，待时而复非可急也。小儿无狂症，惟病癫者常有之。凡小儿之病，有从胎气而得者，有从生后受惊而得者。盖小儿神气尚弱，惊则肝胆夺气，而神不守舍，舍空则正气不能主，而痰邪足以乱之。故凡治小儿之惊痫，必须先审正气然后察其病邪，酌宜治之。"《神灸经纶》卷之四："一癫痫病，钱仲阳云：小儿发痫，因血气未充，神气未实，或为风邪所伤，或为惊怪所触，亦有妊娠七情惊怖所致，如面赤、目瞪、吐舌、啮唇、心烦、气短，其声如羊者，曰心痫。面青、唇青、两目上窜、手足挛掣、反折，其声如犬者，曰肝痫。面黑、目振、吐涎沫、形体如尸，其声如猪者，曰肾痫。面如枯骨、目白反视、惊跳、反折、摇头、吐沫，其声如鸡者，曰肺痫。面色萎黄、目直、腹满、自利、四肢不收，其声如牛者，曰脾痫。凡有此症，先宜看耳后高骨间，先有青脉纹，抓破出血，可免其患此，皆元气不足之症也。又有惊痫，心神恍惚，或语言鬼神，喜笑不休；有风痫，怵惕怔忡，痰涎，泄泻；有食痫，脾土虚弱，饮食停滞，夜多漩溺，若眼直，目牵，口噤，涎流，肚膨，筋搐，背项反张，腰脊强劲，形如死状，终日不醒，则为痉矣。"

在治疗癫痫时，有一点值得注意，就是要先使病人出现一时性虚弱，然后再使用中医的其他治疗方法。我的老师张海峰教授治疗精神病，尤其是狂躁类病人，一般使用三板斧疗法，即先吐，再泻，再服药。这样治疗的效果比较好。《普济方·针灸门》也说："凡灸痫病，当先下使虚，乃乘虚而灸之。未尝有实而灸者，气逼前后不通杀人。若身体不甚热，心腹不胀满，便可灸之。若壮热满者，须先下后灸……凡发狂则欲走，或自高贵称神圣，皆须备诸火灸之，乃得求差。悲泣呻吟，此则为邪，非狂也。自根据邪方法治。"除此之外，精神上的调剂也很重要，如《针灸逢源》卷五说："癫狂，先要愉悦，书符，定神，祷神，然后行针。"虽然其中书符、祷神等有一定的迷信色彩，但对古人来说，这也可以算作一种精神疗法，现在虽然不再使用，但其他心理疗法的使用是有助于疾病的恢复的。

下面介绍一些常用而又有特色的治疗方法。

1.治癫痫诸风　熟艾于阴囊下谷道正门当中间，即阴囊后缘，与肛门前缘之中点施灸，随年岁灸之。

2.《普济方·针灸门》卷九　"王氏云：有人患痫疾，发则僵仆在地，久之方苏。予意其用心所致，为灸百会。又疑是痰厥致僵仆，为灸中脘。其疾稍减，未除根也。后阅脉诀后，通真子有爱养小儿，谨护风池之说。人来觅灸痫疾，必为之按风池穴，皆应手酸疼，使灸之而愈（小儿痫悲，可加灸此）。"

3.治卒癫疾　两乳头灸三壮，或温和灸7min左右。足大趾丛毛中，灸7壮，或温和灸10min左右。足小趾本节，灸七壮，或温和灸10min左右。

4.治狂邪惊痫常用穴　承命、巨阳、冲阳、丰隆、天柱、临泣、支正、鱼际、合谷、少海、曲池、腕骨、下廉、丘墟、筑宾、玉枕、百会、章门、大敦、巨阙、扁鹊十三鬼穴等，可以根据病情选用。

5.用秦承祖灸鬼邪法　并两手、足大指，用软帛绳急缚定当肉甲相接处，灸七壮，四处皆着火，效果很好。

6.五痫方　后溪、神门、心俞、少商、隐白。

八、灸牛皮癣法

牛皮癣，是一种慢性瘙痒性皮肤病。患处皮肤变厚而坚，如牛领之皮，故名。由风湿热毒蕴郁肌肤而致，或因营血不足，血虚风燥，肌肤失养而成，与情志失调也有较大关系。大多发于颈项处，亦可发生于肘窝、腘窝、上眼睑、会阴、大腿内侧。初起皮肤先有瘙痒，继之出现粟米大小不规则之扁平实质丘疹，皮色如常或呈淡褐色，进而融合成片，皮肤干燥、肥厚、浸润，有阵发性奇痒，入夜更甚。灸法的治疗大多为外用药物敷、涂、擦、抹等。此病多反复发作，治疗比较困难，所以需要坚持较长时间治疗，并且要注意情绪的调整，尤其是那些有心理阴影的患者，更需要配合心理治疗。

牛皮癣是众多癣中的一种，而且是较重的癣，关于其分类，《圣济总录》卷第一百三十七说："诸癣：论曰癣之字从鲜，言始发于微鲜，纵而弗治，则浸淫滋蔓，其病得之风湿客于腠理。搏于气血，气血痞涩，久则因风湿而变化生虫，故风多于湿，则为干癣。但有周郭，皮枯瘙痒，搔之白屑起者是也。湿多于风，则为湿癣，周郭中如虫行，浸淫赤湿，搔痒汁出是也，风折于气血，则为风癣，痹不知痛痒是也。如钱形则为圆癣，如雀目然则为雀目癣，亦皆赤痛而瘙痒，又或牛犬所饮，刀刃磨淬之余水，取以盥濯，毒气传人，亦能生癣，故得于牛毒者，状似牛皮。于诸癣中，最为厚邪毒之甚者，俗谓之牛皮癣。狗癣白点而连缀，刀癣纵斜无定形。凡此八者，皆风湿毒气折于肌中，故痛痒不已，久而不瘥，又俱谓之久癣。"

以下介绍一些治疗方法。

1.**牛皮癣疮** 石榴皮蘸明矾末，抹之即可，切勿用醋。

2.**中药方剂，治一切癣** 先涂漏芦膏方，后宜敷丁香散方。

3.**又中药方剂，治一切癣** 抵圣散方：草决明（焙捣末半两）、腻粉（一分），上二味，合和为散，先以布揩癣令赤，次以醋调药涂之，当汁出痛解即瘥。

4.**又中药方剂，治疥癞，牛皮癣疮** 用陆英叶阴干为末，小油调涂。

5.**又中药方剂，治牛皮癣方** 以桃树根同胆矾捣烂，敷之。

6.**牛皮癣方** 香油（一两）、全蝎（七个）、巴豆（二十粒）、斑蝥（十个）同熬至焦黑色。滤去渣。入黄占一钱。候溶收起。朝擦暮好。

7.**治牛皮癣效方** 牛膝（三钱）、寒水石（三钱）、白矾（二钱，飞过）、花椒（一钱五分）共为末。以健猪油同鸡蛋清。调搽即愈。

8.**灸法治一切癣** 8月8日日出时，令病患正当东向户长跪，平举两手，持户两边，取肩头小垂际骨解肩髃穴，施灸7~14壮，或温和灸20min左右。

9.**《外科正宗》卷之四** "治干湿顽癣，不论新久，但皮肤顽厚，串走不定，惟痒不痛者。硫黄（八两）、生矾（四两）、点红川椒（二两），上各为末，用土大黄根捣汁，和前药调成膏碗贮，新癣抓损擦之，多年顽癣加醋和擦，如日久药干，以醋调搽。牛皮癣用穿山甲抓损擦之妙"。

10.**《解围元薮》卷四** "消毒丹百八十七，又名太白散，治牛皮癣疮更妙。明矾（十两）、白砒（五钱）、蛇床子（七合炒）、硫黄（五两）、海螵蛸（五两）各研末，先将砒矾渐掺入锅内，俟矾化枯收起，又将些掺下如此，待枯尽，方同。下三味和研细。如血风臭秽，成片湿肿，黄水淋漓，或脓血黏渍太重，加核桃壳灰一两，以菜油调涂，四五日脱光。"

九、灸无子法

无子，即不孕症。女子自婚后3年以上未避孕而不怀孕者，称为原发性不孕；曾孕育过，以后也未采取避孕措施，又间隔3年以上未再次怀孕者，称为继发性不孕。在女子方面，有因先天生理缺陷者，如五不女；有因后天病理变化者，常见肝郁、血虚、痰湿、湿热、肾虚、胞寒、血瘀等引起冲任失调，难以摄精受孕。也可有因子宫内膜异位、子宫后倾而不受孕者。在男子方面，更当察男子之形气虚实如何，有肾虚精弱，不能融育成胎者；有禀赋微弱，气血虚损者；有嗜欲无度，阴精衰惫者。其治疗方法很多，针灸法是其中比较重要的方法。尤其对胞寒和痰湿、湿热为主者，效果更好。由于历史的原因，针灸治疗主要针对女性。若是因为男子的原因而不孕，则一般多使用其他疗法，灸法可以作为辅助疗法。

下面介绍一些历代医家比较有效的方法。

1. 妇人阴寒十年无子者 用吴茱萸、川椒各一升。为末，炼蜜丸弹子大。绵裹纳阴中，日再易之。但子宫开，即有怀孕的可能。

2. 治宫冷不孕，内药续生丸 母丁香、附子、肉豆蔻、枯矾、乌鱼骨，上为末，糊为软丸。绵裹纳阴中。

3. 又坐药方 蛇床子（三两）、芫花（三两），上二味捣筛，取枣大，纱袋盛，纳产门中，令没指，袋少长，便时须去，任意卧着，慎风冷

4. 治妇人无子，及已经生子，久不任孕，及怀孕不成者 以女性子宫穴，按之有动脉处，每日各灸三壮，或温和灸10min左右。

5. 《千金翼方·中风上》卷第十六 苍梧道士陈元膏：当归、丹砂（各三两，研）、细辛、芎䓖（各二两）、附子（去皮，二十二铢）、桂心（一两二铢）、天雄（去皮，三两二铢）、干姜（三两七铢）、乌头（去皮，三两五铢）、雄黄（三两二铢，研）、松脂（半斤）、大醋（二升）、白芷（一两）、猪肪脂（十斤）、生地黄（二斤，取汁），上一十五味，切，以地黄汁大醋渍药一宿，猪肪中合煎之十五沸，膏成去滓，纳丹砂等末熟搅……有女人苦月经内塞，无子数年，膏摩少腹，并服如杏子大一枚，十日下崩血二升，愈，其年有子。

6.《外台秘要》卷第三十三 广济疗无子，令子宫内炙丸方：麝香（二分，研）、皂荚（十分，涂酥炙，削去黑皮子）、蜀椒（六分，汗）、上三味捣筛，蜜丸酸枣仁大，以绵裹纳产宫中，留少绵线出，觉憎寒不净下多，即抽绵，线出却丸药（即把棉线向外拉，将裹住药物的棉布抽出，将其中的丸药去掉），一日一度换之，无问昼夜皆纳，无所忌。又方：蛇床子、石盐、细辛、干姜、土瓜根（各四两），上五味捣散，取如枣核大，以绵裹纳子宫中，以指进之依前法，中间病未可必不得近丈夫，余无所忌。

7.《针灸大成》卷九 妇女无子：子宫、中极。妇女多子：石门、三阴交。

8.《针灸集成》卷二 无子：胞门（在关元左边二寸）、子户（在关元穴右边二寸）、曲骨、商丘、中极，灸百壮至三百壮，或四度针（以上虽然是5个穴名，但胞门与子户左右相对，可以称之为一个穴，实际为4个穴，故称四度针，即针以上4穴）即有子。无子取阴交、石门、关元、中极、涌泉、筑宾、商丘、阴廉"。

9.《针灸资生经》卷七 妇人绝嗣不生，胞门闭塞，关元三十壮，报之。妇人妊子不成，若堕落腹痛漏见赤，胞门五十壮，在关元左边二寸是。妇人绝嗣不生，灸气门，在关元旁三寸，百壮。妇人子脏闭塞，不受精疼，胞门五十壮。妇人绝嗣不生，漏赤白，泉门十壮，三报。月水不利，贲豚上下，并无子，四满三十壮。妇人胞落颓，脐中三百壮。又身交五十壮，三报。在脐下横文中，又背脊当脐五十壮。又玉泉五十壮，三报。妇人胞下垂，注阴下脱，灸侠玉泉三寸随年壮，三报。妇人阴冷肿痛，归来三十壮，三报。中极，妇人断绪最要穴。（带下）关元，主断绪产道冷，针八分，留三呼，泻五吸。灸亦佳，灸不及针，日灸百壮止。妊不成，数堕落，玉泉（即中极）五十壮，三报。又龙门二十壮。（千翼甄权）涌泉，治妇人无子。（见虚损）妇人欲断产。灸右踝上一寸三壮。即断。（千）石门忌灸。绝孕。

十、灸内脏下垂法

常见的内脏下垂有子宫下垂（古代称之为阴挺）、肛门下垂（又称之为脱肛）、肾下垂、胃下垂等。前两种下垂，由于有可见之物，历代医家对它们的认识比较明确，有专门的介绍。后两种下垂，由于无可见之物，对它们的治疗多掺杂在其他众多治疗之中，故没有专门的介绍。内脏下垂的发病原因和治疗方法有很多相似之处，大概有三类。

一是中气虚弱。中医认为，内脏能在体腔内保持相对固定的位置，是由于"大气举之也"，大气的托举使五脏六腑互相保持着距离，互相支撑，在正常的支撑下发挥着各自的功能。一旦中气虚弱，不能正常发挥支撑作用，脏腑就会出现距离改变，其主要表现就是内脏下垂。二是六淫侵袭，如湿热、寒湿、痰湿对内脏功能的破坏。其中主要又是湿邪的侵扰。湿为阴邪，黏滞而重浊，脏腑被迫下垂。三是情志过度变化，尤其是肝气的变化，使该升之气不能升，出现升之不足，降之有余，故见内脏下垂。

灸法治疗内脏下垂，主要为外治法，多在局部敷、贴、熨、涂。虽然能一时使下垂的内脏回归原位，但对整体功能调节能力较弱。在局部治疗过程中，也有一些整体调节功能，对时间较短、症状不重的下垂有一定的疗效，但力量不够。完全康复还需要配合其他治疗方法。一般在中气虚弱的时候多加灸百会、中脘、气海、关元、肾俞等穴，六淫为病的时候多加灸关元、中脘、足三里、带脉等穴，在情志不正常的时候多加灸鸠尾、大敦、照海、章门等穴。

1. 灸阴挺法

（1）女阴挺出：茄根烧存性，为末。油调在纸上，卷筒推入阴道内，每日晚间纳入，一日一上。

（2）又方：皂荚（去皮子炙）、半夏（洗）、大黄、细辛（各四分）、蛇床子（六分），上五味捣散，薄绢袋盛如指大，纳阴中，日二易。

（3）又方：乌贼鱼骨（半两）、硫黄（半两）、五味子（三分），上件药细研如粉。以敷脱出的子宫颈上，日二用之。

（4）又方：桂心（一两）、吴茱萸（一两生用）、戎盐（二两），上件药熬令色变，捣罗为末，以绵裹如指大，纳阴中，日再易之。

（5）又方：蛇床子（五两）、乌梅（十四枚）、上药剉，以水五升，煮取三升，去滓，热洗，日五次。

（6）又方：川乌、白及（等分），上为细末，绵裹一钱，内阴中，令入三寸，腹内热即止，来辰再用。先将下垂的子宫缓缓推入阴道内，再将药物放入阴道内。

（7）治妇人阴挺出下脱方：桂心（一方作川椒）、吴茱萸（一两，生用）、戎盐（二两），上药并熬令色变，捣罗为末，以绵裹如指大，纳阴中日再易之，甚妙。

（8）托药：用蓖麻子叶有九角者好，飞过白矾为末，以纸片摊药，将下垂的子宫托入阴道内，敷药，用温盐水洗软，却用五灵脂烧烟熏，次用蓖麻子研烂涂上，吸入。如入即洗去。

（9）治妇人阴挺出，可灸脐中、大敦、少府、照海、上髎、水泉、曲泉。

（10）《针灸聚英》卷四下："杂病歌：阴挺出兮治太冲，少府照海曲泉同，阴挺出者曲泉焦，照海大敦共三穴。"

2.灸脱肛法

肺与大肠相为表里，故肺热则肛藏，肺虚则肛脱。脱肛或因肠风痔漏，或因久痢久泻，或因产妇用力太早，或因小儿叫啼伤气而成。

（1）洗方：荆芥、皂角等分，煎汤洗下垂之肛门，然后以铁浆涂上。亦治子宫脱出。

（2）又洗方：苦参、五倍子、陈壁土等分。煎汤洗之，以木贼末敷之。敷在脱出的肛门上，然后将肛门轻轻推入。

（3）涂药：木贼烧存性，为末涂在脱出的肛门上，然后轻轻推入肛门内。

（4）贴药：用紫浮萍为末，干贴之。

（5）坐药：鱼腥草擂如泥，先以朴硝水洗过，用芭蕉叶托住药坐之，肛门即能自行收回。

（6）熏药：五倍子先以倍子、艾绒卷成筒，放便桶内，以瓦盛之，令病者坐桶上，以火点着，使烟熏入肛门，其肛自上。随将白矾研末擦之，肛门能自动收紧，不再复发。

（7）又坐药方：熬锻石令热，以故旧棉布裹，患者坐其上，冷即换。

（8）又坐药方：上取生韭一斤，细切，以酥拌炒令熟，分为两处，以软帛裹，更互熨之，冷即再易，以入为度。

（9）灸穴：尾翠骨（即尾骨尖长强穴）、脐中、百会、鸠尾骨上。

（10）《针灸大全》卷之四："大肠虚冷，脱肛不收，百会一穴、命门一穴、长强一穴、承山二穴。大便艰难，用力脱肛，照海二穴、百会一穴支沟二穴。"《针灸大成》卷九："小儿脱肛，百会、长强、大肠俞。"

（11）《针灸逢源》卷五："脱肛此由气血虚而下陷脐中（灸随年壮）、长强（三壮）、水分（灸百壮，治洞泄脱肛）。若兼湿热者，宜用五倍子、明矾各三钱，研末，水二碗煎沸，热洗立收。脱肛三五寸者，洗过，再用赤石脂为末，以油纸托上。四围皆掺之妙。脱肛泻血，秋深不效，用姜片置脐上，艾灸三壮。"

（12）《针灸集成》卷二："脱肛取大肠俞、百会、长强、肩井、合谷、气冲。"

第六节　灸法的现代研究

灸法的研究逐渐增多，报道也较多，这里只简单介绍较有代表性的内容。

1.临床研究

（1）动物研究：艾灸"关元"对失血性家犬休克血液流动力学和动脉血氧运输量有影响。能增强机体代偿能力，对血流动力学紊乱有一定作用，对防止缺氧不断加重和延缓休克的发展均有积极意义。

艾炷灸对大肠埃希菌内毒素致热家兔有明显退热作用，提示艾炷灸能明显改善大肠埃希菌内毒素感染性发热家兔的微循环。

艾灸对实验性关节痛大鼠的痛阈有提高能力，有明显的镇痛效应；可以增强关节炎大鼠肾上腺髓质儿茶酚胺荧光强度，提高血中肾上腺素水平。说明艾灸有激活肾上腺髓质细胞功能的作用，促进了儿茶酚胺的合成与分泌。

艾灸大鼠"关元"穴，肾阳虚精子活动能力显著加强，艾灸提示能促进精子在附睾中获得运动能力。

艾灸大鼠"神阙"，对佐剂性关节炎有控制其发展的作用，提示该法是一种关节炎的有效治法。

艾灸有明显的抑瘤作用。试验发现，艾灸对小鼠移植性肉瘤、180实体瘤的抑制率分别为44.6%和54%。还可使瘤体重量减轻，小鼠的存活率分别为91.67%和53.85%，艾灸比不艾灸存活率明显高。

（2）人体研究：瘢痕灸治疗晚期血吸虫肝硬化，选用大椎、中脘、痞根为主穴，有腹水者加水分，有侏儒症者加膏肓，另外根据具体情况加配穴。治疗141例。原有腹水者20例，治疗后减少到14例。

血吸虫病肝脾肿大者治疗前后见表3–5。

表3–5　血吸虫病肝脾肿大者治疗前后表

治疗3个月	治疗前	治疗后	
		缩小3cm以上	缩小5cm以上
肝肿大	75例	48例	25例
脾肿大	110例	55例	33例

无论从一般症状、血象改变或肝脾缩小情况来看，好转状况是较为肯定的。为晚期血吸虫患者接受锑剂治疗创造了条件。

灸疗对人体免疫功能有一定程度的影响。有人以哮喘病和硬皮病患者为对象，用不同灸法进行治疗，观察淋巴细胞转化率、E-玫瑰花环形成率、IgG、IgA、IgM 和 C_3 的变化。结果表明：哮喘病人通过化脓灸、硬皮病病人通过隔药饼灸后，机体免疫功能均有不同程度改善。21例硬皮病阳虚病人，灸前淋巴细胞转化率均低于正常值，灸后20例均有非常显著的提高。26例哮喘病病人，其中11例灸前淋巴细胞转化率和9例E-玫瑰花环值均低于正常值，灸后均显著提高，且大部分转至正常范围。而原来处于正常值范围内的病人灸后变化不明显。49例哮喘病人的体液免疫功能或超过正常值或偏低，高值者灸后降低，低值者灸后升高，其差别有显著的意义。由此可见，灸法有双向调节作用，可使免疫功能从不正常转为正常。

瘢痕灸治疗哮喘病，喘息型用大椎、膻中，灸3~7壮。肺喘为主加风门、肺俞，灸3~7壮；脾喘为主，加肺俞或膏肓、中脘，灸3~9壮；肾喘为主，加肺俞或膏肓、气海，灸3~9壮，均有比较满意的疗效，而且与季节无关。

艾灸冠心病心绞痛患者关元、足三里、膻中，观察患者球结膜微循环，结果显示，微血管扩张，血细胞凝聚减轻，微血管中粒流范围缩小，聚集团块变小或消失；血流加快，出血减轻；视野清晰度改善。说明艾灸可以作为冠心病临床治疗方法之一。

艾条雀啄灸，取命门、关元治疗尿潴留12例，每天2次，每次5~10min。发病原因有脊髓灰质炎、晚期血吸虫病、上消化道出血、肝昏迷、横贯性脊髓炎、前列腺炎、结核性脊髓蜘蛛膜炎等，尿潴留时间为1~36天，平均为14天，大部分患者有膀胱炎症。治疗后4 h恢复排尿者3例，2天内恢复者4例，3天恢复者2例，还有2例灸后频频排尿，6天后恢复控制排尿。

艾炷隔姜灸坐骨神经痛、肌纤维炎、神经损伤、颈椎病、肩周炎患者，使用肩髃、曲池、阳陵泉、绝骨等穴，对肢体阻抗血流效应有影响。试验结果表明，灸后波幅、血流速度比灸前有明显增高，患者的临床症状亦随血流运动改善而减轻。提示隔姜灸治疗这些疾病可能与改善血液运行，增加组织营养有关。

艾灸至阴穴治疗胎位不正，已成为临床常用的方法之一。

艾条灸治疗湿疹，选用曲池、血海，配肩髃、环跳、合谷、百会、大椎、阿是穴（根据情况选用其中某个穴或多个穴），每日施灸1~2次，每穴每次灸10min。平均施灸时间为5天。

艾炷灸治疗神经性皮炎50例，围绕病变部的边缘施灸，灸点之间相距为1.5cm。每个穴点灸1~3壮，每周施灸1~3次。痊愈者17例，显著改善者12例，有效者21例。

艾炷灸寻常疣局部100余例，均获痊愈。一般灸1壮即可，创口3天左右可愈合，多无瘢痕。

2.实验室研究

（1）动物研究：不同温度刺激皮肤能起到不同的医疗作用。有报道，当激光束照射于机体表面，温度在42℃上下时，出现一种温热的刺激，从目前能观察到的方面，可以发现有促进血液循环等良性反应，类似于灸焫的温、通、补三大作用。从各种报道来看，散焦照射有温寒、散邪、通瘀、解郁、扶正、壮阳的作用，与灸焫温以祛寒、通以去瘀、补以扶正的作用相似。除此之外，当散焦照射皮肤，温度约在60℃时，组织呈现凝固状；温度在100℃以上时，即呈现气体状态。

艾灸大椎穴，对免疫功能低下小鼠腹腔吞噬细胞和中性粒细胞的吞噬功能有增强作用，对免疫功能正常小鼠腹腔中性粒细胞吞噬功能也有增强作用。

隔盐灸小鼠"神阙"，1次性施灸24 h后，发现小鼠NK细胞活性迅速升高，48 h后有所下降，但仍显著高于不施灸的对照组，72和120 h后则恢复至原来水平。连续间日施灸能阻断NK细胞活性增高后的下降趋势，使之保持在较高水平上。结果提示应用该法配合肿瘤的放疗、化疗及手术治疗，在巩固疗效，防止复发或转移方面，可能会起到积极作用。

艾灸感染EHF病毒大鼠的"肾俞"后，发现血中的特异性抗体效价显著提高，肺组织内病毒抗原阳性检出率明显减少，提示灸治能促进机体的免疫功能，提高组织的细胞免疫功能和对病毒的消除作用；还发现灸治组血清尿素氮较对照组明显降低并接近正常水平。血液和组织中5-HT系统均明显降低并趋于正常水平，提示艾灸能减轻病毒对肾实质的损害，对肾功能有保护作用。

艾灸家兔"命门"发现有增强红细胞免疫功能的作用。

艾灸对提高老年小鼠巨噬细胞细胞毒活性及自然杀伤细胞细胞毒活性均高于老年对照组，而与青年对照组无显著差异，提示艾灸能改变老年动物的免疫状态。

艾灸小白鼠"中脘"，发现能增强单核吞噬细胞系统的吞噬能力，静脉注入一定量胶体炭（23mg/100g）后，血液中炭粒的清除在40min基本完成，而对照组仍维持较高水平。

艾灸家兔"人中"30min后，微循环血流速度明显加快，血流状态明显好转，但停止艾灸后，微循环障碍现象逐渐增加，对照组无明显变化。

艾灸能使小白鼠周围白细胞明显提高。

灸大鼠"足三里"，发现可以通过抑制雄性大鼠甲状腺功能，降低血清T_4浓度；通过多种因素促进胰岛素分泌，提高血清胰岛素浓度。提示艾灸可以用于甲亢和糖尿病的治疗。

艾灸动物模型的"肾俞""关元"，能促进肾上腺皮质形态萎缩的恢复。

艾灸对应激性大鼠胃黏膜损伤有保护作用。试验结果表明，艾灸大鼠胃黏膜损伤程度显著低于对照组，该作用可能与前列腺素有关。

灸家兔"足三里"，观对小肠消化间期综合肌电的影响，结果发现，在小肠（IDMEC）不同时相施灸，其11只家兔空肠部位和10只回肠部位的Ⅲ相电活动均提前诱发，周期缩短。灸后肠电周期缩短的时间可持续几个周期。而且这些部位的肌电各相时程均受影响，尤以空肠Ⅲ相、回肠Ⅰ相和Ⅱ相时程改变最为显著。停灸后已延长的Ⅲ相时程可持续几周后才逐渐恢复到灸前水平。

艾灸动物"命门"，发现可以纠正"阳虚"。从DNA的合成来看，艾灸5壮显然比3壮好。

艾灸"阴虚"家兔"膏肓"，可以改善"阴虚"的某些症状，提高防御能力，但对于调节物质代谢、改善调节功能、提高体质作用不明显。

（2）人体研究：化脓灸治疗支气管哮喘患者，灸定喘、肺俞、天突，或大椎、风门、大杼、灵台，或气海、膏肓、足三里、膻中等穴，观察血浆环核苷酸变化，结果发现，与健康人相比，cAMP含量降低，cGMP含量升高，cAMP/cGMP值下降，差异显著。肺气虚治后cAMP上升，达正常范围，cAMP/cGMP值上升。均有显著意义。而肺肾两虚型无变化。

艾灸关元，心输出量、外周血管阻力、平均血压都有明显增加，但心率不增加。还能增加肾血流量、肾小球滤过率，以及N^+、CL^-离子的排泄。

隔姜灸能使人体胃电平均值升高。灸足三里组有显著差异。灸尺泽组平均幅值虽有提高，但无显著差异。

艾灸足三里对患者胃电的影响进行观察，结果表明，正常人的胃电波幅较高，而脾虚患者胃电波幅较低平，艾条灸、艾炷灸、局麻后艾炷灸均可提高脾虚患者的胃电波幅。而艾条灸与艾炷灸二者有非常显著的差别，说明艾炷灸的治疗效应要大于艾条灸。

第四章 其他刺灸法

第一节 拔罐疗法

拔罐法是古代角法的一种，就是将罐具扣在皮肤特定部位上，并使罐具内产生负压，将皮肤牢牢吸住，发挥治疗作用的一种外治方法。陈修园在《金匮要略浅注·卷三》中说："余见近来拔火罐者，以火入瓶，罨人患处，立将内寒吸起其力。始悟火性上行，火聚于上，气吸于下，势不容已。"拔罐法的作用力主要是向上、向外，故在补泻法中属于泻法。由于病情不同，拔罐时间长短不同。寒湿证或实寒证，拔罐时间可以较长；实热证，拔罐时间应该较长；虚寒证，拔罐时间应该稍短。拔罐法可以使被拔部位产生瘀斑、瘀点、瘀块，也可以仅仅出现红晕、水疱、水珠等现象。若仅仅是用罐具拔出体表的脓肿，属于皮外科对拔罐法的一种借用，不属于拔罐疗法的内容。

古代一般使用陶罐或竹罐，现代增加了玻璃罐和金属罐。由于金属罐使用时有一定的缺陷，故现在较少使用。

拔罐法包括水罐法、抽气法、火罐法、药罐法等。这里只介绍经常使用的火罐法和抽气法。

一、吸拔方法

1.火罐法 就是用火将罐内的大部分空气排尽后，将罐吸在皮肤上的方法。

（1）投火法：将一小纸条点燃后投入罐中，在小纸条熄灭之前将罐扣在拔罐部位的皮肤上。由于扣上后，罐内缺氧，火立即熄灭，故不会烫伤皮肤。要注意的是，不要选用容易产生余火的纸张，以免烫伤皮肤。《本草纲目拾遗·卷二》："凡患一切风寒，皆用此罐。以小纸烧见焰，投入罐中，即将罐合于患处。或头痛则合在太阳、脑户或巅顶，腹痛合在脐上。罐得火气合于肉，即牢不可脱，须待其自落。患者但觉有一股暖气从毛孔透入，少顷火力尽则自落，肉上起红晕，罐中有气水出。风寒尽出，不必服药。治风寒头痛及眩晕、风痹、腹痛等症。"

（2）闪火法：用镊子夹住一小块乙醇棉球，点燃棉球，然后伸入罐内，并立即拿出，同时迅速将罐扣在拔罐部位皮肤上。这几个动作要一气呵成，否则不容易将罐吸住，或吸得不紧，出现松动。

（3）贴棉法：将1cm^{2}的乙醇棉片贴在罐内壁上中段，点燃后，迅速将罐扣在拔罐位置皮肤上，罐内缺氧，火立即熄灭，不会烫伤皮肤。

（4）架火法：先将阻燃小块放置在拔罐部位，在其上点燃小乙醇棉球，然后将罐扣在拔罐部位上，可将罐拔住。

2.抽气法　就是将罐先置于拔罐部位上，然后将罐内的空气抽出，使罐牢牢吸附在拔罐部位上的方法。这种罐具比较复杂，现在一般使用工厂制作成的罐具。《痧胀玉衡·后卷》："北人又有用铜钱置病所，以艾火烧钱上，外将瓦罐或竹罐盒之，实时拔出汗水而愈。北人名为打火罐，并能治痧痛是也。"

二、拔罐法的应用

1.单罐法　根据病情需要，或病变部位的大小，可选用不同口径的罐具，一般1次只使用1个罐。拔上以后可以留罐一段时间。如胃痛在中脘穴处拔罐。关节疼痛可以在关节局部拔罐等。

2.多罐法　根据病情需要，在病人身体上拔上多个罐具。一般拔罐的顺序是主病部位先拔，后病部位后拔；上部疾患先拔，下部疾患后拔。如胃痛，先拔中脘穴，后拔足三里穴。又如全身关节疼痛，肩关节及其附近先拔，膝关节及其附近后拔。

3.闪罐法　在1个拔罐部位，在1次治疗的过程中，先将罐具拔在治疗部位上，然后迅速取下，如此反复多次，直至达到治疗要求为止。多用于局部皮肤麻木或功能减退的疾病，如面瘫在合谷上进行闪罐，关节麻木不仁在关节及其附近闪罐等。

4.走罐法　主要使用在面积较大的部位，或涉及范围较大的病症，也可以循经走罐。先在需要拔罐的部位上涂抹凡士林或油品，再将罐具拔上，然后术者用双手握住罐体，将罐体向前运动的部位稍稍抬起，从罐体的后面向前推动，让罐具在皮肤上移动，到达拔罐部位边缘后改变方向，逐渐走完整个拔罐部位。可以反复多次在同一拔罐部位进行推动，直至达到治疗要求为止。如腰背部疼痛即可以在整个腰背部走罐。

5.针罐法 先在穴位上扎针，然后在针灸针处使用拔罐法，将针灸针扣在罐具内。属于针罐合用。

6.刺血（刺络）拔罐法 先用三棱针、皮肤针、粗毫针等在穴位处或络脉上刺出血，然后拔火罐以加强刺血的效果。是针、罐结合的方法之一。适用于各种急、慢性软组织损伤，静脉曲张，慢性腰腿痛，神经性皮炎，皮肤瘙痒等。

三、留罐、起罐

1.留罐法 留罐就是将罐具留在拔罐部位上，让罐具对皮部经络发挥持续作用，以加强拔罐效果。

（1）留罐时间：大罐1次可留5~10min，小罐1次可留10~15min。

（2）观察与效果：一般拔罐部位出现红晕就达到了初步效果，然后根据病情再增加留罐时间。无论何种情况，在罐内皮肤出现瘀紫之后，即应将罐取下。有时由于罐具拔得不是太紧，中途有可能松动而掉下，故在松动前应将罐具取下。

2.起罐 起罐就是将罐具从皮肤上取下的方法。

（1）取罐手法：一只手拿住罐具，另一只手向下按压罐具边缘的皮肤，使罐外的空气慢慢地进入罐中，罐具即会松动，便于取下。有时由于拔罐太紧，需要多次按压罐体周围皮肤，所以在取罐时不要着急，以免出现损伤。

（2）取罐后的处理：一般取罐后均应该将拔罐部位进行消毒。若拔罐时间太长，拔罐部位可能出现水泡或血泡，取罐后，应将水泡和血泡用消毒针挑破，将水或血放出，然后进行局部消毒。严重者应该予以包扎，以防感染。下次拔罐不要在该处或其附近进行，拔罐时间也应该缩短。

四、拔罐的作用和适用范围

1.拔罐的作用 拔罐法通过罐内的负压，作用于经络皮部，强化经络的作用，可以起到通经活络、活血散瘀、舒筋止痛、祛风散寒、去湿化滞的作用。

2.适用范围 拔罐可以泻出体内的邪气，所以凡毒气郁结、寒湿留存、气闭阻滞、血停成瘀之症均可使用拔罐法。常使用在风寒表证、寒湿里证和肌肉、骨骼的某些病变。诸如感冒、腰腿痛、关节痛、肌肉酸痛、骨头寒痛、落枕、慢性扭伤、支气管炎、哮喘、胃痛、痛经及静脉曲张等。

五、拔罐的注意事项

（1）主要使用在以实证为主的泻法中，对于虚证，不仅使用较少，而且使用时需密切观察，谨慎操作，以免出现副作用。中度以上心脏病、高热昏迷、全身浮肿、广泛性皮肤病、内脏出血、恶性肿瘤等禁用。

（2）必须选择患者比较舒适的体位进行拔罐。

（3）一般在肌肉比较多的部位拔罐。尤其是使用走罐法的时候，还应该在比较平坦的部位进行。

（4）尽量不要在肌肉或皮肤比较松弛的部位拔罐，不要在有较多毛发的部位拔罐，不要在孕妇下腹部拔罐，不要在肌腱部位拔罐，不要在头部拔罐，不要在有瘢痕的部位拔罐，不要在皮肤溃烂的部位拔罐，不要在有皮肤病的局部拔罐，不要在有出血倾向的患者身上拔罐。

（5）注意不要烧伤或烫伤皮肤。

（6）拔罐出血时，出血量不要太多。

（7）拔罐前后均要注意清洁皮肤。

第二节　三棱针疗法

三棱针由古代锋针发展而来，针头部分呈三棱状，针尖锋而利，现在多种规格，临床可根据病情需要选用。三棱针刺法以刺出血为主要手段，达到活血化瘀、开窍醒神、泄热消肿的目的。

一、操作方法

1.点刺法　即将针尖迅速刺入所选定的穴位或部位，点到即退，使被点刺的穴位或部位少量出血（一般1~3滴）。多使用在肌肉比较少的地方，如耳尖、十宣穴、十二井等处。为了减轻疼痛，可以在点刺前将点刺处附近用押手紧紧捏住或压住，再行点刺。若在天冷时点刺，应该在点刺前将该处轻轻搓擦，使其充血再点刺。若点刺后不能出血，则可在点刺点附近轻轻挤压，使之出血。

2.散刺法　在需要较大或较多部位出血的时候，采用散刺法。散刺深度比点刺法要浅，出血量要少，甚至皮肤出现红晕亦可。如在发炎的淋巴管上多点点刺即属于散刺法。又如在带状疱疹外围进行多点点刺，亦属于散刺法。

3.**挑刺法**　即将皮肤、筋膜、小络脉挑破，使之少量出血，或将皮下筋膜挑断的方法。如民间使用的挑羊毛疹、挑积、刺络放血等都属于挑刺法。

二、适应范围（见表3-3）

表3-3　三棱针适应证表

常见病症	针刺部位	方法
高血压	耳尖	点刺出血
发热	耳尖	点刺出血
中暑	曲泽、委中、人中	点刺放血
咽喉肿痛	少商、商阳	点刺出血
流行性腮腺炎	角孙	点刺出血
红眼病	太阳	点刺出血
阳明头痛	印堂	点刺出血
偏头痛	率谷	点刺出血
痔疮	八髎、腰骶部（选皮肤上有色斑处）	挑羊毛疹
红丝病（淋巴管发炎）		先刺红丝最远处，然后沿红丝1寸1刺散刺出血或出液
疳积	四缝	点刺出液
癫痫	长强、会阴	点刺出血
急性腰扭伤	龈交（选龈交结处）	挑龈交结
舌肿、语言障碍	金津、玉液	点稀放血
睑腺炎	耳尖、太阳	点刺出血
昏迷	人中、十宣	点刺
瘰疬	病变周围	挑刺
带状疱疹	病变周围	散刺
癣	病变周围	散刺

三、注意事项

（1）必须无菌操作。

（2）不要刺动脉，一般情况不宜出血太多。

（3）有出血倾向的患者禁用，人贫血患者慎用，体质虚弱患者少用。

（4）除特殊情况外，急性病一般2~3天使用1次，慢性病一般1周使用1次。

第三节　皮肤针疗法

皮肤针刺法属于浅刺法，古代称为"半刺""浮刺""毛刺"，主要针对经络皮部而使用，以在皮肤上叩刺为主。皮肤针的叩刺范围较宽，线路较长，有疏通经络、调和气血、散热化瘀、去湿消滞等作用。尤其是一些顽固性皮肤病，可以取得更满意的效果。

一、针具

有七星针（7根针）、梅花针（5根针）、罗汉针（18根针）的区别。针尖不可太尖，要平整，也不可有弯曲、倒钩、偏斜、锈蚀、松动。手柄有牛角、不锈钢两种。

二、操作方法

1.叩刺方法

（1）持针方式：术者使用大指为一方，食指、中指、无名指为一方，上下捏住针柄末端，但不要捏得太紧，使皮肤针在叩击的时候处于弹性状态，针尖朝向叩击的皮肤。也可以按照《针灸学》教材的方法持针，即以手拇指、中指、无名指握住针柄，食指伸直按住针柄中段，针头对准皮肤叩击。

（2）叩刺法：持针手保持一个相对高度，上下晃动针柄，使针尖叩击在皮肤上。要使针尖在接触皮肤的时候处于弹动下压状态，而不是强力下压，一弹而起的状态，也不是压下后被动上起的状态。否则容易刮伤皮肤，初学者尤其更得注意。

（3）叩刺强度：病情较轻者一般使用轻刺法，也就是皮肤出现针痕，叩击结束后皮肤发红即可。病情稍重者可采用中等叩刺法，也就是皮肤上出现少量的出血点，叩击结束后皮肤发红，少量出血。病情较重者可采用重刺法，也就是皮肤上出现比较多的出血点，叩击结束后有较为明显的出血现象。

（4）叩刺频率：一般按照患者的心跳频率来决定叩击次数。若一时无法确定患者的心跳频率，也可以按照术者的呼吸频率进行叩击。叩击次数大约为70~120次/min。

（5）叩刺间隔：皮肤针需向下叩击多次，后1次叩击点距前1次叩击点1~2cm。因为这种叩刺必需反复进行，所以最后使叩刺的部位连成一片或一线。

2.叩刺部位

（1）循经叩刺：沿着经络走向进行叩刺。如阳经从上往下叩刺，阴经从下往上叩刺等。多使用在经络疾病和脏腑疾病。

（2）局部叩刺：在局部从外向内进行叩刺。如膝关节疼痛，先从膝关节外周2~5cm处呈圆周性叩刺，逐渐成圆圈状向内叩刺，反复进行，最后基本形成片状叩击区。

（3）围叩：沿着病变周围进行叩刺。如湿疹，一般在距病变周围1cm左右的地方开始进行围绕性叩刺，反复进行，直至形成一个完整叩刺圈。

（4）适应范围见表3-4。

表3-4　皮肤针适应证表

常见病症	叩刺部位	刺激强度
头痛、偏头痛	循经	弱——中
痛经	足三阴经	中
失眠	足太阳经背部经络、手少阴经	弱
胃痛、腹痛	足阳明经	中
肩周炎	局部	中——强
痿症	循经	中
痹症	局部	中——强
下肢静脉曲张	循经	中
遗尿	足太阳经腰部以下经络、任脉脐中以下经络	中

常见病症	叩刺部位	刺激强度
牛皮癣	病变周围	中——强
斑秃	局部	弱——中
带状疱疹	病变周围	中——强
湿疹	病变周围	中——强
瘰疬	第5~10胸椎两侧、病变周围	中
皮肤麻木不仁	局部	中
急性腰扭伤	脊椎两侧	中——强
口眼喎斜	面部的局部	弱

三、注意事项

（1）操作前要将皮肤针和叩刺的局部进行消毒，在叩刺的过程中，也要反复对针具和叩刺部位进行消毒，以免引起重复感染。叩刺结束后，还要再进行1次消毒。尤其是皮肤针，更要进行严格消毒，以备下一次使用。

（2）有出血倾向的患者，使用时要随时观察出血情况，尽量以少出血或不出血为度。

（3）局部溃疡处、瘢痕处、创伤部位不要使用叩刺。

（4）刺前要仔细检查针具，针锋参差不齐，有倒钩、缺损、歪斜者不能使用。

第四节 电针疗法

目前我们使用的电针仪器，都是模仿医生的针灸手法而设计的，由于目前水平，不可能完全将针灸医生的手法复制，只能部分模仿，因此电针有特别适应证和特殊使用方法，掌握电针的使用方法有助于提高治疗效果。

一、电针仪器

现在使用的电针仪一般都是属于脉冲发生器。

1.电针刺激参数

（1）波形：从单个波形来看，有方形波、尖峰波、三角波、锯齿波，也有正方向是方形波，负方向是尖峰波的。

（2）波幅：指脉冲电压或电流的最大值与最小值之差，也指它们从一种状态变化到另一种状态的跳变幅度差值。

（3）波宽：指脉冲的持续时间。

（4）频率：脉冲每分钟有规律变化的次数。

2.综合波的类别

（1）密波：波形密集、频率高。能降低神经应激功能，止痛，镇静，解除痉挛，也用于针刺麻醉。

（2）疏波：波幅大，频率低。其刺激作用较强，能引起肌肉收缩，加强肌肉的活动能力，减轻损伤。

（3）疏密波：是疏波与密波交替出现的一种波形。能加强血液循环，促进机体代谢。

（4）断续波：是断续出现的疏波。能提高机体的兴奋性。

（5）锯齿波：是一种起伏波。其频率接近呼吸频率，能兴奋神经。

二、操作方法

（1）一般内脏病使用辨证论治的方法选用穴位，外周病按神经的走向选用穴位，痛症在局部选用穴位。

（2）若需要针灸者，扎完针以后再开始接电针仪。

（3）避免电流通过心脏。

（4）从小电量开始，逐渐加大。

（5）一般每次接电2个穴位（阳极和阴极各接一处）。

三、适应范围

（1）使用范围与毫针治疗的范围基本一致，但内脏病使用较少，肌肉、骨骼、筋膜病使用较多。

（2）面瘫病人一般不要使用电针疗法，特殊情况使用时要注意使用时间不可过长。

（3）肌肉痉挛、精神脆弱的病人，心脏脆弱的病人，呼吸困难的病人尽量少使用电针或不使用电针。

（4）泄泻脱水的病人一般不使用电针。

（5）抢救的病人一般不使用电针。

四、注意事项

（1）电针仪器在使用前要进行详细检查，尤其输出情况一定要先检查。

（2）治疗一定要从零负荷开始，逐渐加大电量。一般电刺激不要太大，除特殊需要之外，不要超过人手捻针的2倍强度。

（3）在靠近心脏、延髓、脊髓的地方使用电针，电刺激不能太大，而且要随时观察治疗情况，及时处理问题。

（4）一般将电柄夹在针柄上，导电不良的时候可以夹在针体上。

（5）年老体弱者、婴幼儿不宜进行电针疗法。

第五章 激光疗法

第一节 激光概说

一、激光的特性

由激光器发出来的激光有四大特性，单色性好、方向性好、亮度高、相干性强。

1.单色性 激光是颜色最单纯的光。我们平时看见的光，是由各种颜色的光混合起来的，比如太阳光就包括了7种颜色的光。而激光之中再也分不出其他颜色的光来，它始终保持着单一的本色。

2.方向性 激光在传播中发散的角度极小，一束激光射出20公里远，光斑只有茶杯口那么大。就是射到38万公里外的月亮上，光圈的直径也扩大不到2公里。

3.亮度 激光是世界上最亮的光，强的激光竟比太阳亮100亿倍以上。

4.相干性 这是一个比较抽象的概念，它是两束（或几束）光相遇时才明显表现出来的一种功能。

二、激光的基本效应

从物理、化学、生物学观点出发，一般认为，激光对生物组织的基本效应有四点，即热效应、压力效应、光化效应、电磁效应。可以说这些效应是产生治疗作用的基础。

1.热效应 激光光束照射到活组织上，能使照射处升温。如用28mW氦-氖激光照射器在过敏性鼻炎患者的迎香穴照射5min，能使局部皮肤的温度升高2.3~5℃。若用散焦照射的方法，即将激光通过透镜聚焦后，再离开焦点一定距离照射到皮肤上，有促进血液循环等良好反应。这种温热刺激的治疗效果很好。据报道，扭伤、挫伤或手术后软组织肿胀，经过一般红外线照射不消肿者，经二氧化碳激光散焦照射1~2次即能明显消肿止痛。

2.压力效应 激光的光子流能对活组织皮肤产生压力，从而穿透皮肤，达到针刺样作用。激光针灸穿透试验发现，功率为1.6 mW的氦–氖激光光束可透过18mm离体人皮肤，而1.5 mW的氦–氖激光光束可穿透25mm厚的皮肤、皮下组织和肌肉层，所以习惯称激光照射为光针。少数病人在激光照射后出现得气感，说明激光束有针样穿透能力。

3.光化效应 激光能刺激活体，也能被活体所吸收，从而引起活体生物、化学变化，如激发各种酶的活性，丙种球蛋白、红细胞合成加快。激光对生物分子的作用主要取决于分子的能级和激光的波长，为使激光照射充分有效，应选择皮肤透过率大，同时肌肉吸收率也大的波长。一般来说，吸收的光子流越多，光化效应越明显，但超过一定限度时，则发生抑制。

4.电磁场效应 激光能在光点处产生电磁场。如将激光聚集，当焦点处的功率密度达到 5×10^{14} W/cm^3 时，其电磁场强度可达 4×10^8 r/cm，可以使生物偶极子发生2次谐波或3次谐波；产生自由基；产生超声波；直接使生物分子受激、振动、产热，使光点处组织电离，细胞结合受破坏，造成一系列损害。

激光对生物体的作用不仅取决于激光本身的一系列特性，如波长、辐射方式、振动方式、功率密度、能量密度和照射时间，也取决于被照射的组织或器官的生物学和物理学特性，如色素深浅、含液量、体积、硬度、弹性、均匀性、导热系数、热容量、吸收系数。一般认为，低功率（mW级）激光对人体作用主要表现为刺激调整作用，而高功率（W级）激光主要用作对组织的破坏，如用激光刀进行切割等。

第二节　激光与经络现象

《内经》对经络现象进行了详尽阐述，但由于历史的原因，对于经络现象的理解，至今为止，学者们虽然从文献和实验室中做了各种研究，却仍然不满意。在应用激光治疗的过程中发现了一些很值得深思的经络现象，追思这些现象，不断发现更新的经络现象，有助于加深我们对经络实质的理解。

一、气至病所现象

激光能诱发经络感传现象。在传导的过程中，既沿着传统经络路线循行，又偏行到病变的脏腑器官。有人报道，一病人感冒流涕，用氦-氖激光器照射大肠经井穴后，热感经大肠经循臂达面，直到鼻孔，鼻塞流涕消失。这种现象在针灸循经感传的研究中也发现过，称之为趋病性。针灸对穴位的作用与激光对穴位的作用显然是不同的，针灸对肌体是破坏性的刺激，经络现象主要是通过气至激发经络功能。激光则不然，它给予穿透性刺激，照射穴位一般不产生得气现象，而通过激光的四大基本效应激发经络功能，所成的经络信息自然比较复杂，所以这种气至病所现象，所包含的内容必然更加广泛。

这一现象也说明，经络虽然有固定的循行路线，《内经》称之为气血的通道，却并非类似血管那样的闭合性通道，很可能是邻近细胞组织亲近定向传递的一种高级生化、磁化、热光反应。

二、磁致经络现象

激光照射引起经络感传现象，在感传的过程中，受经络附近磁场的影响，产生传导阻滞、偏离经络循行路线、感传强度减弱等现象。如以手指所具有的2高斯微弱磁场即可阻断某些隐形感传，可见磁场能对经络现象产生影响。反过来说，经络现象中可能存在着磁化现象，或者说经络循行路线的分布和人体磁场（或磁力线）的分布有关。人体中的磁化现象影响体内气血的运行方向、途径，形成所谓经络现象，并不是不可能的。这样一来就有助于我们对经络实质的理解和研究。近年来，有人认为人睡眠时（平卧时）取头脚的南北方位对身体有利，而且易于入睡。所谓南北方位，实质上是针对地球南北磁场而言，就是一种磁力线防卫。人体的经络，按举手式，是阴升阳降，阴从足升，阳从头（或说手指尖）降，其循行路线是与人体身长大致平行的。人在南北方位平卧时，地球磁力线的方向与人体经络线方向是基本一致的。这对调理气血运行，减轻气血阻滞，和顺脏腑之气无疑是有益的。

三、隐形感传现象

激光照射穴位时，有些病人虽然不出现酸麻胀痛等显性感传，但通过轻轻叩击表皮，会出现敏感点，这些敏感点形成一条敏感线，称为隐形感传线。

隐形感传线与传统的经络循行线一致，隐形感传病人无主动自我感传感觉，且处于较表浅部位，能用外来磁场予以阻断，也能用手指轻压予以阻断。相对来说显性感传病人的自我感传感觉比较明显，感传部位比较深。显性感传与隐形感传均与经络线基本一致，是同一经络的两种表现，结合显性和隐形感传二者来看，实际上就是经络立体图。《内经》在论述经络时，也是把经络和皮部当成经络的立体图，经络的针刺和皮部的叩击往往能达到同样的治疗效果（虽然二者的侧重面不一样）。经络深，皮部浅；经络窄，皮部宽；经络得气感明显，皮部基本没有得气感；经络聚气，皮部散气。可见经络的深度和宽度是相对而言的。若在体表表示经络的宽窄，则可以说它以经络循行线为中心，逐渐向两边淡化。所以，后世有定三经而正一经之说，说明其位置的相对性。若说经络的深度，则可用穴位的深度予以推测，如《内经》中提到的三刺法，一刺出阳邪，二刺出阴邪，三刺出谷气。由浅而深，作用不一，但均在同一穴位，刺后均对同一经络起作用。可见穴位有多深，经络就有多深，但这个深度也是相对而言的。

四、以热治寒现象

激光虽然能治很多类型的疾病，但以治疗寒性病具有代表性。激光有热效应，能将热能输入体内，但输入的热能与人体所需的热能相差还是很大的，所以以热治寒，不仅仅是能量的输入，而且是对经络的特殊激发，以产生治疗寒性病的能力。如慢性腹泻，属于虚寒证的，采用二氧化碳激光散焦照射下腹部，即可达到补其虚寒，温腹止泻的目的。若是虚寒性的腹痛，则足三里即可达到温胃止痛的效果。实寒证也是一样，如感冒所致急性鼻炎，若属外感风寒，用二氧化碳激光散焦照射鼻部，就能取得祛散表寒的效果。以热治寒是中医治疗上的一个大法，过去只用在药物和灸法上，热灸能治寒证的看法容易为人所接受，是因为灸法以火升温为主要作用，温热传递现象十分明显。而激光以穿透照射为主要作用，热效应仅仅是四大效应中的一种，虽然能使活组织局部温度上升，但照射离体皮肤时升温幅度却非常小。如用氦-氖激光（2.5 mW）照射离体皮肤，5min后仅升温0.05~0.1℃。可见激光照射引起的升温，主要还是一种经络现象，除了热效应之外，其他三大效应也可能具有升温的作用，从而使经络产生"热"，具备了祛寒的能力。

第三节　激光针灸的临床应用

国内外学者普遍认为，激光针灸可以治疗所有传统针灸能治的病证。低功率氦-氖激光照射穴位已广泛应用于50余种疾病。

一、临床治疗疾病介绍

（一）遗尿症

上海市华东医院收治105例遗尿症患者，选关元、气海、三阴交、百会、足三里激光照射。经1~3个疗程后，能自主排尿者43例，遗尿次数减少者44例，无效者18例，总有效率达83%。见效最快者只治疗1次，最慢者23次。痊愈病例平均照射治疗3.5次见效，其中37例（86%）在5次内见效；有效病例平均照射4.9次见效，其中28例（63.4%）在5次内见效。

（二）青少年低度近视

上海市华东医院收治132青少年低度近视者，252只眼，其中假性近视102只眼，真性近视150只眼，取睛明、承泣，光明穴激光照射。每日1次，6次为1个疗程，连续3个疗程。治疗有效率达48.8%（对照组有效率为16.7%），并发现假性近视比真性近视的治疗效果好。

（三）高血压及高脂血症

天津市南开区万德庄卫生院和天津医学院生物教研组用3mW氦-氖激光照射人迎穴，治疗109例高血压患者，有效率达94.4%。洛阳市第二人民医院用1mW氦-氖激光照射121例高血压患者颈中部交感神经节，1~4个疗程以后，患者血压均有不同程度的下降，其中照射1次后即下降者110人。

（四）呼吸道疾病

钱永鑫等人报道，用2mW氦-氖激光治疗小儿肺炎，1982年治疗39例，1984年治疗48例，院前均经X线摄片确诊。选天突、肺俞、身柱，以天突为主穴，伴喘者加定喘，每穴照3min，每日2次，8~10日为1个疗程，激光照射时用西药进行对症处理。1982年痊愈7例，好转32例。1984年痊愈14例，好转37例。

（五）突眼性甲亢

葛通远等人报道，用2.5mW氦-氖激光器治疗14例经药物及碘放疗治疗无效的突眼性甲亢患者，以扶突为主穴，耳门或睛明为辅穴，每次照射5~7min，辅穴双侧交替使用，每次照射3~5min，每天1次，10次为1个疗程，治疗1~2疗程，临床治愈6例，基本治愈6例，好转2例。

（六）精神分裂症

贾云奎等人报道，用9.5~25 mW氦-氖激光照射治疗精神分裂症24例，选用哑门穴，每日1次，每次10min，6周（30次）为1个疗程，显著好转18例，显效率为78%。

（七）妇产科病

吴希靖等人报道，用4mW氦-氖激光照射治疗慢性盆腔炎患者38例，选用气海、中极、子宫、肾俞、三阴交等穴，每次照5min，每周照4次，10次为1个疗程，中间休息7~10天再行第2个疗程，痊愈9例，显效14例，好转10例（其中痊愈与显效占60.52%，总有效率为86.84%），无效5例。

二、激光治疗的优点及应用

（一）优点

（1）激光照射不是破损性治疗，无感染和交叉感染，无需消毒，操作比较简便。

（2）对皮肤破损、溃疡或黏膜等不宜使用针灸的部位，均可使用光针代替。

（3）无痛感，易为人们接受。尤其是怕针者及老人、小儿、怕痛者更为合适。

（4）激光照射不存在滞针、断针和刺伤内脏的危险。古代的一些禁针禁灸穴位，也可以考虑使用激光。尤其是一些担心针刺扎破血管，造成出血、气胸的穴位，使用激光治疗更为可靠。

（5）激光晕针出现得极少，个别病人可能出现类似晕针现象，但经过对症处理后即可解除。

（6）激光照射同时有针刺与灸焫两种作用，所以需针上加灸治疗的穴位用之更为合适。

三、激光针灸使用时的注意事项

（1）激光对人眼有明显损伤，即使在使用低能量照射时，也要尽量避免对眼球的直接照射。

（2）激光针灸的方法目前仍在进一步研究之中，不能因无副作用、无损害就掉以轻心，随施滥用。

（3）激光用于外科手术切割皮肤较手术刀缓慢，且易感染，术后恢复较慢，所以不作常规使用。

（4）激光针灸宜根据经络学说选择经络与穴位，应该注意辨证论治。

肆

第四篇

处方精要

第一章　针灸处方概要

针灸处方是在辨证论治思想指导下的最佳穴位组合。它有明确的组方法则、刺灸方法和使用范围。

针灸处方由穴位组成，但不一定或不仅是几个穴位功能的总和。几个穴位在处方中组合后，通过相互配合、促进和制约，能使某些治疗能力得到更大的发挥，也能促使某些对人体无关或不利的作用得到缓解或抵消。所以处方的作用高于单穴的作用。

穴位一般都有双重作用，但配伍成处方以后，治疗专一性就显得比较突出，加以恰当的刺灸法，就能使处方具有较专一的治疗作用，从而达到预期的治疗目的。

1. 组成法则　君、臣、佐、使。

落实在穴位上，即分成主穴和配穴两大类。一般来说，主穴为君，配穴为臣，根据不同相配原则，可分为臣、佐、使。

主穴可以是一个穴，如鱼际通汗方中的鱼际穴；也可以是几个穴，如解表清热方中的大椎、身柱共同组成主穴。

臣、佐、使也可以是专穴、多穴或无专穴。

2. 穴位的内在关系　主要是运用穴位的八大性中的整体性、特异性、双向性，全息性。

3. 穴位的配伍意义　主要是使穴位某方面的功能得到加强或集中。

如中脘配百会能升气，中脘配足三里能降气。百会配膻中能补肺气，百会配中脘能补脾胃之气，百会配气海能补原气。

4. 处方的价值　处方能提高穴位的治疗作用，减少非治疗作用，从而使治疗作用更加专一。如"三海"（上气海膻中穴、中气海中脘穴、下气海气海穴）配伍补气，既不会上升太过，又不会下降太过，使三穴的作用加强。

5. 使用方法　即刺灸法。刺灸法能使处方的适应性更宽，效果更好。如命门用扑火法治疗腰背部的寒，用温灸法治疗腰背部的湿等。又如腹泻用脐中，久泻肾气虚隔盐灸，阳虚隔附子灸，因于湿隔姜灸，慢性泄泻隔菟丝子饼灸等。

第二章　处方法则

第一节　处方八法

一、汗法

汗法是针对外邪侵犯人体，邪尚停留在皮毛腠理及经络，出现经络不通，肺气壅遏诸症而设的一种治疗方法。是一种向外（包括向体外）发泄邪气的方法。

1.汗法处方中主穴的选用

（1）在阳经上选穴，外邪犯表，首及阳经，三阳经及督脉。

（2）在头项部选穴，风从上受，寒从背生。

（3）在肺经上选穴，肺主皮毛。

2.汗法处方中配穴的选用

（1）三阳经穴与督脉穴配伍，以鼓舞阳气，如二风方中的风池、风府。

（2）手厥阴经穴与肺经穴配伍。心包与肺同居上焦，可互相鼓舞，如鱼际通汗方中的通里与鱼际穴配伍。

（3）阳明经穴作配穴，清里热，清余热，如伤寒余热不退方中用曲池、合谷、足三里。

3.取汗时需配用的方法

（1）热熨，常熨及肩胛。肩胛为阳经循行之处，且经脉曲折，气血运行易受阻滞，故熨后能助阳气祛邪。

（2）选择恰当的针刺时间，即在人体气血旺盛的时候针刺易于取效。

4.注意事项

（1）宜汗，不宜大汗，大汗伤津，不易去邪。

（2）厚衣覆被，啜粥饮汤，加快正气恢复。

二、通法

通法是针对气血阻滞，经络闭塞，病理产物停留等病症而设的一种治疗方法。

汗法与通经同能通经络，但汗法为邪犯不久，邪正纷争，祛邪即可；通法为邪犯较久，除邪正纷争外还有病理产物产生或停留，祛邪需与扶正同时进行或交替进行，故对邪有驱除作用，对正有护养作用。

1.通法处方中主穴的选用

（1）选通达气机力量较强的开窍穴，如选用井穴。

（2）选俞募穴以调动脏腑气机，如腰痛选肾俞。

（3）在病症局部选穴，利用局部调动气血的能力，直接对病症起作用，如鼻塞选迎香。

2.通法处方中配穴的选用

（1）同类穴配伍，如井穴配井穴，尸厥方中隐白配大敦，用以解除危急病或重症。

（2）局部穴与远端穴配伍，这样有利于气血运行，如血滞腰痛方中肾俞配委中。

3.使用通法处方时的配用方法

（1）鼓励病人做一些特殊的肢体活动和合理锻炼。

（2）让病人做有限度地带针活动。

4.注意事项

（1）刺法多用补法，或以补为主，少用纯泻法，以免伤正。

（2）灸法多用温和灸和回旋灸，多在病变的局部灸，以使局部的热力增强。

三、消法

消法是针对体内有形的病理产物，如痞满、水肿、癥瘕、瘿瘤、积滞梗阻、湿肿等的一种治疗方法。

病症的特点是病程较长，邪气搏结不散，正气相对较虚，处于泻之不去，补之不可的困难局面。此时只能运用消滞散结的力量，祛邪不伤正，助正不留邪。消法是一种缓攻法，以消散祛邪为主。

1.消法处方的特点

（1）在阳明经或太阴经上选穴，这是以后天之本调达经络气血，如消食化虫方中选足三里、太白。

（2）选脾胃的俞募穴，借用后天之本（而且是脏腑气机）以调达气血，如消痞方中用中脘、章门。

（3）局部选穴，如乳痛方中用膻中、俞府。

2.注意事项

（1）针刺多平补平泻，多配用梅花针。

（2）多使用灸法（在病变局部），用温和灸或回旋灸，远端用雀啄灸。

四、合法

合法是在人体不相合的时候使用的一种治疗方法。不相合包括两方面：①指形气不合，如形体貌似壮实而实为气虚，形体貌似虚弱而气盛等；②指阴阳不合，如阴阳偏胜偏衰、阴阳格拒甚至阴阳离诀（如心肾不交、虚阳外越）等。

合法处方的配伍特点

（1）在阴阳两方面同时取穴，如气血不和选足三里、三阴交（中暑神昏方），心肾不交选心俞、肾俞（合阴济阳方）。

（2）对称选穴，如照海配申脉治足内、外翻，阴、阳陵泉同用治肝脾不调等。

五、温法

温法是针对寒邪阻滞，阳气虚弱等病症而使用的一种治疗方法。

1.温法的选穴特点　多选壮气补火的穴位，如气海、命门等。

2.温法处方的刺灸特点

（1）刺法多使用烧山火。

（2）灸法壮数较多，甚至可以使用扑火法。一般来说灸法使用较多。

六、清法

清法是针对火热之邪为患时使用的一种治疗方法。

1.清法处方的选穴特点

（1）选通达气机穴和阳明经的穴位，如曲池、合谷、十宣等。

（2）选属火、属土的穴位，如鱼际、太冲等。

（3）选火气易于集聚的局部穴，如百会、上星等。

2.刺灸特点

（1）针刺以透天凉为主。

（2）灸法多用雀啄灸和吹火法。

3.配用方法

（1）用泻络放血法，可选足阳明经及大络放血，放血量可大一些，可至血变色而止。

（2）手法导引，两手四指夹持颈动脉，久持之，然后由上向下推至缺盆处，反复多次，即可达到清热散邪的目的。

（3）在汗出较多的时候要适时止汗，多在足太阴经上选穴，一般针刺用补法。

七、补法

补法是人体正气虚弱甚至衰竭时所使用的一种治疗方法。包括补阳、补阴和阴阳双补。

这是处方所体现的法，与单个穴位用补的手法不一样。即使在泻法处方中，某个穴位也可用补的手法，这样不影响处方泻的总方向，甚至泻的作用更强。如灸补脾胃方是补法处方，穴有中脘、气海、足三里即使中脘用泻的手法也不会改变处方补的性质，可以说是以泻助补。

1.选穴特点 多选以补为主要功能的穴位，如足三里、气海、百会、三阴交、血海等。

2.刺灸特点

（1）针刺手法以补为主，在阴阳俱虚之时则不用针法而改用灸法。

（2）多使用灸法，或针上加灸。

八、泻法

泻法是邪滞留在体内不能消除的时使用一种祛邪方法。

各种致病因素及其所形成的病理产物停留在体内，都可用泻法。这时正气相对较强而邪也相对较强，从而形成邪正对峙状态。邪法以祛邪为主。

1.选穴特点 所选穴位大多具有通、开、散、降的作用，如十二井、金津、玉液等。

可见邪法包括了通法、汗法等，也可以说在以祛邪为主的时候，这些方法的作用方向是一致的，处方是通用的。除此之外，其他方法有补正祛邪的含义，泻法是纯祛邪法。

2.刺灸特点
（1）针刺一般使用泻法，但处方中的某个特定穴位有使用补法的可能。
（2）灸法多使用吹火法。

3. 配用方法
（1）拔火罐，针对寒湿凝滞太重而设。
（2）刮痧，针对邪气突然壅闭而设。

第二节　选穴法

选穴是根据病情总的发展趋势和穴位的治疗特点，选取能解除证候的穴位，以使针灸处方更切合治疗需要。选穴是处方的基础和变化的依据。

没有形成处方时选穴是选取穴位的依据，使用成方时是加减穴位的依据。

1.引法　引法是在身体的前、后部（或阴、阳经）引导气机时使用的选穴法。如俞募配穴法；肝病选胆经穴，脾病选胃经穴。

俞募配伍法是以从阳引阴、从阴引阳为原则选取穴位的方法。脏病选俞穴，腑病选募穴，就是为了引导气机。俞募配伍属于第2次使用引法。凡是在阴、阳面同时选穴针刺的方法均是引法，《灵枢·官针》中的偶刺法即是引法。

引法适应的病症发病时间较长，病位多在脏腑，虚证偏多，实证偏少。

引法有引导气机的特点；有部位特点，即阴阳部位；有经脉特点，即阴阳经配合使用；有病情特点，病在脏腑，病程较长。

2.上法　上法是为了提升阳气而使用的一种方法。

适应证为阳气不升，或阳气下陷，阳气不足。此时多为全身气机不调，虚证偏多。

选穴一般偏于上部，尤其多在头部，如喘病选用膻中穴，内脏下垂选用百会穴等。

3.下法　下法是引导气机下降使用的一种方法。

适应证为阳火上冲，气机上壅，腑气闭塞。这时多形成下虚上实证。

选穴一般偏于下部，尤其多在足踝部。如风火牙痛选内庭，肝火上炎选太冲等。

上、下法常配合使用，使升降得调。如喘证用膻中配气海，或内关配公孙等。

4.巨法 巨法即巨刺法，以左病取右，右病取左，并且在经脉上选穴为主要特征。《素问·缪刺论》："邪客于经，左盛则右病，右盛则左病。"

适应证为病程较长，病变多与脏腑气血有关的左右不对称，而以某侧为重的疾病。如偏头痛、肩凝症、小儿麻痹、偏瘫。中医认为是病在左，气乱于右。如左侧肩凝症用右侧条口透承山即选用了巨刺法。

5.缪法 缪法即缪刺法。以左病取右，右病取左，并且在络脉上选穴为主要特征。如《素问·缪刺论》说："今邪客于皮毛，入舍于孙络，留而不去，闭塞不通，不得入于经，流溢于大络，而生奇病也。夫邪客大络者，左注右，右注左。"《素问·调经论》说："身形有痛，九候莫辨，则缪刺之。"

适应证为发病较急，病程较短，邪只留于络而未入于经者。病变多局限于一处。

刺法可刺病变所属经脉的井穴，如卒疝暴痛刺大敦；可刺络脉出血，如瘀血留滞，腹中胀满，刺然谷之前络脉、三毛处出血；腰背拘急疼痛，在痛处傍出血等。

6.开法 开法是为了开通阻闭而使用的方法。适应证为神志昏迷，牙关紧闭，厥逆，急性疼痛，昏仆，抽搐等。

百会升阳，醒脑提神；人中通督脉，开窍醒神；支沟，行水开窍，疗水湿阻滞；间使，行气化湿，疗蒙蔽清窍；长强，开通督任，疗气血阻滞；八邪、八风，开关通络；十二井，交通阴阳，疗气血阻滞；十宣，泄热醒神，为取红汗之法；十六郄，开闭，疗突然闭塞。

第三节　组方大法

一、配穴方法

配穴是将两个或两个以上穴位，按一定的规律、一定的要求进行有效组合，组合后能使穴位的主治更专一，更明确，更协调。配穴是针灸处方中的最小单位或最基本组成。

1.前后配伍法 前指胸腹部，后指背腰部。前后配伍法主要指在躯干部前后对称选穴针刺的方法。主要为了调整脏腑的阴阳气机。

俞募配伍即是其中的方法之一。但凡在人体前后阴阳部位对称取穴针刺的均为前后配穴法。

（1）阳病治阴，阴病治阳中，所取的主穴治脏腑之气，配穴解决病症。如肺病选肺俞是为了调整肺脏之气，选中府是为了解除咳喘的症状。又如肝病选肝俞主要是为了调整肝气，还可以根据症状表现选配穴，如肝郁选期门，肝热选章门，湿热选日月等。

（2）从阳引阴，从阴引阳的角度来看，针刺是为了扶正祛邪，泻实补虚，主穴用补，配穴用泻，如肺病选肺俞用补，选中府用泻。

2. 上下配伍法　上指上部，下指下部。上下配伍法是指在人体的上下部位配合选穴的方法。多治疗气机升降失调的疾病。从疾病的性质上说，多属于全身性原因引起的局部性病变。治疗的目的在于协调阴阳。八脉交会穴的配伍即是其中的一种。

（1）阴虚阳亢之上虚下实，补下泻上，如高血压用泻百会，补关元的方法。

（2）气虚下陷之上虚下实，补上泻下，如脱肛用补百会，泻腰俞的方法。

3. 左右配伍法　左指左侧，右指右侧。左右配伍法是指在人体的左右部位同时选取穴位的方法。是总体协调人身阴阳的方法。多治疗气血阴阳不协调的疾病。如面瘫、偏瘫。病程长时，病在左取之右，配之左；病程短时，病在左取之左，配之右。

4. 远近配穴法　远指病变远端的穴位，近指病变近端的穴位。远近配伍法指在病变的附近和远端同时选取穴位的方法。是疏通人体气血的方法。

多治疗气血阻滞所引起的疾病。在选穴上四肢头部或肌肉筋膜疾病，选近部穴为主穴，远端穴为配穴，如肩凝症取肩髃为主穴，后溪为配穴（强调以痛为腧之说）；脏腑病选远端穴为主穴，近部穴为配穴，如胃病选足三里为主穴，取中脘穴为配穴（强调疏通外围之说）。

5. 表里配伍法　表指阳经，里指阴经。表里配伍法指在阴阳经上同时选穴的方法。是调整经脉阴阳气机的方法，主要在阴阳经的气机不协调，交通不畅时使用。由于经络与脏腑的关系十分密切，所以表里配伍法又不仅限于经脉病变，还包括脏腑疾病。

（1）原络配伍：多用于阳经上气虚不调。如肺气虚弱，用太渊、偏历。

（2）络郄配伍：多用于阳病及阴或阴病及阳。如肺病引起大肠病，咳嗽引起便秘，用列缺、温溜。

（3）双络配伍：多用于阴阳经经气不调（阳盛阴虚，阴盛阳虚），如肝旺胆虚型的高血压目不明，用蠡沟、光明。

（4）井经配伍：多用于阴阻阳滞，阳阻阴滞，如邪在骨的阴痹，用涌泉、昆仑。

（5）双郄配伍：多用于阴阳俱阻，如痛经便秘，用地机、条口。

6.内外配伍法　内指内侧，外指外侧。内外配伍法指在人体的内、外两侧同时选取穴位的方法。主要用于协调局部阴阳。如足内翻、足外翻的治疗。

阳经原因引起的阴阳气机不调，先刺阳经穴，后刺阴经穴；以阴经原因引起的阴阳气机不调，先刺阴经穴，后刺阳经穴。此时单用一侧穴位效果不好，如足内翻先取照海，后取申脉，比单用照海或单用申脉的效果好。

二、组方原则

1.主穴　处方中起主导作用的穴位，针对主证、主症或主病而选用。它决定处方的治疗方向、治疗目的和治疗手段，在处方中是不可缺少的部分。

【以主症配伍举例】风寒犯表，治疗大法是解表。

（1）病机：寒邪重，阳气不振。

症状：恶寒重，伴有发热，头痛，项背强痛，脉浮紧。

治法：温通阳气，解表散寒。

取穴：大椎（督脉）。

方法：泻法另加热熨。

（2）病机：风寒之邪侵犯，阳气遏阻。

症状：恶寒发热，头身疼痛，脉浮紧，或浮弦，或浮濡。

治法：祛风散寒。

取穴：风门（足太阳膀胱经）。

方法：泻法。

2.主穴配穴　加强主穴的主要治疗作用而选用的穴位，与主穴组成处方中的主要配伍。

【以主症配伍举例】

主穴：肺俞。

主穴配穴：咳喘——天突；

咳呕——中脘；

咳逆——内关；

剧咳——太冲。

3.病机配穴 从病机（辨证）上考虑选穴，以加强主穴的功用。

【以痰湿咳喘举例】

主穴：肺俞。

主穴配穴：天突。

病机配穴：脾虚生痰——脾俞；

肺虚生痰——太渊；

痰阻窍络——支沟。

4.从症配穴 根据兼症和兼病选穴，协助主穴解除次要症状。

【以寒邪犯表举例】

主穴：大椎。

主穴配穴：风池（少阳）；

风门（太阳）；

曲池（阳明）；

病机配穴：阳气不通——风府；

寒湿阻滞——支沟；

痰湿停留——丰隆。

从症配穴：①兼头痛：太阳经——太阳；

阳明经——印堂；

少阳经——率谷。

②兼咳嗽：肺气不宣——太渊；

腑气不通——合谷；

肾不纳气——气海。

5.特殊配穴 根据穴位的属性和某些专门功用选穴。如阑尾炎选阑尾穴，痔疮选二白穴等。

【以咳喘举例】

寒邪——尺泽（水穴）；

热邪——鱼际（火穴）；

湿邪——太渊（土穴）。

第三章　处方各论

第一节　预防类方

保命延寿方（《扁鹊心书》）

【组成】气海、关元、中脘、命关。

【功用】培补元气　益肾固精。

【处方分析】

主穴：气海。元气之海，培补下焦元气——主收纳。

臣穴：关元。助气海培补元气，兼清下焦湿热以固精。

佐穴：中脘。佐气海，后天所在，从另一个角度支持气海。

使穴：命关。这里指食窦穴，与脾之大络相通，将元气迅速传遍全身。

其中主、臣、佐穴均在任脉上，命关在脾经上。穴位之间的关系参见图4-1。

气海

／↑＼

关元—中脘

＼↑／

命关

图4-1　保命延寿方穴位关系

【主治】年老，肾精不足而导致的各种虚证。

【加减法】心气不足加膻中；心悸怔忡加内关；精神恍惚加神门；头晕耳鸣、中气下陷加百会；饮食不佳加足三里。

【刺灸法】气海用针加灸，或用隔物灸15min；关元用温和灸法15~20min。以上穴在丹田部位施灸即可。中脘用针刺补法。留针30~60min；命关用雀啄灸法15min。

预防中腑方 (《卫生宝鉴》)

【组成】百会、肩髃、曲池、风市、绝骨、发际。

【功用】补益气血，疏通经络。

【处方分析】

主穴：百会。补气提升，健脑通督。

臣穴：肩髃、曲池。补充阳明经经气，打通关节。

佐穴：风市、绝骨。引少阳经气下行，补骨髓。

使穴：发际。一般用后发际，有祛风作用。

穴位之间的关系参见图4-2。

```
          ↑百会↑
         ╱  ↓  ╲
        │↑发际↑│
        │╱ │ ╲│
      肩髃│曲池
      │↓ │↓
    风市___⊥___绝骨
```

图4-2 预防中腑方穴位关系

【主治】四肢麻木、疼痛，语言不利，流口水，眩晕，乏力，容易疲倦等中风先兆。轻微中风。

【加减法】手足麻木者开四关；大便秘结者，加上、下巨虚。

【刺灸法】百会用针刺，平补平泻，留针30 min；肩髃、曲池用针刺，一般用泻法，留针30min；风市、绝骨用灸法，一般用雀啄灸15 min。发际用针刺，特殊情况下可用放血疗法。

预防中脏方 (《卫生宝鉴》)

【组成】百会、大椎、风池、肩井、曲池、足三里、间使。

【功用】补气宁心。

【处方分析】

主穴：百会、大椎。通督脉，散阴火。

臣穴：风池、肩井。肝气升则一身之气皆升。

佐穴：曲池、足三里。补阳明之气，引热下行。

使穴：间使。宁心化痰。

穴位之间的关系参见图4-3。

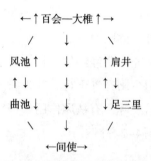

图4-3　预防中脏方穴位关系

【主治】除有中腑的初期症状外，还有心中惯乱，神志恍惚，精神不振等中风轻症。

【加减法】心神不定加神门或四神聪，四肢麻木加八邪、八风，肝阳上亢加行间，气虚加气海。

【刺灸法】百会平补平泻，大椎针加灸15 min；风池针刺用泻法，肩井针刺用苍龟探穴法，曲池针刺用平补平泻法，足三里针刺用补法，间使针刺用平补平泻法。针刺法均留针30~60min。

第二节　解表类方

一、解表实类

伤寒无汗方（《针灸甲乙经》）

【组成】风池、天柱、商阳、关冲、液门。

【功用】发汗解表。

【处方分析】

主穴：风池、天柱。风从上受，寒从背生，故宜太、少合用。

臣穴：商阳、关冲。阳明井穴，取红汗；少阳井穴，调动气机。

佐使穴：液门。荥穴，助商阳清理内热协调关冲，调动气机。

【主治】风寒感冒初起。恶寒较重，发热较轻，头身疼痛，鼻塞流涕，或有喷嚏，舌淡，苔白，脉浮紧。

【加减法】感冒较重者去液门，加大椎、后溪；鼻塞较重者加迎香；咽喉疼痛者加合谷。

【刺灸法】风池、天柱针刺用泻法。商阳、关冲在内热不重的时候用针刺法，在内热较重的时候用泻血法。液门针刺用泻法；大椎针加灸；迎香进针后摩擦鼻骨骨膜；合谷针刺，平补平泻。针刺均留针15~30min。留针期间加强捻转1~2次。

鱼际通汗方（《类经图翼》）

【组成】鱼际、经渠、通里、三间、足三里。

【功用】清热解表。

【处方分析】

主穴：鱼际。太阴荥穴，泄热。

臣穴：经渠、通里。心肺同居上焦，上焦开发，宣五谷味，以助鱼际解表。

佐穴：三间。阳明助上焦开发。

使穴：三里。一般用手三里，疏通阳明经脉；正气不足者用足三里，补气助正祛邪。

【主治】感冒，表邪已开始向内发展，寒邪逐渐化热之症。发热为主，稍有恶寒，咽喉疼痛，咳嗽，舌尖红，苔薄白，脉浮。

【加减法】发热重者加曲池；头痛较重者加太阳，头晕较重者加风池。

【刺灸法】鱼际一般情况之下用针刺泻法，病情较重者用放血疗法；经渠、通里用平补平泻法；三间用泻法；三里用平补平泻法，或用补法。以上均留针15~30min。

解表清热方（《针灸集锦》）

【组成】大椎、身柱、风池、陶道、少商、合谷。

【功用】解表清热。

【处方分析】

主穴：大椎、陶道、身柱。督脉以通督达太阳经，解表。

臣穴：风池。调理气机，助主穴解表。

佐穴：少商。解除热象以祛邪。

使穴：合谷。补充正气以助正祛邪。

【主治】感冒，恶寒发热均重。咳嗽，咽喉疼痛，胸闷气急，痰黄，舌红，苔黄或黄白相间，脉浮数。

【加减法】咳嗽较重者加中府、肺俞，发热较重者加商阳，咽喉疼痛明显者加翳风，胸闷较重者加膻中。

【刺灸法】大椎针加灸 15 min；身柱针刺泻法；风池针刺泻法；陶道针刺，平补平泻；少商一般情况下针刺即可，病情较重者用放血疗法；合谷针刺，平补平泻。以上均留针 15~30min。

二、解表虚类

风水方（《针灸甲乙经》）

【组成】风池、谚语、天牖、上星。

【功用】祛风行水。

【处方分析】

主穴：风池。表虚用少阳，又居头部，主祛风解表。

臣穴：谚语。太阳解表，穴处背部督俞之旁，上、下焦之间，可助风池解表。

佐穴：天牖。三焦经居头项部之穴，可行气助风池解表。

使穴：上星。通督助阳以助正解表。

【主治】发热恶寒较轻，面目浮肿，继则全身水肿，小便不利，肢节酸痛，舌平或边尖红，苔白稍厚或黄白相间，脉浮或濡。

【加减法】面目浮肿明显者加百会灸10min，气海灸15min；全身浮肿者加灸命门15min。咽喉疼痛较重者加翳风、鱼际。

【刺灸法】风池针刺，用泻法；谚语针刺，可加灸10min，若浮肿较重可单用灸法；天牖针刺，用泻法；上星针刺，用泻法，若病情较重可用放血疗法。以上针刺均留针30min以上。

三、解痉类

项强方（《医学纲目》）

【组成】风府、后溪、承浆。

【功用】解表除痉。

【处方分析】

主穴：风府。通督解表祛风。

臣穴：后溪。通太阳经主一身之表助风府以解表。

佐使穴：承浆。打通小周天，以助风府解表。

【主治】感冒之后头项或背脊强硬不舒，发热恶寒不明显，或以恶风为主，舌淡苔白稍厚，脉浮或濡。

【加减法】发热恶寒较明显者加大椎，头项强硬明显者加颈项部夹脊、落枕，背部强硬较明显者加脊中，头眩晕者加囟会。

【刺灸法】风府针刺，用轻泻法，加温和灸 10 min；后溪针刺，用轻泻法；承浆针刺，用轻泻法。以上针刺均留针 15~30min。

四、其他

伤寒余热不退方（《针灸聚英》）

【组成】曲池、合谷、足三里。

【功用】扶正祛邪，行气退热。

【处方分析】

主穴：曲池。手阳明合穴，补气清热。

臣穴：合谷。手阳明原穴，与曲池原合相配。

佐使穴：足三里。足阳明合穴，补气，引热下行，降阴火。

【主治】伤寒病症基本解除，但余热未退，早上或下午有轻度发热，疲倦，饮食不佳，舌橘红，苔薄黄或黄白相间，脉数细。

【加减法】若早上发热明显加百会，下午发热明显加气海，晚上发热加肾俞；若有头昏加风池。

【刺灸法】曲池针刺，或加灸20min；合谷针或灸10min；足三里针刺，加灸20min；百会针或灸5min；气海针或灸20min；肾俞针刺，用补法。以上针刺均留针30 min左右。

第三节　清热泻火类方

一、清脏腑热类

泄胃热方（《素问·水热穴论》）

【组成】气街、足三里、上巨虚、下巨虚

【功用】清胃泄热。

【处方分析】

主穴：气街。即气冲穴，是下肢气机上升会聚之处，泄热。

臣穴：足三里。合穴，下合穴，调理正气，导气下行。

佐使穴：上巨虚、下巨虚。下合穴，引热下行，泄热。

【主治】胃中热痛，饮食不化，呕逆，呃腐，牙龈肿痛，牙痛，烂舌，口臭，舌红苔黄腻，脉滑数。

【加减法】腹胀食不化，加太白、章门；呕逆频频，加内关、公孙；胃中停食，加璇玑；泄泻，加内庭。

【刺灸法】气街针刺，用泻法；足三里针刺，平补平泻；上、下巨虚针刺，用泻法。以上均留针30 min左右。

清胸热方（《素问·水热穴论》）

【组成】背俞、大杼、膺俞、缺盆。

【功用】清胸泄热。

【处方分析】

主穴：背俞。即肺俞，肺之俞穴，从阳引阴。

臣穴：膺俞。即中府，肺之募穴，与肺俞俞募配伍。

佐穴：缺盆。阳明经及阳经经气会聚之处。

使穴：大杼。解散太阳之表的郁结，使热能外达。

【主治】发热，咳嗽气急，胸痛胸闷，心烦口渴，甚者痰黄带血，舌红苔黄腻，脉洪数。

【加减法】发热重加少商，咳嗽重加列缺，痰多加支沟，痰黄加鱼际，胸闷胸痛加膻中，痰中带血加孔最。

【刺灸法】肺俞用针刺泻法；中府用针刺泻法；缺盆用梅花针扣刺，也可用三棱针点刺出血；大杼用针刺泻法或苍龟探穴法。少商放血，列缺用针刺泻法，支沟用针刺泻法，鱼际可用放血法，膻中平补平泻，孔最用针刺泻法。以上针法均留针15~30min。其间行针1~2次。

【处方比较】

表4-1　解表清热方与清胸热方比较表

	解表清热方	清胸热方
病邪所在位置	邪在表，表邪较重	邪在肺，表邪较轻
证候表现	里实热证，病情较重，属火	里实热证，病情较轻，属热
正气表现	正气虚，以气滞为主，无伏邪	正气不虚，以气遏为主，多有伏邪

消渴嗜饮方（《备急千金要方》）

【组成】承浆、意舍、关冲、然谷。

【功用】清热养阴。

【处方分析】

主穴：承浆。通任督，生津止渴。

臣穴：以清热为主之时为意舍，以养阴为主时为然谷。

佐穴：臣穴意舍佐然谷，臣穴然谷佐意舍。

使穴：关冲。少阳经之井穴，引热下行，还可直接泄热。另一方面，因三焦为水道，故也可以打通水道，调节水液代谢。

【主治】消渴病。

【加减法】上消为主加水沟、劳宫；中消为主加胃俞、中脘；下消为主加照海、复溜；热象偏重加金津、玉液；尿多，腰痛加肾俞、关元。

【刺灸法】承浆针刺，平补平泻；意舍针刺，用泻法；然谷针刺，用补法；关冲针刺，用泻法或放血疗法。水沟针刺，用平补平泻法。劳宫点刺放血。胃俞、中脘平补平泻。照海、复溜针刺，用补法。金津、玉液点刺放血。肾俞针刺，用补法。关元用针加灸。以上针刺均留针30min左右。

泻白方（《神灸经纶》）

【组成】肺俞、列缺、百劳、中脘。

【功用】清热理肺。

【处方分析】

主穴：肺俞。背俞穴，从阳引阴。

臣穴：百劳。奇穴，清虚热，退骨蒸，与肺俞组成前后取穴法之对刺。

佐穴：列缺。络穴，通阴阳，治咳嗽，解表邪。

使穴：中脘。八会穴之腑会，清腑热；又为胃之募穴，清阳明经热。

【主治】肺热咳嗽，咳嗽频频，咳血或咯血，热以午后为甚，胸刺痛或闷痛，疲乏消瘦，舌橘红苔薄黄，脉细数或涩。

【加减法】发热较重加曲池，咳血加孔最，咳嗽较重加中府，痰多加支沟，痰少而稠加列缺、照海，胸闷加膻中，便血加胃俞、冲阳，疲乏消瘦加中脘、大包。

【刺灸法】肺俞针刺，用补法；百劳针刺，用泻法；列缺针刺，用平补平泻法；中脘针刺，用补法，加灸 20 min。曲池针刺，用泻法。孔最针刺，用泻法。中府针刺，用泻法。支沟针刺，用泻法。列缺、照海针刺，用平补平泻法。膻中针刺，用平补平泻法。胃俞针刺，用泻法；冲阳针刺，用平补平泻法。中脘、大包针刺，用补法。以上针刺均留针 30 min 左右。

泻赤方（《审视瑶函》）

【组成】睛明、合谷、三里、太阳。

【功用】疏风泄热。

【处方分析】

主穴：睛明。足太阳第一穴，疏通气机，解散表邪以泄热。

臣穴：太阳。奇穴，泄热。

佐穴：合谷。手阳明原穴，行气清热。

使穴：手三里。多急性气机阻滞，疼痛为主时使用；足三里，足阳明合穴，调理气机，引热下行，多慢性气虚，有虚火时使用。

【主治】目睛红赤，畏光流泪。

【加减法】目睛红赤较重加关冲、耳尖，头痛加头维、风池。

【刺灸法】睛明针刺，用浅刺法；太阳用点刺放血法；合谷针刺，用泻法，足三里针刺，用平补平泻法。关冲、耳尖点刺放血；头维、风池针刺，用泻法。以上针刺均留针30min左右。

泻黄方（《神灸经纶》）

【组成】至阳、公孙、脾俞、胃俞。

【功用】清利湿热。

【处方分析】

主穴：至阳。足太阳穴，在表以散热，在第7椎下，位于上、中焦之间，有清热之功。

臣穴：脾俞、胃俞。以脾俞利水湿，以胃俞清热。

佐使穴：公孙，络穴，行气，调和，以化为主，以清热为主；丰隆，以行为主，以化湿为主。

【主治】黄疸，湿热聚于中焦之证。

【加减法】热象偏重加冲阳、行间；气滞有湿加丰隆；湿象偏重加太白、水分；若有寒象，加阴交；饮食不佳加中脘、足三里；疲乏无力加大包、百会。

【刺灸法】至阳针刺，用泻法；脾俞、胃俞针刺，用平补平泻法；公孙针刺，用补法。冲阳、行间针刺，用泻法。太白、水分针刺，用补法。中脘、足三里针刺，用补法，可加灸20 min。大包、百会针刺，用补法，或加灸5min。以上针刺均留针30min左右。

发热有汗方（《灵枢·热病》）

【组成】鱼际、太渊、大都、太白。

【功用】泄热止汗。

【处方分析】

主穴：鱼际。肺经穴主皮毛，又为荥火穴，泄热。

臣穴：太渊。原穴，八会穴之脉会，助主穴调气散热。

佐穴：大都。足太阴荥穴，脾主肌肉，培土生金以固元气。

使穴：太白。足太阴输穴、原穴，调气散热。

【主治】发热，汗出，口渴，咽喉肿痛，或咳嗽痰黄，舌红苔黄，脉数。

【加减法】汗出气虚加合谷，表邪未去加风池，发热较重加曲池，汗出较重加阴郄，咳嗽较重加中府、肺俞，胸闷气急加天突。

【刺灸法】鱼际一般情况之下用针刺泻法，病情较重用点刺放血法；太渊针刺用平补平泻法；大都用针刺平补平泻法；太白用针刺补法。合谷用针刺补法，风池、曲池、阴郄用针刺泻法，中府、肺俞用针刺平补平泻法，天突用针刺泻法。以上针刺均留针 15~30min。

表4-2　鱼际通汗方与发热有汗方比较表

	鱼际通汗方	发热有汗方
邪正情况	以外邪为主	以正气虚弱为主
虚实情况	以实火为主，鱼际配经渠（经穴），行气散气	虚火、实火同时存在，鱼际配太渊（输穴、原穴），调气补气为主

二、清热祛湿类

喉风痰热方（《针灸聚英》）

【组成】天突、合谷、涌泉、丰隆。

【功用】行气，清热，化痰。

【处方分析】

主穴：天突。在肺之上口，行散肺气。

臣穴：涌泉。开肾之井穴，以水平火，助主穴养阴清热。

佐穴：丰隆。清热化痰。

使穴：合谷。取面口合谷收之意。又为原穴，泄热。

【主治】发热，咽喉肿痛，咳嗽喘息，痰黄，吞咽不利，或有失音，舌红苔黄厚腻，脉数滑。

【加减法】咽喉肿痛加翳风，发热较重加商阳，烂舌加大陵，严重者加劳宫。

【刺灸法】天突用针刺泻法，合谷用针刺平补平泻法，丰隆用针刺泻法，涌泉用针刺平补平泻法。翳风用针刺泻法，商阳点刺出血，大陵、劳宫用针刺泻法。以上针刺均留针30min左右。

【处方比较】解表清热方主外寒内热；清胸热方主热在肺部；泻白方主虚火加实火；本方多主肺气壅遏（如肺气肿），故类似白果定喘汤。

三、泻火解毒类

泄阳热方（《针灸聚英》）

【组成】商阳、厉兑、合谷、阳谷、侠溪、劳宫、腕骨。

【功用】泻火解毒。

【处方分析】

主穴：商阳，手阳明井穴，泄热；厉兑，足阳明经井穴，泄热。

臣穴：劳宫，手厥阴经之荥火穴，泄热清心；合谷，手阳明经之原穴，行气清热；腕骨，手太阳经原穴，行气解热。三穴从不同角度助主穴泄热。

佐使穴：侠溪，足少阳之荥水穴，行气养阴；阳谷，手太阳经之经穴，行气散热。

【主治】一切实火。发热，烦躁，无汗，舌红苔黄，脉数有力，或兼有黄疸，下痢，便秘，发斑。

【加减法】心有热者加大陵，肝有热者加行间，脾有热者加内庭，肺有热者加鱼际，肾有热者加然谷。

【刺灸法】商阳、厉兑、劳宫点刺出血，其他穴用针刺泻法，留针30min左右。

上星通窍方（《神灸经纶》）

【组成】上星、曲差、风门、合谷。

【功用】清热开窍。

【处方分析】

主穴：上星。清热通窍。

臣穴：曲差。足太阳经转弯处，能行气通经，助主穴散热。

佐穴：风门。足太阳经穴，散表邪。

使穴：合谷。行气清热。

【主治】鼻塞不通，鼻流脓涕，色黄，头额疼痛，头晕，记忆力减退，或有恶寒发热，舌红苔黄厚，脉数。

【加减法】不闻香臭加囟门，鼻塞较重加迎香。

【刺灸法】针刺均用泻法，留针30~60min。若病程较长，囟门可用灸法10min。

刺血泻火方（《儒门事亲》）

【组成】神庭、上星、囟会、前顶、百会。

【功用】清热解毒。

【处方分析】

主穴：上星。泄热。

臣穴：囟会。醒神解毒。

佐穴：神庭、前顶。行气泄热。

使穴：百会。行气，散气，散热。

【主治】面肿目赤，鼻塞鼻渊，头涨头痛，口苦烦热，舌红苔黄，脉弦数。

【加减法】发热者加曲池，目赤严重者加太阳，两目干涩者加大、小骨空。

【刺灸法】本方均用点刺出血。若症状不严重，可用针刺泻法，留针15~30min。

四、清虚热类

五心烦热方（《针灸大成》）

【组成】大陵、涌泉、十宣、内关、合谷、四花。

【功用】清热除烦。

【处方分析】

主穴：大陵、涌泉。一泄心包之热，一泻龙雷之火。一上一下，一火一水，共同配合以泄热。

臣穴：十宣。泄热

佐穴：内关、合谷。共同起到宽胸理气的作用。

使穴：四花。调理脏腑之气，助以上诸穴清理热邪。四花与膈俞、胆俞位置相近。

【主治】发热以午后为甚，五心烦热，自汗或盗汗，口渴面赤，舌红苔薄黄，脉数。

【加减法】潮热者加曲池，汗出较多者加合谷、复溜，夜寐不安者加太溪、太冲，口干舌燥者加金津、玉液，气虚无力者加百会、气海。

【刺灸法】十宣点刺出血，可根据病症表现点刺部分穴点。大陵用针刺泻法，涌泉用针刺平补平泻法，内关、合谷用针刺平补平泻法，四花用针刺补法。曲池用针刺泻法；合谷、复溜用针刺补法；太溪用针刺补法，太冲用针刺泻法；金津、玉液点刺出血；百会、气海用针刺补法。针刺均留针30min左右。

第四节　开窍类方

一、醒神开窍类

中风神闭方（《针灸大成》）

【组成】人中、中冲、合谷。

【功用】开窍醒神。

【处方分析】

主穴：人中。通达督任，醒神。

臣穴：中冲。开心窍。

佐使穴：合谷。补充阳明经之原气。

【主治】神志不清，口噤不开，肢体强痉。因中风闭、脱证，中暑，中寒，高热，低温引起。

【加减法】气血阻闭症可加十宣，气血虚脱可加气海或关元。热闭加用颈项部刮痧，寒闭加腹背部走罐。

【刺灸法】人中针刺，严重者可点刺出血；中冲点刺出血；合谷用针刺补法。十宣可根据情况点刺部分穴位出血；关元用针刺补法，或艾灸10~20min。针刺均留针30min左右。

二、通络开窍类

开耳窍方（《针灸大成》）

【组成】听宫、听会、翳风。

【功用】行气开闭。

【处方分析】

若是因为外邪阻闭，则以听宫为主穴，其他二穴为配穴；若是因为体内

气机不调引起，则以听会为主穴，其他二穴为配穴；若是因为湿热引起，则以翳风为主穴，其他二穴为配穴

【主治】耳聋，耳闭。

【加减法】气虚加合谷、百会，气阻加中渚。

【刺灸法】听宫、听会、翳风、中渚，用针刺泻法；百会、合谷，用针刺补法。留针30min左右。

开鼻窍方（《针灸大成》）

【组成】迎香、上星、五处、禾髎。

【功用】通络开窍。

【处方分析】

主穴：迎香。通鼻窍，开手、足阳明以清热。

臣穴：禾髎。加强迎香的作用。

佐穴：上星。通督脉，开窍行气。

使穴：五处。通太阳，散气，醒神去邪。

【主治】鼻塞，鼻衄，鼻齆，鼻渊，头额疼痛，口干，舌红苔黄厚或腻，脉滑数。

【加减法】鼻堵塞较重加水沟、印堂，头晕明显加囟门，流黄涕加鱼际，有外感加风府、百劳。

【刺灸法】以上穴位均用针刺泻法，上星可用点刺放血法。头痛、头晕较重时囟门用回旋灸10min。针刺留针30min左右。

【处方比较】与上星通气方比较：上星通气方属于急性、实热病。本方热象不重，属虚加实，慢性，络阻气闭，外邪不明显或不重，或外邪已化热入里。

开音方（《神灸经纶》）

【组成】天突、期门、间使。

【功用】散气开音。

【处方分析】

主穴：天突。开通肺气。

配穴：期门，疏达肝气以顺气；间使，开通心包之气，化痰阻以行气。

【主治】气阻痰停，金实不鸣的失音症。

【加减法】火旺可加太冲，痰阻较重加支沟，气滞较明显可加天鼎。

【刺灸法】天突用针刺平补平泻法，期门用针刺平补平泻法，间使用针刺泻法。太冲用针刺泻法，天鼎用针刺平补平泻法。留针30min左右。

第五节　安神类方

一、镇静安神类

扁鹊十三穴方（《备急千金要方》）

【组成】鬼宫（人中）、鬼信（少商）、鬼垒（隐白）、鬼心（大陵）、鬼路（申脉）。

【功用】化痰开窍，醒神定志。

【处方分析】

主穴：人中。开窍通督任，打通小周天，有醒神作用。

臣穴：少商、隐白。手、足太阴同用。手太阴为十二经之开始，按时运行，因此该经病症发作往往有一定时间，故称之为鬼信；足太阴为后天之本，影响全身，邪停此处犹如堡垒，故称之为鬼垒。用此二穴行气祛痰以助主穴开窍醒神。

佐穴：大陵。邪火扰乱心神，故清心火则人神得安，因此称其为鬼心。

使穴：申脉。穴为阳跷之始，病有经脉拘急紧张，用其伸筋缓急，有如道路通畅，故称之为鬼路。

【主治】抑郁性精神病，癫痫，失眠，狂症。

【刺灸法】先刺以上五穴，一般连续用2~3次，然后去掉最前一穴，加入顺序后的第一穴，如此循环。少商、隐白可以使用灸法。其中神志不清为主的时候可用针法，癫为主的时候使用灸法，狂为主的时候使用泻血法。针刺留针30 min左右。

针刺治疗时有三点要求：①男性患者从左起针，女性患者从右起针；②手足两侧的穴位同时使用，若逢孤穴只单用；③阳日阳时针右转，阴日阴时针左转（应该是补阳泻阴之义）。

温胆方（《神灸经纶》）

【组成】胆俞、解溪。

【功用】清胆热，去痰湿。

【处方分析】

主穴：胆俞，清胆热。

配穴：解溪，清热化痰。经穴属火，用泻法则泻火。若是改用脾之商丘，则穴属金，属性不宜，泻土力不强，如扬汤止沸。若改用大都，虽穴属荥火，但由于脾主水湿，大都之火主要起到温水行水的作用。

【主治】失眠，心悸，怔忡，烦躁，口苦，恶心，饮食减少，舌红苔黄厚或腻，脉滑数。

【加减法】痰重加丰隆，湿重加阴陵泉，热重加行间，气郁加日月。

【刺灸法】以上穴位除百会穴外均用泻法。留针30min左右。

二、养心安神类

交泰方（《陆瘦燕针灸医著医案选》）

【组成】神门、心俞、肾俞、三阴交。

【功用】交通心肾。

【处方分析】

主穴：神门，安神定志。

臣穴：心俞、肾俞，协调水火，以壮水制火。

佐使穴：三阴交，养阴。

【主治】失眠多梦，心神不定，记忆力减退，耳鸣，头晕，甚至有潮热盗汗，烂舌，面口生疮，舌尖红，苔薄黄白相间。

【加减法】头晕较重加百会；心神不安加大陵；胸闷加内关；腰酸背疼加肾俞；口干舌燥加太溪；遗精，月经不调，白带增多，加志室、关元。

【刺灸法】一般情况下用针刺补法，火象较重时心俞和大陵用针刺泻法。留针30min左右。

程氏安神方（程莘农经验方）

【组成】神门、大陵、内关。

【功用】安神定志，化痰泻火。

【处方分析】

根据不同病情三穴均可作主穴。神门主神志，内关主痰阻，大陵主火。

【主治】凡是以失眠为主的病症均可治疗。

【加减法】心气不足可加心俞，火象重加太冲、太溪，遗精加肾俞、关元，痰阻较重加公孙，精神恍惚加间使。

【刺灸法】神门用针刺补法，大陵用针刺泻法，内关用针刺平补平泻法。心俞用针刺补法，太冲用针刺泻法，肾俞、关元用针刺补法，神门为主穴时针刺手法宜轻。留针30min左右。

第六节　寒湿类方

一、腰痛类

二中腰痛方（《针灸大成》）

【组成】人中、委中、尺泽。

【功用】通络行气，活血化瘀。

【处方分析】

主穴：人中，通督行气，活血化瘀，以去腰中阻滞。

臣穴：委中，足太阳经穴，腰背委中求，去腰两旁阻滞以助主穴止痛。

佐使穴：尺泽，养肺以调整全身气机，又是大关节部位的穴位，符合全息理论。若改用足太阴合穴阴陵泉，则膝关节处穴位过于集中，不如手足配伍以形成围刺，且阴陵泉为脾之合穴，主要功用在于补阴气。

【主治】急性腰扭伤，急性风湿性腰痛。

【加减法】扭伤较重可在龈交穴处挑刺（挑龈交结）；腰部如有骨损伤，加绝骨。

【刺灸法】人中用针刺泻法；委中用针刺泻法，症状较重者可用点刺放血法；尺泽用平补平泻法，症状严重者可用点刺放血法。留针30min左右。

程氏腰痛方（程莘农经验方）

【组成】腰阳关、肾俞、次髎、委中。

【功用】行气壮腰。

【处方分析】

主穴：腰阳关，既是腰部主穴，又是阿是穴，通督脉。

臣穴：委中，太阳通关过节处，又是全息对症穴，可助主穴止痛。

佐穴：肾俞，补肾气以壮腰脊。

使穴：次髎，行气以助他穴。

【主治】腰痛而有肾虚者均可使用。

【加减法】肾气虚者加命门，腰痛较重加大肠俞，腰痛向下放散者加秩边，病程时间较长者加绝骨。

【刺灸法】一般均用针刺平补平泻法。命门、绝骨用温和灸20min。另要注意按推手法的运用。针刺留针30min左右。

二、治周身痹痛类

行气止挛方（《备急千金要方》）

【组成】承山、承筋、京骨、商丘。

【功用】温经行气，散寒解痉。

【处方分析】

主穴：承山，足太阳膀胱经穴，行气祛寒。

臣穴：承筋，加强足太阳经的行气能力，以助承山。

佐穴：京骨，足太阳经原穴，补充原气以温经散寒。

使穴：商丘，足太阴脾经经穴，脾主肌肉，以助上穴解痉。

【主治】肌肉麻木、疼痛、挛急、紧张，活动受限，受寒后加重，甚至痉挛，尤以足腿肌肉为主，严重时有肌肉萎缩，舌淡苔白厚，脉迟缓或滑。

【加减法】寒邪较重者加命门；湿邪较重加太白；腿部肌肉痉挛较重，气滞者加三阳络，血阻者加郄门。

【刺灸法】承山、承筋用平补平泻法，若痉挛较重时可改用温和灸15min；京骨用针刺补法；商丘用针刺补法。命门用针刺平补平泻法，加温和灸15~20 min；太白用针刺补法。以上针刺均留针30min左右。

祛风止痛方（《针灸大成》）

【组成】曲池、风市、外关、阳陵泉、三阴交、足三里。

【功用】通经止痛。

【处方分析】

主穴：曲池、阳陵泉，行气通关治内府。

臣穴：外关、风市，行气祛风。手足少阳，上下配伍，以助主穴止痛。

佐使穴：三阴交、足三里，补气和血，以助他穴祛风止痛。

【主治】全身关节疼痛，以游走性为主，天气变化时加重，甚至肢体活动受限，肌肉萎缩，舌淡苔白厚，脉迟涩或弦。

【加减法】若有外感可加大椎，若病程时间较长可加绝骨。

【刺灸法】曲池、外关、风市、阳陵泉用针刺泻法，足三里、三阴交针刺用补法。大椎、绝骨针刺加温和灸15~20min。针刺留针30min左右。

第七节　止吐泻类方

一、止泻类

吐泻方（《罗遗编》）

【组成】中脘、天枢、气海。

【功用】宽中利湿。

【处方分析】

主穴：中脘，胃之募穴，行气宽中。

臣穴：天枢，同大肠募穴，清热利湿，助主穴清理肠道。

佐使穴：气海，培补下焦元气，壮火生土，调理肠胃。

【主治】下利吐泻。

【加减法】泄泻为主加下巨虚，痢疾为主加上巨虚，新病可去气海加足三里，久病加脐中。

【刺灸法】中脘、足三里用针刺平补平泻法，天枢用针刺泻法，气海用针刺补法。上巨虚、下巨虚用针刺泻法，脐中隔物灸10~14壮。针刺均留针30~60min。

四神止泻方（《神灸经纶》）

【组成】关元、命门、气海、天枢。

【功用】固肠止泻。

【处方分析】

主穴：关元，清热利湿，补养元气。

臣穴：命门，培补元阳，以助主穴。

佐使穴：气海、天枢。气海助关元以养气，天枢以助关元清利湿热。

【主治】以五更泄泻为主的泄泻。

【加减法】久病者加脐中，大便既泻又滞涩者加上巨虚，泻前疼痛较重者加期门，若以水泻为主则天枢改为大横。

【刺灸法】命门、气海、关元针加温和灸15~20min，天枢用针刺泻法；脐中穴用隔物灸15~20min，中脘、足三里针加灸15~20min。针刺均留针30~60min。

寒水泻方（《儒门事亲》）

【组成】气海、水分、足三里。

【功用】散寒化湿。

【处方分析】

主穴：气海，补元气，益下焦。

臣穴：水分，分清利湿以助主穴通达原气。

佐使穴：足三里，助气海补原气，助水分行气利湿。

【主治】泄泻水谷不化，腹痛肠鸣喜按，身寒喜暖，口不渴，食欲减退，舌淡苔白脉迟或弦。

【加减法】洞泄不止加命门。

【刺灸法】一般情况之下均使用温和灸，每穴灸15~20min。足三里可加针刺补法，留针30~60min。

驻泻方（《神灸经纶》）

【组成】神阙、关元、脾俞、大肠俞。

【功用】补元温阳，健脾止泻。

【处方分析】

主穴：神阙，壮阳补元。

臣穴：关元，清热利湿，以助主穴培补元气。

佐使穴：脾俞、大肠俞，补气行气，调理肠道，清肠化滞。

【主治】泄泻日久，大便时溏时泻，排便不爽，身体虚弱，食欲减低，畏寒肢冷，舌淡苔白厚，脉沉迟。

【加减法】伴恶心呕吐者加中脘，寒邪较重者加命门。

【刺灸法】一般情况之下用温和灸15~20min。神阙用隔物灸，14~21壮。

二、止痢类

久痢方（《神灸经纶》）

【组成】中脘、脾俞、三焦俞、大肠俞、足三里、三阴交。

【功用】行气化湿。

【处方分析】

主穴：中脘，胃之募穴，八会穴之腑会，有理气化积的作用。

臣穴：脾俞、三焦俞、大肠俞皆为背俞穴，助主穴益气，祛湿化积。

佐使穴：足三里、三阴交，补养气血，以增强他穴的功用。

【主治】以休息痢为主的痢疾。

【加减法】疼痛较重加石门，滑泻不止加气海。

【刺灸法】一般情况之下均针刺留针30~60min，加温和灸15~20min。

脏毒下血方（《针灸大成》）

【组成】承山、脾俞、精宫、长强。

【功用】清热解毒。

【处方分析】

主穴：脾俞，背俞穴，清理脏腑之气，行水调血。

臣穴：承山，足太阳别入于肛门之处，有清理肛门湿热的作用，可助主穴行气调血。

佐穴：精宫，早期用志室，后期用命门，有清理下焦，固精止血的作用。

使穴：长强，督脉之尾端穴，有开通小周天的作用，又是局部穴，有引经的作用。

【主治】痢疾湿热偏重，甚至有发热、下血、肛门疼痛等症状者。

【加减法】湿偏重加水分，热偏重加阴分。

【刺灸法】脾俞、肾俞用针刺平补平泻法，其余穴位用针刺泻法。留针30~60min。

三、止呕逆类

呕吐方（《备急千金要方》）

【组成】膈俞、章门、上脘。

【功用】和胃降逆。

【处方分析】

主穴：膈俞，有降逆和血的作用。

臣穴：上脘，位于胃之上口，行胃气，助膈俞降逆。

佐使穴：章门，八会穴之脏会，脾之募穴，调和脾胃之气。

【主治】各种原因引起的呕吐，并用于呕吐以后的调理。

【加减法】呕吐腐臭加内庭，呕吐酸水加梁门，呕吐痰涎加丰隆，虚呕加中脘，久呕不止加气海，伴大便秘结加上巨虚。

【刺灸法】膈俞、上脘、章门用针刺平补平泻法，中脘、气海温和灸15~20min，其余穴位用针刺泻法。留针30~60min。

呃逆方（《医学纲目》）

【组成】期门、膻中、中脘。

【功用】降逆止呕。

【处方分析】

主穴：期门，肝之募穴，十二经之止穴，有降肝气，调理十二经经气的作用。

臣穴：中脘，胃之募穴，八会穴之腑会，协助主穴调整肝脾关系。

佐使穴：膻中，开胸利气以去结滞。

【主治】各种呃逆。

【加减法】肝火上炎者加太冲，胃中寒饮加膈俞，胃气衰败加乳根，非常顽固的呃逆加承光。

【刺灸法】太冲用针刺泻法，留针30~60min。其余穴位一般情况之下温和灸10min。

第八节　止咳平喘类方

一、止咳嗽类

寒嗽方（《神灸经纶》）

【组成】天突、肺俞、膏肓、灵台、至阳、列缺、足三里。

【功用】肃肺散寒，外寒与内寒同时存在时以内寒为主，止咳平喘。

【处方分析】

主穴：天突，降气。

臣穴：肺俞、列缺，理肺以助主穴顺气。

佐穴：膏肓、灵台、至阳。足太阳经之穴位有行气，祛散表寒的作用，督脉穴有通督行气的作用，用于温阳祛内寒。膏肓清肺之热，灵台清心之火，至阳清上焦之湿热。

使穴：足三里，降气调气。

【主治】素有慢性咳喘，又因外邪引发急性咳喘。

【加减法】外邪较重者加大椎，发热较重者加曲池，痰多者加丰隆，内热较重者加鱼际、翳风。

【刺灸法】肺俞、足三里用针刺平补平泻法，其余穴位用针刺泻法。留针30min左右。

【处方比较】处方比较见表4-3。

表4-3　处方比较见表

	解表清热方	寒嗽方
邪正情况	外邪（寒）较重，正气抗邪力也较强，多为外邪直接侵犯人体，邪正剧烈斗争	外（寒）邪较轻，内寒较重，正气抗邪力相对较弱，发病多为内寒招致外寒侵犯
病情表现	外寒内热，多为外寒化热入里，实证表现	内外皆寒，虚实夹杂，故有虚火表现
用药类比	大青龙汤	苏子降气汤

热嗽方（《神灸经纶》）

【组成】肺俞、膻中、尺泽、太溪。

【功用】清泄肺热。

【处方分析】

主穴：肺俞，背俞穴，理气清热。

臣穴：尺泽，肺经之合穴，行肺经之气以助肺气，散表邪。

佐穴：膻中，行散肺气，清热止咳。

使穴：太溪，主纳气，引气下行，养阴清热。

【主治】风热咳嗽，或伴有表证者。

【加减法】发热较重加风池、曲池，痰热较重加少商、太冲，咳嗽频频加肝俞。

【刺灸法】肺俞、膻中、太溪用针刺平补平泻法，其余穴位用针刺泻法，留针30min左右。病情较重时少商穴用点刺出血法。

【处方比较】处方比较见表4-4。

表4-4　处方比较见表

	喉风痰热方	热嗽方
体质	体质正常，多为外邪直接侵犯	多为过敏体质，内外因均能引起发病
症状特点	内有湿热，邪正斗争剧烈，以咳为主，由咳嗽引起哮喘	内有热邪，可有虚火，以喘为主，由喘引起咳嗽
治疗方式	降气为主	纳气为主

二、止哮喘类

理肺化痰方（《针灸大成》）

【组成】肺俞、俞府、天突、膻中、足三里、中脘。

【功用】宣肃肺气，化痰平喘。

【处方分析】

主穴：肺俞，理肺平喘。

臣穴：天突，助肺俞降气。

佐穴：俞府助天突降气，膻中宣散，一降一散以助肺俞理气。

使穴：足三里、中脘，强脾胃，化痰，以助他穴平喘。

【主治】哮喘，发作时间不长（多为急性发作），身体状况尚好，症状较重，舌边尖红，苔厚腻，黄白相间，脉浮弦或滑。

【加减法】肺气较虚可加中府，肺热较重可加膏肓。

【刺灸法】一般情况下均使用平补平泻法。留针30~60min。

天突止喘方（《神灸经纶》）

【组成】天突、璇玑、华盖、膻中、乳根、期门、气海。

【功用】降气平喘。

【处方分析】

主穴：天突、璇玑、华盖，降肺气。

臣穴：膻中、气海，一上一下，一宣一纳，助主穴降气平喘。

佐穴：乳根，胃经穴，主降，又是局部穴，故有开胸降气作用，可助他穴降气。

使穴：期门，肝募穴，又是局部穴，能条达肝气，与他穴相配以协调升降。

【主治】哮喘时间较长，反复发作，身体较弱，肾不纳气的表现较为明显，多为慢性病急性发作时。

【加减法】有外感时加风府、肺俞，痰多时加支沟、丰隆；咽喉红肿加鱼际。

【刺灸法】气海用针刺补法，其余穴用针刺泻法，留针30~60min。鱼际可用点刺放血法。

第九节 温里类方

一、回阳救逆类

四逆方（《针灸聚英》）

【组成】气海、肾俞、肝俞。

【功用】温补肾阳。

【处方分析】

主穴：气海，收纳原气。

臣穴：肾俞，补肾气以充原气。

佐使穴：肝俞，条达肝气，在下以协调肾气，在上以助原气布散全身。

【主治】四肢厥冷，意识蒙眬，面朝里蜷曲而卧，病程较长，或下利清谷，或出虚汗，或干呕，恶寒怕冷，舌淡苔白，脉沉弱或脉象模糊。

【加减法】神昏者加人中、百会，下利较重加脐中，恶寒较重者加命门。

【刺灸法】气海温和灸15~20min，肾俞、肝俞用针刺补法，人中用针刺泻法，留针30~60min。脐中隔物灸7~14壮，百会回旋灸10min，命门温和灸15~20min。

二、温中祛寒类

寒厥方（《伤寒论针灸配穴选注》）

【组成】中脘、关元、太冲、足三里。

【功用】温中散寒。

【处方分析】

主穴：太冲，肝之原穴，补充肝之原气，使下焦之气上升进入中焦。

臣穴：中脘，局部穴，胃之募穴，八会穴之腑会，主持中焦，以调理木土。

佐穴：关元，培补原气，清理下焦以助中脘温中之力。

使穴：足三里，合穴，助主穴补益中焦。

【主治】素体脾阳虚弱，寒邪阻滞肝经，手足厥冷，呕吐，腹痛，便溏。

【加减法】阳虚较重者加命门、脐中。

【刺灸法】太冲用针刺平补平泻法，留针30~60min。其余穴位温和灸10~20min。

第十节　补益类方

一、补益气血阴阳类

虚劳方《罗遗编》

【组成】崔氏四花六穴、气海、长强。

【功用】益阳补阴。

【处方分析】

主穴：崔氏四花六穴，为奇穴，专治虚劳病。

臣穴：气海，培补原气以助主穴祛劳。

佐使穴：长强，督脉之络穴，交接穴，通督任。

【主治】男女五劳七伤，气虚血损，骨蒸潮热，五心烦热，咳嗽痰喘，肌肤甲错，消瘦疲乏，舌橘红，苔薄黄或黄白相间，脉细数。

【加减法】虚热较重加膏肓，食欲不振加中脘。

【刺灸法】气海、膏肓、中脘温和灸15~20min，崔氏四花穴、长强用针刺平补平泻法，留针30min左右。

诸虚劳热方（《神灸经纶》）

【组成】气海、关元、膏肓、足三里、内关。

【功用】补元填精，清透虚热。

【处方分析】

主穴：气海、关元，补原填精以去虚劳。

臣穴：膏肓，补气清虚热，以助主穴去虚劳。

佐穴：足三里，合穴，补脾胃之气，甘温除大热之义。

使穴：内关，手厥阴络穴，相火所在，开心窍，清相火以助主穴。

【主治】虚损劳热，发热无定时，时重时轻，食欲不振，劳倦消瘦，大便溏泻，自汗盗汗，健忘遗精，手足心热，脉虚无力。

【加减法】有咳嗽者加百劳，自汗较重者加合谷，盗汗较重者加复溜。

【刺灸法】以上穴位均用针刺平补平泻法，留针30min以上。

二、补益脏腑虚损类

复脉方（《急症针灸法》）

【组成】太渊、尺泽、内关、曲池、心俞。

【功用】益气复脉。

【处方分析】

主穴：太渊，手太阴原穴，十二经之始；尺泽，手太阴之合穴，补益肺气。

臣穴：心俞，补益心气，主脉，合主穴以益气复脉。

佐穴：内关，手厥阴络穴，宽胸理气，和心俞相配为对刺法。

使穴：曲池，手阳明合穴，补气以助脉。

【主治】无脉症。

【加减法】虚弱较重加气海；胸闷较重加膻中；阳痿，遗精加肾俞、命门。

【刺灸法】内关、曲池针加灸 15 min，其余穴位温和灸 15~20 min。留针 30~60 min。

补心肾方（《现代针灸医案选》）

【组成】肾俞、心俞、三阴交、神门。

【功用】养阴清火。

【处方分析】

主穴：肾俞、心俞，调补心、肾之气，清理上下二焦。

佐穴：三阴交，养阴清火，补阴气，以助主穴平虚火。

使穴：神门，养神安神。

【主治】失眠，心悸怔忡，自汗盗汗，夜梦遗精，头昏耳鸣，精神不振，疲乏无力，记忆力减退，腰酸背痛，舌橘红苔薄黄白相间，脉细。

【加减法】耳鸣较重者加听宫，胸闷不舒者加内关，食欲不振者加公孙。

【刺灸法】一般情况之下用针刺补法。若火象较重可用针刺平补平泻法。留针 30min 左右。

补肾荣耳方（《针灸大成》）

【组成】肾俞、足三里、合谷、太溪、听会。

【功用】益气止鸣。

【处方分析】

主穴：肾俞，补肾气，肾开窍于耳。

臣穴：太溪，肾之原穴，既有补肾气的作用，又能引虚火下行，故能助肾俞益气。

佐穴：足三里、合谷，补阳明经气，补后天以助先天。

使穴：听会，手少阳三焦经穴，行气去虚火，又是局部穴。

【主治】肾虚耳鸣，兼有头昏头晕，腰膝酸软，遗精早泄，月经减少甚至经闭，带下，舌淡苔薄白，脉细缓。

【加减法】若有湿邪阻滞，可加中渚；若兼有热象，可加太冲；若虚象较重，可加百会。

【刺灸法】一般情况之下用针刺补法。若邪较重时，中渚、太冲用泻法。留针30min左右。

强肾壮腰方（《针灸大成》）

【组成】肾俞、委中、太溪、白环俞。

【功用】补肾强腰。

【处方分析】

主穴：肾俞，调补肾气，又是局部穴。

臣穴：太溪，肾经之原穴，可助主穴调补原气。

佐穴：委中，膀胱经穴，与肾阴阳相合，又是全息穴。

使穴：白环俞，膀胱经内侧线的最后一个穴位，气血转弯处，有行气止痛的作用。

【主治】肾虚腰痛。男子有遗精阳痿，女子有赤白带下。活动能力减弱，容易疲倦，甚至有耳鸣，失眠，五心烦热，怕冷，记忆力减退等。

【加减法】肾虚较重加气海，有湿热者加关元，阳虚较重者加命门。

【刺灸法】一般情况下用补法，留针30min左右。气海、关元、命门温和灸15min。

第十一节　理气类方

一、和气类

宽心止痛方（《现代针灸医案选》）

【组成】心俞、膏肓、足三里、内关。

【功用】补益心气，调畅气血。

【处方分析】

主穴：心俞，背俞穴，调补心气。

臣穴：内关，手厥阴之络穴，助主穴调心气。

佐穴：膏肓，能补气去痰湿以开胸。

使穴：足三里，调理阳明，补气去湿。

【主治】胸痹。

【加减法】若症状较急，加极泉；若症状较重，加巨阙。

【刺灸法】除足三里用针刺补法之外，其余穴位均用泻法，留针30min。极泉可用点刺法，巨阙要注意针刺方向。

二、升提类

脱肛久痔疮方（《针灸大成》）

【组成】百会、长强、二白、精宫。

【功用】益气升阳。

【处方分析】

主穴：百会，补气提升。

臣穴：长强，督脉之络穴，开通督任，又是局部穴。

佐穴：二白，奇穴，专治脱肛，以助君、臣穴。

使穴：精宫，奇穴，疏导气血，以加强他穴的作用。

【主治】脱肛及痔疮。

【加减法】痔疮疼痛者加承山，肛门肿胀者加秩边，痔疮出血者加中都。

【刺灸法】百会回旋灸10min，长强点刺放血，其余穴位用针刺平补平泻法，留针30min左右。

三、行气类

疝痛方（《针灸聚英》）

【组成】大敦、三阴交、太冲、绝骨。

【功用】行气止痛。

【处方分析】

主穴：大敦，肝经井穴，开通肝气，又因肝经绕阴器，可退疝。

臣穴：太冲，肝经原穴，补肝气，温肝经。

佐穴：绝骨，胆经穴，又是八会穴之髓会，能调肝胆之气，又能补充肾气。

使穴：三阴交，交通三阴，行散阴气。

【主治】寒疝。

【加减法】寒邪较重加气海，实邪阻滞加关元，兼有热象加行间。

【刺灸法】大敦、太冲、行间用针刺泻法，其余穴位用补法，留针30~60min。绝骨、关元温和灸15~20min，气海隔物灸14~21壮。

消痞方（《卫生宝鉴》）

【组成】章门、中脘、脊中。

【功用】化痰导滞。

【处方分析】

主穴：章门，肝经穴，又是八会穴之脏会，故能行气调气，补五脏之气。

臣穴：中脘，胃之募穴，又八会穴之是腑会，调补六腑之气，与主穴同用使脏腑气机正常运行。

佐使穴：脊中，督脉穴，又位于脾俞之旁。

【主治】腹腔痞块，如肝、脾肿大等

【加减法】气滞较重加期门，寒象较重加气海，有热象加足三里。

【刺灸法】一般情况之下用针刺补法，留针30~60min。气海可加温和灸15~20min。

梅核气方（《现代针灸医案选》）

【组成】天突、肝俞、章门、行间、支沟、丰隆。

【功用】理气化痰。

【处方分析】

主穴：天突，降气散结。

臣穴：肝俞，调补肝脏之气，散阻滞，以助主穴降肺气。

佐穴：行间、支沟、丰隆，开窍化痰。

使穴：章门，八会穴之脏会，调理脏腑之气。

【主治】梅核气。

【加减法】胸脘痞闷者加内关，脾胃虚弱者加脾俞、胃俞。

【刺灸法】天突、肝俞、内关用平补平泻法，脾俞、胃俞用针刺补法，留针30min左右。章门雀啄灸10min。

胁痛方（《针灸大成》）

【组成】章门、支沟、阳陵泉、委中。

【功用】疏肝理气。

【处方分析】

主穴：章门，肝经穴，八会穴之脏会，又为局部取穴。

臣穴：阳陵泉，胆腑之合穴，能行气利胆，调理肝胆之气。

佐穴：支沟，手少阳之穴，能行气去湿，合足少阳以调理少阳之气。

使穴：委中，开通关节，以行血阻。

【主治】各种胁痛。

【加减法】肝气郁结较重加期门，有瘀血者加中都，有热象者加行间。

【刺灸法】一般情况之下用针刺泻法，留针30min左右。委中点刺放血。

第十二节　理血类方

一、活血化瘀类

血滞腰痛方（《丹溪心法》）

【组成】委中、肾俞、昆仑。

【功用】化瘀止痛。

【处方分析】

主穴：委中。腰背委中求，其又为足太阳膀胱经所行之处。

臣穴：肾俞。腰为肾之府，取之调理肾气。

佐使穴：昆仑。足太阳膀胱进之经穴，行气通经。

【主治】瘀血腰痛。

【加减法】急性腰扭伤加龈交；若时间较久，则可加中都。

【刺灸法】委中用放血疗法，龈交用挑龈交结的方法，肾俞平补平泻，其余穴位用针刺泻法，留针30min左右。

血臌方（《类经图翼》）

【组成】膈俞、脾俞、肾俞、间使、足三里、复溜、行间。

【功用】化瘀通经。

【处方分析】

主穴：膈俞，八脉穴之血会，又是局部穴病变多由于肝脾气血阻滞引起，故选之。

臣穴：脾俞，脾统血，是行血活血的主要脏腑，故可配主穴化瘀；足三里，培补阳明经气，以使脾胃之气得到充实；肾俞，补肾气，以补气之源。三穴合用，可助主穴行血去滞。

佐穴：复溜、行间，调理肝肾。

使穴：间使。手厥阴心包经之经穴，心主血脉，故能引上穴入血通经）

【主治】血臌症（肝脾瘀血引起的肿大）。

【加减法】病程时间较长可加章门，瘀血较重可加中都，气血虚弱较明显时加膏肓。

【刺灸法】膈俞、脾俞、肾俞用针刺平补平泻法，若病程较长，可温和灸15~20min。足三里、复溜用针刺补法，其余穴位用针刺泻法。针刺留针30~60min。

行经方（《针灸大成》）

【组成】肾俞、气海、中极、三阴交。

【功用】益肾调经。

【处方分析】

主穴：肾俞。肾为先天之本，精血之源取之将俞。气海，养下焦原气之根，与肾俞相配能使原气充足。

臣穴：三阴交，养三阴，调气行经。

佐使穴：中极，清理下焦湿热，通达经气，又是局部穴。

【主治】气血不足，经少，甚至经闭，兼见黄白带下，痛经，身体虚弱，疲乏，舌橘红，苔白厚或腻，脉细。

【加减法】有头晕耳鸣者加百会，血虚较重者加血海。

【刺灸法】肾俞、气海针加温和灸15~20min，三阴交用针刺补法，中极用针刺泻法。百会回旋灸5~10min，血海针刺用补法。针刺均留针30min左右。

二、止血类

鼻衄方（《针灸大成》）

【组成】上星、合谷、百劳、风府。

【功用】泄热止衄。

【处方分析】

主穴：上星，督脉穴，有散热通经的作用。

臣穴：百劳，清理肺热。

佐穴：合谷，面口合谷收，又有行经散气的作用。

使穴：风府，能散风（即散热），醒脑（即能止衄）。

【主治】鼻衄。

【加减法】有发热者加曲池，虚火上炎者加太溪，实火上炎者加行间。

【刺灸法】一般情况之下均用泻法。留针30min左右。

吐血方（《类经图翼》）

【组成】膈俞、肝俞、脾俞、肾俞、间使、足三里。

【功用】泻火凉血。

【处方分析】

主穴：肝俞，泻肝火。

臣穴：脾俞、肾俞、膈俞。养脾以培土生金，养肾以平肝火，清膈热，养血生血，使旧血去除的同时新血即时得以生长。

佐穴：间使，手厥阴之经穴，入心行血，以通阻滞。

使穴：足三里，引热下行。

【主治】肝火犯胃之吐血。

【加减法】肝火较旺者加行间，肺火较旺者加孔最，虚火上炎者加太溪，有瘀血者加地机。

【刺灸法】太溪用针刺平补平泻法，其余穴位一般情况均用泻法。留针30min左右。

尿血方（《类经图翼》）

【组成】膈俞、脾俞、三焦俞、肾俞、列缺、章门、大敦。

【功用】健脾补肾，益气止血。

【处方分析】

主穴：脾俞、肾俞，补益脾肾气，补元摄血。

臣穴：膈俞、三焦俞，行水气，生血止血。

佐穴：列缺、大敦，清肺肝之热。

使穴：章门，八会穴之脏会，调理五脏之气。

【主治】尿血。

【加减法】下焦湿热加中极，虚热加照海。

【刺灸法】肾俞、膈俞、三焦俞、章门、脾俞、照海用针刺补法。列缺、大敦、中极用针刺泻法。留针30min左右。

泄热归经方（《神应经》）

【组成】中极、气海、大敦、阴谷、太冲、然谷、三阴交。

【功用】清热止漏。

【处方分析】

主穴：中极，任脉与足三阴之会穴，清利湿热；气海，补气收气，气行则血行，气停血亦停，与中极合用以达到清热止漏的作用。

臣穴：大敦、太冲，泻肝火，通肝经。

佐穴：阴谷、然谷，养阴清热。

使穴：三阴交，行经络，养阴气，以行气调经。

【主治】崩漏。

【加减法】肝气抑郁较重者加期门，身体虚弱较重者加膏肓。

【刺灸法】太冲用针刺泻法，三阴交、阴谷、然谷用针刺补法，其余穴位用针刺平补平泻法。留针30min左右。

第十三节　固涩类方

一、固表敛汗类

自汗方（《神灸经纶》）

【组成】膏肓、大椎、复溜。

【功用】助阳止汗。

【处方分析】

主穴：膏肓，位于厥阴俞之旁，能调心包之气，补气，清虚热。

臣穴：大椎，通督脉，补阳气，以助主穴补气敛汗。

佐使穴：复溜，养肾阴以平阳，达到阴阳协调。

【主治】阳虚自汗症。

【加减法】阳虚较重者加气海，痰湿阻滞者加丰隆。

【刺灸法】丰隆用针刺平补平泻法，其余穴位用针刺补法。留针30min左右。

盗汗方（《神灸经纶》）

【组成】肺俞、复溜、譩譆。

【功用】养阴降火。

【处方分析】

主穴：肺俞，补养肺气。

臣穴：复溜，养阴，以助主穴养阴敛汗，金水相生之意。

佐使穴：譩譆，固气益表，助主、臣穴止汗。

【主治】阴虚盗汗。

【加减法】虚火较重加肾俞，兼有实火加太冲。

【刺灸法】太冲用针刺泻法，其余穴位用针刺补法。留针30min左右。

二、涩精止遗类

去相火方（《针灸聚英》）

【组成】中极、曲骨、膏肓、肾俞。

【功用】泻相火，固精关。

【处方分析】

主穴：中极，清利湿热兼养气。

臣穴：曲骨，清利湿热；肾俞，补养肾气。

佐使穴：膏肓，养气，清虚热。

【主治】相火妄动之失眠，遗精，月经不调，白带多，并兼有记忆力减退，小便黄赤，口苦咽干，舌橘红，苔薄黄，脉弦。

【加减法】湿重者加太白，实火重者加行间，虚火重者加太溪。

【刺灸法】中极、曲骨、行间用针刺泻法，其余穴位用针刺补法。留针30min左右。

遗溺方（《备急千金要方》）

【组成】关元、中府、神门。

【功用】补益原气，调理水道。

【处方分析】

主穴：关元，补益元气，清利下焦，固摄水道。

臣穴：中府，肺为水之上源，取之募穴以助主穴调理水液代谢。

佐使穴：神门，安神定志，以使睡眠安定。

【主治】遗尿症。

【加减法】气虚者加气海，阳气不足者加命门。

【刺灸法】关元用针刺泻法，其余穴位用针刺平补平泻法。留针30min左右。气海、命门可加温和灸15~20min。

第四章　子午流注处方法

第一节　概论

子午流注针法的基本思想源于《内经》，成熟于金元时期，其内容最早见于何若愚《流注指微赋》纳甲法、窦汉卿《针经指南》灵龟八法。在《针灸大全·徐氏子午流注逐日按时定穴歌》中，叙述较为详细。

一、什么是子午流注

子午是地支中的第一及第七数。在时间上，子为半夜，午为日中；在方位上子为北方，午为南方。"流注"是形容水的流动与灌注。

"子午""流注"四字联系起来，就是将人体的气血比作水液，其从上到下，从夜半到中午，像潮水一样不停地、有规律地变化着。这种气血运行规律，据《灵枢》的解释，应与五十营相一致，是人与自然界相应的表现，是保证人体健康的重要因素。

子午流注是研究这种天人相应规律以扶正祛邪、治病防病的针灸方法。

二、为什么要学习子午流注

子午流注、五运六气和伏邪是中医基础理论中的3个影响非常大的基础问题，要学习和掌握中医理论有必要弄清这些问题。

子午流注以时间的变化为指标，来研究人体生理病理变化，以及针刺对这些变化的影响，可以说是中国古代的时间医学。在近代生物钟研究的推动之下，我们可以进一步认清它的科学价值，它是我国医学中的宝贵财富之一。随着时间生理学、时间病理学、时间药物学、时间治疗学的研究进展，子午流注的深化研究有了可能和必要。

子午流注的思想是时间医学思想，它不但对针灸起着直接的指导作用，而且对中医学的其他方面也起着启发作用。如药物治疗与时间的关系，过去虽然没有专门论述，但不少医学著作中都包含它的内容。如《伤寒论》就对时间与治疗之间的关系做了大量的描述。子午流注思想有助于弄清时间与治疗二者之间的关系，也能推动药物治疗，在其他方面也同样能起到推动作用。

三、子午流注包括哪些内容

子午流注主要包括子午流注法、灵龟八法、飞腾八法3种方法。这3种针灸方法所取穴位不完全一样，说明它们在子午流注思想指导之下，运用不同的方法和规律来计算人体气血流通情况，也说明气血在人体流通的通道不是单一的，方式也不是单一的，无论用哪种方法针刺，其目的都是使气血流通通畅，与五十营规律相合。只要运用得当，这3种方法都能取得较高的疗效，而且在配合使用时又能相辅相成。

四、如何看待子午流注所选穴位的作用

子午流注所选用的穴位，共计74个穴名（148个穴位）。包括子午流注法66个穴名（132个穴位），灵龟八法及飞腾法共计8个穴名（16个穴位）。这些穴位的作用正如《医学入门》所说："周身三百六十穴，统于手足六十六穴，而六十六穴又统于八穴，故谓之奇经"。就是说，全身虽然穴位很多，但有代表性的，有归纳、约束、统领能力的主要就是这74穴名，148个穴位。因此以这些穴位为主，能治疗全身各种疾病，取得比较好的疗效。

子午流注所选用的穴位疗效较高，有人就以为这些穴位是"万能穴"，不管什么时间患病，都用这些穴位治疗。比如甲戌时开窍阴。有人认为窍阴在甲戌这个时候无病不治，头痛可以用它，脚痛也可以用它，不辨证，只辨时间，忘记了穴位的特异性，无限制扩大了穴位的治疗作用。这与子午流注思想是不一致的。

子午流注思想不但不否定穴位的特异性，而且以穴位的特异性为基础研究穴位。它选穴位，实际上是选取穴位的最佳疗效时间，以提高针刺的治疗能力。如足三里穴能治疗胃经、腑的病，能止胃腹疼痛，但是足三里穴的作用并不是一天24小时都一样强，只有在气血来潮于该穴位时，它的能力才达到最强。针刺是要求得气的。如何得气呢？找到气血运行规律就相对简单了。子午流注就是运用一些计算方法，测定气血运行中的高潮所在地，这个所在地就是

我们应该使用的穴位。根据子午流注，辛日的戊子时开足三里，那就是说这个时间足三里止胃腹疼痛的效果最好，其他时间的止胃腹疼痛的能力相对较差。那么这个时间的足三里能否治疗与其功用不相关的疾病呢？一般来说是不行的。但是可以作为气血流通的配穴使用，以加强主穴的治疗作用。

气血的流通是环周不息的，又是无处不到的，气血运行的高潮随着时间的推移也将出现在全身各个地方。所以说，除了这74个穴名（148个穴位）可以找到最佳疗效时间之外，全身每个穴位都有可能用某种方法找到最佳疗效时间。但是我们目前还没能找到所有穴位的最佳疗效时间，所以只能在前人的基础上，即子午流注的方法上，找取这些穴位。

为什么古代所选用的这些穴位，都在肘膝关节以下呢？近代张钦认为，肘膝关节以下的穴位疗效好，是因为大脑皮层内代表区比较大。（见《上海中医杂志》）当然还可能有其他原因。总之肘膝关节以下的穴位疗效比较这一点好容易观察出来，在穴位选取时又比较方便，故子午流注法所选的穴位就在这些地方。除了这74个穴名（148个穴位）之外，马丹阳天星十二穴（三里、内庭、曲池、合谷、委中、承山、太冲、昆仑、环跳、阳陵泉）亦有定时开穴之说，如《针灸谈》说："师等肖公昌明夫子亦指示，马丹阳天星十二穴之推算，必须依据周天应时之方法推算"。

五、如何正确对待子午流注学说

由于历史的原因，使不少学医者不了解子午流注的内容，甚至给它抹上了一层神秘的色彩，对其产生了种种误解，使有志学习者裹足不前。又因为子午流注的内容古朴、深奥，给学习者增添了困难。加上其中的机械、死板、不科学的部分，又容易让浅尝者止步。所以解放思想是学习子午流注的首要任务。我们谈解放思想，是因为我们可以确认子午流注虽然有种种使人望而生畏的地方，但其基础是科学的，是以天人相应理论为依据，以生物钟的研究为基础的，所以它是科学的，是有生命力的。

学习子午流注的目的，是发展我国独有的时间医学。首先是时辰针灸学。学习子午流注一是要弄清它的全部内容，主要取其可贵的时间医学思想，为创造新的与现代科技成果相结合的时间医学做准备，而不能被子午流注的内容框死。二是要以子午流注的内容作为研究的起点，避免一切从零开始的困境，并逐步校正其中与实际不合的内容，在校正的同时进行提高。三是以现代科学手段进行勘测，使之逐步与现代科学水平相适应。四是要取得临床的证实。

总之，学习的目的是为了发展，而发展要在已有的基础上进行。既不要迷信古人，也不要菲薄古人，应追本溯源，将其发扬光大。

第二节　干支

一、什么是干支

"干"，即天干。即甲、乙、丙、丁、戊、己、庚、辛、壬、癸。

"支"，即地支。即子、丑、寅、卯、辰、巳、午、未、申、酉、戌、亥。

因为古人观察天气变化时，最容易看到，体会最深刻的，就是太阳和月亮的变化，以及这些变化对自然界和人体的影响。

太阳每天早上从东方升起，至西方落下，终年不变，每完成这一变化就是一天，所以太阳就用"天"来计算。俗话说"晒一个太阳"，就是晒一天的意思。因为"干"用于纪日，所以就和天联系起来，称为"天干"。

月亮的变化最明显的就是圆缺，每圆缺变化一次就是一个月。因为它用于纪月，所以就和月联系起来。那为什么不叫"月支"呢？实际上，在称日干时即可对比称之为月支。而日干中将日称为"天"，月支中的月与日相比就应该称为"地"，所以为"地支"。

二、干支纪年

干支的使用最早是纪日。我国至迟从春秋时鲁隐公三年（前720）二月已巳日起连续用干支纪日，一直到清代宣统三年（1911）止，计有2600多年的历史。其中干用于计日、年为主，支用于计月、时为主。纪年主要是以太阳为标准的，纪月主要是以月亮为标准的。现在我国干支同用的纪年是一种日月合历，也就是常说的阴阳合历，我们称之为农历。它以月亮的变化来确定月份，用太阳的变化来计算节气，既容易被记住（看月亮的圆缺就知道当天是什么日子），又能指导农业活动。

我国古代一直用干支纪年法，干支纪年、月、日的方法是家喻户晓的，因此子午流注学说与干支纪年结合起来是很自然的，并没有什么神秘的地方。

三、干支与数字

干支用于纪年，现在很多人觉得有困难，为什么不完全用数字来取代它呢？天干用1、2、3、4、5、6、7、8、9、10来代表不是简单多了吗？这些数字虽然排列上有顺序的变化，但是干支本身又有着特定的含义，这些含义不是能仅仅用数字来代替的。比如天干中的甲、乙、丙等字，据《说文解字》，甲为东方孟阳之气萌动；乙像春草木，冤曲而出，阴气尚强；丙为万物成，炳然阳气初起。说明从甲，到乙，到丙，一直到癸，表示万物由发生而少壮，而繁荣，而衰老，而死亡，而更始的变化过程。干支中的某一个文字，代表当时的天地之气的变化与多少，单单使用数字很难表达出来，所以数字不能替代干支。所以在子午流注学说中，为了表达这些变化，仍然得使用干支中的这些文字。

四、干支序列表

干支的排列组合至第60次就结束了，因此干支纪年就以60年为一个单位，也就是说，以自然界60年变化规律为依据。子午流注学说认为下一个60年又将重复出现这一规律的各种现象。当然我们应该认为这种重现并不是事物的重复，而是在新高度上的再现。在干支序列表中，我们将干支配以数字，是为了在选用和计算时方便。

干支配合六十环周见表4-5。

表4-5 干支配合六十环周表

1	2	3	4	5	6	7	8	9	10
甲子	乙丑	丙寅	丁卯	戊辰	己巳	庚午	辛未	壬申	癸酉
11	12	13	14	15	16	17	18	19	20
甲戌	乙亥	丙子	丁丑	戊寅	己卯	庚辰	辛巳	壬午	癸未
21	22	23	24	25	26	27	28	29	30
甲申	乙酉	丙戌	丁亥	戊子	己丑	庚寅	辛卯	壬辰	癸巳
31	32	33	34	35	36	37	38	39	40
甲午	乙未	丙申	丁酉	戊戌	己亥	庚子	辛丑	壬寅	癸卯
41	42	43	44	45	46	47	48	49	50
甲辰	乙巳	丙午	丁未	戊申	己酉	庚戌	辛亥	壬子	癸丑
51	52	53	54	55	56	57	58	59	60
甲寅	乙卯	丙辰	丁巳	戊午	己未	庚申	辛酉	壬戌	癸亥

五、历法换算

古代所用的干支，现在很多人不熟悉。现代通用公元历，必须公元历和干支历进行一系列换算，才能使子午流注的计算比较容易掌握和运用。

1.年干支推算法 主要是将公元年换算成年干支。但是要注意一点，就是所换算成的干支年，是这一年农历年的干支，不是公元年的干支。比如1984年干支为甲子，但1984年的农历年是从1984年2月2日开始的，那么甲子年就从1984年2月2日开始，而不是从1984年1月1日开始。1984年2月2日以前仍属癸亥年。但我们仍通称1984年为甲子年，而不说癸亥年，这仅仅是一种表达的方便，不代表实际情况。

换算时可用公式：

N=X–3–60M〔或N为（X–3）÷60的余数。若无余数则N对应序列数60〕

其中N是"干支配合六十环周表"上的序列数；

X是要求干支的公元年的年数；

M是整数，是在换算过程中人为选取的一个数字，要求选出的M值放入公式后，计算的结果使0＜N≤60成立。

其目的是使N这个数字限于干支环周表的数字之中，以便确定干支。比如我们要求1984年的干支：

其中N=1984–3–60M；

选M为33（若选取34或32，会使N小于0或大于60，故只能选用33）；

那么N=1984–3–60×33

$$=1984–3–1980$$

$$=1$$

1在干支配合六十环周表中为甲子，故1984年的干支年是甲子年。

或者使用N=（X–3）÷60的公式，求余数。

N=（1984–3）÷60=33……1；其余数为1。

因为1为甲子，故1984年为甲子年。

又求2005年的干支：

其中N=2005–3–60M

选M为33：

那么N=2005–3–60×33

=2005-3-1980

=22

22在干支配合六十环周表中为乙酉，故2005年的干支年是乙酉年。

但是其中有一个重要问题，就是数字-1到+1之间有0，而在公元年的序列中从公元前1年到公元1年没有公元0年，所以公元前的年份与数字序列相差一个数推断公元前年份的干支年其公式为

N=（X+1）-3-60M

那么求公元前221年的干支时

N=-220-3-60M

取M=-4

N=-220-3-60×（-4）

 =-220-3+240

 =17

17在干支环周表中为庚辰，所以公元前221年的干支年是庚辰。

2.月干支的推算法

（1）月地支：地支首先是纪月用的，一年12个月，地支有12个，所以每一个月配一个地支。这种相配是固定不变的，其相配关系如下

月份　　11　12　1　2　3　4　5　6　7　8　9　10

地支　　子　丑　寅　卯　辰　巳　午　未　申　酉　戌　亥

月地支是指农历年的月地支，如1984年的月地支是从公历2月2日为农历正月初一，公历元月则是1983年的农历十二月，所以1984年元月的农历地支是丑，从2月开始的农历地支的排列为寅、卯、辰、巳、午、未、申、酉、戌、亥、子、丑。

那么月份与地支相配时，为什么不以1月配子呢？那样的话，从1月到12月恰恰是地支从子到亥的顺序，便于记忆。地支中用农历十一月配子，是因为地支除了有数序的作用之外，还代表了事物生长衰老已的变化。自然界中阴阳之气互相更替，有其本身的规律。太阳在冬至这一天正好照到南回归线上，随后即向北半球回归，也就是所谓的阴极必阳，阳气从冬至开始生长，即所谓冬至一阳生，而冬至所在的月份是农历十一月，因此将代表事物初生的子配以十一月，以后则顺序相配。而到夏至恰恰相反，这时太阳直照在北回归线上，以后逐渐向南半球转移，阳气逐渐减少，也就是所谓的

阳极必阴，就和每天的中午一样，阳气最多的时候也就是阴气开始生长的时候，夏至在农历五月，所以五用午来相配，因此有夏至一阴生的说法。《内经》还有"正月建寅"的说法，其道理就是从这里来的。

（2）月天干：由于12个月为一年，而天干有10个，因此相配之时就会出现较为复杂的变化，这可以用月干支的歌诀来记忆。

甲己之年丙作初，乙庚之年戊为头；

丙辛之岁庚寅起，丁壬壬寅顺行流；

君言戊癸何方起，甲寅之上去寻求。

歌诀的意思是说天干属甲和己的年份，它的一月的天干是丙；天干属乙和庚的年份，它的一月的天干为戊；天干属丙与辛的年一月为庚，天干属丁与壬的年众一月为壬，天干属戊与癸的年份一月为甲。这就是以年天干来定月天干的办法。每年确立了一月的天干，则以后各月的天干就可以顺序相推。如一月是丙，则二月是丁，三月是戊，四月是己等。月的干支就是结合以上叙述相配而成的，如甲年的月干支是一月为丙寅，二月为丁卯，三月为戊辰，四月为己巳等。

3.日干支修正表 在计算日干支的时候，由于有润年和平年的不同，有天干、地支的10数和12数的不同，所以一般的公式很难一次得出计算结果，其中的差距需要用修正表予以修正。日干支修正表见表4-6。

表4-6 日干支修正表

月份	1		2		3		4		5		6		7		8		9		10		11		12	
干支	干	支	干	支	干	支	干	支	干	支	干	支	干	支	干	支	干	支	干	支	干	支	干	支
平年修正值	-1	-1	-0	-6	-2	+10	-1	+5	-1	-1	+0	+6	+0	+0	+1	+7	+2	+2	+2	+8	+3	+3	+3	+9
润年修正值	+0				+1																			

修正表中，闰年不是从1月开始加1，而是从3月开始加1，这是因为闰年中所增加的1天是放在2月最后一天的，即成2月29日。因此一月和二月的干支序列不受增加这一天的影响，只需从元旦干支直接向后推算即可。而2月29

日的增加，使以后的干支顺序向后移动了一天，故从3月开始，每天的干支排列要比1、2月的排列向后挪一位，故要从3月增加一个1，使干支的序列与日子相合。

4. 日干支的推算法　主要是用公元历的日子，推算该日的日干支。在推算日干支时，首先要知道该年元旦的日干支，关于元旦干支后面将讲到，这里首先确立元旦干支属已知数。

在推算日干支时，要分平年与闰年两种进行。

（1）平年的推算方法

公式：$A=0+A'+B$

其中A是要求的日干支序列数，0是该年元旦的干支序列数，A'是该日的日数，B是日干支修正表上该月的数。

1978年平年日干支推算见表4–7。

表4–7　1978年平年日干支推算法

月日 （M、D）	推算程序	折成序 列数	所求日 干支
2月1日	干 $10+1+0=11$ 支 $12+1+6=19$	干1 支7	甲 午
2月2日	干 $10+2+0=12$ 支 $12+2+6=20$	干2 支8	乙 未

如1978年元旦的干支是癸亥，癸的序列数从甲向后数是10，亥的序列数从子向后数是12，若求2月1日的干支。则A'为1；B的修正值是天干为0，地支为6，则：

$A_干=10+1+0=11$

$A_支=12+1+6=19$

天干序列以10为一组，故11的天干为$11-10=1$，即甲。

地支序列以12为一组，故19的地支为$19-12=7$，即午。

因此2月1日的干支是甲午。

（2）闰年的推算方法

公式：$A=0+A'+B+B'$

其中B'为日干支修正表上闰年的数字，其余字母含意与平年相同。

1980年闰年日干支推算见表4-8。

表4-8　1980年闰年日干支推算法

月日（M、D）	推算程序	折成序列数	所求干支日
2月1日	干10+1+0=11 支10+1+6=17	干1 支5	甲 辰
3月1日	干10+1~2+1=10 支10+1+10+1=22	干10 支10	癸 酉
3月5日	干10+5~2+1=14 支10+5+10+1=26	干4 支2	丁 丑

如1980年（闰年）元旦干支是癸酉，癸的序列数为10，酉的序列数也为10，若求3月1日的干支，则A′为1；B的修正值天干为–2，地支为10；B′的修正值，天干为1，地支也为1，则：

$A_干$=10+1–2+1=10

$A_支$=10+1+10+1=22

天干序列中10为癸，地支序列中22为酉，那么1980年3月1日的干支为癸酉。

（3）元旦干支推算法

公式：

元旦的天干 = A′×5+B+1+（–1）

元旦的地支 =（A–1–12的倍数）×5+B+1+（–1）

其中：

A为公元年的年数÷80的余数

B=A÷4

看是否能整除，能整除则后面运算时需加（–1）

A′=（A–1）÷10

若A–1＜10，则不用除10。因为天干以10为单位，除10是为了使最后的数字在10以内，以便计算天干。

如求2004年（闰年）元旦的干支：

2004÷80=25……4；A=4

B=（4÷4）=1［能整除，则后面运算时加（–1）］

A–1=4–1=3，3＜10，故不用除10。

元旦的天干：$3×5+1+1+（-1）=16$　$16÷10=1……6$，对应己；

地支：$（4-1）×5+1+1+（-1）=16$　$16÷12=1……4$，对应卯。

又求 2005 年（平年）元旦的干支

$2005÷80=25……5$；故 A=5

$B=5÷4=1……1$（不能整除）

$A-1=5-1=4$，$4<10$ 故不用除 10。

元旦的天干：$4×5+1+1=22$，$22÷10=2……2$，对应乙；

地支：$（5-1）×5+1+1=22$，$22÷12=1……10$，对应酉。

这个公式出自《新中医》54：10，1983，作者是君子兰，详细解释可以参看该文。

（4）时干支推算法

①时地支：由于地支主要用于计时，所以古人将一天分成 12 个时辰，以与地支 12 个数相吻合，这样地支所代表的时间就是固定不变的，一天时辰的计算从半夜开始，此时为阴极生阳之时，配以子时，故称半夜为子时。然后按顺序向后推。根据《针灸学》教材的时间排列，按现在 1 天 24h 计算：

地支　 子　丑　寅　卯　辰　巳　午　 未　申　 酉　戌　亥

时钟　 23—1—3—5—7—9—11—13—15—17—19—21—23

以上时间与地支的配合是否恰当呢？应该说值得进一步研究。为什么呢？因为地支和天干一样包含事物生长衰老的变化过程，夜半是阴极阳生之时。何时为阴极？应该说 24 时为阴极之时，0 时为阳生之时，因此，子时开始的可以定为 0 时，那么地支与时钟的关系：

地支　 子　丑　寅　卯　辰　巳　午　 未　申　 酉　戌　亥

时钟　 0—2—4—6—8—10—12—14—16—18—20—22—24

这样的配合，也有不足之处，就是没有很好地表达阴交阳，阳交阴的特点，所以目前仍然以前者为准。

②时天干：由于天干数与一天的时辰是 10 与 12 的关系，所以相配合的变化就比较复杂，为了便于记忆可以使用以下歌诀

甲己还生甲，乙庚丙作初；

丙辛生戊子，丁壬庚子头；

戊癸起壬子，周而复始求。

意思是日天干为甲和己这天，夜半起于甲时；日天干为乙和庚这天，夜半

起于丙时；日天干为丙、辛的，夜半起于戊时；日干日为丁、壬的，夜半起于庚时；日天干为戊、癸的，夜半起于壬时。这就是以日天干来定时天干的办法。

结合二者来看，甲、己日的夜半是甲子时，乙庚日的夜半是丙子时，余类推。

甲己日的夜半起于甲子时，随后第2个时辰就是乙丑时，以后为丙寅、丁卯、戊辰……按干支排列顺序向后发展。

第三节　子午流注选穴前要了解的问题

一、奇数与偶数的阴阳属性

奇数属阳，偶数属阴，所以单日为阳日，双日为阴日。即甲、丙、戊、庚、壬日为阳日，乙、丁、己、辛、癸为阴日。地支照此类推。

二、五输穴与五行的配合关系

子午流注法所选用的穴位是五输穴，次序起于井穴，阳经上的井穴在五行中为金，阴经上的井穴在五行中为木，以后按五行相生次序排列，如阳经井穴为金，荥穴就属水，金生水之故；输穴为木，经穴为火，合穴为土，均为相生而致。阴经依此类推，其理来自运气学说。

三、天干与脏腑经络的关系

这种关系可根据以下歌诀而定：

> 甲肝乙胆丙小肠，丁心戊胃己脾乡；
>
> 庚属大肠辛属肺，壬属膀胱癸肾脏；
>
> 三焦亦向壬中寄，包络同归于癸方。

意思是甲日为胆经（或胆腑）值日，乙日为肝经（或肝脏）值日，丙日为小肠经（或小肠腑）值日，因此甲与胆配合，乙与肝配合，丙与小肠配合，余类推。所谓值日，就是这一天全都归该天干所管理，与该天干相关，与该天干的气机相通。

这种配合的思想来源于从五运六气学说。在运气学说中，甲乙属木，丙丁属火，戊己属土，庚辛属金，壬癸属水。脏腑与五行的关系是肝胆属木，故甲乙日配肝胆。又因甲为阳日，胆为六腑之一，属阳，故甲与胆配；乙为阴日，肝为五脏之一，属阴，故乙与肝配。余类推。

四、地支与脏腑经络的关系

这种关系可根据以下歌诀而定：

> 肺寅大卯胃辰宫，脾巳心午小未中；
> 申膀酉肾心包戌，亥焦子胆丑肝通。

意思是寅日及寅时为肺经（或肺脏）所主，卯日及卯时为大肠经（或大肠腑）所主，辰日及辰时为胃经（或胃腑）所主，巳日及巳时为脾经（或脾脏）所主，余类推。

这种配合来源于从气血运行的规律。因气血在十二经中的运行是从手太阴经肺开始的，交手阳明大肠经，然后依次交足阳明胃经、足太阴脾经、手太阳小肠经，一直到足厥阴肝经完成一次循行。计算气血一天运行从早上寅时开始，而运行开始的经脉是手太阴肺经，如《灵枢·营卫生会》说营卫二气"五十度而复大会与手太阴矣"，即气血一天五十营结束后，新的运行是从手太阴经开始。而开始的时间，如《灵枢·卫气行》所说，是"目张"之时，即人由寐转醒，早上醒来的时候。所以将肺与寅相配。之后即顺十二经的循行顺序和地支排列进行。

第四节　纳甲处方法的来龙去脉

一、选穴时的几个要点

所谓纳甲法，就是纳天干法。因为甲属于天干，所以这种方法以时辰的天干作为选穴的依据。如甲日的甲戌时，天干甲为单数，属阳；地支戌亦为单数，属阳，那么甲戌时属阳是根据甲还是戌呢？从纳甲的角度上看，因其天干甲属阳，故为阳时。

所谓开穴就是此时此穴位可以使用，闭穴就是此时穴位不宜使用。

阳日阳时阳经开，阴日阴时阴经开。就是在阳日，只有阳时能开阳经上的穴位，阳日阴时的穴位属于闭穴。在阴日，只有阴时能开阴经上的穴位，阴日阳时穴位属于闭穴。如甲日为阳日，那么甲戌时可使用窍阴穴，而乙亥为阴时，乙亥时不能使用该穴位，这时的穴位属于闭穴。

纳甲法选用腧穴的时候，按井、荥、输、经、合的次序。也就是说，首先选井穴，然后顺序使用荥、输、经、合穴。

阳经在开输穴的时候，值日经的原穴同开；阴经在开输穴的时候，值日经的输穴同开。这是因为阴经无单独的原穴，故以输穴代替原穴。例如甲日的值日经为胆经，在甲日开到胃经的陷谷（输穴）的时候，胆经的原穴丘墟同开；乙日的值日经是肝经，在乙日开到脾经的太白（输穴）的时候，肝经的输穴太冲同开。

二、推算选穴举例

1.阳日以甲日为例 甲日治病，甲与脏腑经络相配为胆，则胆是甲日的值日经。甲日选用的第一个穴位一定在胆经上。

首先，使用阳进阴退的方法选用第一个开穴的时辰。甲日的夜半起于甲子时，但甲日选穴的时间不在甲子时进行，而在甲戌时开始。为什么要这样做呢，所依据的就是阳进阴退。所谓阳进，是说天干（属阳）顺序从甲到癸，阴退就是指地支（属阴）从亥反逆行到子。因为阳进，所以选用天干中的第一个符号甲，因为阴退，所以选用地支中倒数第二个符号戌；为什么不用倒数第一个符号亥呢？因为亥的序列数是12，12为偶数，属阴；戌的序列数是11，11为奇数，属阳。又因为甲日为阳日，而阳日只在阳时开穴，故用甲戌，而不用甲亥。实际上也无甲亥的配合。

确定了第一个选穴的时间是甲戌，根据纳甲法看天干不看地支的原则，甲戌时的天干是甲，甲与胆腑经络配合，因此选用胆经上的穴位。又因为选穴是按井、荥、输、经、合的次序，故第一个穴位应该选井穴。故甲日甲戌时选用胆经上的井穴窍阴。甲戌时之后是乙亥时，乙亥时是甲日的阴时，故此时没有开穴。乙亥时之后是丙子时，丙属阳，是甲日所管的阳时，故此时可以开穴。那么丙子时开什么穴位呢？因为丙与小肠经相配，所以应该开小肠经上的穴位；又因为甲戌时开了井穴，到了丙子时就应该开荥穴，可见丙子时开小肠经的荥穴前谷。随后是丁丑时，属阳日所管的阴时，故不开穴。丁丑之后是戊寅，天干戊属阳，是甲日所管的阳时，应该开穴。而戊与胃经相配合，所以此时开胃经上的穴位。甲戌已开井穴，丙子已开荥穴，故戊寅应开输穴，此时开胃经上的输穴陷谷。又根据阳经开输穴时值日经的原穴同开的原则，戊寅时还应该开值日经的原穴，即胆经的原穴丘墟。随后是乙卯时，为阳日所管阴时，不开穴。乙卯时之后为庚辰时，庚为阳，是阳日所管的阳时，应该开穴。庚属大肠，按五输穴的顺序，庚寅时应该开大肠经的经穴阳溪。随后辛巳时为阴时，不开穴。辛巳之后为壬午，是阳时，因壬属膀胱，按五输穴开穴次序壬午时应该开膀胱经的合穴委中。随后的癸未时为阴时，不开穴。癸未时之后为甲申时，又是阳日的阳时，应该开穴。但此时五输穴按井、荥、输、经、合的次序已经全部开过，甲申时如何开穴呢？从天干来看，甲戌是甲时，甲申也是甲时，因此甲申是甲日出现的第2个甲时，称为"重见时"。甲申又是甲日所管的最后一个阳时，气血经过一天的运行而弥散游历，为了开始第2天的正常运行，甲申时的气血就有必要收敛归聚，为之后的运行做好准备。由于甲日是阳日，气血之中以气为主，而三焦为阳气之父，如《难经·三十八难》认为三焦能主持诸气，故气归于三焦，就应该在三焦经上选取穴位。那么，在三焦经上开哪个穴位呢？甲日属阳，凡阳日就用生我之穴。所谓生我之穴是从阴阳五行的概念上说的，即为三焦上生值日经的穴位。甲日是胆经值日，胆为木，生木者是水，因此所要开的就是三焦经上属水的穴位——液门。甲申之后是乙酉，属于阴时，不开穴。甲日所开的穴位到此结束。

甲日（阳），胆（木）经值日，阳时在六腑所属经上开穴。阳日阳时开穴见图4-4。

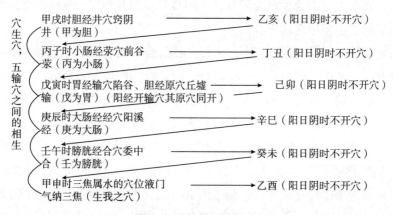

图4-4　阳日阳时开穴图

2.阴日以乙日为例　乙日治病，乙与肝经相配，则肝经是乙日的值日经。

乙日的夜半起于丙子时（乙庚丙作初），但乙日选穴的时间从乙酉时开始。为什么要这样做呢？依据的也是阳进阴退。甲日选穴起于甲戌时，乙日是甲日的第2天。天干属阳，阳应进，因此甲之后为乙；地支为阴，阴应退，戌时倒退位为酉，因此乙日选穴时起于乙酉时。可见阳进阴退是指每天选用的第1个穴位与时间的相互关系。阳进阴退关系见图4-5。

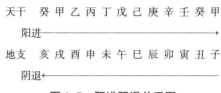

天干　癸甲乙丙丁戊己庚辛壬癸甲
阳进————————————————→
地支　亥戌酉申未午巳辰卯寅丑子
阴退←————————————————

图4-5　阳进阴退关系图

可见，甲日开第1个穴位的时间是甲戌时，乙日是乙酉时，丙日是丙申时，均是按阳进阴退的顺序进行的。到了癸日，若按阳进阴退的原则，则开第1个穴位的时间为癸丑，但是在癸日开第1个穴位的时间是癸亥而不是癸丑。这是为什么呢？是因为纳甲法是以10天为一个循环周期的，运用的是十日规律，每一个循环开始的时间是甲日，癸日是最后一日。为了使这种循环有条不紊，开始的第一天为甲日，不能乱，为了保证甲日不乱，故最后一天的癸日就要为甲日所用，若癸日起于癸丑时，顺序向后退，到癸日的癸亥时，癸日所开的穴位就结束了，那么癸日甲子时到甲日癸酉时之间就会出现10个不能开穴的时间，这样一来，在甲日之内就会出现不正常的空白，影响一周及再周的循环。为了保证甲日的开穴，把10个空白时辰提前到癸日，这样就在癸日出现10个空白时辰。由于癸日是循环周期的最后一天，不影响前面9天的变化，因此对整个周期规律没有损害。当然这是一种人为的办法，是值得改进的。

乙日乙酉时开肝经井穴大敦。第2个阴时是丁亥，井后开荥穴，天干丁属于心，故丁亥时开心经荥穴少府。第3个阴时是乙丑，荥后开输穴，天干乙属脾，故乙丑开脾经输穴太白。根据阴经开输穴时值日经原穴同开的原则，此时还应该开肝经原穴穴太冲。第4个阴时是辛卯，输穴后开经穴，天干辛属肺，故辛卯时开肺经输穴经渠。第5个阴时是癸巳，应该开合穴，天干癸属肾，故癸巳时开肾经合穴阴谷。第6个阴时是乙未，此时是开始选穴的乙酉时的重见时，是乙日的最后一个阴时，井、荥、输、经、合均已开过，为了收敛归聚气血，就应该在心包经上选穴。因为乙日是阴日，血属阴，阴日以血为主，而心包络为阴血之母，包络代心行令，起管理血液的作用，所以阴日最后均由心经收聚管理。那么开心包经上哪个穴位呢？因为乙属阴，凡阴日就用我生之穴，乙日属肝木，木生火，故在心包经上开属火的穴位劳宫。

乙日（阴），肝（木）经值日，阴时在五脏所属经上开穴，阴日阴时开穴见图4-6。

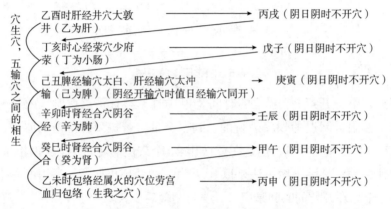

图4-6　阴日阴时开穴图

三、几个需要解释的问题

1.阳交阴，阴交阳　在按时选穴时，我们会发现，甲日起于甲戌时，经乙亥至丙子时，而丙子时已经是乙日的时间，随后属于甲日开穴的几个时辰，丙子、戊寅、庚辰、壬午、甲申均是乙日的时辰。为什么甲日竟然管到了乙日的时辰呢？若甲日从甲子时开始选穴，那么随后的5个阳时，丙寅、戊辰、庚午、壬申、甲戌均在甲日之内，正是甲日所管的时间，岂不是很好？为什么不从甲子时开始选穴而从甲戌时开始选穴呢？除了阳进阴退的理论之外，还有阳交阴，阴交阳的原因。从阴阳学说来说，阴阳的关系是阳生阴长，阳杀阴藏，只有阴阳互相交感，万物方能发生变化。若阳归于阳，阴归于阴，互相不交感，就变成了阴阳离决，万物不能生化而死亡。纳甲法是研究活体中的变化情况，所以就要注意阴阳相交的问题。那么在纳甲法的时辰选择中，何谓阴阳相交呢？有两个含义：①阳日值日经所管的时间，从阳日开始至阴日结束。如甲日选穴的后几个时辰均在阴日之内，是阴中之阳。可见，阳日所管的时辰从阳日阳时至阴日阳时，从阳逐渐转化为阴，从阳日交到阴日；阴日所管的时辰从阴日阴时至阳日阴时，从阴逐渐转化为阳，从阴日交到阳日，形成阴交阳，阳交阴，阴阳相交，万物化生的特点。②根据地支可知，一天为12个时辰。可是值日经所管的时间是11个时辰，如甲日是从甲戌至甲申时，随后的乙酉时本来也应属于甲日所管，但是它却成了乙日开始选穴的时辰，因此乙酉时又归乙日所管，乙酉时就成了阴阳相交的时辰，为阳交阴。乙日所管从乙酉时开始，至乙未时结束，亦为11个时辰，至第12个时辰丙申，又成了丙日开始选用的时辰，因此丙申时本应为乙日所管，却又为丙日所管，形成了阴交阳。总之，就是说每天本为12个时辰，但至第12个时辰的时候，第2天的选穴就开始了，阴日和阳日在第12个时辰之时相交，即阴交阳，阳交阴。

2. 闭穴变开穴 在纳甲法的选穴中，由于有阳日阳时开阳经、阴日阴时开阴经的规定，因此每天选穴的时辰只有6个，其余时辰属于闭穴的时辰。这样，每天有一半的时间不能开展治疗，给临床工作带来了困难。所以有人找到了将闭穴变开穴的办法。假若闭穴变为开穴，一天中任何时辰都能开穴，提高了穴位的利用率，扩大了纳甲法的用途。闭穴变开穴现在常用的办法有两种。

（1）合日互用法：根据运气学说，十天干之间的关系有甲与己合、乙与庚合、丙与辛合、丁与壬合、戊与癸合。因为运气学说是说五运，因此把天干中的前5个与后5个相配，使十天干变成能与五相合的关系。天干中的阴阳属性，甲为1，数属阳；乙为2，数属阴；丙为3，数属阳；丁为4，数属阴；戊为5，数属阳。即偶数属阳，奇数属阴。由于甲是1，属阳；己为6，属阴，甲与己合就是一种阴阳相合。甲日是阳日，只有阳时才能开穴，阴时不能开穴，但己日是阴日，其阴时是能开穴的。甲日阴时不能开穴，就可以借用己日的阴时选用穴位，如甲日的乙亥时属于阳日的阴时，本来是不能开穴的，但是可以借用己日乙亥时所开的中封穴进行治疗。这样就把阴日所开的穴位运用到阳日里。同样的，阳日所开的穴位也可以运用到阴日里，互相补充，使不能开穴的时辰大多能开穴。

（2）单氏开穴法：由于纳甲法中值日经所管的时辰是11个，比一天12个时辰少了1个，这样每天向前挪动了1个时辰，10天结束时，则向前挪动了10个时辰。我们前面说到，为了甲日时辰不乱，就把这10个提前了的时辰放在癸日，这样在癸日就出现了10个不能开穴的时辰。虽然戊与癸合的合日互用，能使其中5个时辰开穴，但仍有5个时辰不能开穴。如何把这5个时辰也变成能开穴的时辰呢？单氏开穴法解决了这一问题。这样就使所有的时辰都能开穴，所有的闭穴均变成开穴。

单玉堂老先生生前是北京中医药大学教授，全国著名的时辰针灸专家。他运用"一四二五三〇"规律，发现了闭穴时辰应开的穴位。所谓"一四二五三〇"规律，就是将纳甲法中10天内的时辰按照天干的顺序进行归类，如甲戌时、甲子时、甲寅时、甲辰时、甲午时、甲申时放在一起，其他逢乙、逢丙、逢丁、逢戊、逢己、逢庚、逢辛、逢壬、逢癸的时辰也都放在一起，归成六甲、六乙、六丙、六丁、六戊、六己、六庚、六辛、六壬、六癸。然后根据这些时辰所选用的名称次序，按井、经、荥、合、输（纳）进行排列，井在五输穴中是第1个穴位，故用"一"来代表；经在五输穴中是第4个穴位，故用"四"来代表；荥、合、输分别在五输穴中居第2、5、3位，故分别用"二""五""三"代表；气纳三焦或血归包络则用"〇"代之。推算常规表列好后，虽经合日互用，但仍然有些地方是空白，这个空白填上哪个穴位呢？根据它所在的位置来填。若空白处于荥穴那一行，那么这个空白处就是一个荥穴。因为根据六甲、六癸的规律，其他时间处于这个位置开的是荥穴，所以处于同一位置的时辰也应该开荥穴。单氏开穴规律见表4-9。

表4-9　单氏开穴规律表

推算常规		一	四	二	五	三	〇
五输和纳穴		井	经	荥	合	输	纳
六甲	时辰	甲戌	甲子	甲寅	甲辰	甲午	甲申
	所选穴	窍阴	阳辅	（1）侠溪	阳陵泉	（2）临泣	液门
六乙	时辰	乙酉	乙亥	乙丑	乙卯	乙巳	乙未
	所选穴	大敦	中封	行间	曲泉	（3）太冲	劳宫
六丙	时辰	丙申	丙戌	丙子	丙寅	丙辰	丙午
	所选穴	少泽	阳谷	前谷	小海	（4）后溪	中渚
六丁	时辰	丁未	丁酉	丁亥	丁丑	丁卯	丁巳
	所选穴	少冲	灵道	少府	少海	神门	大陵

从表中可以看出，虽经合日互用，其中甲寅、甲午、乙巳、丙辰几个时辰仍然无穴可取，形成了空缺。但从表中的排列来看，甲寅处于二，即荥穴的位置，其下的乙丑、丙子、丁亥均开的是荥穴，所以甲寅时也应开荥穴侠溪。同样的道理，甲午时应开胆经的输穴临泣，乙巳时应开肝经输穴太冲，丙子时应开小肠经的输穴后溪。其他不能开穴的时辰，依此类推。

为什么此表排列成一四二五三〇，而不排列成其他顺序呢？这主要是依据时间顺序定的。首先均是取井穴的时间，然后按地支的阴阳顺序排列，如甲日甲戌时取井穴，故甲戌时放在首位，戌时的阳时是子，故甲子排在第2，子时后的阳时是寅，故甲寅排在第3，之后也按地支顺序排列，因此甲辰第4，甲午第5，甲申第6。乙日也一样,，乙酉起头，按乙亥、乙丑、乙卯、乙巳、乙未的顺序排列。从另外一个方面来看，甲时首取井穴，故甲戌为一，甲子虽然排在第2但所选取的穴位却是经穴，在五输穴中居第4，故一之后为四；甲寅虽然排在第3，但甲寅所选取的穴位是五输穴中的荥穴，居第2，故四之后为二，按此法就成了"一四二五三〇"，形成了一种规律。单氏开穴法从统计学的角度发现了这一规律，从而打开了闭穴变开穴的大门。

第五节　纳子处方法的来龙去脉

所谓纳子法，就是纳地支法。子是地支的第1位，用"子"来代表地支，在选用穴位时，以地支所表示的时辰为准，故称"纳子法"。这种方法不考虑年、月、日的干支。纳子法使用补母泻子、按时循经两种方法选穴。

一、补母泻子选穴

补母泻子取穴根据《难经·六十九难》"虚者补其母，实者泻其子"的理论选取穴位。在看待疾病时，以虚实进行辨证；在使用穴位时，是按五输穴的五行属性进行选取。

1.本时本经选穴　从脏腑经络与地支的关系来看，每一经与一个时辰相合，该经病就在该时辰进行治疗。如肺经与寅时相合，那么肺经就在寅时进行治疗。选穴时按补母泻子法，如肺实证，在寅时，在肺经上选取属水的穴位进行针灸治疗。肺属金，金生水，肺经的水穴是尺泽，故用尺泽治疗肺的实证。肺虚证，在寅时，在肺经上选取属土的穴位进行针灸治疗。肺属金，土生金，肺经的土穴是太渊，故用太渊补肺虚。如果补泻时间已过，则取本经原穴或本穴（属金的穴位）进行治疗。如肺经本应在寅时选取穴位治疗，错过寅时而需要治疗的，可以选取肺经的原穴太渊或本穴经渠。经渠在五输穴中的五行属性为金，肺亦属金，故经渠为本穴。以肺经为例，纳子法之本时本经选穴见表4-10。

表4-10　纳子法之本时本经选穴表

经别	五行	流注时间	补法	泻法	本穴	原穴
肺	金	寅	太渊	尺泽	经渠	太渊
大肠	金	卯	曲池	二间	商阳	合谷
胃	土	辰	解溪	厉兑	足三里	冲阳
脾	土	巳	大都	商丘	太白	太白
心	火	午	太冲	神门	少府	神门
小肠	火	未	后溪	小海	阳谷	腕骨
膀胱	水	申	至阴	束骨	通谷	京骨
肾	水	酉	复溜	涌泉	阴谷	太溪
心包络	火	戌	中冲	大陵	劳宫	大陵
三焦	火	亥	中渚	天井	支沟	阳池
胆	木	子	侠溪	阳辅	临泣	丘墟
肝	木	丑	曲泉	行间	大敦	太冲

其中的补泻虽然同在一个时辰，但根据迎随补泻的含义，前半个时辰为气来之时，后半个时辰为气去之时。气来之时用针为泻，气去之时用针为补。如寅时是气血流注肺经之时，现在认为寅时是早上3~5时，那么3~4时针太渊则能泻肺，4~5时针太渊就能到达补肺的目的。当然用针时还得实施补泻手法，以加强补泻效果。

2.他时他经选穴　由于发病时间、诊疗时间不可能完全一致，那么就需要扩大上述方法的使用内涵。如肺病应在寅时选用穴位进行治疗，但是患者在其他时间来就诊，即可以使用他时他经选穴的方法。如肺病患者在卯时来看病，即可在卯时气血流注的大肠经上选取穴位。肺实证可以在大肠经上选用属水的二间穴以泻肺。因为肺属金，金生水，此为泻子之法也。肺虚证可在大肠经上选取属土的曲池穴以补肺。土生金，此为补母之法也。这种方法补泻的时间掌握也和补母泻子法一样，前半个时辰用针为泻，后半个时辰用针为补。补泻时可使用补泻手法以加强效果。肺病在其他时辰来诊，选穴方法依此类推。

以肺病的诊疗为例，纳子法之他时他经选穴见表4-11。

表4-11 肺经纳子法之他时他经选穴表

时辰	泻法穴位			补法穴位		
	穴名	五行属性	五输位置	穴名	五行属性	五输位置
寅	尺泽	水	合	太渊	土	俞
卯	二间	水	荥	曲池	土	合
辰	内庭	水	荥	足三里	土	合
巳	阳陵泉	水	合	太白	土	俞
午	少海	水	合	神门	土	俞
未	前谷	水	荥	小海	土	合
申	通谷	水	荥	委中	土	合
酉	阴谷	水	合	太溪	土	俞
戌	曲泽	水	合	大陵	土	俞
亥	液门	水	荥	天井	土	合
子	侠溪	水	荥	阳陵泉	土	合
丑	曲泉	水	合	太冲	土	俞

二、按时循经选穴

按时循经选穴是气血旺于何经即在何经上选取穴位的方法。

1.定时定经不定脏腑 不论何经何脏的病均在气血旺的那一条经脉上选穴。如寅时气血流注于肺经，那么不论什么病，在寅时进行诊疗的，均在肺经上选取穴位。按脏腑的五行属性来选定相应五输穴。如肝病，肝属木，寅时治疗则选用肺经上属木的少商穴；脾病则选用属于土的太渊穴。以寅时为例说明穴位选取的情况，见表4-12和表4-13。

表4-12　按时循经取穴中五脏所属表

病邪所在	肝	脾	肾	心	肺	心包
穴名	少商	太渊	尺泽	鱼际	经渠	鱼际
五行属性	木	土	水	火	金	火

表4-13　按时循经取穴举例的六腑所属表

病邪所在	胆	胃	膀胱	大肠	小肠	三焦
穴名	少商	太渊	尺泽	经渠	鱼际	鱼际
五行属性	木	土	水	金	火	火

2.定时定经定脏腑　在所病经气血流注的时间进行选穴治疗。如肺病在寅时肺经上选穴，胃病在辰时胃经上选穴。依此类推。

第六节　子午流注在临床上的应用

一、几个要弄清的问题

（1）时辰穴与病穴的使用。在很多情况下，使用时辰穴时得配用病穴。这种配伍要注意以时辰穴为主穴，病穴为配穴。也就是说，所取的病穴数不能太多。时辰穴多治主症，病穴多治兼症。先针时辰穴，后针病穴。时辰穴每次均用，病穴则根据情况取舍。

（2）时辰穴不是万能穴，不能统治百病。只有与病穴相结合的时辰穴才能取得较好的疗效。如庚日的戊子时取足三里治疗胃经腑病，效果很好。但若外感咳嗽病人此时来诊，则不能以足三里为主穴，只能将其作配穴使用。此时若要治疗，可以灵龟八法庚日子时所选的后溪穴及飞腾八法所选的外关穴为主穴进行治疗。

（3）若时辰穴的作用与病情均不合，那么可以选用本穴或原穴进行治疗，如纳子法中所述。

（4）时辰穴有用子午流注纳甲法、纳子法所选者，亦有用灵龟八法、飞腾八法所选者。这些穴位是从不同角度，研究时辰与穴位的关系的结果，所以均有较好的治疗作用，可互相配合使用。如甲日戊时子午流注法选用窍阴，纳子法选用劳宫（或实取大陵，虚取中冲），灵龟八法选临泣（可配外关），飞腾八法选公孙，只要病情合拍，以上穴位均可以使用。其中有几个穴位与病情相合就选用几个穴位，与病情不合的穴位则不要使用。（其中一些具体配合法，可见"时辰针灸的临床要素异同辨"一文。）

（5）时辰穴可配合取穴。如灵龟八法选临泣穴可以配合外关，照海配列缺，申脉配后溪，公孙配内关。纳子法配本穴或原穴。纳甲法所选的原（输）穴可配络穴。甲日选井穴窍阴之时，可配用己日所选的井穴隐白；甲日选荥穴前谷，可配用鱼际等。即井穴窍阴为甲胆，甲与己合，故配己脾井穴隐白。前谷为小肠荥，小肠为丙，丙与辛合，故配辛肺荥穴鱼际。

二、临床运用法

1.按时预约 根据患者的病情，查清何时开的穴与病情相合，通知病人届时来诊疗。这种方法适宜慢性病患者。

2.随时诊疗 根据患者就诊时间选穴。若一种方法选用的穴位不恰当，则换用另一种方法选穴，直到恰当为止。

第五章　灵龟八法处方法

　　灵龟八法是一种古老的针灸治疗方法。据《针灸大成》记载，以八穴为主可以治疗244种疾病；据《针灸聚英》记载，八穴互相配合可治疗211种病证，可见其治疗范围之广。此法强调了针灸取穴与时间的关系，认为八穴各有其最佳疗效时间，在最佳治疗时间内用穴就能提高疗效。同时它的取穴推算方法较为简单，易学易用，所以很值得我们学习、运用和研究。

第一节　源流

　　1. 灵龟八法　据《尔雅·释鱼》记载，龟可分为10种：一神龟，二灵龟，三摄龟，四宝龟，五文龟，六噬龟，七山龟，八泽龟，九水龟，十火龟。其中就有灵龟一物。据《本草纲目》记载，灵龟是一种体积较大的龟，其甲可以用来占卜。可见"灵龟"一词用于此有两种含义：其一说明灵龟八法有神灵变化之功；其二说明本法用龟甲上的花纹进行占卜，以选穴针灸。

　　据《针灸大全》八法歌："坎一连申脉，照海坤二五，震三属外关，巽四临泣数，乾六是公孙，兑七后溪府，艮八系内关，离九列缺主"。可见八法就是说明八卦与奇经八脉中8个穴位的关系的一种方法。由此可见，灵龟与八法联系在一起的中间纽带就是八卦。

　　2. 八卦　《周易异例序》曾说："河龙负图，牺皇画卦。"似乎牺皇画的卦，是从河图抄来的，而河图又为河龙从水中负出。这显然是一种传说。（河图见图4-7）

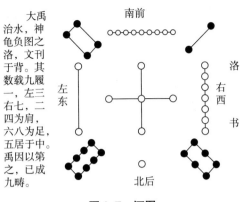

大禹治水，神龟负图之洛，文刊于背。其数载九履一，左三右七，二四为肩，六八为足，五居于中。禹因以第之，已成九畴。

南前

洛书

左东

右西

北后

图4-7　河图

　　《易纬·乾凿度》说："于是牺皇乃仰观象于天，俯观法于地，中观万物之宜，始作八卦，以通神明之德，以类万物之情。"还说："卦者挂也，挂万物观而见之。"据范文澜的看法，牺皇是指一个远古有畜牧业的时代，当时的文化很不发达，所以八卦仅仅是挂起来便于观看的一种记事的符号。由于天有八方，故挂于八处而成八卦。每一卦代表同一属性的若干事物。《易纬·乾坤凿度》认为☰，在古代文字中是"天"字；☷，在古代文字中为"地"字；☴，在古代文字中是"风"字；☶，在古代文字中是"山"字；☵，在古代文字中是"坎"字；☲，在古代文字中是"火"字；☳，在古代文字中是"雷"字；☱，在古代文字中是"泽"字。用☰把与天类同的事物进行概括，称为"乾卦"，其内容包括天、圜、君、父、玉、金、寒、水、大赤、良马、老马、瘠马、驳、木草等。把☷称为"坤卦"，包括地、母、布、釜、吝啬、均、子母牛、大兴、父、众、柄、黑等。其他卦亦如此分类。这种方法比结绳进了一步。后来黄帝族发明了象形文字，借八卦作卜筮的符号，使它失去了原来作为记事符号的意义。之后八卦逐渐用在占卜上，成为一种分辨吉凶的方法。如《周易·系辞上第七》说："是故易有太极，是生两仪，两仪生四象，四象生八卦，八卦定吉凶，吉凶生大业。"这时的八卦与古代的阴阳学说就联系在一起了，如所谓"吉"的卦，一般是上下两卦具有交感性质，所谓"凶"的卦，一般是上下两卦不具有交感性质。如泰（☷☰）卦的象是地（☷）在上，天（☰）在下，与自然界实际情况相反，这就象征着天地的交感变化，而否（☰☷）卦卦象与泰卦相反，不会引起上下交感，故否卦不如泰卦吉。八卦的基本图形以"⚊"为阳，以"--"为阴，八卦的一切变化都与阴阳的变化有关，而阴阳学说在中医学中的地位也是十分重要的，由于阴阳学说的桥梁作用，使八卦能够与医学发生紧密联系。八卦作为一种系统理论，是在《周易》中提出的。据郭沫若氏考证，《周易》的作者是楚人鼾臂子弓。可见八卦理论成熟的时候，是医学界针灸治疗疾病比较盛行的时候，这样就具备了八卦与针灸相结合的良好条件。因此结合八卦等多方面知识创造出灵龟八法等治疗方法也就并非不可理解之事。

第二节　内容

只要弄清如下内容即可推出灵龟八法应该使用的穴位。

1.日干支所代表的数值 《针灸大全》载八法逐日干支歌：

甲己辰戌丑未十，乙庚申酉九为期；

丁壬寅卯八成数，戊癸巳午七相宜；

丙辛亥子亦七数，逐日干支即得知。

此歌数值可见日干支所代表的数值表4-14：

表4-14　日干支所代表的数值

数值	10	9	8	7
日干支	甲己辰戌丑未	乙庚申酉	丁壬寅卯	丙辛亥子戊癸巳午

2.干支所代表的数值 《针灸大全》载八法临时干支歌：

甲己子午九宜用，乙庚丑未八无疑；

丙辛寅申七作数，丁壬卯酉六须知；

戊癸辰戌各有五，巳亥单加四共齐。

此歌数值可见时干支所代表数值表4-15：

表4-15　时干支所代表数值表

数值	9	8	7	6	5	4
时干支	甲己子午	乙庚丑未	丙辛寅申	丁壬卯酉	戊癸辰戌	巳亥

3.八穴所代表的数值 《针灸大全》所载九宫图，见图4-8。

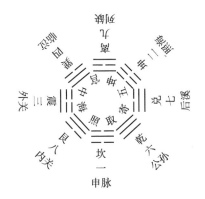

图4-8 九宫图

4.九宫图数值与穴位关系 见表4-16。

表4-16 九宫图数值与穴位关系表

数值	1	2	3	4	5	6	7	8	9
卦位	坎	坤	震	巽	坤五	乾	兑	艮	离
八穴	申脉	照海	外关	临泣	照海	公孙	后溪	内关	列缺

5.灵龟八法推算法 首先将当日的日干支和该时的时干支的数值加起来，然后根据"阳日除九阴除六，不及零余穴下推"的原则，将阳日用9除，阴日用6除，得到的余数对应表4-16查出穴位。若无余数，则阳日以9为其数，其穴取列缺；阴日以6为其数，其穴取公孙。

为了具体说明灵龟八法的取穴方法，兹举例如下：

（1）甲子日戊辰时应开何穴？

从表4-14可知：甲为10，子为7。

从表4-15可知：戊为5，辰为5。

将以上四数加起来=10+7+5+5=27。

甲日为阳日，故除以9=27÷9=3。没有余数。

所以应该以9为其数，取列缺穴。

（2）乙酉日乙酉时应开何穴？

从表4-14可知：乙为9，酉为9。

从表4-15可知：乙为8，酉为6。

将以上四数加起来：9+9+8+6=32。

乙日为阴日故除以6：32÷6=5……2。

余数为2，故取照海穴。

第三节 灵龟八法之干支需要解释的几个问题

在灵龟八法中，日、时干支数值对选用穴位有决定作用。为什么要用这些数值？它们是怎样与干支搭配起来的呢？下面就来探索这一问题。

1. 日干支数值的意义 其数值的含义与河图洛书的数值的含义有关。河图数值说明天一生水，地六成之于北；地二生火，天七成之于南；天三生木，地八成之于东；地四生金，天九成之于西；天五生土，地十成之于中央。日干支数值与河图的关系比较密切，亦是以天地阴阳生成数为其数值的。甲己化土，辰戌丑未属土；乙庚化金，申酉属金；丙辛化水，亥子属水；丁壬化木，寅卯属木；戊癸化火，巳午属火。因此，甲己用土的成数10来表示；乙庚申酉用金的成数9来表示；丁壬寅卯用木的成数8来表示；戊癸巳午用火的成数7来表示。唯有丙辛亥子没有用水的成数表示，而是用火的成数7来表示，其原因，北京中医药大学针灸教研室认为"水火被认为同属于先天始生之物，八卦中属于火的离卦名为"离中虚"。"中虚"即火中藏有真水，日中有月精之意，所以丙辛亥子不用水六的成数而仍用火七的成数。"

这种成数的使用有什么依据呢？这与气象学有关，尤其与天气阴阳多少有关。因为夏至一阴生，夏至在阴历五月，故以五月为一阴，六月为二阴，七月为三阴，八月为四阴，九月为五阴，十月为六阴，阴气到此，到达顶峰。同样，冬至一阳生，冬至在阴历十一月，故以十一月为一阳，十二月为二阳，一月为三阳，二月为四阳，三月为五阳，四月为六阳，阳气到此，也到达顶峰。十一月阳渐生而阴气渐消，十一月为冬季，冬属水，一阳始生，故以一阳数为水的生数。同样，从五月开始出现阴消，五月属夏季，夏属火，而一阴初生，一为阳数，二为阴数，不说"一阴"，而说"二阴"，故以二阴数为火的生数。一月属春木，正当三阳数，故以三阳数为木的生数；八月属秋金，正当四阴数，故以四阴数为金的生数。土旺于四时，三月、六月、九月、十二月均为土的寄旺月，而这4个月中又以三月为首月，三月属五阳之数，故以五阳数为土之生数。这就是生数的来源，至于六、七、八、九、十的成数，是在生数上加土的生数五而成。因为土为根本，水、火、木、金均因为有土才能生，故成数就加上5。可见，日干支中，干支与数字的关系是根据气象学配合起来的，用以说明事物的生长变化的。

2.时干支数值的来源 我们知道，在单数中9为最大数值，而且是阳数。在河图中，九被称为"老阳之数"，天干从甲按顺序数到壬正是9个数，地支中从子按顺序数到申也是9个数，因此天干中以壬为老阳数的代表，地支中以申为老阳数的代表。时干支的数值，就是以该干支到壬申的时间确定的。如天干中，甲到壬为9个数，故甲的时干支数为9；乙到壬为8个数，故乙的时干支数为8。同样推出丙为7，丁为6，戊为5。地支中，子到申9个数，故子的时干支数为9，同样类推出丑为8，寅为7，卯为6，辰为5，巳为4。由于在干支本身配合中是甲与己合，乙与庚合，丙与辛合，丁与壬合，戊与癸合，子与午合，丑与未合，寅与申合，卯与酉合，辰与戌合，巳与亥合。故得出甲己子午为9，乙庚丑未为8，丙辛寅申为7，丁壬卯酉为6，戊癸辰戌为5，巳亥为4。

3.为什么要阳日除9，阴日除6 这与河图数值有关。河图见图4-9。

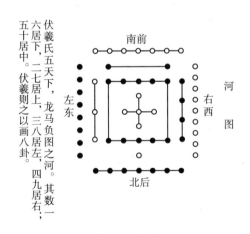

伏羲氏王天下，龙马负图之河。其数一六居下，二七居上，三八居左，四九居右；五十居中。伏羲则之以画八卦。

图4-9 河图

在河图中，六、七、八、九4个数，称为四象之数，《易·璇玑六九定名篇》说"二老位于西北，二少位于东南"，即指四象数而言。所谓二老，即指西北方的九与六。故称九为老阳数，六为老阴数。所谓"老"，说明阳至九为极，阴至六为极。九包括从阳衰到阳生到阳极的全过程，六包括从阴衰到阳生到阴极的全过程。所以灵龟八法用六与九来衡量气血运行的情况。气血每日五十营于周身，阳日除以9，即用九来衡量阳日之阳气在人体中运行的周数

（一个九表示运行了一周），即盛衰的次数，所余之数就说明阳气在正运行在一个整循环当中的某个地方，而把这个地方定为一个开穴。这样针灸能在阳气最旺盛的地方进行，以充分调动正气抗邪，从而取得最好的疗效。诚如《子午流注针法》所说："每日开穴的时间即气血旺盛之时，可以辨虚实而刺之的最恰当的时机"。阴日是阴气主持的时间，阴日除6，同样说明阴日的某时气血最旺于某个部位，可在此处针灸治疗。

灵龟八法究竟首创于何人，已无资料可查。但元代窦汉卿进行了整理并加以提高，为后世做出了贡献。在当时的历史条件之下，使用针灸治疗疾病能注意到时辰与穴位的关系，并通过一系列计算方法把这种关系密切联系起来，是难能可贵的。结合当今时间生物学、时间药理学的研究，可以看出这种思想并不是天方夜谭。当然，其思想的朴素和推算方法的机械影响疗效的进一步提高，这有待于我们今后做进一步研究。

第六章 子午流注、灵龟八法与时辰针灸

第一节 时辰针灸的前世今生

当今，风靡世界的时间医学将生物钟概念引入医学之中，引起了人们的兴趣。但遗憾的是，很多人不知道，我国2000年以前就出现了类似生物钟，并且逐渐发展成以时辰针灸为代表的时间治疗思想。在这种思想指导之下，比较具有代表性的方法是子午流注法、灵龟八法及飞腾法。这些方法《针灸学》教材中已有介绍，故此不赘述。本书仅就时辰针灸的源流及其思想的科学基础做简要探索，以引起更多的相关工作者的兴趣，发扬有中华民族特点的时间治疗思想。

一、时辰治疗的起源及其发展

1.概说 古人认为人集天地之精、日月之灵变化而成，能随七曜纬虚、五行丽地而产生高度适应性变化，这种思想逐渐演化成天人相应的理论。时间是计算日起月落、春夏秋冬、生长衰老变化的最好尺度。中医学随着发展，逐渐结合上述关系形成了时间治疗思想。可以说，时间治疗思想出于《内经》，在《伤寒杂病论》中做了大量论证，金元时期以时辰针灸的方式成熟。其中，何若愚的《流注指微赋》主要介绍了子午流注的纳甲法，窦汉卿的《针经指南》主要介绍了灵龟八法，王国瑞的《扁鹊神应玉龙经》介绍了飞腾法、十二经夫妻相合逐日按时取穴法，高武的《针灸聚英》主要介绍了子午流注的纳子法等。

中医学是在《内经》成书年代正式上升为理论的，与当时的社会科学、自然科学密切相关，在哲学思想上尤与道、儒二家密切相关。《尚书·洪范》《周易》等著作所代表的思想，在中医理论形成的过程中发挥了积极作用。孙思邈曾说："不知易，不足以言太医。"《周易》偏重于数理研究，从数理角度

认识宇宙客观存在的真理，所以中医的理论是有数理作基础的。时辰针灸运用天干地支的数字变化来解释天人相应的变化，可以说是后人运用数理推导人体生物钟现象，研究中医的典范。如子午流注法就是将天干地支与人体的脏腑经络相配属，然后运用阴阳进退、经穴相生等一系列方法，将运气学说与阴阳五行学说用数字联系起来，以探讨机体的生物钟规律。灵龟八法、飞腾法则是利用九宫图、天干地支阴阳数字的变化来展示机体的生物钟规律。这些方法虽然不尽相同，但共同点是以天干地支所代表的时间作为推算的依据，选取穴位和施行手法，因此我们称之为时辰针灸。

2.探索 本文以时辰针灸方法之一的灵龟八法为代表，对其源流予进行说明。

九宫图是灵龟八法中重要部分，对选取针灸穴位有着决定性的作用。灵龟八法靠它来确定穴位与方位、卦位的关系，从而决定穴位的数值。研究九宫图即能窥出灵龟八法的奥秘。

早在《洛书》的九宫数中就已经可以看到九宫图的雏形，见图4-6。

《洛书》的九宫数又称为"后天八卦"。《子午流注针法》认为它能"阐五行之精微，明气候之详"。所以可用《洛书》推后天之事。其推数的内容宋以前无所考，到了宋初，陈希夷始出龙图之数，邵康节因之定五十五数为河图，四十五数为洛书，进行数字演算。但最初和医学，特别是和针灸学无很明显的关系。

《灵枢·九宫八风》中明确地运用了九宫图，说明时令、季节与人体的关系，尤其是从八风所来的方位分正邪，说明自然界的某些变化与疾病的关系。此时的九宫图已配有卦位，但没有与穴位联系起来。可见，此时的九宫图并未与临床治疗学直接相联系，主要是在医学理论中作为一种说理工具。《针经指南》中的九宫图，除了多一种血忌的日时外，余与《内经》同。《针经指南》对时辰针灸各种方法进行概要介绍，灵龟八法的详尽内容在《八穴真经》中已不可见，直至《针灸大全》才见到灵龟八法所用的九宫图，它明确定出了卦位、方位、数值与穴位的关系。此时的九宫图将八卦与穴位联系起来，把数理的概念运用在针灸的治疗中，结合医著的看法，可以发现它表达了如下内容。

（1）从历法上看：九宫图包含了历法内容。从天时方面看，体现了天人相应思想。从《灵枢·九宫八风》可知，九宫图把一年分成8个部分，而且以季节作为八风之间区分的标志，每个风含3个节气，如北方叶蛰宫的冬季到东北方天留宫的立春，中间经过立冬、小寒、大寒3个节气，而历法上一个节气为15天，故3个节气为45天。九宫图把一年分成8个部分，则共计360天。《易纬·乾凿度》说："发三百六十日而天气周，八卦用事，各四十五日方备岁焉。"就是这个意思。也就是按照太阳变化确定历法。它还认为"震生于东方，位在二月；巽散于东南，位在四月；离长于南方，位在五月；坤养之于西南，位在六月；兑收之于西，位在八月；乾制之于西北方，位在十月；坎藏之于北方，位在十一月；艮终始之于东北方，位在十二月。八卦之气终，则四正四维之分明，生长收藏之道备，阴阳之体定，神明之德通，而万物各以其类成矣。"此说法可参见图4-10。

4	9	2
3	5	7
8	1	6

图4-10　九宫图的数字表达图

其中所指的月是太阴历中的月，与节气相合，如十一月即冬至一阳生之时。故太阴历的历法中把冬至定在十一月，以表示它居于北方水位，是阴极生阳之时。太阴历为了使节气固定于某月内，采用闰月的方法进行调节，以使每年的时间与气候基本规律相合，其标准月的确定即与九宫图所表示的内容相同。可见九宫图既可表示太阳的变化，又可表示太阴（月亮）的变化，与我国的阴历相一致。由于九宫图与历法具有一致性，因此能反映出生长收藏的物候变化、阴阳进退的天地气变化。古代历法是以天干地支计时的，灵龟八法依据九宫图和天干运算，就是将运算选穴与天时变化结合起来，以获得较为可靠的基础，使天人相应思想得到具体的体现和运用。

（2）从穴位上看：九宫图把穴位的作用与卦位所代表的含义结合起来，从人体方面体现了天人相应思想。灵龟八法中使用的8个穴位即"交经八穴"，又称"八脉交会穴"。李梴说："八法者，奇经八脉为要，乃十二经之大会也。"可见灵龟八法是依据奇经八脉的作用及其与十二经交会的特殊关系来治疗疾病的。交经八穴即处于这种关键位置上以发挥作用。徐立孙对交经八穴与九宫图的关系做了如下解释："任脉为阴脉之海，因离中有真阴，所以应离卦。任脉行于心胸，主要病象是胸痛、痰咳、腹寒，所以和肺经列缺相应。阳跷为足太阳经之别络，足太阳膀胱经属水，所以应坎卦。申脉本属足太阳，所以和阳跷

第四篇 处方精要

相应。阳维起于诸阳之会，易经的说法，震为长男，一阳初动，所以和阳维相应。外关属三焦，三焦为阳气之父，阳维属于卫而主表，所以相应。督脉为阳脉之海，兑为丽泽，刚中而柔外，所以和督脉相应。督脉行于头项背腰，主要病象是疝痛、癃闭、手足拘挛，所以和后溪相应。阴跷为足少阴肾经之别络，道家的说法，阴跷为足气根源之地，所以和坤相应。照海本属肾经，所以和阴跷相应。带脉总束诸脉，巽为风，风被于四表。《说卦》：巽，入也，入者客也。所以和巽卦相应。带脉为病，手足拘挛，耳目诸病，临泣属胆经，与肝经相为表里，肝属风，所以和带脉相应。阴属血，内关属心包络，包络为阴血之母，阴维属营而主里，所以和内关相应。冲脉为经血之海，起于胞中，为生机的本源。易经上说乾者万物之始也，所以相应。公孙属脾经，非土不能生万物，所以和公孙相应。"就是说，八穴与奇经八脉相应，奇经八脉与八卦相应，故八穴与八卦相应，从而使八穴在九宫图中各占一定的方位。穴位的作用是机体功能的一种表现，而穴位在九宫图中的方位则说明机体的功能与天气的变化有关，体现了天人相应思想。在某个方位上，机体将发生某种相应变化，该方位上的穴位此时即处于作用最强的状态，此时就是该穴的最佳疗效时间。而其他穴位此时则处于作用较弱的"冬眠"状态。此时若选用处于"冬眠"状态的穴位，疗效相对较差。受天气变化的影响，穴位周期性出现作用强与弱的变化，具有了时间性。这就是时辰针灸的一个主要基础。

从上述分析可以看出，九宫图可以模拟天人相应的变化，而这些变化又是按九宫图中八卦的排列周期强弱循环着，九宫图好像一座时钟一样，指示着这些变化。结合现代生物钟的研究来看，可以认为，九宫图就是一座古代的模拟生物钟。灵龟八法以九宫图为主体，运用数理的原则、干支数值运算的方法，将《内经》天人相应思想具体化，所以说它是时间思想指导下的针灸方法之一。子午流注法、灵龟八法、飞腾法的思想基本相同，组成了具有特色的时辰针灸法。

二、时辰针灸的价值及其展望

1. **时辰针灸的治疗价值**　时辰针灸是在临床实践中不断成熟的，它"探经络之源，顺针经之理，明营卫之清浊，别孔穴之部分"，故能够"除疼痛于目前，愈瘵疾于指下"，故往往用之弥验。金元时期，在临床上其作为一种秘传，各家承技而广为运用，据"流注八穴序"称："以此术行于河淮间四十年，起危笃患，随手应者，岂胜数哉"。从此以后，不少医著除了理论上的传抄记载、充分发挥之外，往往还记有医案。直至当今，仍报道不衰。笔者统计时辰针灸古今医案50例发现，时辰针灸法是一种适应性很广的疗法。从地域上说，全国各地均可采用；从病种上说，这50例中有11个科系的病种，除五脏疾患之外，还有妇科、五官科、外科等病证。其中急性病、传染病有流行性感冒、乙脑等。顽固性疾病、慢性病有再生性贫血、心区疼痛等。时辰针灸法疗效好，统计的50例病案均痊愈或基本痊愈。针灸后症状消失者41例，占病例总数的82%；好转的9例，占病例总数的18%。时辰针灸法在使用上也比较灵活，各种方法既可以单独使用，也可以配合使用，还可用时辰穴为主，加用病穴配合治疗的方法。对于某些需要长期治疗的、牵涉面广的疾病，则可按时辰穴的开穴次序依次针灸，以便从全身调节的角度出发进行治疗。时辰针灸使用的最佳年龄是20~60岁，以便充分调动机体的反应能力。

从以上的统计和分析可以看出，时辰针灸选用穴位的最佳疗效时间进行针灸，以提高治疗效果，临床疗效是非常好的，既有治疗价值，也有研究价值。

2.当今的时间医学研究　近代的生物钟研究使医学获得了新的活力，通过这些研究，可以进一步看出时辰针灸的价值。

在生理上，张家庆观察了15种内分泌激素的变化，发现其均有不同的分泌节律。如皮质醇在睡眠清醒前后4h分泌量最多，占一天分泌总量的40%；晚间在刚睡的4h（午夜前）分泌量最少，血皮质醇的浓度有时达到零，分泌量只占全天分泌总量的5%以下。从而证明激素分泌和其他生理功能在一天24h之内也是有波动的，并不是过去认为的稳定状态。伊滕正男的研究发现，被推迟排卵的大白鼠，在与该日相同的时刻再次给予麻醉，则再一日才排卵。可见这个生理变化是以一日为规律的。

在病理上，我们常见的低烧患者，其发热往往出现在每天的同一时辰，而且很多人都查不出原因。很明显，这种表现与日节律有关。又如周期性精神病，周期交替的时间多为一个月左右，有些病人的周期非常规则，发作往往出现于每月特定的几天中。这种情况与月象的变化基本一致。

在近代时间药理研究中，给老鼠注射同样剂量的马钱子碱，发现在某个特定的时刻里，老鼠死亡率超过75%，而在另外的某个时刻里，死亡率只有6%。又如心脏病对洋地黄的敏感性，上午4时大于平时的40倍；糖尿病人在上午4时对胰岛素最敏感，等等。

在治疗中，对药物的敏感性因人而异。虽然使用的药品的剂量看起来是正确的，而且一些症状也有所减退，但只因用药的时间不对，就总也达不到期望的效果，不能恢复正常的生理功能。为了获得最好的疗效，古人根据"必先岁气，无伐天和"的理论，提出了所谓的"四时药法"。近代治疗学亦有相似观点，如发现癌细胞在某些时刻更容易受X线破坏，认为药物应当应用于在致病生物的易感性高峰。而病人对药物的不良反应则为最低谷。给药若一律用日三次、日二次或日一次是不科学的。武汉市第一医院根据统计结果认为，高血压病在秋末冬初及每天下午6~8时尤其应当避免血压的急剧升高和大幅波动。而急性左心衰竭，在晚10时投以适量的血管扩张药物和小剂量利尿药，有预防左心衰竭夜间急性发作的作用。

在原穴的研究中也发现，时间不同，原穴的导电量也不同。如春季十二经原穴的总平均值为22.3μA，夏季为73.6μA，秋季为24.8μA，冬季为16.1μA。在一天之内原穴的导电量也不同，白天比夜晚高，下午比上午高，子、丑、卯、辰时最低等。

3.时辰针灸的展望 古代的时辰针灸，以"轩歧开端，越人知要；素问隐其奥，难经彰其妙"，源于《内经》，成于金元。由于时代的限制，至今看来，确有不少不足之处，如计算程序单调机械，给穴位的选用带来了某些臆测的成分，而且穴位局限在五输穴与八脉交会穴，使其他穴位不能被使用，造成了选穴上的局限性，不利于新穴位的发现，新技术的开展。所以对时辰针灸的研究提高是有必要的。

从近代研究来看，时辰针灸是以人体生物钟规律为其科学基础的，当今生物钟的研究正在向纵深发展，时间医学的各个领域正在逐步成熟，给时辰针灸的研究提供了良好的条件。

我认为，当前我国的时辰针灸研究尚在起步阶段，主要在进行文献研究和临床验证，有必要加快这一工作。首先在临床上，从时辰穴研究入手，研究穴位与时间的关系、时辰穴的特异性，以及这些结果与古人认识的差异，从而初步修正选用时辰穴的方法，并找出选用时辰穴的新方法、新指标，以加强临床治疗。同时，在生理上，从中医特点出发，对古代各种时辰针灸方法进行深入的探索，并以临床数据证实。如从人体来看，时辰穴与气血运行有关，气血运行时高潮出现在哪个部位，哪个部位的穴位就称为时辰穴。气血运行周而复始，如环无端，全身无处不到，所以一般来说，全身的所有穴位都有称为时辰穴的可能。把全身每个穴位的时辰性找出来，通过穴位的时辰性认识气血运行规律，进而探索经络实质，从而建立时辰针灸学，创立我国独有的时间治疗学。无疑，这样做不但能扩大临床选穴范围，使治疗更加实用、方便、可靠，而且能加深对经络实质的认识，促进中医学发展。

第二节　时穴与病穴的区别与使用

所谓"时穴"，是指在子午流注法、灵龟八法、飞腾法中按时辰所选的治疗穴位。所谓"病穴"，即指不考虑时辰的影响，仅针对病症而选取的穴位。不少古今医案，在使用子午流注法、灵龟八法、飞腾法时，除了专以时穴治病外，还往往配用病穴对疾病进行治疗。因此有人认为，治病时既然配用病穴，那么时穴的作用就得不到证明，时穴的存在就值得怀疑。对此疑义该如何看呢？

时穴的作用与价值是与时辰针灸学的理论与临床密切相关的。时辰针灸学理论的科学性，我在"论时辰针灸学"一文中已做了初步论证。时辰针灸学的临床实践性，我在"时辰针灸学的临床运用方法"一文中已做了介绍。故不在此赘述。现仅对时穴与病穴的关系做探讨。

1.时穴不是万能穴　有人误认为所谓时穴，就是不管什么病，只要在某个时辰内就一律用该时辰的穴进行治疗。如子午流注法中，甲子日巳时开鱼际，那么无论是头痛、腹泻还是癫痫、失眠，不问病症如何，均用鱼际穴治疗。似乎时穴是个万能穴，似乎甲子日巳时的鱼际穴与其他时间的鱼际穴不是有着联系的，而是截然不同的。

我认为时穴也是一种病穴，甲子日巳时的鱼际穴与其他时间的鱼际穴是有着共性的，时辰所赋予它的不同之处，仅仅是个性——疗效最好而已。《针灸聚英》曾针对当时某些有上述误解的医生说道："窦氏井荥俞经合应日开阖，有图有说，今人泥其图而不详其说，妄言今日某时其穴开，凡百病皆针灸此穴，明日某日某时其穴开，凡百病针灸明日开穴，误人多矣。今去其图，直录其说，使人知某病宜针灸某经某穴，当日某日某时开方针。"可见高武已经认为，在使用时穴时，亦应按病取穴，按时用穴，不存在万能穴的现象。比如肝火亢旺，当泻肝经的行间穴，而行间在甲己日乙丑时开，那么在甲乙日的乙丑时用行间穴治肝火亢旺，就可以获得较为满意的效果，若不在此时用行间穴，则疗效较差。若因病情急需治疗，则可配用他穴或另选穴位以提高疗效。可见时穴就是具有最佳疗效时间的穴位。这种时穴亦是病穴的观点，在古代医籍中已有记载，《针灸大成》"考正穴法"里载公孙穴"主寒疟，不嗜食，痫气，好太息，多寒热汗出，病至则喜呕，呕已乃衰。头面肿起，烦心狂言，多饮，胆虚，厥气上逆则霍乱，实则肠中切痛，泻之；虚则鼓胀，补之"。很明显，这些功能与公孙穴所在的足太阴脾经、相连的冲脉及相为表里的足阳明胃经有关。同样，在《针灸聚英》中，"窦氏八穴"一章所载的时穴公孙，主治27症，其中16症与足太阴脾、足阳明胃有关，另11症则与"通冲脉，合于心胸"有关，其功能并未超越公孙穴在非时穴时所具有的功能。可见病穴并非一成为时穴就变得万能了。病穴加上时辰因素就能提高疗效的道理，正如近代有人根据时间药理学的研究，建议上午6~8时使用激素，以取得最佳疗效一样。这种研究的进展，说明人体内环境随着时间变化而进行着变化，人体并不是由过去认为的恒定的内环境所支配，故无需平均使用激素，只要在机体对激素反应最好的时间内使用，即可取得较高的疗效。这明显是一种提高疗效的方法，并不因此说明其他时间使用激素就完全无效。《子午流注针法》曾解释道："像这几个穴位去主治这一些疾病，它的疗效在平时原已为医家所一致公认，如果按照流注开穴的时间去针刺这些穴位，奏效当可更速。"这种理论与时间药理学的研究是有不谋而合之处的。

另外，在我所接触的针灸专著中，并未见到将时穴或子午流注法、灵龟八法、飞腾法夸大到功能无限的程度。恰恰相反，《针灸聚英·窦氏八法》写道："刘氏曰：八穴用为辅治，非拘于法取者也。"可见高武同意刘氏的看法，即时穴应与病穴相辅为治，不能为了拘于法，在取得时穴后就不考虑病穴的作用，否则错综复杂的病症会使治疗力量变得单薄。《针灸大成·八脉图并治症穴》中，引徐氏文所列八穴的治症，除了时穴外，无不配用病穴，可见杨继洲同意徐凤的看法，即时穴与病穴相配伍，先取八穴，次取各穴，是完全必要的。故《子午流注针法》说："如在开穴的时候针取主穴，再按病状的性质去选取适应于该病症配合治疗的穴位，当可获得更强的效果。"

时穴与病穴相配伍的方法与中医辨证论治思想是一致的，与方剂君、臣、佐、使的配伍思想也是一致的。因为病症有简单，有复杂，而在一定时间内所开的穴是有限的，面对这些变化万千的情况，有时单用时穴，有时配用病穴，如方剂中的单方与复方，小方与大方一样，针对主证与兼证而选用各种不同的穴位是有必要的。只有时穴而不用病穴，就会结茧自缚，使治疗受到影响。

2.病穴与时穴没有截然不同之处　子午流注法、灵龟八法、飞腾法中使用的时穴只有74个，而这74个穴位在非时辰用穴时又都是病穴。其余近300个穴位，都是纯粹的病穴。那么，这300个穴位是不是可以从病穴发展成为时穴呢？我认为，只要时穴与病穴没有本质的区别，就有可能。

时穴的出现，主要有两种原因。其一，《医学入门》说："阳日注腑，则气先至而后血行；阴日注脏，则血先至而气后行。顺阴阳者，所以顺气血也。得时谓之开，失时谓之阖，开则乃气血生旺之时，阖则非气行未至，即气行已过，则不刺。"说明气血每日五十营于周身，在运行的过程中，像潮水和浪头一样有高潮和低潮之时，当气血在某个部位处于高潮的生旺之时，则此处的穴位就形成开穴，由于气血运行是有一定规律和时间的，因此这时的开穴就形成了所谓的时穴。若气血的高潮没有到来，或高潮已过，则该部位的穴位属于闭穴。可见时穴的形成是体内的气血有规律运行的结果。其二，现已确定的这74个时穴都在手腕部、足踝部附近。据张钦研究发现，这些远端穴位除了与其他部位的穴位一样，与所治疾病部位或脏腑有节段神经的牵连关系以外，还主要因为肘膝以下的穴位在大脑皮层的代表区特别大。也许还有其他至今人们还未了解的原因。总之，这些穴位疗效好，易为人识别，在当时的历史条件下，首先选用这些穴位进行时穴的研究，既是易行也是必要的。

基于以上原因形成的时穴并没有与病穴不同的地方。从时穴的角度出发，所谓病穴不过是"闭穴"而已。在临床上，若不按时辰选穴，那么五输穴及八穴也还是平常使用的穴位，五输穴及八穴就不是开穴而是闭穴，穴位处于闭穴时，也并非毫无治疗作用。可见闭穴与开穴除了疗效上的高低之外，并没有其他不同之处。所以说时穴与病穴亦截然不同之处。《针灸聚英》为此说道："东垣治前阴臊臭，刺肝经行间用乙丑时矣，又刺少冲，则宜丁未时矣，岂东垣治一病有首尾越四十三日刺两穴哉，此又不通之论也。"此证因属肝经，故在乙丑时泻肝经行间以去肝火，而心主臊，必配以少冲以去心火。少冲穴在按时辰取穴时，是属时穴，若此处亦认为少冲是以时穴的原因而被选用，那就得与时穴行间的运用前后相隔43日才对，这明显是不通之论。故可见，在乙丑时用行间泻肝火，少冲并不是以时穴的身份被选用，而是以病穴的身份被选用的。李东垣的这种用法明确再一次说明了闭穴也是有作用的。古今医家为了扩大子午流注的用法，将过去阳日只在阳时开穴，阴日只在阴时开穴的规律发展为合日互用，将闭穴变成开穴，就可以进一步说明闭穴是可以发展成为开穴的，由此可以说，病穴发展成时穴不是不可能的。

从表4-17可以看出，子午流注法认为的时穴，灵龟八法、飞腾法就可能认为是闭穴，若要使用这些穴位，就只能将其作为病穴看待。

表4-17　子午流注法、灵龟八法、飞腾法开穴比较

	子	丑	寅	卯	辰	巳	午	未	申	酉	戌	亥
子午流注法	前谷	少海	陷谷丘墟	隐白太冲	阳溪	鱼际	委中	太溪	液门	曲泽	窍阴	中封
灵龟八法	内关	公孙	临泣	照海	列缺	外关	后溪	照海	外关	申脉	临泣	申脉
飞腾法	公孙	申脉	内关	照海	临泣	列缺	外关	后溪	公孙	申脉	公孙	申脉

以上三法所取的穴位都是时穴，在三法中分别使用，在治疗效果上，古今医案中并未见到此三法的明显高低之差。上三法开穴的不同，进一步说明时穴与病穴之间无本质区别，是可以互相转化的。

因此可以说，随着对时穴和病穴认识的不断深化，对人体气血运行规律逐渐明确，从而找到病穴的最佳疗效时间，使病穴发展成为时穴是完全可能的。而对现有的时穴进行研究，找出它们的疗效与时间之间的关系，以促使病穴向时穴转化，也是可能的。

从上述可以看出，时穴与病穴之间并无截然不同之处，在选取穴位上，并无不可逾越的鸿沟，所以它们互相配伍有其必然性。为了治疗错综复杂的疾病，在以时穴为主时，配以病穴以获得更高的疗效，这种配伍也有其必要性。时穴的疗效高于病穴的疗效，除了上述引证的古人看法及时间药理学的旁证之外，还有一个很重要的证据，我在"时辰针灸临床50例分析"一文中已详析，有兴趣的学者，可以参看。

当然，从科研和发展的角度考虑，时穴的价值还有待现代科学、临床治疗等多方面进一步证实，使时辰针灸学的理论和实践提高到一个崭新的水平。这也正是今后我们应该开展的工作，也是时代交给我们的任务。

第三节 时辰针灸处方疗法的临床运用

子午流注法、灵龟八法、飞腾法是在时辰针灸学理论指导下用于临床的3种主要方法。其干支推算过程已多见于他人妙笔，故本文从略。现仅将未体提及之处介绍如下。

3种方法的疗效，在文献记载中未见到明显差异，使用针灸用具的具体方法亦无区别。其不同之处，主要表现在干支的推算程序及穴位选取上，分述如下。

1.三法在干支推算选穴上的区别 子午流注的纳子法是用十二地支配合十二经脉，按照"肺寅大卯胃辰宫，脾巳辛午小未中，申膀酉肾心包戌，亥焦子胆丑肝通"相配，根据"虚则补其母，实则泻其子"的原则取穴。如肺实证，若在寅时，则选用肺经的水穴尺泽泻之；若在卯时，则选用大肠经的水穴二间泻之，余类推。子午流注中的纳甲法以十天干配五输穴，根据"阳日阳时阳经开，阴日阴时阴经开"的原则，按照"甲肝乙胆丙小肠，丁心戊胃己脾乡，庚属大肠辛属肺，壬属膀胱癸肾脏，三焦亦向壬中寄，包络同归于癸方"相配，以井、荥、输、经、合的先后次序选穴。如甲日治病，甲戌时选胆经井穴窍阴，丙子时选小肠经荥穴前谷，戊寅时选用胃经输穴陷谷，庚辰时选用大肠经经穴阳溪，壬午时选用膀胱经合穴委中。因阳日气纳三焦，阴日血归包络，凡至重见穴时，则阳日用三焦经的生我之穴，阴日用包络经的我生之穴。在阳经输穴开的时候则本经的原穴同开。如甲日戊寅时开胃经输穴陷谷，则值日经胆经的原穴丘墟亦开。而阴经输穴开时则本经的输穴亦同时开。

灵龟八法将日时所代表的干支数加起来，然后根据"阳日除九阴除六，不及零余穴下推"的原则，按照九宫图上所指出的穴位选穴。如阳日的某日时干支数加起来等于32，则用9去除，其余数为5，5在九宫图上是照海，故此阳日该时应选用照海穴针刺。

飞腾法按照"壬甲公孙即是乾，丙居艮上内关然，戊午临泣生坎水，庚属外关震相连，辛上后溪装巽卦，乙癸申脉到坤传，己土列缺南离上，丁居照海兑金全"相配，运用"五虎建元歌"推算每天的起始时辰，以计算某天某时所选用的穴位，如甲日起丙寅时，若丙寅时治病则选用内关穴，若至丁卯时则选用照海穴，若至癸酉时则选用申脉穴，余类推。

2.三法在穴位使用上的区别　灵龟八法、飞腾法均使用8个穴位，子午流注法使用66个穴位。灵龟八法以60天为1个周期进行穴位循环，飞腾法以10个时辰为1个周期，子午流注法以10天为1个周期。灵龟八法与飞腾法每天开12个穴；子午流注法每天开7个穴，阳日只在阳时开穴，阴日只在阴时开穴，因此是隔1个时辰开1次穴。若是合日互用则每天开14个穴。

灵龟八法与飞腾法均使用8个穴位，但灵龟八法着重于九宫数，飞腾法着重于天干，以10个穴位循环出现（8个穴位中有2个在每次循环中多出现1次，故成10穴循环）为其特点。据唐继根统计，在60天，计720个时辰中，两法在630个时辰中开穴不同，占总开穴数的87.5%，只在90个时辰中开穴相同，占总开穴数的12.5%。

也许有人要问，同样是按照时辰的变化规律选取穴位，为什么3种方法的开穴不一样？甚至有的认为该日该时属开穴，而有的则认为属闭穴，并且这些不同看法并不影响疗效，其原因何在？我认为主要是因为经络中运行的气血在同一时间之内可以在不同的部位出现高潮，这3种方法运用各自的计算方法，选取了其中某些具有气血高潮的穴位作为开穴，进行疾病治疗，而其他穴位由于受计算方法的限制没有被选入。所以说被选入的穴位能取得预期疗效，而没被选入的穴位也并不一定就属于闭穴。因此，三法所开之穴虽然不同，但不影响疗效。由于经络气血高潮的出现与气血运行的具体道路及时间有关，历来对这一问题未有具体统一的看法，故以上笔者的观点仅属一种设想，供进一步研究的学者参考。

对于这些开穴与闭穴的关系，我在"关于时穴与病穴的我见"一文中做了较为详细论述，在此不复述。

子午流注法等三法在临床上既可各自单独使用，亦可联合使用。根据北京中医药大学针灸教研组的观点，三法的联合运用有9种形式，我们将其归纳为如下5个方面。

（1）在同一时辰之内，各种不同方法同时取穴。如甲戌日甲戌时，用灵龟八法取后溪穴（可配合申脉穴），配子午流注法所取的窍阴穴，再配上飞腾法所取的公孙穴（可配用内关穴）。

（2）以该日所开之原穴或纳穴，配用其他法该时所开之穴。如甲戌日，甲属胆，胆之原穴为丘墟，甲日之纳穴为液门，若在该日甲戌时治病，则用灵龟八法开后溪穴、飞腾法开公孙穴，或与丘墟配，或与液门配即可。

（3）将五输穴按病穴对待，不考虑时辰的影响，按疾病需要取用五输穴中的穴位，然后再配用其他法该时所取之穴。如甲戌日甲戌时，选用灵龟八法的后溪穴（可配用申脉穴）、飞腾法的公孙穴（可配用内关穴）治疗脉浮，喘嗽，洒淅寒热，脐下有动气，按之牢痛等症。若兼见心下满，则可选用手太阴肺经的经穴少商或足太阴脾经的经穴隐白；若兼见体重节痛，可加选手太阴肺经的输穴太渊或足太阴脾经的输穴太白等。因为心主心下满，荥主身热，输主体重节痛，经主喘咳寒热，合主逆气而泄。另外，还可同时直接配用病穴，如太阳病有项背强几几，反汗出恶风等表现，在甲子日庚午时，可用灵龟八法取后溪穴（可配申脉穴），飞腾法取外关穴（可配足临泣穴），子午流注法取阳溪穴，并同时配用病穴大椎。

（4）用子午流注法阳交阴或阴交阳法所取之穴配用其他法所取之穴。如乙丑日甲申时，可用灵龟八法取照海（可配列缺穴），飞腾法取公孙穴（可配内关穴），子午流注法则用大敦穴。因为甲申时后一个时辰是乙酉时，甲申属阳时，乙酉属阴时，在甲申时开乙酉时的大敦穴称阳交阴法。

（5）用子午流注法的相合穴，配用其他法所取之穴。如热利下重，下利欲饮水等症，在乙丑日庚辰时，用灵龟八法取照海穴（可配列缺穴），飞腾法取外关穴（可配足临泣穴），子午流注法取肝经原穴太冲。因乙日属胆，胆与肝合，故取肝经之穴。

以上5个方面，还可以根据病情的需要而进行配合演变。如某种病，子午流注法在该时所取之穴与病情不合，则可考虑原穴，若原穴不合，则可考虑纳穴，若纳穴不合，则可按五输穴主治考虑取穴，甚至可配用病穴。若上述方法仍不能使人十分满意，则可在病情允许的情况之下，约定在对病情最有效的开穴时间进行治疗。在使用方法上，既可三法同时配合取穴，亦可二法配合取穴，不必拘泥。

子午流注法等三法的针刺手法，古代医籍中并未见到特殊记载，应和其他针灸术的针灸手法基本相同。古代医家虽然也曾指出过许多操作手法，但名目繁多，众说不一。如《针经指南》在介绍流注八法时，提到针灸手法的内容有《素问》泻必用方，补必用圆""春夏刺浅，秋冬刺深""呼吸补泻"，"寒热补泻""生成数法""手指补泻""迎随补泻"，等等。《琼瑶神书》则只提到"呼吸补泻"。其具体手法，《针经指南·真言补泻手法》中介绍："左手掐穴，右手置针于穴上，令病人咳嗽一声，针入腠理，复令病人吸气一口，随吸气入针至分寸，觉针沉紧，转针头向病所，觉气至病退，便转针头向下，以手循扪，觉针沉闷，令病人吸一口气，随吹气一口，徐出其针，不闭其穴，命之曰泻，肥丰坚硬疼痛者泻之。"《针灸大全`·刺法启玄歌》提出的总原则是"上下交经走，疾如应手驱，往来依进退，补泻逐迎随，用似船推舵，应如弓发机"。就是说，第一要注重缪刺法。《子午流注针法》说："在八法开穴的时候，左针右病，或上下配合，利用反射作用或诱导作用以驱除疾病有着重要的意义。"第二以迎随定补泻。第三要抓住时机。《针灸聚英·八法手诀歌》说："春夏先深而后浅，秋冬先浅而后深。先深后浅行阴数，前三后二却是阴；先浅后深阳数法，前二后三阳数定。"即指针刺应据气血的浮沉而决定深浅度。总之，这些手法归纳起来，也无非是着重于按病取穴和虚证宜补、实证宜泻两点。所有补虚泻实的手法，大多注重迎随、进退、提插等。《子午流注针法》说时穴针刺的手法："进针后，作较长时间的强刺激，并作留针法，或用中刺激（捻运不重不轻，不疾不徐，提插均等），即反射作用的手法，以病症而决定。如果要使他兴奋，以加强机体的作用，可用短时间的中刺激，如果要使他抑制，减低其亢进或兴奋的作用，可用较长时间的中刺激。无论哪一套手法，总要使病者快然无所苦，而后出针。"这与《针灸大成》"需要停针待气，使上下相接，快然无所苦，而后出针"的观点是一致的。我认为，针灸刺激的强弱度应考虑病人的感受度和接受能力，由于在这方面每人的感受不一样，故需分别对待，否则适得其反。

选时辰穴或几法配合选穴，穴位不止一个，针刺时是否有先后次序可循呢？《针灸大成》认为："八法先刺主症之穴，随病左右上下所在，取诸应穴，仍循扪导引，按法祛除。如病未已，必求合穴。"主正之穴即按时所取之穴，而非时辰穴或病穴就是合穴（即相合于病情）。说明在一般情况之下应先刺时辰穴，若病情紧急亦可先刺病穴。《医学入门》还认为："用穴则先主而后客，用时则弃主而从宾。"杨继洲解释为"假如甲日胆经为主，他穴为客，针必先主而后客，其甲戌等时主穴不开则针客穴"。说明若是甲日治病，当以胆经之穴窍阴、丘墟为主，疗效亦应为最高之穴，故属首选首用之穴。若时辰已过，则其他时穴亦可用。但子午流注法等三法所取的穴位配合运用时，究竟以哪种方法所取的穴位为先。却无资料可查，暂停研究。

在选取"时穴"后，到底以针刺为好，还是以灸焫为好？古代医籍中大多只提到针法，应该说是以针刺为主的。但《针灸大成》亦说："或用艾灸亦可，在乎临机应变，不可专拘于针也。"具体如何灸，却未见到明确记载。根据针法的特点，可以认为时穴的灸法与其他穴灸法基本相同。

在进针时间上，《子午流注针法》认为："在每一个时辰之中，实证适宜于前半个时辰进针，即所谓刺其来也；虚证适宜于后半个时辰进针，即所谓刺其去也，而半虚半实，有补有泻的病症，当然也就最适宜在适中的时辰内进针。

在针下的感觉和预后判断上，《子午流注针法》认为："一般在进针后，即使针下的感应微弱，放散的距离不远，那仍可以对照八法开穴的时间继续针刺，亦能获得效果。如果经过三四次的准时治疗，而始终激发不起感应，那就可见他的病症已非针灸所能奏效了。这即古人所谓气速至而速效，气迟至而不治。"其观点是否正确，当有待进一步证实。

第四节 时辰针灸处方疗法50例临床分析

时辰针灸法主要包括八穴法（以灵龟八法和飞腾法为主）、流注法（以子午流注法为主）两种。它们在时辰针灸学理论指导下，运用一定的计算程序选取穴位，进而对疾病进行治疗。我们可以从古今医案中看到，只要运用得当，两种方法均可取得较为满意的疗效。由于此法目前尚未为更多人了解，故本文从《针灸聚英》等5部著作及"灵龟八法的临床运用"等4篇文章中录取50例病案加以分析，找出规律与特点，以供后学者参考。

一、资料来源

本文资料的具体来源见表4-18。

表4-18 时辰针灸病例来源

书文名	著作者	病例数	备注
灵龟八法的临床运用	刘冠军等	3	
灵龟八法针刺治验	张超杰	4	
子午流注配穴法	王玉堂	4	
灵龟八法临床应用	管正斋	3	

书文名	著作者	病例数	备注
针灸聚英	高武	1	为引李东垣之治验
针灸大成	杨继洲	3	
子午流注说难	吴掉仙	7	其中流注法5例，八穴法2例
子午流注针法	承淡安	24	其中流注法22例，八穴法2例
针灸谈	孙瑜	1	为引孙培荣1955年之治验

本文为了使病例具有代表性，既引古代资料，也引现代资料，病案在地域亦有广泛的特点。虽然各种情况的病例多少不一样，但仍可见时辰针灸法的一般情况。

二、一般资料

本文50例病人中，男性31例，女性19例，其年龄分组见表4-19。

表4-19　年龄分组

年龄组	20岁以下	21~40岁	41~60岁	61岁以上	年龄不明
人数	5	17	18	6	4

从表中可以看出，50例病人中，21~60岁的病人居多，占总病例数的70%。其他年龄段病例人数偏少。这种情况的出现，年龄组人数的差异，表明疗效与机体反应能力有关。很可能存在这样一种情况——机体反应能力强的，时辰针灸法的疗效好，反之较差。

三、治疗情况

1.方法　在50例中，由于一些资料未明确说明具体使用的是哪一种方法，其计算过程亦未说清，为了便于统计和分析，以所选穴位为准，分成流注法和八穴法两种。其中有些病例是临证法和八穴法同时使用的，则称之为混合法。若两类治法各自治疗病人的时候配用了其他病穴或其他方法，则在该法中另列一类说明。其具体情况见表4-20。

表4-20　时辰针灸治疗病例统计

针灸方法	八穴法		流注法		混合法	
	单用	加用他法	单用	加用他法	单用	加用他法
病例数	2	14	10	19	4	1

从表中可以看出，单纯使用时辰针灸法的为16例，占总病例的32%。而在使用时辰针灸法的同时，加用了其他病穴或其他方法的为34例，占总病例数的68%。这种情况既肯定了时辰针灸法的作用，又给从事时辰针灸法研究的学者提供了广泛的新思路。因为时辰针灸学的客观科学性已被越来越多的学者所证明，那么矛盾的出现一方面说明现有的时辰疗法不完善，有臆测的成分；另一方面也说明其中还有更新的内容值得进一步研究。当然也会有人认为，既然加用了病穴，就不能够说明时辰穴的价值。这往往是由于过往有人过分夸大时辰针灸作用，是一种误解。如何看待时辰穴的作用及其与病穴的关系，我在"关于时穴与病穴之我见"一文中做了介绍和分析，请予以参考。

2.**病种**　在病种的分类上，由于古今病名的差异以及病例书写不详，很难做一个十分明确和具体的划分。本篇将50例的病种分为12类，见表4-21。相信这样的分类不会与实际情况有较大的差异。

表4-21　时辰针灸所治疗病种统计表

病例分类	例数	病例分类	例数	病例分类	例数
神经系统疾患	11	呼吸系统疾患	3	妇科疾患	11
心血管疾患	7	泌尿生殖系统疾患	3	五官科疾患	1
关节疾患	5	造血系统疾患	1	外科疾患	2
消化系统疾患	11	传染病	1	不明	1

从表中可以看出，时辰针灸法所涉及的病种范围很广，仅此50例就有11个科系的病种，而且还有一些急性病和传染病，如感冒、乙脑等的病例。这就说明时辰针灸法具有广泛的适应能力与发展前途。

3.**疗效**　此50例病人中痊愈、基本痊愈、当时症状消失者为41例，占总病例数的82%；好转的为9例（其中流注法4例、八穴法5例），占总病例数的18%，总有效率为100%。其针灸的治疗次数见表4-22。

表4-22　时辰针灸病例治疗次数统计表

治疗次数	1~3次	4~7次	8~10次	11次及以上
取效病例数	27	14	5	4

　　从现在常用的疗程长短安排来看，针灸次数大多在一个疗程之内。其中疗程较长的，基本上属于顽固性疾病或慢性病，如再生障碍性贫血等。

　　但是我认为，此50例病例均为成文成书的报道，在治疗中属成功病例，无效病例可能没有被选入，故在考虑有关问题的时候不宜死板。

　　4.时穴与病穴　时辰针灸法所选的穴位与该穴位原有的功能是基本一致的，因为时辰穴在其他不按时辰选穴的疗法中亦是一种病穴。所以时辰穴与病穴并没有不可逾越的鸿沟。此50例中，时辰穴功能与其作为病穴时的功能的异同情况见表4-23。

表4-23　时辰穴与其作为病穴所治疗病例统计表

比较项目	该时穴与该病穴功能相合			该时穴与该病穴功能不相合		
	八穴法	流注法	混合法	八穴法	流注法	混合法
例数	7	27	3	9	1	3

　　其中功能相合者为37例，占总病例数的74%，其功能不相合者为13例，占总病例数的26%，功能相合者占大多数。其功能不相合者，有如下三种可能：①该时辰穴的功能与该病穴功能不合，很可能说明时辰穴在病穴的基础上能出现某些特殊功能。②与医生的治疗经验或独到之处有关。③有些病属全身性疾病，病症涉及范围广，所以治疗时选取多个穴位，从各个不同角度进行治疗，在表面上看来，该时辰穴所治疗的病症范围与该病穴的功能不一致，但从疾病的角度上看，这样选取穴位有其合理性。如再生障碍性贫血一例，八穴法和流注法几乎一次用尽了所有的时辰穴，前后治疗24次，历时3个月。这说明此病不是某一特定穴位可以治愈的，任何一个单独穴位的功能都不与此病症完全吻合，都不可能将此危重病人治愈，故必须多方配合，调动全身各部分的功能。

四、小结

　　时辰针灸法是一种适应范围很广的方法，而且是一种疗效较好的针灸治疗方法。取效治疗次数大多在1个疗程之内，有的甚至可以当时消除症状，改善病情。从地域上说，全国各地均可采用；从病种上说，几乎所有的病均可治疗。

时辰穴位的功用与该穴作为病穴时的功用基本相合，说明时辰穴的治疗基础就是病穴的功能，是在这种功能上的最佳发挥。

时辰针灸法使用的对象最佳年龄在20~60岁之间，这种情况说明疗效与机体的反应性有关。

时辰针灸法值得进一步研究。首先应以取得系统的资料和客观数据为主，然后再深入其他领域。

伍

第五篇

证治精要

第一章 肺系、心系病证

第一节 哮病

哮病是宿痰伏肺，因外邪、饮食、情志、劳倦等诱因致气滞痰阻，气道挛急、狭窄而引发的发作性痰鸣气喘疾患。发作时以喉中哮鸣有声，呼吸困难，甚则喘息不得平卧为主要表现。

本病的病因主要是痰饮内伏，遇外邪侵袭、饮食不节、劳欲久病等，引动体内伏邪，根据体质不同，邪从寒化或热化，病位主要在肺，但亦与脾、肾关系密切。

本病相当于西医所说的支气管哮喘、喘息性支气管炎或其他肺部过敏性疾患所致的哮喘。

【诊断要点】

（1）发作时喉中哮鸣有声，呼吸困难，甚则张口抬肩，不能平卧，或口唇、指甲发绀。

（2）呈反复发作性。常因气候突变、饮食不当、情志失调、劳累等因素诱发.发作前多有喷嚏、咳嗽、胸闷等先兆。

（3）有过敏史或家族史。

（4）两肺可闻及哮鸣音，或伴有湿啰音。

（5）血嗜酸性粒细胞可增高，痰液涂片可见嗜酸性粒细胞。

（6）胸部X线检查一般无特殊改变，久病可见肺气肿体征。

【鉴别诊断】

1.哮、喘的界定

（1）哮与喘是两个症状或两个病证。《医学入门》说："呼吸气促者谓喘，喉间有响声者谓哮。"这种分法是在金元时期以后出现的。后世有人进一步以喉间有无声响来分哮与喘，但是并未得到公认。因为除了哮、喘之外，还有短气需要进行区分。我们认为哮、喘都是喉间有声，哮声声频较高，以吸声为主，除了痰鸣声之外，还有气管紧张引发的声音；喘除了有气促之外，喉间也有声，但声频较低，以呼声为主；短气为呼吸短促，但无声（尤其是无痰声）。

（2）哮喘病是介于哮与喘之间的一种病证。临床上常喘中夹哮，哮中夹喘，分开为二（单喘、单哮），合则为一（哮喘相兼）。哮证实证较多，喘证虚证较多，哮喘则往往虚实夹杂。

（3）哮证的发生多与体质有关，喘证的发生多与病证有关。哮证发病年龄一般较低，由哮而喘者一般病程较长，由喘而逐渐发为哮者一般年龄较大。哮证有体质变异，现代来看多与体质过敏有关；喘证有脏器的变异，现代来看多与肺心病、肺气肿等有关（严重的可见充血性心力衰竭）。哮证与喘证在有炎症时往往同时出现而为哮喘。

2.**发病诱因**　多为寒，即使过敏体质发病者冷空气过敏也是主要致病诱因。①寒犯皮毛，腠理紧密，经络紧束，肺气壅遏，寒邪化热入里成哮喘。②久喘气虚，肺气不足，皮毛不荣，经络失养，外邪（寒、温为主）侵犯，肺热壅遏，而成哮喘。

表5-1　哮证与喘证的比较表

分类	喘证	哮证
病种	是主要临床症状，见于多种急慢性疾病过程。喘未必兼哮	是一种反复发作的独立性疾病，哮必兼喘
声息	喘指气息言	哮以声响名
症状	呼吸困难，喘息急促，甚至张口抬肩，鼻翼扇动，不能平卧	喉间有声，呼吸急促
起病	急性或慢性迁延性发作	常突然发病，呈反复发作
病机	邪气壅肺，或肺肾亏虚	痰浊内伏为宿根，遇寒引发为诱因
辨治原则	喘分虚实，实则祛邪利气，虚则培补摄纳	发时治标，祛痰利气，分寒热；未发治本，补肺脾肾

表5-2　喘证与气短的比较表

分类	喘证	气短
症状	呼吸困难，喘息急促，喉间有声，不能平卧	少气，自我感觉少气不足以吸，呼吸不相连接，出多入少，但卧为快
体征	气粗胸高，鼻翼扇动，重者口唇青紫，目睛突出	似喘而无声，无张口抬肩，主要是气不能连续.
转化	不会转化为气短	往往为喘证之渐

表5-3　实喘和虚喘比较表

分类	实喘	虚喘
病因	外感六淫，内伤七情，饮食不节	劳欲，久病
病位	肺	肺、肾
病机	"邪气盛则实"，外邪、痰浊壅阻肺气，宣降不利	"精气夺则虚"，肺肾精气虚衰，气机出纳失常
辨证	辨寒热痰之异	辨肺肾阴阳之别
治法	宣肺祛邪利气	培补摄纳，补益肺肾精气。
年	青壮年	中老年
既往史	多体健	多有心悸气短，动则加重，身肿尿少。久咳久喘或重病之后发
发病	多迅速	病势徐缓，或反复发作，病程长
诱因	感寒或饮食不节	疲劳或精神紧张，情绪激动
症状	呼吸有力，深长有余，胸满气粗，气息急促，声高息涌，膨然若气不能容，以长呼为快，两胁胀满	呼吸无力，短促难续，气怯声低，晡然若气断，以深吸为快
体征	张口抬肩，摇身挺肚，精神不衰	少动喜静，精神怠倦
舌脉	舌质红或淡红，苔厚腻或黄燥，脉象浮大滑数	舌质淡，少苔，或苔白滑，或黑润。

　　3.支饮　支饮虽然也有痰鸣气喘的症状，但多系部分慢性咳嗽经久不愈，逐渐加重而成，病势时轻时重，发作与间歇界限不清，咳和喘重于哮鸣。哮病间歇发作，突然发病，迅速缓解，哮吼声重而咳轻或不咳。两者有显著的

不同。

【辨证要点】

（一）发作期

1.冷哮 喉中哮鸣有声，胸膈满闷，咳痰稀白，面色晦滞，或有恶寒发热，头身痛，舌淡苔白滑，脉浮紧。

2.热哮 喉中哮鸣有声，胸高气粗，胸膈烦闷，呛咳阵作，痰黄黏稠，面红，伴有发热，心烦口渴，舌红，苔黄腻，脉滑数。

（二）缓解期

1.肺气亏虚 平素自汗，怕风，常易感冒，每因气候变化而诱发本病。

2.脾气亏虚 平素痰多，倦怠无力，食少便溏，每因饮食失当而诱发本病。

3.肾气亏虚 平素气短，动则为甚，腰酸腿软，脑转耳鸣，不耐劳累，下肢欠温，小便清长。

【治疗方法】

（一）近年来的主要治疗法则

1.未发时以扶正为主 本病多是冬天发作，冬病夏治，根据《内经》"春夏养阳，秋冬养阴"的理论，在夏天治疗的效果更好。据梁栋富的报道，伏天治疗肺阻抗图改变明显。在冬天未发前以补阳行气为主。如用大椎、膻中相配即可达到预防的目的。

2.发作时以祛邪平喘为主 发作时治肺，以宣肺为主；症状缓解治脾，以化痰为主；症状休止时以纳肾为主。

（二）主要疗法

1.常用毫针疗法

（1）发作期：

处方：主穴：肺俞、膻中、天突。

配穴：冷哮：列缺、风门、尺泽。

热哮：合谷、大椎、孔最。

方义：肺俞宣降肺气；天突行气利咽，化痰止哮；膻中为气会，宽胸调气，三穴配合为治疗哮病的主方；列缺、尺泽宣肃肺经经气；风门合谷、大椎疏风散寒；孔最为肺经郄穴，治疗肺之急证，肃降平喘。

操作方法：肺俞、风门向下斜刺0.5~1寸，加灸，温通肺气；天突穴与胸骨柄平行刺1~1.5寸；列缺用毫针泻法，逆经斜刺0.5~1寸；尺泽、合谷、孔最直刺0.5~1寸；大椎刺络拔罐；膻中平刺，施迎而夺之的泻法。

（2）缓解期：

1）处方：主穴：定喘、膏肓、肺俞、太渊。

配穴：脾虚：脾俞、太白、足三里、丰隆。

肾虚：肾俞、太溪。

心肾阴虚五心烦热，盗汗者：复溜、阴郄。

肾阳虚，夜尿多者：关元。

2）方义：定喘，补肺定喘；膏肓补诸脏之虚；太渊是手太阴经的原穴，与肺俞俞原配穴，以求治本为主穴。脾虚加脾俞、足三里、太白补益脾胃；丰隆涤除痰湿，健运中州，补土生金。肾虚加肾俞、太溪，与肺俞、太渊肺肾二经原俞相配，益肺肾之气，使上有所主，下有所摄，气机得以升降。心肾阴虚，五心烦热，盗汗者加复溜、阴郄滋阴敛汗。肾阳虚，夜尿多者温灸关元。

3）操作方法：背部腧穴，针用补法，向下斜刺0.5~1.0寸；每次选3~5穴，艾条灸每日2次，艾炷灸3~5壮，每日1次。贴敷疗法，冬病夏治，于三伏日在肺俞、膏肓等背俞穴敷贴，药物选用白芥子、甘遂、细辛等共研细末，生姜汁调糊，每伏一次，每次3~5 h。太渊、太白、阴郄、太溪、复溜直刺0.5~0.8寸，足三里、丰隆直刺1~1.5寸，关元艾条灸。

2.散法治疗 所谓散法，是指使壅滞的气按正常运行轨道散开的方法，在中医的八法中属于和法，在针灸的治疗中包括通、合、消等法。

（1）急则治其标的三散法（宣散、升散、敛散）：

1）宣散：使用最多，包括散寒、散气、散阻。针对正气较强，症状较重的病人。一女孩患哮喘，呼吸困难，每次来诊前都得吸氧，第1次治疗时喘促很甚，不能平卧，坐位扎针，经治一次后即可平卧，3次后即可不吸氧外出行走，9次后症状完全控制。

散寒：三风穴（风池、风府、风门），较重者可加大椎。

散气：定喘、膻中。

散阻：支沟、间使（散痰，散瘀），若症状较轻可改用内关、外关。

2）升散：包含升补、升提、升调。针对正气虚，病情较重的病人。一中年人患哮喘，同时出现脱肛，既不能坐，又不能卧，生活十分不便，数日未治，进而发烧，经治一次后即可平卧，脱肛也获痊愈。

升补：三海（气海、中脘、膻中）。

升提：百会。

升调：列缺、偏历（双络疗法）

3）敛散：包括顺气、收气、纳气。针对正气虚，正气逆乱，病情不重的病人。一中年妇人，每到冬天与人生气时便容易发生哮喘，以前多用西医的方法（氨茶碱静脉注射）控制症状。针灸治疗1次即可控制症状。

顺气：三突（天突、天池、水突）。

收气：膏肓、尺泽。

纳气：关元。

（2）针刺时的三散法（捣散、分散、运散）：

1）捣散：上下轻捣。在靠近骨膜处或神经血管附近施针。

2）分散：用恢刺法或苍龟探穴法，如定喘、膏肓的使用方法。

3）运散：使用运针及导气手法，在四肢部的穴位或肺部局部穴施针。

（3）治疗方法的三散法（烧散、摩散、拔散）：

1）烧散：主要在肺俞穴烧灼，以皮肤呈红色，局部有烧灼感（轻度烧伤）为度，一般一周烧一次，不必烧成化脓状。

2）摩散：主要在骨膜上摩擦，如膻中穴切开后用刀柄摩擦骨膜。

3）拔散：如拔火罐，主要在肩背部穴位，如大椎、七星台等处操作。

3.穴位埋藏疗法

（1）发作期：大椎、定喘、风门、膻中。

（2）缓解期：肾俞、脾俞、肺俞、足三里、关元、丰隆、太溪，用羊肠线穴位埋线。

4.穴位注射

取穴：定喘、肺俞、天突、至阳。

操作：双侧交替使用。地塞米松2mg穴位注射，每周2次。卡介苗注射液1ml，每周1次。

5.挑治疗法

（1）哮病发作时用三棱针直刺中指四缝穴1分，见淡黄色或清水样黏液流出为度准，5天1次。

（2）用三棱针挑刺定喘、肺俞穴为主，交替配以脾俞、肾俞、少商穴，挑刺后于穴处拔火罐，每次2穴，每周2~3次。

【古今处方介绍】

1.祛风止哮《备急千金要方》 魄户、中府。

2.理肺化痰《针灸大成》 俞府、天突、膻中、肺俞、足三里、中脘。

3.理气化痰《针灸全生》 列缺、太渊、俞府、风门、中府、足三里、膻中。

4.祛风散气《针灸逢源》 天突、华盖、膻中、俞府、三里、肩中俞。

5.虚哮《针灸医案》 百会、风府、风池、大椎、风门、肺俞、谚语、肾俞、膏肓俞、天突、膻中、中脘、丹田、合谷、足三里。

第二节 失眠

失眠是指脏腑功能紊乱，导致不能获得正常睡眠的病证。主要表现为睡眠时间、深度不足，以致不能消除疲劳，恢复体力和精力。轻者入寐困难或寐而易醒，醒后不寐；重者彻夜难眠。由于睡眠时间和深度不够，醒后常伴有头痛、头昏、心悸、健忘、多梦等。失眠可加重和诱发心悸、胸痹、眩晕、头痛、中风。妨碍正常生活、工作、学习。针灸治疗失眠避免了西药引起的医源性疾病，并因无药物依赖性而广受欢迎。

睡眠由心神所主，失眠主要是心经病症，但与肝胆、脾、肾失调亦有关系。情志所伤，肝失条达，郁火扰动心神可致不寐；饮食不节，伤及脾胃，脾失健运，痰湿内生，痰热内扰心神，亦可不寐；素体虚弱，或大病久病，肾阴耗伤，不能上济于心，使心阳独亢，神不得安而致不寐；思虑劳倦，损伤心脾，气血亏虚，心神失养而致不寐；心胆素虚，或暴受惊吓，使心神不安，而致夜寐不宁。

西医的神经衰弱、围绝经期综合征等引起的失眠可参照本节辨证论治。

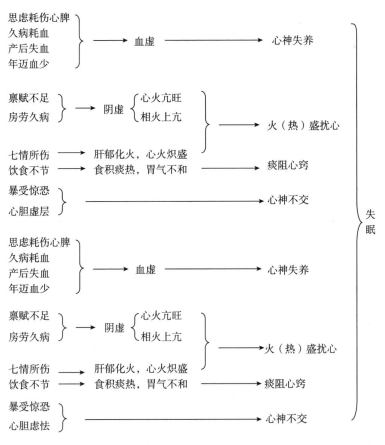

图5-1　失眠的病因病机图

【诊断要点】

（1）轻者入寐困难或睡而易醒，醒后不寐，连续3周以上；重者彻夜难眠。

（2）常伴有头痛头昏、心悸健忘、神疲乏力、心神不宁、多梦等。

（3）经各系统及实验室检查，未发现有妨碍睡眠的其他器质性病变。

【辨证要点】

（一）病证分型

1.肝郁化火　心烦不能入睡，烦躁易怒，胸闷胁痛，头痛面红，目赤口苦，便秘尿黄，舌红，苔黄脉弦数。

2.痰热内扰　睡眠不安，心烦懊忱，胸闷脘痞，口苦痰多，头晕目眩，舌红，苔黄腻，脉滑或滑数。

3.阴虚火旺 心烦不寐，或时寐时醒，手足心热，头晕耳鸣，心悸健忘，颧红潮热，口干少津，舌红苔少，脉细数。

4.心脾两虚 多梦易醒，或朦胧不实，心悸健忘，头晕目眩，神疲乏力，面色少华，舌淡苔薄，脉细弱。

5.心虚胆怯 夜寐多梦易惊，心悸胆怯，舌淡，苔薄，脉弦细。

（二）参考症状

1.梦

（1）体质阴盛则梦大水，阳盛则梦大火，阴阳俱盛则梦相杀。

（2）上盛下虚则梦飞翔，下盛上虚则梦下坠。

（3）肝气盛则梦怒气发动；肺气偏盛则梦恐惧、哭泣；心火偏亢则梦喜笑；脾湿偏重则梦体重不举或歌乐不止；肾气不足则梦腰脊酸软、活动不力。

2.睡、醒

（1）易醒而不易入睡者多有火。

（2）易惊醒者多为胆气虚。

（3）醒而不清醒者多有痰。

（4）能够入睡但醒来较早者多为肝胆气旺。

（5）睡眠深度不够者多为心血不足。

（6）睡眠不安者多为心神不定。

【治疗方法】

1.毫针疗法

处方：主穴：神门、大陵、内关。

配穴：神志为主时配少商、隐白、百会、涌泉。

火热为主时配大陵、乳中、阳陵泉、承浆。

痰湿为主时配中脘、足三里、丰隆、公孙。

方义：本方针对失眠的3个主要原因而设。神志因素为主时以神门为主穴，因火热扰神为主时以大陵为主穴，因痰湿阻滞为主时以内关为主穴

操作：针刺手法要轻，尤其对长期失眠的患者更要轻。神志症状较重的时候可加神庭、本神，火热较重的时候可改用太冲（或行间），若火热很重则使用金津、玉液，若以水湿为主可先选用外关，若水湿较重可改用支沟，若痰

湿较重改用内关，若痰湿阻滞则改用人中。

2.耳穴贴压疗法

取穴：神门、心、脑点为主穴，根据辨证配以心、肾、胃、脾、肝、胆。

操作：王不留行籽贴压穴位，每日按压2~3次，每次3~5min，睡前加强按捏。穴探测仪在神门、心、皮质下、枕穴区寻找敏感点，将王不留行籽贴压于敏感点上。

3.穴注射法 50%丹参注射液2ml，2%普鲁卡因1ml，每穴注入0.2ml药液，隔日1次，3次为1疗程。

4.灸法 每晚睡前用艾卷在百会穴悬灸10~15min，5次为1个疗程。

5.头针疗法 用毫针刺入百会穴，再向前顶穴方向平行刺入1.2寸，行针2min，使患者头皮产生沉麻胀痛感，并向前额部传导，留针4~24h，隔日1次，3次为1个疗程，疗程间休息1天。顽固性失眠3~4个疗程。

【注意事项】

1.脑动脉硬化引起的失眠的注意事项 该病可合并精神病前期。出现精神症状，还得用十三鬼穴方。

徐氏十三鬼穴方：人中、神庭、风府、舌缝、承浆、颊车、少商、大陵、间使、乳中、阳陵泉、隐白、行间。

扁鹊十三鬼穴方：鬼宫、鬼信、鬼垒、鬼心、鬼路、鬼枕、鬼床、鬼市、鬼路、鬼堂、鬼藏、鬼臣、鬼封。即人中、少商、隐白、大陵、申脉、风府、颊车、承浆、间使、上星、男会阴、女玉门头、曲池、舌下中缝。

2.注意阴阳交接时的精神变化 阳不能入阴时，患者傍晚精神开始好转，活动增加；阳不能出阴时，患者清晨精神开始减退，想睡而不能入睡，懒动。

（1）阳不能入于阴，为阳强而阴弱，治以泻阳为主：

第一方：主穴期门，配穴鸠尾。肝郁气滞比较多见，阴阳交接时精神变化能见而不显，主要为情绪变化。本方主要以泻阳为主

第二方：主穴日月，配穴巨阙。以胆火为主，阴阳交接时精神变化显见，主要为情绪变化加症状。本方主要以泻火为主。

第三方：主穴章门，配穴膻中。以食滞为主，阴阳交接时精神变化能见，主要为症状表现。本方主要以行气为主。

（2）阳不能出于阴，为阳弱而阴强，治以强阳为主。主穴中府，配穴百会。

3.其他注意事项

（1）注意使用一些行之有效的辅助方法。

（2）注意利用地球磁场对人体的影响。

（3）注意刺激量的强弱，主要根据病人的体质来决定。

（4）注意语言诱导，尤其是敏感的病人更加要予以重视。

（5）注意外界条件的改善，如劳逸结合、睡眠方式、饮食等。

（6）注意使用睡眠诱导方法。

（7）注意根据梦的表现适当增加腧穴。

【古今处方介绍】

1.养心安神《针灸大成》 心俞、大陵、内关。

2.化痰安神《神灸经纶》 胆俞、解溪。

3.和胃定志《神灸经纶》 内关、液门、膏肓、解溪、神门。

4.心肾交泰《陆瘦燕针灸医着医案选》 心俞、肾俞、神门、三阴交。

附：健忘

健忘是指记忆力减退，遇事善忘的一种病症。本症多与心、脾、肾虚损，气血不足有关。如思虑过度，劳伤心脾，阴血损耗，生化无源，脑失濡养可导致健忘；肾主骨生髓，通于脑，肾虚，髓海空虚，可致健忘；肾阴虚，心火独亢，心肾不交，亦可导致健忘。健忘虚证居多，亦有因七情所伤，痰浊上扰，气血逆乱之实证。

西医所说的神经衰弱、脑动脉硬化及部分精神心理性疾病可按本节辨证论治。

【辨证要点】

1.**心脾不足** 健忘失眠，精神疲倦，食少心悸，舌淡脉细。

2.**肾精亏耗** 健忘，腰酸腿软，头晕耳鸣，遗精早泄，五心烦热，舌红，脉细数。

3.**痰浊上扰** 健忘，头晕，胸闷，呕恶，苔黄腻，脉滑。

4.**肝郁气滞** 健忘心悸，胸闷胁胀，善惊易恐，善太息，脉弦细，苔薄白。

【治疗方法】

1.**毫针疗法**

处方：主穴：百会、神门、四神聪。

配穴：心脾不足：心俞、足三里。

肾精亏耗：肾俞、照海。

痰浊上扰：丰隆、中脘。

肝郁气滞：太冲、肝俞。

方义：百会为督脉腧穴，其脉通脑，有补脑益髓的作用，为治疗健忘的要穴；神门为心之原穴，补心益神，以助记忆；四神聪是治疗健忘的经验效穴。心脾两虚加心俞，心俞为心之背俞穴，补养心气；足三里健脾和胃，培补后天之本，以补养气血。肾精亏虚加肾俞、照海培元固本，益肾补脑。痰浊上扰加丰隆、中脘健脾祛痰。肝郁气滞加太冲、肝俞行气化郁，理气活血，治疗肝火上扰神明之健忘。

操作：百会平刺，用顺经刺补法；四神聪用2寸针同时向百会刺，施以补法；神门用毫针补法

2.耳针疗法

取穴：心、肾、脾、神门、交感、皮质下、神门。

操作：用脱敏胶布把王不留行籽贴敷于上穴，每日按压3次，5天1次，8次为1个疗程，1个疗程休息3天，2~3个疗程即可见效。

3.火针疗法

取穴：关元、肾俞、脾俞、心俞、命门、三阴交

操作：将25号针放在酒精灯上烧红，然后快速点刺穴位，每日1次，7天为1个疗程。

【古今处方介绍】

1.补心摄神《针灸大全》 内关、心俞、通里、少冲

2.益志健脑《针灸资生经》 神道、幽门、列缺、膏肓俞

3.养心益志《医学纲目》 列缺、心俞、神门、中脘

第二章 脾胃、肝胆病证

第一节 呕吐

呕吐系胃失和降，胃气上逆，以胃内容物从口吐出为主要临床表现的病证。一般以有物有声为呕，有物无声为吐，无物有声为干呕。呕、吐常同时发生，很难截然分开，并称呕吐。

本病虽以呕吐为主要临床见症，但往往兼有胃痛、痞满、腹痛等胃肠症状，辨证时应分清主次。

呕吐有虚实之分，实证可因感受六淫之邪，邪犯胃腑；饮食所伤，脾胃运化失常，酿湿生痰，停积胃中；郁怒伤肝，肝失条达，横逆犯胃，胃失和降所致。虚证多由脾胃素虚或病后体虚，劳倦过度，脾胃受损。脾胃阳虚致寒从内生，气逆而呕；胃阴虚不受水谷，水谷停积胃中，上逆为呕。

呕吐是临床上的常见症状，可以出现在西医所说的多种疾病中，如急性胃炎、幽门痉挛、幽门梗阻、肠梗阻、肝炎、胰腺炎、胆囊炎、尿毒症、颅内疾病，等等。当以呕吐为主要表现时，可参考本节辨证论治。

【病因要点】

表5-1 虚呕与实呕的区别表

分类	虚	实
主症	呃声时断时续，低而略长	呃声响亮有力，连续频作
病因病机	脾肾阳虚，胃阴不足	受寒，气滞，痰阻，火盛
大便	溏薄	秘结
舌象	舌淡胖，有齿印，苔白	舌淡或红，苔白或黄
脉象	虚大无力	弦滑

表5-2 寒呕与热呕的区别表

分类	寒	热
主症	呃声深沉	呃声响亮急促
与冷热的关系	得热则减	得寒则减
口渴与否	口淡不渴	渴喜冷饮
舌象	舌淡苔白润	舌红苔黄
脉象	沉迟	滑数

【诊断要点】

（1）呕吐以呕吐食物、痰涎、水液诸物，或干呕无物为主症，一日数次不等，持续或反复发作，常兼有脘腹不适，恶心纳呆，泛酸嘈杂等症。

（2）起病或急或缓，常先有恶心欲吐之感，多由气味、饮食、情志、冷热等因素而诱发。或因服用化学药物，误食毒物而致。

（3）上消化道X线检查及内窥镜检查有助于诊断及鉴别诊断。

【鉴别诊断】

1.反胃 表现为食饮入胃，滞停胃中，良久尽吐而出，吐后转舒。古人称"朝食暮吐，暮食朝吐"。反胃多系脾胃虚寒，胃中无火，难以腐熟，食入不化所致。而呕吐以有声有物为特征，病机为邪气干扰，胃虚失和，实者食入即吐，或不食亦吐，并无规律；虚者时吐时止，或干呕恶心，但多吐出当日之食。

2.噎膈 虽有呕吐症状，但以进食梗阻不畅，或食不得入，或食入即吐为主要表现。呕吐病在胃，噎膈病在食道。呕吐病程较短，病情较轻，多能治愈，预后良好。噎膈伴有食入即吐则病情较重，病程较长，治疗困难，预后不良。

【辨证要点】

1. 外邪犯胃 突然发病，起病较急，呕吐物为胃内容物，量多，伴有恶寒发热，头身痛，苔白腻，脉浮滑。

2. 食滞胃肠 呕吐酸腐，吐出为快，得食愈甚，大便臭秽不爽或秘结，嗳气厌食，脘痞腹胀，苔厚腻或垢，脉滑实。

3. 痰饮停胃 呕吐清水痰涎，口干不欲饮，饮水则吐，胸脘痞闷，头晕，心悸，苔白腻，脉弦滑。

4.肝气犯胃 呕吐吞酸，每因情志不遂而加重，胸胁胀满，嗳气频作，舌边红，苔薄腻，脉弦。

5.脾胃虚寒 呕吐反复，迁延日久，时作时止，劳累或饮食不慎则发，胃脘隐痛，喜暖喜按，神疲倦怠，胃寒肢冷，舌淡或胖，苔薄白，脉弱。

6.胃阴不足 干呕或呕吐少量食物或黏液，反复发作。饥不欲食，胃脘嘈杂，口干咽燥，大便干结，舌红少津，脉细数。

【**治疗方法**】

1.毫针疗法

处方：主穴：中脘、足三里、内关

配穴：外邪犯胃：合谷、风池。

食滞胃肠：天枢、内庭。

痰饮停胃：公孙、丰隆。

肝气犯胃：太冲、神门。

脾胃虚寒：脾俞、章门、关元。

胃阴不足：三阴交。

方义：中脘为腑会，胃之募穴，调节中焦脾胃，降逆止呕；足三里为足阳明胃经合穴，与中脘合募配穴，为调节胃肠功能之主穴。内关手厥阴心包经络穴，联络三焦经，通调三焦气机，又为止呕主穴。外邪犯胃加合谷、风池，解表、清热、散寒。食滞胃肠，加天枢和胃调肠，消食导滞；内庭为胃经荥穴，"荥主身热"，清泄阳明积热。痰饮停胃加泄脾经络穴公孙，健脾运湿配内关，上下配穴治疗心胸胃之疾。丰隆为化痰要穴，配公孙加强健脾化痰作用。太冲疏肝解郁；神门为心经原穴，清心除烦，刺之疗肝气犯胃。脾胃虚寒加脾俞、章门，俞募配穴，健脾益气；关元温阳散寒。胃阴不足加三阴交养血补阴。

操作：施提插捻转手法，虚用补法，实用泻法，病急用快针，病久留针，寒证可灸。

2.耳针疗法

取穴：胃、食道、口、肝、交感、皮质下、神门。

操作：每次选用2~3穴，毫针捻转强刺激后，留针20min，日1次，10次为1个疗程。

3.穴位贴敷疗法

取穴：涌泉

操作：将吴茱萸研粉醋调成膏状，贴敷涌泉1~4 h。

【注意事项】

（1）针灸治疗呕吐有疗效，尤其对急性呕吐、神经性呕吐、胃肠功能紊乱所致者效好。

（2）消化道严重梗阻、癌肿、脑源性疾病引起的呕吐，针灸只能对症处理，应重视原发病的治疗。

（3）严重呕吐者注意补液补水。

【古今处方介绍】

1.和胃降逆《备急千金要方》 商丘、幽门、通谷。

2.健脾化痰《针灸大全》 公孙、巨阙、厉兑、中脘。

3.清热降逆《针灸资生经》 胃俞、肾俞、石门、中庭、少商　劳宫。

4.解表和胃《针灸资生经》 膈俞、章门、胃管（中脘）、鱼际。

5.清泻肝胆《神灸经纶》 胆俞、至阴、间使。

第二节　呃逆

呃逆是指胃气上逆动膈，气逆上冲，以喉间呃呃连声，声短而频，不能自主为主要表现的病证。俗称"打嗝"，古称"哕""哕逆"。本病可以单独出现，有时常在其他病证中以兼症出现。一般的呃逆预后良好，如果久病或重病时突然出现呃逆不止，常预示疾病危重。

呃逆之症，病变关键在胃，胃居膈下，其气以降为顺，胃与膈有经脉相连属，胃失和降，逆气动膈，上冲喉间，发生呃逆。影响胃气和降的原因有很多。食不节，气逆动膈为呃；肝郁犯胃或横逆犯脾，痰湿内停，逆气挟痰动膈亦可产生呃逆；另外，胃气的和降有赖肾气的摄纳，若年高体弱，久病，肾失摄纳，胃气不降，气逆动膈亦可成呃。

西医所说中的单纯性膈肌痉挛可参照本节辨证论治。

【诊断要点】

（1）呃逆以气逆上冲，喉间呃呃连声，声短而频，不能自止为主症，其见声或高或低，或疏或密，间歇时间不定。常伴有胸脘膈间不舒，嘈杂灼热，腹胀嗳气等。

（2）多有受凉、饮食、情志等诱发因素，起病多较急。

【鉴别诊断】

1.干呕　干呕与呃逆同属胃气上逆的表现。干呕属于有声无物的呕吐，乃胃气上逆，冲咽而出，发出呕吐之声。呃逆则气从膈间上逆，气冲喉间，呃呃连声，声短而频，不能自止。

表5-3　呃逆与干呕区别表

分类	呃逆	干呕
病位	胃、肺、肝	胃、脾
主症	喉间呃呃连声，声短而频，令人不能自制	有声无物或呕吐痰涎
病机	胃气上逆动膈，膈间气机逆乱	胃气上逆，经口而出
治法	和胃降逆平呃	降逆止呕

2.嗳气　嗳气与呃逆亦同属胃气上逆之候。嗳气乃发出沉缓的气逆冲咽声，一般不连续发声，多伴酸腐气味，食后多发，故张景岳称之为"饱食之息"。不难与喉间气逆而发出的呃呃之声区分。

表5-4　呃逆与嗳气区别表

分类	呃逆	嗳气
主症	喉间呃呃连声，声短而频，令人不能自制	饱食之息与中焦内郁之气嗳出为快，稀疏间作，舒缓有力，可见酸腐气味
病机	胃气上逆动膈，膈间气机逆乱	中焦气滞，以伸为快
治法	和胃降逆平呃	理气和胃

干呕与嗳气只是胃肠疾病的症状，多不需单独论治，与疾病预后无明显关系。而呃逆若出现在危重病人，往往为临终先兆，应予注意。

【辨证要点】

1.胃中寒凝　呃声沉缓有力，胃脘不舒，得热则减，遇寒则甚，食欲减少，口不渴，苔白，脉迟。

2.胃火上逆　呃逆声音洪亮，冲逆而出，口臭烦渴，喜冷饮，小便短赤，大便秘结，苔黄脉滑数。

3.肝郁气滞 呃逆连声，常因情志不畅而诱发或加重，胸胁满闷，脘腹胀满，嗳气纳减，肠鸣矢气，苔薄白，脉弦。

4.脾胃阳虚 呃声低弱无力，气不得续，面色㿠白，手足不温，食少乏力，舌淡苔白，脉细弱。

5.胃阴不足 呃声短促不得续，口干咽燥，烦躁不安，不思饮食，或食后饱胀，大便干结，舌质红，苔少而干，脉细数。

【治疗方法】

1.毫针疗法

处方：主穴：天突、膈俞、内关、足三里。

配穴：胃寒：中脘、胃俞。

胃热：天枢、合谷、公孙。

肝郁：侠溪、太冲。

脾胃虚弱：脾俞、中脘、气海。

胃阴不足：胃俞、中脘、太溪。

肾气虚：关元、气海。

方义：天突为任脉穴，位居咽喉，降逆利咽；膈俞利膈降逆；内关为手厥阴心包经之络穴，联络三焦，宽胸利膈；足三里是胃的下合穴，和胃降逆，局部与远隔取穴相结合为主穴。胃寒加中脘、胃俞，俞募配穴，温胃止呃。胃热加天枢、合谷，清泻阳明之火；公孙配内关，调节胃肠，降逆止呕。肝郁加胆经荥穴侠溪，清肝解郁；太冲疏调肝气。脾胃虚弱加脾俞、中脘，俞募配穴，补益脾胃，和中降逆，灸气海益气助阳。胃阴不足加胃俞、中脘，俞募配穴，益胃生津；太溪滋阴生津。肾虚摄纳无权，温灸关元、气海，助阳散寒。

操作：天突从胸骨切迹上缘之内侧，向下刺入，深1~1.5寸，使针感传致咽部，胸部；膈俞斜刺0.5~0.8寸，局部出现麻胀为度；足三里、内关直刺，用捻转提插手法，使酸胀感直达胃脘。若加灸加强下气和胃的作用效果更好。

2.耳针疗法

取穴：耳中、神门、皮质下、胃、脾、肝。每次选2~3穴。

刺法：在穴周找压痛点，中等刺激，留针30 min，顽固性者用埋皮内针法。

3.穴位注射疗法

取穴：足三里、内关

操作：维生素 B_1、B_6 或阿托品，每穴注射 0.5ml，每日 1 次，治疗顽固性呃逆。

4.灸法

用艾条灸、隔姜灸膈俞、脾俞、胃俞、中脘、足三里，每穴各灸 5~10min，每日 1 次。

5.简易止呃法

（1）刺鼻取嚏法：以草刺鼻，嚏作而呃止。

（2）大惊法：突然惊吓患者，适用于因情志因素而患病者。

（3）控制呼吸法：患者捏住鼻子，屏住呼吸 2 min。

（4）饮温水法：饮服温热开水。

（5）压眼法：按压眼球致酸胀程度。

（6）按压攒竹穴法：两手拇指按压双侧攒竹穴，由轻到重，持续 3~5 min。

（7）按压翳风穴法：用手指重力按压双侧翳风穴，使局部产生较强的酸胀感。

【注意事项】

（1）针灸对呃逆有较好的疗效，病程短的实证效好，病程长的虚证效差。

（2）久病或重病后期出现呃逆不止，饮食不进者，往往是预后不良的表现。

【古今处方介绍】

1.益气宽中《备急千金要方》 承浆、脐下4指（中极）。

2.疏肝降逆《针灸大全》 膻中、中脘、大陵。

第三节 痢疾

痢疾系因感受湿热疫毒，积滞肠腑，气血壅滞，血络受伤，以腹痛腹泻，里急后重，排赤白脓血便为主要症状的传染性疾病。急性痢疾发病急骤，伴有发热恶寒，严重者可出现昏迷，甚至死亡。古代称为"肠辟""滞下"。为常见的肠道传染病之一，四季均可发生，以夏、秋季最常见。

本病病因主要是外感时疫邪毒，和饮食不节。所谓疫毒是指具有强烈传染性的致病邪气，其产生和流行与反常气候有关，所谓"疫气乃异气也，不在六气正化之中"。感邪之后，根据所感病邪不同及体质差异，产生不同情况。感邪之后，湿热蕴结肠腑，腑气壅阻，气血凝滞，化为脓血形成湿热痢。感邪之后，脾胃受伤，脾虚不运，水湿内停，中阳受阻，寒湿内蕴，气血凝滞，结化为脓血，而成寒湿痢。痢疾久治不愈，或痢疾失治、误治，导致脾胃气虚寒热夹杂，留滞于肠间而成久痢。

西医所说的细菌性痢疾、阿米巴痢疾，以及溃疡性结肠炎等可参照本节辨证治疗。

【病因辨别】

1.虚与实的区别　见表5-5。

表5-5　虚与实的区别表

分类	虚	实
病程	久	短（暂）
体质	体弱	体壮
年龄	年高	年轻
腹痛表现	腹痛绵绵，喜按	腹痛胀满，拒按
里急后重	便后里急后重不减，坠重加重	痛时窘迫欲便，便后里急后重暂时减轻

2.寒与热的区别　见表5-6。

表5-6　寒与热的区别表

分类	寒	热
脓血便	大便赤白，清稀无臭	大便脓血，黏稠腥臭
腹痛表现	腹痛喜温	腹痛喜凉
里急后重	不明显	明显
伴随症状	面色苍白，形寒肢冷	口渴喜冷饮，小便黄或短赤
舌脉	舌淡苔白，脉沉细	舌红苔黄腻，脉滑数

【诊断要点】

（1）发病前有不洁饮食史，或疫痢患者接触史。流行季节在夏秋之交，具有传染性，疫毒从口而入。

（2）临床表现起病急骤，畏寒发热，初期有食欲减退、恶心呕吐之表现，继而腹部阵痛，痛而欲便，便而不爽。腹泻开始有稀溏粪便，而后即见排出物呈白色胶冻状，如鱼脑，随后为赤红色胶冻样物，每日大便10~20次不等，甚则数十次，里急后重感显著，病程一般在2周左右。

（3）疫毒痢病情严重而病势凶险，以儿童为多见。起病急骤，在腹痛、腹泻尚未出现之时，即有高热神疲，四肢厥冷，面色青灰，呼吸浅表，神昏惊厥，但痢下、呕吐并不一定严重。

（4）实验室粪便检查对本病诊断确立，很有帮助。主要是大便涂片镜检和细菌培养等项目。必要时做X线钡剂造影及直肠、结肠镜检查，有助于鉴别诊断。

【鉴别诊断】

泄泻　两者都多发于夏秋季节，病位在胃肠，皆由外感时邪、内伤饮食而发病，症状都有大便次数增多。痢疾大便次数虽多而量少，排出赤白脓血便，里急后重感明显，便而不爽，甚则滞涩难下；泄泻大便溏薄，粪便清稀，或如水，或完谷不化，泻而不爽，甚则滑脱不禁，而无赤白脓血便，亦无里急后重感。鉴别见表5-7、表5-8。

表5-7　痢疾与泄泻的症状区别表

分类	泄泻	痢疾
病位	脾胃	肠
腹痛	腹痛，肠鸣，便后痛减	腹痛，痛利交作，便后痛不减
排便	通畅	里急后重
脓血便	无	有
病理	脾虚湿盛	邪客肠道，与气血相搏结，肠道传导失司，脂络受伤，化腐成脓
体征	少见	易见

表5-8　痢疾与泄泻表现异同点表

	共同点	不同点			病位
		病因病机	大便性状	里急后重	
痢疾	多发于夏秋之交，由外感时邪，内伤饮食发病。病位在肠胃，主症以大便增多为特点	湿热、疫毒、饮食壅滞于肠中，与气血搏结，肠道传化失司，脂络血膜受伤，腐败化为脓血	大便次数多而量少，排出赤白脓血便，便而不爽	明显	肠
泄泻		湿邪内伤，脾虚湿盛运化时职，湿浊内生，混杂合污而下	大便溏薄，清稀如水，或完谷不化，甚则滑脱不禁，无赤白脓血便	无或不明显	脾胃

【辨证要点】

1.湿热痢　腹痛，里急后重，大便赤白脓血，每日数次或数十次，肛门灼热，可伴发热，舌红，苔黄腻，脉滑数。

2.寒湿痢　腹痛，里急后重，大便赤白黏冻，白多赤少，伴有头身困重，脘痞纳少，口黏不渴，苔白腻，脉濡缓。

3.久痢　腹泻时发时止，发时大便赤白黏冻或呈果酱样，腹痛后重；不发时疲劳乏力，食少腹胀或隐痛，舌淡，苔薄白脉细。

【治疗方法】

1.治疗上的认识

（1）急性细菌性痢疾的治疗：从近年来的报道看，一般认为针刺时有两个要点：①刺激强：针刺深度比较深，捻转角度比较大。或用紧提慢按的泻法，用迎而夺之的手法等。而且在留针期间要多次大幅度捻转。若针上通电，则要求其强度达到病人的最大忍耐度。②留针时间长：一般为40min左右，多的达2h。甘肃省中医院通过治疗63例菌痢发现，在留针期间，患者完全停止排便。因此认为长时间留针其疗效容易巩固。

除选用主穴外，还可根据证候加用配穴。热重加大椎、曲池、合谷、内庭；湿重加阴陵泉、三阴交；里急后重甚加长强、支沟、阳陵泉，透足三里、大横；头痛配上星、风池、风府；周身关节痛加阳辅；呕吐配内关；胃纳减少、舌苔黄厚，加上脘、承山。

金恩忠对发热患者采用刮治法进行治疗，刮治颈项一道（风府至大椎）、背俞三道（大椎至长强，双侧大杼至白环俞）。这种方法值得重视和推广。

另外，杨逢伦寻找过敏点进行针刺，对提高疗效也大有帮助。患者仰卧，两腿半屈，医生沿足太阴脾经，由内踝向上，轻重一致的用拇指按压，以出现特殊的酸重感之处为过敏点。一般可在三阴交、地机、阴陵泉附近找到。

一般认为，急性菌痢的灸法多运用在寒湿型及发热已退，症状未消的患者，其要点亦有两个。①灸的时间可略长，如黄建章认为，施灸时患者耐热忍痛的时间越长，功效越显。杨中学用艾卷灸穴位，一般每穴为10min左右，直至皮肤红晕为度。②神阙穴使用较多，如刘绍景用隔盐灸神阙10~30min。浙江省嘉兴市第一医院用隔药灸神阙，用诸葛行军散2~3分填入脐孔，上置薄姜一片，然后将枣核大艾炷放姜片上灸5~7壮。效甚。

穴位注射法：据《上海市1961年穴位注射资料汇编》介绍，用5%氯霉素，在关元和足三里穴每穴注0.4ml，每日2次，5天为1个疗程，儿童用12.5%氯霉素，每穴注0.2~0.5ml，5~7天为1个疗程，共治91例，平均在13.1h退热，3.3天粪检为阴性。有报道用耳针穴位注射62例，基本治愈。其所用穴为两耳的神门、交感、大肠，里急后重加直肠下段穴。用阿托品，每穴注0.5ml，一般每日1次，危重者每日2次。

自贡市工人医院（现自贡市第一人民医院）以天枢、气海、足三里为主，每穴注95%乙醇0.25~5ml及1%努夫卡因0.25~0.5ml，天枢、气海各注0.25ml，足三里0.5ml。共治8例，均获痊愈。

中国人民解放军第一五七医院在足三里（双）、上巨虚（双），每穴注花生油1ml，一般1次即可，病情较重的患者注2次。

电针疗法：陈大谟治38例，痊愈37例。在第1腰椎上缘至第3腰椎之间，用长针快速刺入5~8cm（腰神经丛），在第1腰椎上缘至骶骨上缘之间用5cm短针刺1.5~3cm（腰神经后股），电针卧留30min，每天1次，10~14天为1个疗程。

慢性细菌性痢疾的治疗与急性细菌性痢疾的治疗无明显差别，可按上法使用。

（2）中毒型痢疾的治疗：中毒型痢疾由于发病急，发展迅速，病情危重，1958年以前病死率在20%~30%，近年来，由于医疗技术不断进步，病死率大都在1%以下。

由于中毒型痢疾大都有发热、晕厥、惊搐等表现，所以治疗时，应以退热止惊搐为两大要点。在退热上，除用上述的刮法之外，还可在手、足四关进行刮治，以刮至青紫为度。另外包头市第一医院取大椎穴，以三棱针刺出血以后，于针眼处扣上半个花椒皮，以胶布固定，对退热也有较好的效果。我认为起病不久用大椎，时间略长者则可用曲池刺出血的方法。

包头市第一医院使用针刺、刮法以后，一般在20~40min体温下降1~2℃（对体温在39~40℃以上者有效）。在制止惊厥方面，一般选用头部穴位较多，如百会、人中、素髎，另外涌泉穴也有较好的作用。选穴的要点在于穴位有开关通经的作用，且痛感明显。因此手足四关的刮治，除退热之外，也有较强的止惊作用。这些穴位进针后要持续捻转2~3min，以加强刺激，并留针20~25min。一般针后2~3min抽风完全停止，若不止可加风府穴。

金恩忠除采用上述治法外，还先刮后针，并加挑两侧太阳穴，若病情严重，可1日刮挑1~3次。

（3）阿米巴痢疾的治疗：阿米巴痢疾的治疗比较困难，近年来的报道不多，本文引用下述资料以供临床研究者参考。

据《福建中医药》1965年第1期介绍，针灸治疗此病13例，痊愈11例，好转2例。全部患者均经确诊，针前未做任何药物治疗。其方法是取天枢、石门、足三里，配曲池、下脘，每日针1~2次，重刺激手法，得气后留针30min，留针期间，每5min捻转1次。痊愈病例经粪检，发现阿米巴滋养体和包囊体均消失，随访无复发。

马淑玉对急性阿米巴痢疾的治疗，用艾条灸大肠俞、关元、神阙、足三里各10min，开始每日2次，好转后每日1次，共治6例病程在1~7天的患者，均于5~19天内治愈，平均治愈日为9.8天。治愈后经多次大便检查，均未找到滋养体和包囊。

2.毫针疗法

处方：主穴：合谷、天枢、上巨虚。

配穴：湿热痢：曲池、内庭。

寒湿痢：中脘、气海、阴陵泉。

久痢：脾俞、胃俞、肾俞、关元。

方义：合谷为手阳明大肠经原穴，天枢为大肠募穴，上巨虚为大肠之下合穴，疏调肠腑，理气消积为治疗痢疾的主穴；湿热痢加曲池、内庭，泄阳明之热，和肠化滞。寒湿痢加中脘、气海、阴陵泉，益气健脾化湿。久痢为脾肾阳气虚，加脾俞、胃俞调补中气，以资化源；加肾俞、关元，培补肾气，扶正祛邪。

操作：合谷直刺0.5~1寸，天枢直刺1~1.5寸，针感向四周扩散；上巨虚直刺1~1.5寸，针感向上下传导，留针30min，在留针期间10min行针1次。一般每日1次。大便次数多的可上、下午各针1次，5~10天为1个疗程。慢性痢疾以艾灸为主，10日1个疗程。

3.刺络法 在脐周围1cm处以三棱针刺入皮肤，2~3分深，以出血为度，再拔火罐。

4.穴位注射疗法

取穴：天枢、内关、足三里、上巨虚

操作：用95%乙醇与2%盐酸普鲁卡因注射液0.5~1.0ml之混合液，注于选定的穴位，每穴注入药液0.5~1.0ml。垂直刺入4~6分找到一定感觉后，即缓缓注入药液。注射间隔时间，主要根据针眼处于针后有无反应而定。针后针眼处如无硬结、压痛，亦无自觉之胀痛酸麻等感觉者，可每日针治1次；针眼有反应者，可根据反应程度之差别，每日或隔日针治1次。直到腹泻停止或便次接近正常为止。

5.敷贴疗法

取穴：神阙、大肠俞（双）。

操作：敷贴热痢膏。大黄120克、苍术120克、香附120克、五灵脂120克、薄荷草120克、梧桐叶120克、滑石120克、羌活60克、生姜60克、莱菔子60克、川乌30克、黄柏30克、陈皮30克、当归30克、酒芍30克、皂角30克、菖蒲30克、车前子30克、黑丑15克、黄连15克、木香15克、姜黄15克、僵蚕15克、蝉蜕15克、巴仁21克。上药共研碎。先把麻油加热至沸，再将药物之碎粉放入炸枯，滤过去渣，再熬炼成调膏状，至水成珠不散为度，加入黄丹捣匀成膏，取出浸入冷水中去火毒，最后微火湿化后摊膏备用。温化后，贴于穴位上，一般1张膏药可贴3天，但应每天两次揭下，再温化开合数次，使膏药之表面混合更新再贴。

【注意事项】

（1）中毒型痢疾，病情凶险，需积极抢救。

（2）发作期间控制饮食，或禁食。

（3）床边隔离，平素注意饮食卫生，以防传染。

【古今处方介绍】

1.清热化湿《针灸大全》 列缺、内庭、天枢、三阴交。

2.化湿行滞《针灸大成》 曲泉、太溪、太冲、丹田、脾俞、小肠俞。

3.温里补虚《针灸大成》 中脘、章门。

4.健脾行气《采艾编翼》 天枢、关元、脾俞、太白。

5.健脾化湿《针灸全生》 百会、脾俞、神阙、肾俞、梁门、中脘、天枢、石门、气海、关元、三阴交。

第四节 泄泻

泄泻，亦称腹泻，是指大便次数增多，粪便溏薄或完谷不化，甚至泻如水样的病症。古人称大便溏薄者为"泄"，大便暴下者为"泻"。泄泻古有"鹜泄""濡泄""溏泄""洞泄""注下""下利"等名称。现代统称为泄泻或腹泻。临床以大便次数增多，粪便稀薄或下如水注为特点，常伴有腹痛、肠鸣，但无脓血、里急后重。本病可见于多种疾病，受病脏腑主要为脾、胃、大肠、小肠。古代文献中本病症的名称和分类繁多，但可概分为急性泄泻病和慢性泄泻病两类。本病症一年四季皆可发病，但以夏秋季多见。本病预后良好，但暴泄无度，易耗伤气阴，如失治误治，可导致亡阴、亡阳，或转为久泄。

西医所说的急慢性胃肠炎、肠胃功能紊乱、过敏性肠炎、溃疡性结肠炎、肠结核等疾病引起的腹泻，可参阅本篇内容进行治疗。

【诊断要点】

（1）大便次数增多，便质稀薄，甚至如水样，常伴有脐腹疼痛，肠鸣，食少，纳呆，乏力，困倦，大便气味腥冷或恶臭。

（2）血常规检查可见白细胞总数及中性粒细胞百分率升高。

（3）大便常规检查无脓细胞。

【鉴别诊断】

痢疾 是以结肠化脓性溃疡性炎症为主要病理改变的肠道传染病。以下利赤白或纯下脓血，腹痛，里急后重三大主症为临床特征。粪便镜检红细胞黏集成串，间有脓球，有滋养体、包囊，夏-雷结晶（阿米巴型）；或成堆脓球，红细胞分散，有巨噬细胞（痢疾杆菌型）。粪便培养可见溶组织内阿米巴滋养体或痢疾杆菌。肠镜检查散在溃疡，边缘隆起、充血，溃疡间黏膜正常（阿米巴型）；或见肠黏膜充血、水肿，浅表溃疡（痢疾杆菌型）。

【辨证要点】

1.急性泄泻 发病急骤，大便次数增多。偏于寒者大便清稀，水谷相杂，肠鸣腹痛，身寒喜温，苔白滑，脉迟缓；偏湿热者大便稀薄黏滞，泄而不爽，肛门灼热，口渴喜冷饮，腹痛，小便赤，苔黄腻，脉濡数；食滞胃肠者，大便恶臭如败卵，腹痛肠鸣，泻后痛减，伴有未消化食物，苔厚腻，脉滑。

2.慢性泄泻 发病势缓，病程较长。如属脾虚，迁延反复，大便溏薄，腹胀肠鸣，面色萎黄，神疲肢软，纳呆，喜暖畏寒，喜按。常因饮食寒凉生冷而发作，舌淡苔白，脉濡缓；如木郁侮土，则胸胁胀满，嗳气频频，每因情志不遂而诱发，苔白，脉弦；如属肾虚，每于黎明之前脐腹作痛，肠鸣即泻，泻后痛减，腰膝酸软，形寒肢冷，面色㿠白，舌淡苔白，脉沉细或沉缓。

【治疗方法】

1.毫针疗法

处方：主穴：天枢、中脘、足三里。

        配穴：偏湿热者：内庭。

                偏食滞者：下脘。

                偏脾虚者：脾俞、胃俞。

                偏肝郁者：太冲。

                偏肾虚者：命门、肾俞。

                久病者：气海或关元。

方义：天枢属胃经，为大肠募穴，善调大肠气而止泻逐痛；中脘为胃之募穴，又是腑会，善调理胃肠气机而止痛；足三里与天枢、中脘募合相配，上下相应，加强了胃肠气机的畅通，起到逐痛止泻的作用。

操作：天枢直刺1.5~2寸，令针下酸胀，针感充满，下行；中脘直刺1~1.5寸，令针下酸胀，针感充满、下行；气海或关元直刺1.5~2寸，令针下酸胀，针感充满，下行。属虚证、寒症者，上三穴加用灸法或温针灸。足三里直刺1.5~2寸，令针下酸胀，针感上行；内庭向上斜刺0.3~0.5寸，泻法；下脘直刺1~1.5寸，令针感下行；脾俞、胃俞针尖斜向脊柱刺入1~1.5寸，补法，或令针感向前下腹放散；太冲斜向上刺入0.3~0.5寸，泻法；命门微向上斜刺0.5~0.8寸，补法，可加灸或温针灸；肾俞直刺0.8~1.2寸，补法，可令针感向前下腹放散。

2.穴位注射疗法

取穴：天枢、上巨虚。

操作：用小檗碱注射液或维生素B_1、维生素B_2注射液，每穴每次注射0.5~1ml，每日或隔日1次。

3.刺血疗法

取穴：曲泽、委中、金津、玉液

操作：三棱针点刺出血，出血量以血色变为鲜红为度。此法适用于湿热泄泻。若见急性胃肠炎，急性食物中毒水泄脱水者，用之捷效。

【注意事项】

（1）针灸治疗急、慢性泄泻，一般疗效较好。

（2）急症暴泄，病情急重，除可运用针灸辨证施治外，宜采用中西医结合治疗。并应注意液体出入量，若发现津脱、气脱之兆，应及时补液，以防脱症发生。

（3）急性泄泻，应卧床休息，进食稀软易消化的食物，并可予米粥以养胃气，忌食生冷不洁、煎炸油腻、辛辣刺激性食物。如属伤食致泄，应禁食以调整肠胃。兼呕吐者可予生姜、大枣煎汤内服。

（4）平时注意饮食卫生，预防为主。

【古今处方介绍】

1.**温肾止泻《备急千金要方》** 京门、然谷、阴陵泉。

2.**补脾固肠《备急千金要方》** 三焦俞、小肠俞、下髎、意舍、章门。

3.**温中散寒《儒门事亲》** 气海、水分、足三里。

4.**补脾强肾《针灸大全》** 列缺、天枢、中脘、关元、三阴交。

5.**补中止泻《针灸资生经》** 脐中、关元。

6.**升阳补气《采艾编翼》** 命门、水分、天枢、气海、大肠俞、长强、足三里、百会。

第五节　胃痛

胃痛指上腹部剑突下反复发作的疼痛病证。在古代医籍中亦称"胃脘痛""心痛""胃心痛""心下痛"等。包括西医所说的急、慢性胃炎，胃溃疡等。

胃痛病位在胃。饮食生冷，饮食不洁，饥饱不当等，使胃失和降，气机不利，不通作痛；脾为阴土，以升为健，胃为阳土，以降为顺，脾胃运化无权，则气机升降失和，亦可引起胃痛；肝主疏泄，肝气不疏，横逆犯脾胃，胃气失和而引起胃痛；气病及血，气滞血瘀，胃痛经久不愈。胃痛早期多因寒、热、食等致气机阻滞，病多属实。胃痛日久，脾胃虚损或气滞致血瘀脉络受损，出现虚证或虚实夹杂证。初病在经在气，久病在络在血。

西医所说的急慢性胃炎、胃及十二指肠溃疡、胃肠功能紊乱等可根据本证辨证论治。

【诊断要点】

（1）胃脘部疼痛，常伴有食欲不振，痞闷或胀满，恶心呕吐，吞酸嘈杂等。

（2）发病常与情志不遂、饮食不节、劳累、受寒等因素有关。

（3）起病或急或缓，常有反复发作的病史。

（4）上消化道X线钡餐透视、纤维胃镜及病理组织学检查等，可见胃、十指肠黏膜炎症、溃疡等病变。

【辨别要点】

1.辨缓急

（1）急：疼痛突然发作，多有引起发作的外因，如受寒、暴饮暴食、恣食生冷等。

（2）缓：逐渐出现或加重，多和内因有关系，如情绪波动，脾胃虚寒加重，内出血等。

2.辨寒热

（1）寒：疼痛多为紧缩感，喜暖，遇寒加重，四肢不温等。

（2）热：疼痛多为灼热感，烦渴喜饮，喜冷，拒按，便秘尿赤。

3.辨虚实

（1）虚：疼痛持续，程度较轻，便溏，喜按，饥饿时加重，过饱时亦加重。

（2）实：疼痛突发，程度较重，便结，拒按，进食后加重，减食后缓解。

4.辨气血

（1）气：初病在气，痛而胀，以胀为主，发作突然，程度较重，时痛时止。

（2）血：久病在血，以刺痛为主，痛有定处，持续疼痛，有黑色大便。

5.辨脏腑

（1）在胃：胃局部疼痛，进饮食后加重，有恶心，或呕吐，或呃逆，或

反酸等

（2）在脾：疼痛范围较广，厌食，大便溏，或飧泄，食欲不振等。

（3）在肝：常与情绪有关，胃中嘈杂，梗塞不通，两胁胀痛，嗳气频作，尿黄，便结等。

6.辨其他

（1）痰：经常性恶心，饮食减退，口中痰涎增多，口淡无味，大便不爽等。

（2）瘀：有出血史，疼痛局限，以刺痛为主，面色黑滞。

（3）食：疼痛出现较快，胀热为主，呃逆腐臭，口臭，大便秽臭，不欲饮食等。

【鉴别诊断】

1.真心痛　心居胸中，其痛常及心下，出现胃痛的表现，应高度警惕，防止与胃痛相混。典型真心痛为当胸而痛，其痛多刺痛、剧痛，且痛引肩背，常有气短、汗出等，病情较急。老年人既往无胃痛病史，而突发胃痛者，当注意真心痛的发生。胃痛部位在胃脘，病势不急，多为隐痛、胀痛等，常有反复发作史。

2.胁痛肝　气犯胃所致的胃痛常痛连胸胁，应与胁痛鉴别。胃痛以胃脘疼痛为主，伴有食少、恶心、呕吐、泛酸、嘈杂等。胁痛以胁肋疼痛为主，伴胸闷、喜长叹息等。在病位和兼症上有明显差别。

3.腹痛　与胃痛均为腹部疼痛，但腹痛是以胃脘以下、耻骨毛际以上部位的疼痛为主。其疼痛部位不难区别。但胃处腹中，与肠相连，有时腹痛可以伴有胃痛症状，胃痛又常兼有腹痛表现，这时应从起病及主要病位加以辨别。鉴别诊断见表5-9。

表5-9　胃痛鉴别诊断表

	病变部位	主要症状特点
胃痛	上腹部胃脘近歧骨处	胃脘部疼痛，伴食少、恶心、呕吐、反酸、嘈杂等
胃痞	心下胃脘，病及胸膈	心下痞塞，胸膈满闷，触之无形，按之不痛
真心痛	心，痛常及心下	当胸而痛，其痛多刺痛、剧痛，且痛引肩背，常有气短、汗出等
胁痛	胁肋	胸胁疼痛为主，伴胸闷，喜长叹息
腹痛	胃脘以下，耻骨毛际以上	疼痛多伴有饮食，大便的失常

【辨证要点】

1.**寒邪犯** 胃突发剧痛，畏寒喜暖，得热痛减，喜热饮，四肢不温，舌苔白，脉紧。

2.**食滞于中** 胃脘胀闷而痛，吐后痛减，得食则甚，嗳腐吞酸，呕吐，苔腻（或厚或黄）脉滑。

3.**肝气犯胃** 胃痛牵两胁胀痛，痛无定处，生气则痛甚，嗳气泛酸，大便不爽，苔薄白，脉弱。

4.**气滞血瘀** 痛有定处，如针刺刀割，拒按，食后痛甚。吐血，便血（柏油便）。舌紫暗，瘀斑，脉细涩。

5.**脾胃虚寒** 隐隐作痛，喜温喜按，饥时胃痛，得食则舒，呕吐清水，神疲无力，大便溏薄，肢冷，舌质淡，有痕，苔白，脉弱。

6.**胃阴亏损** 胃痛隐隐，灼热不适，食少口干，大便干结，舌红少津，脉细数。

【治疗方法】

1.毫针疗法

处方：主穴：中脘、足三里、内关。

配穴：寒邪犯胃：梁门。

食积胃痛：内庭、建里。

肝气犯胃：期门、太冲。

气滞血瘀：膈俞、三阴交。

脾胃虚寒：脾俞、章门、关元、神阙。

胃阴亏损：血海、三阴交。

胃酸过多：膏肓。

胃痉挛痛：梁丘。

方义：胃以降为顺，以通为用，通则不痛。中脘为胃募、腑会，降胃气，化湿除满；足三里为胃之下合穴，健中气，助消化；内关为心包络穴，与三焦相表里，宽胸和胃，理气止呕。无论虚实之证，运用"腑病取募""阳病治阴""合治内腑"的理论治之。寒邪犯胃加梁门，灸之可温通胃腑，益气降逆；食积胃痛加消食导滞之经验穴内庭、建里；肝气犯胃加足厥阴穴太冲、期门，疏肝理气，平肝和胃，调畅气机；气滞血瘀加膈俞、三阴交，活血化瘀止痛；胃酸过多灸膏肓，膏肓为制酸要穴；脾胃虚寒加脾俞、章门、关元、神阙，温中健脾，温阳止痛；胃阴亏损加血海、三阴交，补益胃阴；胃痉挛痛，重刺郄穴梁丘，解痉止痛。

操作：中脘可用"苍龟探穴"手法，一针透六穴，上透上脘，下透建里，左右透阴都、梁门。刺法是直刺中脘，气至后上提斜刺、上下左右改变针尖方向和深度。足三里直刺1~1.5寸，内关直刺0.5~1寸，根据虚实施行补泻；背俞穴针用补法，不留针；募穴要求针感气至病所，留针拔罐；关元、神阙用温针灸或灸法；梁门多用于胃痉挛痛，用泻法，重刺激，每5min行针1次，至痛止。

2.埋针疗法

取穴：脾将俞、胃俞、足三里、中脘。

操作：将皮内针埋藏于以上穴位处，5~7天1次。

3.痛点针刺法

胃疼常规针刺效不显时，可选取背部胃疼对应点或脊旁，小腿胃经线上压痛点或在天宗穴周围寻找压痛点刺之，有明显止痛效果。

【注意事项】

（1）注意饮食有节，忌食生冷和辛辣等刺激食品。

（2）胃痛并发呕血、便血时应中西医结合治疗。

【古今处方介绍】

1.利膈止痛《备急千金要方》 膈俞、阴谷。

2.健脾消食《针灸大全》 公孙、解溪、太仓、足三里。

3.脾肾不足《针灸资生经》 涌泉、建里。

4.通络止痛《类经图翼》 巨阙、大都、太白、足三里。

5.疏肝健脾《针灸集成》 肝俞、脾俞、足三里、膈俞、太冲、独阴、乳根。

第六节 中风

中风病，即现代所称的脑卒中，是由于气血逆乱，产生风、火、痰、瘀，导致脑脉痹阻或血溢脑脉之外。临床以突然昏仆、半身不遂、口舌㖞斜、言语謇涩或不语、偏身麻木为主症的疾病。依据脑髓神机受损程度的不同，有中经络、中脏腑之分。本病多见于中老年人，四季皆可发病，但以冬春两季最为多见。中风是临床常见的急性病症。具有发病率高、病死率高、致残率高的特点，我国脑血管病的年发病率为94.07/10万，患病率冠诸病之首。在本病预防、治疗和康复方面，中医药具有较为显著的疗效和优势。

这里主要论述中风后偏瘫的辨治，某些脑部疾患也可以考虑使用。中风在《内经》中称为仆击、偏枯、大厥等。因本病往往出现突然仆倒，甚至昏迷需要急救，而后又往往出现偏瘫等肢体障碍、语言障碍。病如《金匮要略》所说，在经入脏入腑。使用针灸治疗，无论其缓急深浅都能恰到好处。近代使用针灸治疗中风者较多，疗效也较为满意。据笔者统计的5000多例病案，其总有效率为93.9%。而查有关资料，其自然恢复率仅为40%~50%。

针灸治疗中风，历来有两大类方法。一是当今常用的通关过节疗法，其特点是以大关节部位的穴位为主；一是大接经疗法，其特点是以十二井穴为主。由于历史的原因大接经疗法目前使用较少，即使有人使用也很难体现出其治疗的精妙绝伦之处。实际上这两种疗法都有比较好的疗效，尤其大接经疗法，是对脑部疾病的一种直接治疗方法，使用得当效果更为理想，治疗更为彻底。

中医治疗中风病有很长的历史渊源，真正可重复的治疗方案不多，其疗效结论亦不够确切。

西医所说脑血管意外，即急性脑血液循环障碍，包括出血性脑血管意外，如脑出血、蛛网膜下腔出血等；缺血性脑血管意外，如脑血栓形成、脑栓塞等，可参照本节辨证论治。

【病因病机】

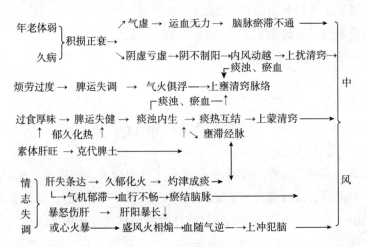

图5-2　中风病因病机图

【诊断要点】

（1）口舌㖞斜或流涎。

（2）舌强，语言謇涩，失语。

（3）一侧肢体麻木，活动不便或半身不遂。

（4）突然昏倒，不省人事，神志昏蒙。

（5）病发多有诱因，病前常有头晕、头痛、肢体麻木、力弱等先兆症。

（6）好发于40岁以上者。

（7）脑脊液检查、眼底检查、颅脑CT、MRI等检查有助于诊断。

（8）中风病的急性期是指发病后两周以内，中脏腑类最长病期可至1个月；恢复期是发病两周或1个月至半年以内；后遗症期系发病半年以上者。

【鉴别诊断】

1.口僻　俗称吊线风，主要症状是口眼㖞斜，多伴有耳后疼痛，因口眼㖞斜有时伴流涎、言语不清。多由正气不足，风邪入中脉络，气血痹阻所致，不同年龄均可罹患。中风病口舌㖞斜者多伴有肢体瘫痪或偏身麻木，病由气血逆乱，血随气逆，上扰清空而致脑髓神机受损，且以中老年人为多。

2.痫病　都有猝然昏仆的见症。而痫病为发作性疾病，昏迷时四肢抽搐，口吐涎沫，或作异常叫声，醒后如常人，且肢体活动多正常，发病以青少年居多。

3.厥病　神昏，常伴有四肢逆冷，一般移时苏醒，醒后无半身不遂、口舌㖞斜、言语不利等症。

4.痉病　以四肢抽搐，项背强直，甚至角弓反张为主症。病发亦可伴神昏，但多出现在抽搐以后，无半身不遂、口舌㖞斜等症状。

5.痿病　有肢体瘫痪，活动无力，但多起病缓慢，起病时无神昏，以双下肢瘫或四肢瘫为多见，或见有患肢肌肉萎缩，或见筋惕肉瞤。中风亦有见肢体肌肉萎缩者，多于后遗症期由废用所致。

【辨证要点】

中风的分型可根据病位浅深、病症轻重、病变缓急，以及预后好坏，分为中经络、中脏腑两大类。

（一）中经络

1.肝阳暴亢　半身不遂，舌强语謇，口舌㖞斜，眩晕头痛，面红目赤，心烦易怒，口苦咽干，便秘尿黄，舌红或绛，苔黄或燥，脉弦有力。

2.风痰阻络 半身不遂，口舌㖞斜，舌强语謇，肢体麻木或手足拘急，头晕目眩，苔白腻或黄腻，脉弦滑。

3.痰热腑实 半身不遂，舌强不语，口舌㖞斜，口黏痰多，腹胀便秘，舌红、苔黄腻或灰黑，脉弦滑大。

4.气虚血瘀 半身不遂，肢体软弱，偏身麻木，舌㖞语謇，手足肿胀，面色㿠白，气短乏力，心悸自汗，舌黯淡，苔薄白或白腻，脉细缓或细涩。

5.阴虚风动 半身不遂，肢体麻木，舌强语謇，心烦失眠，眩晕耳鸣，手足拘挛或蠕动，舌红，苔少或光剥，脉细弦或数。

（二）中脏腑

1.闭证

（1）风火闭窍：突然昏倒，不省人事，两目斜视或直视，面红目赤，肢体强直，项强，鼻鼾身热，大便秘结，两手握紧拘急，甚则抽搐，角弓反张，舌红或绛，苔黄而燥或焦黑，脉弦数。

（2）痰湿蒙窍：突然神昏，半身不遂，肢体瘫痪不收，痰涎涌盛，四肢逆冷，面白舌黯，苔白腻，脉沉滑或缓。

2.脱证 神昏，面色苍白，瞳孔散大，肢体瘫软，手撒肢冷，多汗，甚则四肢厥逆，二便失禁，气息短促，舌紫或萎缩，苔白腻，脉散或微。

【治疗方法】

（一）中经络

1.半身不遂

（1）毫针疗法

①通关过节法：

处方：主穴：上肢：肩髃、手三里、曲池、合谷、外关、极泉。

下肢：环跳、阳陵泉、足三里、解溪、昆仑、三阴交。

配穴：病久，筋肉拘急，僵硬，可加阴经穴。肘加曲泽，腕加大陵，膝加曲泉，足加太溪、太冲，手指活动差加井穴，气血虚加夹脊，上肢加颈夹脊，下肢加腰夹脊。语言謇涩，流涎，失语加廉泉、承浆、通里。

方义：肩髃、手三里、曲池、合谷为上肢局部取穴，上下臂配合，疏通阳明经气，为半身不遂上肢主穴；外关位于上肢外侧，是治疗上肢外侧不用、拘挛的要穴，辅助阳明，通经活络。本方组成以局部取穴为主，照顾上肢、肩、肘、腕、指的功能，以通经活络为宗旨，振奋阳气，以利恢复功能。环跳位于髋关节处，是下肢枢纽，有较强疏通经络作用，乃下肢病症重要穴位；阳陵泉主治筋之病症，乃下肢不遂主穴，配合环跳，一上一下，统治下肢病症，疏经活络。足三里、解溪阳明经穴，位于气血旺盛之经，可调和气血，疏通经络。昆仑为足太阳膀胱经经穴，配解溪，刺之疏通经脉，治疗下肢痿痹。三阴交为足三阴经交会穴，滋补肝肾，健脾化痰，极泉为少阴心经之腧穴，育阴潜阳，加入主穴，有治病求本之意。

操作：初病刺患侧，久病刺双侧或健侧。手法以泻法为主，或平补平泻。体实邪实深刺，透刺，电针，加强刺激，以泻为主。若久病气虚，可以用补法，或加用灸法。重视经气感传，以促进疏通经络，如古人云："气至而有效。"肩髃泻法，麻涨达肘为度；合谷先向大指，后向三间，以伸直或抽动3次为度；曲池麻胀可达食指；环跳针刺后以电击感到达足趾为度；极泉、三阴交针后上肢或下肢抽动3次为度，强调针感传导作用。

②大接经疗法：十二井穴

从阳引阴法：至阴、涌泉、中冲、关冲、窍阴、大敦、少商、商阳、厉兑、隐白、少冲、少泽。

从阴引阳法：少商、商阳、隐白、少冲、少泽、至阴、涌泉、中冲、关冲、厉兑、窍阴、大敦。

方义：大接经疗法主要是将十二正经的经脉接通。十二经的交接处在手足的末端，而中风产生的原因主要是经脉受阻，而受阻的主要地方是经脉交接处，即手足末端十二井穴处。因此针刺十二井穴能打通经脉，使气血通畅，从而使疾病痊愈。其中从阳引阴法主要针对阴寒引起的中风，从阴引阳法主要针对阳热引起的中风。

操作：按穴位排列顺序进行针刺，针刺的深度在0.1寸左右，一般情况之下不捻针，在针刺的同时进行导引。新病先针患侧，久病先针健侧。手臂部配用通关过节的方法，如加用肩髃、曲池、合谷等穴，先从阳经开始，每次针刺一条经脉的关节部位穴位，三阴三阳经脉逐步针刺。足腿部配用解决全身症状的穴位，如痰湿加用丰隆，火热加太冲或行间，瘀血加中都或地机等，左右腿穴位交换使用。十二井穴中的大部分穴位针刺出血后即换用八风、八邪，逐渐向十二原穴、十二合穴过渡。但是在过渡的过程中若发现治疗的进展受阻或疾病反复,则要回头再针刺十二井穴。目的是保持十二经脉气血通畅。若有硬瘫,则要打通小周天,即在任、督脉上选穴位针刺。若是病程较长则要加用背俞穴。每一组穴位针刺的时间不要超过7天,争取7天之内就换用另一组穴位,可以重复进行。由于经常换用穴位,故本病的治疗可以一直进行,中间不需要停针休息。针刺穴位的手法强弱主要根据病情而定,针刺的主要目的是调动经络、腧穴的作用,何种强度调动得力则用何种刺激强度。强调病人配合,主要是要求病人主动进行肢体活动,只要是能活动的部位,一定要经常活动,否则影响疗效。

中风多取五输穴,此为经气根本所在,加速调节阴阳气血。病久,筋肉拘急,僵硬加阴经穴,以养阴柔筋。手指活动差加井穴,井穴为阴阳交接之所,续接经气,调节阴阳,有人研究认为有改善微循环,促进脑力恢复作用。气血虚加夹脊,上肢加颈夹脊,下肢加腰夹脊,尤其是久病不愈,夹脊有补益气血作用,也根据西医脊神经分布选穴,刺激相应的神经根部。语言謇涩、流涎、失语加廉泉、承浆、通里,肝、心、脾、肾均与舌有关,任脉亦过舌咽部,故多取阴经穴。

（2）头针疗法

取穴:顶旁一线、顶旁二线、顶颞前斜线、顶颞后斜线。针刺血管舒缩区(运动区向前移3cm的并行线上)、运动区。对侧颞部取三针:耳尖直上入发际2寸处为第1针,以此为中点,同一水平向前、后各移1寸处,分别为第2针、第3针。

操作:行针手法快,刺激性强,残肢能活动,或有麻胀感,出汗为好。可以电针代替手捻针,留针时间长,30min、数小时或数日均可。

（二）中脏腑

1.闭证

处方:主穴:水沟、十二井、太冲、劳宫、丰隆。

配穴:牙关紧闭:颊车、合谷。

语言不利,失语:廉泉、通里。

两手握固:后溪、合谷。

方义:水沟为督脉要穴,泄热开闭,醒脑开窍;十二井接通三阴、三阳经，决壅开闭；太冲平肝，潜阳，息风，降逆，右太冲透涌泉，滋阴息风；劳宫为心包荥穴，清心安神，降火泄热，清热开闭；丰隆为涤痰要穴，痰浊壅滞，气机闭塞，取丰隆涤痰启闭。本方水沟、十二井穴疏调十四经气血，太冲、劳宫、丰隆，病因治疗，去风，清火，化痰，共奏开窍启闭作用。牙关紧闭加颊车、合谷；语言不利，失语加廉泉，通里；两手握固加后溪、合谷，均为局部取穴。

操作：水沟向鼻中隔下斜刺，眼中充泪为度。十二井点刺出血。太冲透刺涌泉。后溪透刺合谷。

2.脱证

处方：关元、神阙。

方义：脱证用益气，回阳，固脱之法，取任脉穴为主。元阳外脱，阴阳离绝，从阴救阳，关元为足三阴与任脉会穴、阴中含阳之穴，培元固本；神阙益先天之本，举陷固脱。

操作：隔盐、附子、姜灸，持续4~8 h，不以壮数为限。或用雷火针。用大艾炷重灸，温热刺激，具有回阳救逆的作用。

【注意事项】

（1）预防高血压。肝阳上亢，眩晕，肢麻，有先兆之人，体针用风市、足三里；耳针用降压点、肾上腺、耳尖、心；头针刺激，改善脑部及肢体血液循环，供血供氧，抗衰老，活化脑细胞。

（2）急性期病人要密切观察病情，中西医结合治疗。

（3）病情稳定后配合推拿及功能锻炼，促进患肢恢复。

【古今处方介绍】

1.祛风通络《备急千金要方》 环跳、阳陵泉、下巨虚、阳辅或肩髃、列缺、曲池。

2.泄热启闭《针灸大全》 申脉、中冲、百会、大敦、印堂。

3.预防中风《针灸大成》 足三里、绝骨、百会。

4.平肝息风《针灸全生》 人中、中脘、气海、足三里、大敦。

第三章　肾系病证

第一节　遗尿

　　遗尿是指小儿年满3周岁，具有正常排尿功能，经常于睡眠之中小便自遗，不能自醒的一种病症，亦称"遗溺"，俗称"尿床"。3岁以下的婴幼儿尚未养成排尿的习惯，加之贪玩，身体疲劳，入睡较晚、较深，于睡中遗尿，不属病态。3岁以上的幼儿不能控制夜间排尿，每睡即遗，渐成习惯，应视为病态。本病虽然多见于小儿，也可见于成人。

　　遗尿症多见于儿童，由于此病早起容易被忽略，往往缺乏及时的治疗。所以来诊者多有下元虚冷，膀胱不约的表现。《灵枢·本输》就有"虚则遗溺"的说法。张景岳也认为"凡睡中遗尿，此必下元虚冷，所以不固。"在《内经》中把与遗尿有关的脏腑经络列为三焦、督脉、足厥阴肝之脉、膀胱。但是在治疗上却没有详细具体的方法。仅《灵枢·本输》说："遗溺则补之"的大法。《内经》认为遗溺与癃闭是同一经络脏腑上的不同表现，根据经络穴位调节机体功能的双向性，是可以参考癃闭的处方来治疗遗溺的。在具体穴位上，《针灸甲乙经》为关门、神门、委中、石门、大敦，《备急千金要方》为阳陵泉、阴陵泉，《针灸大成》为神门、鱼际、太冲、大敦、关元，《针灸集成》为阴陵泉、阳陵泉、大敦、曲骨。

　　西医将本病分为器质性和功能性两类。泌尿系畸形、隐性脊柱裂、大脑发育不全等器质性病变，泌尿系感染以及发育不良等功能性疾病可导致遗尿。

【鉴别诊断要点】

　　尿失禁　在日间神志清楚时仍不能控制排尿。根据病史，体格检查及有关实验室检查可明确临床类型和病因，如真性尿失禁、假性尿失禁、应力性尿失禁、先天性尿失禁和尿瘘性尿失禁等。

【辨证要点】

1.肾气不足　睡中遗尿，睡后方觉，常伴有小便清长、频数，面色㿠白，腰膝酸软，手足发凉，舌淡，脉沉迟无力。

2.肺脾气虚　多发于病后或体弱者，睡中遗尿，尿频而量少，兼见面白体倦，食欲不振，形体消瘦或过度肥胖，舌质淡，脉缓弱。

【治疗方法】

（一）现代治疗介绍

1.分型论治法　这种方法在遗尿症中使用价值较大。这与针治其他病的方法略有不同。

陈旭光将遗尿症分为甲、乙两个类型。甲型主要表现在中枢神经系统，如嗜睡、沉睡，由于大脑皮质对皮质下中枢阻抑过深，或皮质下中枢兴奋性减弱，由睡眠移行至觉醒非一般条件刺激所能办到，所以膀胱刺激不能使患者从沉睡中醒来。乙型主要表现在膀胱末梢感受器功能减弱致使排尿控制性不强，产生梦尿或尿后惊醒。乙型选用穴位为曲骨、中极、三阴交，甲型除使用乙型穴位外，还加用百会、印堂。还有属甲乙混合型者，则除用上述穴位外，同时针上加电5~10min，然后在曲骨、中极放置2枚警卫针，留针24h乙型患者占70%，较易治疗，一般1~5次可愈；甲型占20%，一般5~10次可愈。甲乙混合型占10%，10~20次才能获效。其有效率为95.7%。

陕西省第二康复医院将此症分为两类进行治疗。①生来遗尿：用中极、曲骨、神门、合谷、三阴交、关元、气海、足三里。用中等刺激，留针15~20 min，亦可使用灸法；②病后遗尿：用太溪、通里、大陵、内关、足三里、三阴交、阴陵泉、阳陵泉。中等刺激，留针30 min。该研究认为灸法不如针法的效果好。

李大可等将患儿分成10组，用多种方法进行治疗。①虚实分治组：温补下元，用关元、三阴交；补中益气，用关门、气海、足三里、三阴交；通补兼施，用百会、合谷、关元、三阴交。②三焦分治组：上焦论治，合谷、列缺；中焦论治，关门、气海、足三里、三阴交；下焦论治，关元、太溪、复溜；三焦论治，列缺、气海、太溪、三阴交。③气纳三焦组：根据三焦脉气循行之理取阴市、委阳。④膀胱根结组：用睛明、至阴。⑤手足阴阳巡回组：手足三阴循回组主取关元及其他六穴；手足三阳循回组主取命门及其他七穴。⑥穴组用百会等24穴，每穴取6~20次。⑦少穴组：用关元等13穴（区），每次取1~4穴。⑧皮肤浅刺组：用以调整三焦膀胱气化，毛刺，刺趾方；浅刺钦针：大敦、涌泉；浅刺短留：百会、攒竹、水沟，此法不捻针。⑨经外独穴组：刺面部，用透龈穴；刺手部，用内三间穴；刺足部，用内公孙穴。⑩辅治组，即用针灸的同时使用拔罐、温针灸、太乙针、耳针、穴封、埋针等。各种方法均有不同程度的疗效，且1~3次见效的占97.4%。

徐筱芳分三型治疗。①肾阳虚，用补肾益元法取肾俞、飞扬、京门，或志室、命门。②肾阴虚，用滋肾育阴，清泄相火法，取肾俞、太溪、飞扬、京门、复溜、液门。③肾气不足，膀胱不约，用补肾益气，约束膀胱法，取肾俞、太溪、飞扬、中极、膀胱俞。

2.主穴变化法 史鹏年取外关（双），捻转结合迎随补法，然后针尾燃艾灸，留针30min，2日1次，治疗小儿夜尿症。认为三焦有通调水道之功，三焦气化失常，可影响膀胱功能，气虚则水道不约，而致遗尿，故用外关调三焦之气，三焦经散络于手厥阴心包，故取此穴，还有清神宁志之功。

杨永璇氏用关元、三阴交为重点穴位，配用气海、合谷治17例，有效率为82.3%。其认为关元为足三阴、任脉之会，肾、肝及任脉的经脉皆络阴器，本穴可调和此四经经气，使遗尿自止。又因遗尿与三阴经关系最切，故三阴交1穴效果非常好。

谢非来以百会穴为主，加用关元、肾俞、膀胱俞效果甚好。

屈春水以中极、关元、气海、膀胱俞为主，配肾俞、曲骨、归来，用于肾、小肠、膀胱三经气虚所致小便失禁或遗尿，治不同情况3例，均愈。

常尔明等以关元、中极、三阴交为主穴，配合谷、曲骨、膀胱俞、大椎，每次选3~5穴，用补法，起针后再灸3~5壮，1日1次，6次为1个疗程。经治8例，全部有效。从各地报道来看，用关元、三阴交为主穴的颇多，王雪苔认为脐下正中线各穴位确实对夜尿症有效，而关元穴又是最主要的穴位。看来把关元、三阴交定为主穴，再据病情加用穴位。这种治疗方向，值得肯定。

（二）毫针疗法

处方：主穴：中极、膀胱俞、三阴交、百会、神庭、四神聪。

配穴：肾气不足：肾俞。

肺脾气虚：肺俞、脾俞。

方义：中极为膀胱募穴，膀胱俞为膀胱之背俞穴，俞募穴相配能振奋膀胱气化功能；三阴交为足三阴经之交会穴，可通调脾、肝、肾三经之经气而止遗尿；百会属督脉，其位最高，性善升提，可升提清气而止遗尿；神庭、四神聪皆以功能命名，能调神，使神志清醒而止遗尿。针对病因，肾气不足，膀胱失约者，配肾之背俞穴以益气补肾；肺脾气虚者，配以肺俞、脾俞以补益肺脾之气，约束水源。

操作：中极斜向下深刺，令针感放散至会阴及大腿内侧；膀胱俞直刺深刺，使针感向小腹内侧放散；三阴交微向后针刺1~1.5寸，令针下酸麻；百会向后平刺或浅刺至帽状腱膜层，行快速捻转补法；神庭向后平刺0.5~1寸，行快速捻转补法；四神聪四针都向百会方向针刺，同时快速捻转，使局部产生紧束感；肾俞直刺1~1.5寸，补法；肺俞、脾俞直刺0.5~0.8寸，补法。

（三）耳针疗法

取穴：膀胱、尿道、肾、皮质下、神门、脑干。

操作：每次取2~3穴，用0.5寸毫针刺之，宜弱刺激，每日1次，留针30min，双侧同用或交替使用。亦可埋藏揿针或贴压王不留行籽、磁珠，3~5日更换1次。

（四）皮肤针疗法

取穴：小腹部任脉，肾经循行段，夹脊（11、12椎），肾俞至白环俞。

操作：每日临睡前叩打1次，由下向上，由轻到重，皮肤潮红为度，每日1次，每次20~30min。

（五）穴位注射疗法

取穴：百会、中极、三阴交、肾俞。

操作：用维生素B_1、B_2注射液，每穴每次注射0.3~0.5ml，隔日1次。

【注意事项】

（1）针刺治疗遗尿有较好的疗效。但对某些器质性病变引起的遗尿，应治疗其发病原因。

（2）治疗期间嘱家属密切配合，使患者逐渐养成自觉起床排尿的习惯。

【古今处方介绍】

1.补肝养肾《针灸资生经》 气海、大敦、曲泉、阴谷、阴陵泉、复溜。

2.补肾固摄《现代针灸医案》 膀胱俞、太溪、关元。

3.养心宁志《现代针灸医案》 关元、三阴交、内关、神门。

第二节 遗精

遗精是指在无性生活时发生的精液遗泄，有梦而遗者，为梦遗；无梦而遗，甚至清醒时精液流出者，为滑精。正常未婚男子或婚后夫妻分居者，每月遗精1~2次，或偶尔再稍多，属正常生理现象。若未婚成年男子遗精次数频繁，每周2次以上，或已婚有正常性生活也经常遗精，则属于病理状态。

本病的发生，主要是肾气不固所致的。导致肾气不固的原因有很多，若思虑过度，心阴暗耗，心阳独亢，不能下交于肾，相火妄动，扰动精室，则发为梦遗；心虚则神浮不舍，心脾两虚，气不摄精，导致遗精或滑精；恣情纵欲，房事不节，或梦遗日久，或先天禀赋不足等，均能导致肾精耗伤。阴损及阳，命门火衰，精关不固，发为遗精或滑精。

西医所说的神经衰弱、精囊炎和睾丸炎引起的遗精，可参照本节施治。

【诊断要点】

（1）已婚男子不因性生活而排泄精液，多在睡眠中发生，每周超过1次；或未婚男子频繁发生精液遗泄，每周超过2次者，伴有耳鸣、头昏、神倦乏力、腰酸膝软等症，持续1个月以上，即可诊断为本病。

（2）直肠指诊、前列腺B超及精液常规等检查可协助病因诊断。

【鉴别诊断】

1. 溢精 成年未婚男子，或婚后夫妻分居者，1个月遗精1~2次，次日并无不适感觉或其他症状，属于生理现象，并非病态。《景岳全书·遗精》说："有壮年气盛，久节房欲而遗者，此满而溢者也。"又说："苦满而溢者，则去者自去，生者自生，势出自然，无足为意也。"

2. 早泄 遗精是没有进行性交而精液流出，而早泄是在性交之始，精液泄出而不能进行正常的性生活。

【辨证要点】

1. 心肾不交 心烦不寐，梦中遗精，阳兴易举，头晕目眩，神疲体倦，心悸健忘，口干咽干，小便短赤，舌红，脉细数。

2.湿热下注 过食辛辣肥甘，损伤脾胃，运化无力，湿热下注扰动精室，发为遗精。若久遗不止，可致滑精。梦中遗精频作，尿后有精液外流，小便短黄而混，或热涩不爽，口苦烦渴，舌红苔黄腻，脉滑数。

3.心脾两虚 遗精，遇思虑或劳累而作，头晕失眠，心悸健忘，面黄神倦，食少便溏，舌淡苔薄白，脉细弱。

4.肾虚不固 遗精频作，甚则滑精，腰酸膝软，头晕目眩，耳鸣，健忘，心烦失眠。肾阴虚者，兼见颧红盗汗，舌红苔少，脉弦数；肾阳虚者，可见阳痿早泄，精冷，畏寒肢冷，面色㿠白，舌淡，苔白滑，尖边有齿痕，脉沉细。

表5-1 遗精分型证治表

分类	症状	病机	治法	主方	辨证用穴
心肾不交	遗精，失眠，寐少梦多，虚烦，头晕目眩，心悸怔忡，健忘，小便短赤，舌红，脉细数	心动神浮，火扰精室	清心养阴，安神止遗	关元、肾俞、三阴交	心俞、神门、劳宫
湿热下注	遗精，尿浑浊热赤，涩而不爽，精随尿出，口苦渴，便溏不爽，苔黄腻，脉滑数	湿热下注，扰乱精室	清利湿热，护精止遗		次髎、阴陵泉、膀胱俞
心脾两虚	遗精，劳甚则发，肢体困倦，食少便溏，面色萎黄，失眠心悸，舌淡苔薄脉细弱	劳伤心脾，气不摄精	益气养血，摄精止遗		心俞、脾俞、足三里
肾虚不固	遗精早泄，腰酸膝软，发落齿摇，眩晕耳鸣，健忘失眠，低热颧赤，五心烦热，咽干盗汗，舌淡，苔白滑，脉沉细	肾虚滑脱，精关不固	补益肾精，固涩止遗		太溪、太冲、悬钟

【治疗方法】

1.毫针疗法

处方：主穴：关元、肾俞、三阴交。

配穴：心肾不交：太溪、神门。

湿热下注：膀胱俞、次髎、阴陵泉。

心脾两虚：心俞、脾俞、足三里。

肾阴虚：照海、劳宫、志室。

肾阳虚：命门、肾俞、太溪。

方义：关元温补下元，以固精宫；肾俞益肾壮阳，培元固本，固摄精宫；

三阴交补肝益肾，固精止遗为主穴。心肾不交加心经和肾经原穴太溪、神门，补太溪可滋肾水，泻神门可降心火，交通心肾。湿热下注加背俞穴和足太阳膀胱经穴，膀胱俞、次髎、阴陵泉，清热利湿，固摄精宫。心脾两虚加背俞穴、脾胃经穴心俞、脾俞，补益心脾之气；足三里可强健脾胃，以滋气血生化之源。肾阴虚加照海，滋肾水以除虚火；劳宫，清心除烦安神；志室，固精止遗；肾阳虚温灸命门、肾俞，振奋肾阳，以补益命门之火，太溪填肾精，以取阴中求阳之意。

操作：关元针用补法，并灸；肾俞向脊柱斜刺针1~1.5寸；三阴交直刺1~1.5寸，针用补泻兼施法。

2.耳针疗法

取穴：内生殖器、皮质下、内分泌、肾、心、外生殖器。

操作：每次选2~3穴，用毫针刺，弱刺激，留针15~30 min。亦可用耳穴压豆法。

3.灸法

取穴：关元、归来、肾俞、志室、太溪。

操作：一般采用艾条悬灸，每日施灸1次，皮肤发红为度，10次为1个疗程。肾阳虚则采用隔姜灸。

【注意事项】

（1）针刺腹部或腰部诸穴时，应使针感向会阴、阴茎部传导，感觉越强烈，其疗效越显著。

（2）遗精多属功能性，因此在治疗的同时，应认真对患者进行解释和鼓励，消除患者的疑虑，使其正确对待疾病。

（3）要重视原发病的治疗，对于神经衰弱、精囊炎、睾丸炎等引起的遗精，要标本兼治，方可提高疗效。

【古今处方介绍】

1.补肾固精《针灸大全》 照海、关元、白环俞、太溪、三阴交

2.养阴安神《针灸大全》 照海、中极、膏肓、心俞、然谷、肾俞

3.养阴降火《针灸大成》 曲泉、中封、太冲、至阴、膈俞、脾俞、三阴交、肾俞、关元、三焦俞

4.交通心肾《针灸全生》 心俞、膏肓、肾俞、命门、白环俞、中极、三阴交、中封、然谷

第四章 气血津液病证

第一节 疼痛

（一）痛证的量化确立

1.穴位的疼痛生理

（1）穴位的动态特性：无论在基础研究还是临床上，穴位的生理和病理都是动态过程，疼痛有时出现，有时消失，在很大程度上取决于人的生理状况，每个人疼痛点的数量取决于内源性和外源性两方面因素。

1950年，得克萨斯州的医生Dr.Sola发现，入伍的新兵在经过几个星期的紧张的军事训练后，有些人到他的诊所治疗肌肉酸痛，这些新兵因过度用力导致疼痛产生，他称为扳机点（trigger point）。为什么经过同样的紧张训练后，只有一部分人产生疼痛点？Dr.Sola认为在没有疼痛症候的人身上，扳机点可能处于潜伏期，一旦遇见生理异常，如慢性疲劳，寒冷刺激或其他刺激，这些潜伏点就是疼痛出现的根源。"潜伏"即表明一种动态过程，意味着穴位的存在是不断变化的，这种动态过程可表现为以下3个方面。

潜伏期：处于疼痛潜伏期的穴位，施加适当的机械刺激，压力不超过 $1.2N/m^2$，不会有疼痛或其他不适感觉。

被动期：处于被动期的穴位在受到适当的刺激时会有疼痛或其他不舒适的感觉。"被动"是指主观上并没有感觉到疼痛的存在。穴位的动态变化，有两个重要的特点，首先是穴位变化的序数性，全身穴位从潜伏期转变为被动期是有一定的顺序可循的，即有些穴位较另一些穴位更容易从潜伏期进入被动期。其次是一个人身上被动穴位的数量是疼痛程度的指数，慢性疼痛持续越长被动穴位就越多，这一现象为我们提供了一种疼痛定量法，可作为今后治疗的参考。

活动期：当疼痛持续发展，特别是持续较长时间之后，有些被动穴位就会进入活动期。也就是说，这时候连病人自己都能明确在身体上指出疼痛的位置。通过疼痛的轻重，可以给疼痛进行定量。活动期的出现会因时因人而异，没有规律可循。

（2）穴位的物理特性：

敏感性：①所有就诊病人都有敏感穴位。②不同点的敏感程度不同。病人的疼痛时间越长，或病人主诉疼痛越严重，病人的敏感穴位就越多。

序数性：序数指全身穴位变为被动期的顺序，也指在特定时期全身被动穴位的数量。疼痛敏感的穴位具有较前的序数，不太敏感的穴位其序数较后。

表5-1　脊椎部穴位的序数表

突棘穴位	名称	出现被动期的频率	百分比
T1	陶道	42	19.2%
T2		17	7.8%
T3	身柱	90	41.1%
T4		31	14.2%
T5	神道	147	67.1%
T6	灵台	79	36.1%
T7	至阳	177	80.9%
T8		32	14.6%
T9	筋缩	39	17.8%

这里的所谓被动期的频率，是指从219位病人身体上按压出来的。也就是说219位疼痛病人中有多少位出现脊柱压痛点，如T7就有177位病人出现压痛点。

根据穴位序数，可以将其分为4级，用S表示。S1指出现被动期频率在80%以上的穴位；S2指出现被动期频率在50%~70%的穴位；S3指出现被动期频率在15%~49%的穴位；S4指出现被动期频率在15%以下的穴位。

从表5-15可以看出，在9个胸椎棘突点中，T7是最容易转化为被动期的，如果病人在背部只有1个被动穴位，这个穴位就是T7，故称T7为一级；若是有两个，就是T7、T5，称T5为二级，以后出现的穴位也会按表的顺序。这样就有以下两点可以去运用。如将T1、T3、T6、T9为三级，非穴位点的T2、T4、T8为四级。对病人进行主动检查，以找出最疼痛的点或穴位。如脊椎疼痛，则首先在T7上检查，然后检查T5，然后检查T3、T6、T9，这样操作节省了检查的时间，提高了准确性。

特异性：特异性是指被动期穴位的准确位置及大小。在被动期穴位的早期，穴位所占面积较小，此时穴位具有较高的特异性，随着疼痛时间的延长，穴位面积越来越大，穴位的特异性就降低了。穴位的特异性越高，越不容易探出穴位的位置；反之，特异性越低，就越容易探求到穴位的位置。

2.穴位疼痛的可定量性

（1）穴位疼痛程度用L表示。

L0.5：无自觉症状，但按压后有疼痛感觉。

L1：有自觉症状。

L2：疼痛明显，但尚能忍受。

L3：疼痛剧烈，难以忍受。

（2）穴位疼痛的定量：如果病人胸椎棘突没有被动期穴位，T就等于0。这时的病人可能没有病，或处于潜伏期。如果病人胸椎棘突点转化为被动期穴位，那么一级穴位就按实际的疼痛程度定量，如T7仅有自觉症状，就是1，疼痛明显，但尚能忍受就是2，余类推。二级穴位在一级穴位的量上减半，比如T5本有自觉症状，按标准为1，但由于其是二级穴位，则定量为0.5，余类推。三级穴位再减半，为一级穴位的1/4。四级穴位为一级穴位的1/8。从脊椎的测定序数来说，定量首先是T7，医生可以根据以上的标准将疼痛的量定为0.5或1、2、3都可以，如果T5的疼痛与T7一样，因为T5为二级，则可定为0.25或0.5、1、1.5等，其余依次类推。

穴位疼痛的定量（D）可以用以下公式：

$$D1=L0.5 \times S1的个数 + L1 \times S1的个数 + L2 \times S1的个数 + L3 \times S1的个数$$

如这位病人3个一级穴位均有疼痛，但是其中一个的L是2，另两个是1，则$D1=2 \times 1 + 1 \times 2 = 4$

病症疼痛的定量（即量化疼痛T）：

$$T=D1+D2+D3+D4$$

这样得出的T，也就是病人的疼痛总量。我们可以使用T进行治疗效果评价。

表5-2　疼痛病症评估表

疼痛	一级疼痛	二级疼痛	三级疼痛	四级疼痛
级别	1~5	6~10	11~15	15以上
治疗有效率	76%~100%	51%~75%	26%~50%	0~25%
估计治疗次数	4~8	9~16	17~32	32以上
复发的概率	0~25%	24%~50%	51%~75%	76%~100%

复发需要数年，数月或数周，至数天的时间。

可以使用以上表格对疼痛的治疗进行测定。

3.疼痛时间与性质的确定　疼痛出现是气血不通的表现，即所谓"通则不痛""痛则不通"。一是气血通畅的时候不会出现疼痛，二是气血完全不通的时候也不会有疼痛。疼痛是在气血要通不通的时候出现。在诊断时，了解疼痛的时间与性质对治疗有很重要的意义。

（1）时间：早晨疼痛明显或加剧，说明阳气不足，治疗以补气为主。晚上疼痛明显或加剧，说明阴寒较甚，治疗以补阳为主。阴雨天疼痛加重，说明寒湿侵犯，治疗以温阳燥湿为主。风雨天加重，说明风湿侵犯，治疗以祛风燥湿为主。中午疼痛明显或加剧，说明有火热之邪，治疗以清热为主。持续疼痛的，说明正不强而邪未去，邪正纠缠不清，治疗以补正祛邪为主。无规律性突然疼痛，多为气滞引起，治疗以通经行气为主。早、中、晚疼痛加剧者，亦为气滞引起，治疗以调理气机为主。

（2）性质：抽搐样疼痛，说明有瘀血，治疗以活血通瘀为主，主以郄穴。胀痛说明有气滞，或者是热邪为患，治疗以清热行气为主。酸胀痛说明风寒之邪为患，治疗以温经散寒为主，多加用灸法。冷痛，溶溶如坐水中，说明寒邪为患而正气虚，治疗以温阳壮火为主，多加用灸法。轻微刺痛或长期持续性疼痛，说明有肾虚，治疗以补肾为主。刀割样疼痛，多有瘀血，治疗以活血化瘀为主，多使用接经法。麻木兼有疼痛，或对疼痛敏感，说明气滞血瘀，治疗以行气活血为主。持续性钝痛，说明阳虚，治疗以温补阳气为主。

（二）外经痛的针灸治疗

由于全身各处均可以出现疼痛，致病的原因也各不相同，所以治疗方法也很多：①以痛为输，重视阿是穴的使用；燔针劫刺，寒用温法，热用泻血法。②外经治疗先局部后远程，内脏治疗先远程后局部。③外经治疗重手法，内脏治疗重针法。④外邪侵犯重经络，内因致病重脏腑。⑤急性疼痛多用泻法，慢性疼痛多用平补平泻法。⑥无论急性、慢性，都常加用灸法。也有补、泻，局部、循经之分。

1. 头痛 西医将头痛大致分为4类：一是头部的局部病变，如颅内脑实质、脑血管、脑膜、颅骨、头皮、颈椎、耳、鼻、眼等组织、器官的病变所引起的头痛；二是心血管病变，如高血压、动脉硬化所引起的头痛；三是神经性和功能性疾病，如三叉神经痛、癔病、神经衰弱、血管神经性头痛等；四是中毒、感染、中暑等其他原因所引起的头痛。

中医认为头在人体之最高处，是阳气集聚之处，手、足三阳经均上行头面，三阴经中的厥阴经也上达巅顶，其余阴经则通过络脉、支脉及表里经的气血贯注，间接上达头部，因此百会穴称之为三阳五会，实际上与全身的经络均有关系。而脑居颅内，为"元神之府"，五脏六腑之精气也都上达于脑。故《素问·脉要精微论》说"头者，精明之府"，为诸阳之会。因此无论外感还是内伤引起的脏腑或经络的病变，都可上扰头部，使经气逆乱，气血痹阻，而发生头痛。

（1）太阳经头痛

1）外感头痛

症状：头痛时作，性质一般为胀痛、紧束痛，兼见头昏，喜按，常用头巾束头，痛在眉棱骨、太阳穴处、头顶及枕后部等部位，也可见全头痛，痛连项背。吹风受寒时加重。恶风寒，头部尤甚，常欲裹首，四肢酸楚，目胀痛，鼻塞或流清涕，小便清长，苔薄白，脉浮紧。T在1~10之间。

辨证：太阳经为人体卫外之屏障，主一身之表，外邪侵袭，先犯太阳，当外寒束表，则出现上述沿经疼痛。

处方：大椎、风门、后溪、申脉。可加灸。

加减法：①疼痛点加穴，如太阳穴处疼痛加太阳穴。②手、足太阳经五输穴配伍，如心下满，则加少泽与至阴（井穴相配），见身热则加前谷与通谷（荥穴相配）；见体重节痛，加后溪与束骨（输穴相配）；见喘咳寒热，加阳谷与昆仑（经穴相配）；见逆气而泄，加小海与委中（合穴相配）。③表里配伍，若症见表里两经，加腕骨与通里或京骨与大钟（原络配伍）。

2）阳虚头痛

症状：头顶或枕后钝痛，痛势绵绵，疼痛以早、晚为主，时轻时重，伴有头晕，神困，恶风，腰膝酸软或肩项麻木，背冷，四肢乏力，手足冰凉，喜热，小便多。苔薄白质淡，边有齿印，脉沉，尺脉弱。T在1~15之间。

辨证：足太阳经为阳经之长，与足少阴经互为表里，内接受肾气，外抵御邪气。当外阳虚时，本经所行之处出现恶风乏力等症状；内阳供给不足之时，则出现沿太阳经及督脉之疼痛。脑为髓海，故又以头痛为重。

处方：大椎、百会、命门、天柱。有气虚下陷时百会加用灸法，灸的时间为5~10 min。

加减法：①痛点，如枕后疼痛，加玉枕。②补元气，加肾俞、膻中、中脘、气海。③醒神，加本神、神庭等。

（2）阳明经头痛

症状：前额及颞颊部胀痛，程度较重，甚至头痛欲裂，或呈掣痛，有重浊感及牵拉感疼痛拒按，遇热加重。常伴有头昏，头晕，流浓涕，鼻塞，发热口臭，牙齿肿痛，伴有胃部疼痛、胀满，大便秘结，小便黄赤。苔黄或腻，脉数有力。T在1~10之间。

辨证：阳明为多气多血之经，阳明主面，故阳明经的病变能反映到面部，形成以面部为主的疼痛。以外经的疼痛为主时多表现在前额部，如感冒、鼻窦炎等；以内脏的疼痛为主时多表现在面部。如三叉神经痛要注意胃部疾病的治疗等。

处方：印堂、合谷、内庭、曲池。

加减法：①头部穴位，如上星、虚加囟门等；②面部穴位，如下关、巨髎、翳风等。

（3）少阳经头痛

症状：以两侧额角、颞部头痛为主，疼痛性质为抽搐痛，时发时止，时轻时重，常拒按，多与情绪紧张、心情变化、劳累有关，常伴有失眠，心悸，耳鸣，较重者有口苦、太息、胸闷等症状。苔薄黄，舌质红或橘红，脉弦或细。T在6~15之间。

辨证：少阳经主行头之两边，与肝气相关，肝郁气滞，则可出现气滞血瘀；肝郁化火，火上炎也可引起头痛。

处方：率谷、风池、阳陵泉、太冲。

加减法：有血瘀者加中都，有肝火者加八邪，有湿滞者加外关、足临泣，阴虚有痰者加列缺、照海。

（4）厥阴经头痛

症状：巅顶痛，呈刺痛或胀痛，喜按，疼痛时轻时重，多与受寒或情绪变动有关，严重者可出现用头撞墙的表现，饮食较差，常伴有干呕，吐痰涎，喜热，面色较黑，胸胁胀满，情绪常低落。苔白舌质淡，脉沉迟。T在6~15之间。

辨证：寒滞肝经所致。

处方：百会、神阙、期门、肝俞。加灸。

加减法：有瘀血者加颔厌，有水湿者加涌泉，肾火不足者加命门。有湿热者去神阙加关元。

2.颈椎痛　颈椎痛多由于颈椎出现缓慢进展的颈椎退性行骨质疾病引起。从西医角度看是由于颈椎间盘变性或突出，颈椎间隙变窄、关节囊松弛，内平衡失调，进行性骨质增生，以及生理曲度改变等引起。从而直接或间接压迫邻近的脊椎神经根、颈髓、椎动脉、脊前动脉、椎间空的根动脉及椎旁交感神经等神经血管组织，出现损害、供血不足，以致出现头痛、头昏，甚至眩晕等症状。

症状：头痛头晕，早期以头痛为主，后期以眩晕为主，头痛一般出现在枕部，或颈椎及两肩胛部。有中医所描述的"项背强几几"的表现。休息后能减轻，轻微活动后能减轻，颈部过度运动则加重，疲劳后加重。疼痛性质为胀痛或木僵痛，严重时为刺痛。疼痛加重，眩晕也随之加重。苔白，舌质淡，脉沉紧或眩。

压顶实验阳性；屈颈试验、颈神经根牵拉试验阳性。X线检查提示颈椎退行性病变。椎动脉造影可见椎动脉弯曲或扭曲，骨赘压迫等。脑血流图检查提示椎底动脉供血不足。脑电图检查，有低电压活动，可在颞部见到转移性慢波及小尖波等。T在10以上。

辨证：督脉贯脊，属肾络脑，督脉受损故出现上述症状。

处方：大椎、后顶、颈夹脊、后溪。

加减法：阳气不足者加命门、绝骨；督脉不通者加脊中、腰阳关，肩及手臂疼痛者加七星台，有心绞痛者加极泉。

第二节 血证

凡血液不循常道或上溢于口鼻诸窍，或下泄于前后二阴，或渗出于肌肤所形成的疾患，统称为血证。血液化生于脾，受藏于肝，总统于心，输布于肺，化精于肾。脉为血之府，血与气相依循行于脉中，周流不息，濡润全身，和调于五脏，洒陈于六腑。外感风热燥火，湿热内蕴，肝郁化火，阴虚火旺，脉络损伤等均可造成阴阳偏盛，气血失调，阳盛则热，迫血妄行。气虚不能摄血，血液外溢亦可导致出血。从证候虚实来说由火热亢盛所致者属实证；而由阴虚火旺及气虚不摄所致者属虚证。血证范围广泛，本书将讨论咳血、吐血、便血、尿血。

西医所说的多种急、慢性疾病所引起的出血，包括某些系统的疾病，如呼吸、消化、泌尿系统疾病等有出血症状者，以及造血系统病变所引起的出血性疾病，均可参考本节辨证治疗。

【诊断要点】

1.咳血

（1）多有慢性咳嗽、痰喘、肺痨等肺系病症的病史。

（2）所咯之血由肺而来，可一咯而出，亦可伴咳嗽而出，血呈鲜红，或满口，或夹泡沫，或痰血相兼，或带黄脓痰。

（3）实验室检查：肺热壅盛者多见白细胞及中性粒细胞升高，血沉增快，痰培养可发现致病菌，痰检有抗酸杆菌、脱落细胞。胸部X线检查诊断价值较大。必要时可做支气管镜检查、支气管造影或CT。

2.吐血

（1）有相关宿疾，胃溃疡、胃炎等。发病急骤，吐血前有恶心、胃脘不适、头晕等症状。

（2）血随呕吐而出，血色多呈紫黯或咖啡色或鲜红色，常夹有食物残渣，大便色黑如漆，甚则呈暗红色。

（3）实验室检查：呕吐物隐血、大便隐血试验阳性。

3.便血

（1）有胃肠道溃疡、炎症、息肉或肝硬化病史。

（2）大便色鲜红、暗红或紫黯，甚至黑如柏油样，且次数增多。

（3）实验室检查：大便隐血试验阳性。

4.尿血

（1）小便中混有血液或夹有血丝，排尿时无疼痛。

（2）实验室检查：小便镜检有红细胞。

【鉴别诊断】

1.咳血

（1）吐血：血由胃而来，经呕吐而出，血色紫黯，常夹有食物残渣，吐血前多有胃脘不适或胃痛、恶心等症状，吐血之后无痰中带血，大便多呈黑色。

（2）肺痈：肺痈患者的咳血多由风温转变而来，常为脓血相兼，气味腥臭，初期也可见风热袭于肺卫的证候，当演变到吐脓血阶段时，多伴壮热、烦渴、胸痛，舌质红，苔黄腻，脉滑数等热毒炽盛证候。

（3）口腔出血：鼻咽部、齿龈及口腔其他部位出血的患者，一般无咯血，常为纯血或随唾液而出，血量少，并有口腔、鼻、咽部病变的相应症状。

2.吐血

（1）咳血：血由肺而来，经气道随咳嗽而出，血色多为鲜红，常混有痰液，咳血之前多有咳嗽、喉痒、胸闷等症状。较大量的咳血之后，可见咳中带血数天，但大便一般不呈黑色。

（2）鼻腔、口腔及咽喉出血：这些部位出血，血色鲜红，不夹食物残渣，在五官科做相应检查即可明确具体部位。

3.便血

（1）痢疾：初期有发热恶寒等表证，其便血为脓血相兼，且有腹痛、里急后重、肛门灼热等症。而便血无里急后重，无脓血相兼。

（2）痔疮：属外科疾病，其大便下血的特点为便时或便后出血，血量多少不等，有时仅在手纸上有血或大便外裹有血丝，多则喷射而出，血色鲜红，并常伴有肛门异物感或肛门疼痛，肛门检查可发现内痔。

4.尿血

（1）血淋：也有血随尿出，但小便时滴沥刺痛。

（2）石淋：血随尿出，但尿中有时夹有砂石，小便涩滞不畅，或有腰腹绞痛等症，若砂石从小便而出则痛止。

【辨证要点】

1.咳血

（1）肝火犯肺：咳嗽，痰中带血或大口咯血，血色鲜红或紫黯，或胸胁掣痛，烦躁易怒，小便短赤，口苦，脉象弦数。

（2）阴虚火旺：咳嗽少痰，痰中带血，血色鲜红，潮热盗汗，口干咽燥，颧部红艳，形体消瘦，舌红苔少，脉细数。

2.吐血

（1）胃中积热：吐血鲜红或紫黯，夹有食物残渣，脘腹胀痛，口臭便秘或大便色黑，舌质红苔黄腻，脉滑数。

（2）肝火犯胃：吐血鲜红或紫黯，口苦胁痛，烦躁易怒，舌质红绛，脉弦数。

（3）脾胃虚弱：吐血较多，血色紫黯，兼见面色㿠白，气怯神疲，饮食减少，舌淡苔白，脉沉细。

3.便血

（1）脾气虚弱：先便后血，血色黯黑，腹痛隐隐，面色不华，神倦懒言，饮食减少，舌淡脉弱。

（2）大肠湿热：先血后便，血色鲜红，肛门灼痛，舌苔黄腻，脉数。

4.尿血

（1）阴虚火旺：尿血，小便短赤，头晕耳鸣，潮热盗汗，腰腿酸软，舌红苔少，脉细数。

（2）心火亢盛：尿血鲜红，小便热赤，心烦口渴，口舌生疮，舌尖红，脉数。

【治疗方法】

1.毫针疗法

（1）咳血

处方：主穴：孔最、百劳、肺俞、鱼际、血海。

配穴：肝火犯肺：劳宫、行间。

阴虚火旺：然谷、尺泽。

方义：肺经郄穴孔最和经外奇穴百劳可益肺止血；肺俞与鱼际相配合可泄肺热以止血；血海为脾经之要穴，有调气和血之功。行间可泻肝火，降逆气，使血有所藏，劳宫可清血热，以止妄行之血，诸穴相合可达泻肝清肺和络止血的目的。尺泽为肺经合穴，属水；然谷为荥穴，属火。二穴相配，可益肺阴，清肺热以止血。

操作：肺俞向脊柱斜刺，并捻转针体2min，待针感扩散后起针，再取百劳、血海施以捻转补法。孔最、鱼际用提插捻转泻法，至针感强烈，得气后，留针30min。

（2）吐血

处方：主穴：郄门、中脘。

配穴：胃中积热：内庭。

肝火犯胃：劳宫、行间。

脾胃虚热：足三里、脾俞、隐白。

方义：郄门为心包经郄血，有止血的功能；中脘为局部取穴，既可泄胃中之热，又可健脾胃。内庭、劳宫、行间均为荥穴，可泄本经之热以止血。足三里、脾俞可补中益气以摄血，隐白为脾之井穴，用小艾炷灸有健脾统血之功。

操作：郄门用补法；内庭、劳宫、行间用捻转泻法，得气后留针；足三里、脾俞用补法。有实热时中脘用泻法，气虚时用补法，注意用补法时不宜提插太过，留针30min后起针，再在隐白处用艾炷悬灸5min即可。

（3）便血

处方：主穴：承山、会阳、上巨虚。

配穴：脾气虚弱：关元、足三里、太白。

大肠湿热：次髎。

方义：便血的出血部位在肠道或肛门，上巨虚为大肠之下合穴，可治大肠之病变，也可清泄大肠湿热。承山属于膀胱经，其经别别入肛中，是治疗肛中疾患之要穴。会阳临近肛门，善治便血。关元益气摄血，足三里、太白健脾统血，次髎可清利湿热。

操作：先取会阳、次髎捻转补泻，得气后起针，再取承山强刺激，使针感上传后起针。关元、足三里、太白、上巨虚得气后留针30min后起针。

（4）尿血

处方：主穴：关元、太溪、然谷。

配穴：阴虚火旺：大敦。

心火亢盛：劳宫。

方义：关元为任脉与足三阴经之交会穴，有补阴清热之功，关元又为小肠募穴，泻之可清小肠腑热。太溪、然谷可益阴泻火。大敦可调肝藏血。劳宫为心包经荥穴，可泻心火，清血热。

操作：关元、太溪、然谷用补法，针关元时针尖稍向下，使针感传至会阴部；大敦用补法；劳宫用泻法。留针30 min后起针。

【注意事项】

（1）治疗时应针对原发病因做相应治疗。

（2）出血量大时，应酌情静脉输液或输血。

（3）严重出血时，治疗期间应严密观察病情，若2~4h仍无好转，应转其他科再治。

【古今处方介绍】

1. **清热凉血《针灸全生》** 外关、胆俞、肾俞、大肠俞、小肠俞、膈俞、膀胱俞、三焦俞。

2. **补气摄血《类经图翼》** 上星、囟会、百劳、风门、肾俞、脊骨、合谷、涌泉。

第五章　肢体经络病证

第一节　腰痛

腰痛为针灸临床上的多见病，其疼痛部位虽然以腰部为主，但有的以正中脊柱为重，有的以脊柱两侧为重，故一般称为"腰脊痛"。若腰痛连及他处，则根据疼痛部位命名，如腰背痛、腰骶痛、腰腿痛等。

自《内经》以后，后世医著，如《诸病源候论》等，多将腰痛按病程分为"卒腰痛"（急性腰痛）和"久腰痛"（慢性腰痛）。《三因极一病证方论》则按腰痛病因将其分为外感腰痛、内伤腰痛及跌仆扭伤所致的腰痛。另外，破伤风病引起的强脊腰痛、淋证腰痛、痛经、产后腰痛等都在相应的疾病中加以讨论。本文所述的是以腰痛病症为主要临床表现，而又没有明显内脏器质性病变的腰痛，包括腰扭伤、腰间盘脱出、腰脊劳损、骨刺等，多属于骨关节疾病。若兼夹其他疾病的，则在相应的篇节中加以论述。

（一）太阳风寒腰痛

1.症状　外感风寒之邪，寒邪外束肌表，侵袭足太阳膀胱经及督脉所致。发病急，腰脊强痛而有拘急感，并伴有外感症状。病人素无腰痛，只是在犯病后才出现腰痛症状。

2.病机　风寒之邪侵犯肌表，经络拘急，足太阳膀胱经主表而循背部，先受邪抗邪，而督主一身之阳，腰为肾之府，元阳抗邪最剧，故易见腰痛，这类病人病好后仍然会感觉到腰酸痛。

3.立法　解表散寒。通太阳经，壮督脉。

4.选穴　大椎、后溪、腰阳关、大肠俞。

5.操作方法　用大椎、腰阳关、后溪、大肠俞通督脉。大椎用泻法，可进针1.2寸，以病人有热感为止。腰阳关用平补平泻，可在针上加灸。后溪用轻手法的平补平泻（此穴较痛）。大肠俞用泻法。此种病症可用电针或热熨、按摩、拔罐的方法。将电针接在腰阳关与大肠俞上，用中强刺激，间歇波，主要目的是加强局部效应。热熨时主要在颈部来回熨，若有血压高的情况，向下熨，效果更好。按摩时也从上往下进行，先从颈部开始，然后逐步向下。拔罐则主要在疼痛较明显的部位进行，病情较重者则采用走罐的方法。一般留针15 min，中间加强捻转1~2次。若症状较重，可配用申脉。

（二）风寒湿痹腰痛

1.症状 腰痛多伴有骶部及下肢痛，疼痛时重时轻，得暖则舒，遇寒加重，变天时加重，起病或急或缓，一般腰部的转侧活动不受限制，或稍有限制。钝痛或隐痛，或伴有"发板"的感觉。若因风重，则疼痛酸胀，时轻时重；若因风寒，则腰部冷感；若因湿痛，则腰部呈现重滞感。若风、寒、湿侵犯日久，隐痛经久不愈，往往伴有腰骶或下肢麻木，甚至下肢肌肉萎缩。

2.病机 邪滞经络，不通则痛。病情延久，多有正气不足，所以往往虚实夹杂。

3.立法 壮阳去邪，温经通络。

4.选穴 肾俞、腰阳关、次髎、委中。

5.操作方法 先针肾俞，用补法，坐位，针入1.2寸左右，然后让患者起立、坐下数次，留针15min后出针，改卧位扎其他穴。腰阳关用平补平泻，可加灸。次髎刺入骶孔中1.5寸为好。委中可刺到胫神经或胫静脉（有人认为可刺破胫动脉），刺中神经后针感向下，刺在神经附近则局部出现胀感。一般来说有下肢萎缩的或兼有下肢疼痛的，以针感向下为好，否则以针感停留在局部为好。刺中胫神经后要将针退出1~2分，然后留针，千万不要在局部反复捣针。采用出血的方法时，其出血量不宜太多，出血量的多少以病人的正气强弱为度，只有恰当掌握才会取得好的效果。

若风象偏重可加用风府穴，若寒象偏重可加大椎穴，若湿象偏重可加悬钟穴（加灸）。

（三）闪挫瘀血腰痛

1.症状 腰痛剧烈，针刺样或刀割样疼痛，有明显的外伤史。甚至局部有红肿，腰部活动障碍，有压痛或压痛点。诊断相对容易。

2.病机 气滞血瘀。主要是经脉气血突然阻滞引起。

3.立法 行气通经，活血祛瘀。

4.选穴 龈交、长强、腰阳关、阴陵泉或委中或大肠俞。

5.操作方法 在腰扭伤时，龈交穴会出现一个白色或灰色、暗红色的小点，芝麻样大小，在唇系带里，用针将其挑破或挑出来，就能使疼痛缓解。若一时挑不出来，可在龈交穴处点刺出血，也能起到缓解疼痛的作用。这种方法一般称为挑龈交结。长强穴可用刺法或放血的方法，刺入0.8寸左右，要注意针刺的方向，千万不能刺入直肠，中等刺激不要过多提插，以捻转为主；放血时主要是在长强穴附近找充盈的静脉，将其挑破。腰阳关以平补平泻为主。阴陵泉使针感向大腿根部传导。委中用放血的方法，刺破胫静脉后往往出血不多，有时为了加多出血量，可在针后加拔罐，有人认为出血可多到15~20ml。大肠俞可采用苍龟探穴的方法。

在针刺时，可先用坐位刺大肠俞，带针活动15min，然后刺其他穴位。或膝胸卧位刺长强穴，然后用坐位刺其他穴位。

（四）肾虚腰痛

1.症状 腰痛绵绵不休，休息或平卧可缓解，晨起亦有所缓和，白天加重，活动后加重，天气变化影响不大，另伴有肾虚症状，如易疲倦，记忆力减退，月经不调，男子甚至有遗精、阳痿、性欲减退等。

2.病机 腰为肾之府，肾精亏虚故有腰痛。

3.立法 补益肾气，强健腰膝。

4.选穴 肾俞、命门、腰部夹脊、大肠俞。

5.操作方法 肾俞用补法，命门也用补法，另可大面积灸，也可用大灸法。大肠俞用平补平泻。夹脊穴针尖稍向脊椎方向刺入0.8寸左右。此种病人多加用按摩的方法。

若治疗一段时间后效果不理想，则加用胸腹部穴，如气海或关元、膻中、中脘，可适当加用灸法。另加太溪（补）、悬钟（灸）等穴。可一天用胸腹部穴，一天用背部穴，反复交替使用。

总之，腰痛病机单一情况比较少，多是综合原因引起的。在治疗时除了辨证外，还要注意以下几点。①手法复位，按压脊椎。先循腰部的脊椎两边从上向下摸，若发现有凸出的部位，则请人将脊椎拉松，然后突然发力，将凸出部位向脊椎内推压，待凸出部分消失，再扎针。注意保护腰部，暂时不要做运动，尤其是弯腰、用力等动作，避免凸出再一次出现。②若寒湿比较重，可以用硫黄火针在腰部脊椎附近进行治疗。③若肾虚比较明显，可以配合服用中药和加强灸法。④若肠胃道功能不太好，可以加强按摩疗法。

第二节　肩周炎

肩关节周围炎，又称肩凝症、漏肩风、五十肩，以单侧或双侧肩关节酸重疼痛，运动受限为主症，是关节囊和关节周围软组织的一种退引性、炎症性疾病。故有人称此为萎缩性囊炎。

【病因病机】

内因营卫弱，筋骨衰颓。根本在于阳气虚，肝肾之气不足；外因风、寒、湿或劳累闪挫。病处以太阳经和少阳经为主。经络气血不足，风寒等阻滞经络，疾病逐渐发生。早期以关节酸重疼痛为主，或有轻度肿胀，后期关节活动受限。

【鉴别诊断】

1.钙化性肌腱炎　本病为肩部缓慢起病，肩疼痛与僵硬逐渐增加，局部压痛轻微或无压痛，而有进行性运动受限制，多发生在中年以上的人。中医认为肝淫气于筋，脾淫气于肉，故多与肝脾有关。

2.肩关节炎　有全身关节炎或多关节炎的表现，运动一般不受限制，后期可能出现关节肿大畸形。本病多与外因有关，"风、寒、湿三气杂至，合而为痹也"；内因刚开始的时候多在肺，然后逐渐影响到脾、肝、肾。

3.颈肩综合征　与颈椎病变或过分劳累有关。中医认为"肾主骨"，故与肾有关。

【诊断要点】

（1）病痛多缓慢发生，逐渐加重，可呈刀割样或钝痛，向前臂和肩胛区放散，疼痛剧烈者影响睡眠。

（2）肩关节外展、外旋及上臂向后方抬高受限制，故梳头、穿衣、脱衣均感困难。

（3）一部分病例肩峰下有广泛性压痛，而可无局部压痛点。

（4）肩部肌肉明显萎缩，尤以三角肌明显。

（5）X线检查可见肱骨头头部与上段脱钙现象。

（6）大多数病人病程较长，历数月或两三年。有自愈现象，多在发病半年左右出现。

【近代常用诊治法】

1.缪、巨刺法

（1）肩峰正中痛：针交叉的髀关穴。

（2）肩峰偏后侧痛：针交叉的环跳穴。

（3）肩峰内侧痛：针股内侧交叉的内应点。

2.透刺法

（1）条口透承山：肩臂外前廉痛者配合谷、臂臑或肩髎，肩臂内前廉痛者配肩内俞、列缺或尺泽；肩臂外后廉痛者配臑俞、腕骨。

操作：用2寸毫针，由条口穴向承山穴方向刺入，旋以捻转重泻手法，进针1.5~1.8寸，边捻针边嘱病人活动患肢，5min后起针，初起病人一般一次即可治愈。若起针后，患者仍然肩部微痛者，可视其疼痛情况加用配穴然后又留针10~15min即可。

注意事项：由于采用捻转重泻手法，针刺时又多用坐位，应特别注意晕针现象的发生，以便随时处理。留针时间以5min为宜，最长不超过10min，否则会造成患者腿痛，行动不便。此后遗反应可延续3~4天，重者可达十几天。

（2）肩髎透极泉

操作：术者在摸到肩髎穴后，用双指押手法固定穴位，先用轻刺激手法，垂直刺0.6~1寸，待病人感到有酸重感后，稍停片刻，再用重刺激手法向极泉方向垂直刺入3~4寸，以针尖几乎达到极泉穴为止，然后在固定的位置上施用"烧山火"手法，使病人的酸感从上臂透过肘关节，再从肘关节透过腕关节，直达五指。这时传导敏感的病人可能立即感到整个上身发热，汗出。进针的深度可根据病人的胖瘦程度而定，刺激的轻重也要以病人的耐受程度为依据而定。但必须使酸感达到手五指后出针。无论虚证或实证，均不留针，一般捻1~2min即可。出针后立即在原位上拔火罐1只，留罐10min后取下。

注意：一般属于神经麻痹疾患的肩凝症不必再针其他穴位，如果肩背臂臑部有顽固性压痛点，应在肩髎穴出针后再针压痛点，留针10~30min，直至压痛消失。

3.综合疗法

（1）针刺、拔火罐与按摩疗法：

主穴：肩井、天宗。

配穴：肩前（肩前面，取肩峰与腋缝前端连线的正中点及抬肩三角肌的正中间）。

治法：快速进针，不留针，不捻转。用小宽针（根据《内经》九针中的镵针、长针、大针等改制成的长、宽、厚各异的6种不同型号的剑形钢针）针刺后拔火罐，再进行肩部按摩。每10天针1次，3次为1个疗程。

（2）针灸、拔火罐、梅花针与中药外敷疗法：

穴位：肩髃，肩髎，肩内陵，肩髃透极泉，条口透承山。

治法：前三穴针刺加艾灸，透穴用泻法，另加梅花针叩刺和拔火罐，肩部外敷中药（肉桂、白芥子、干姜、樟脑、生川乌、生草乌、公丁香、细辛、白芷、山奈、雄黄、生南星、重楼、炮甲片、甘松、参三七、牙皂），配合按摩与功能锻炼。

4.动静长短刺疗法

（1）取穴：

长针穴：肩髃、条口透承山（多用于治疗青年病人）；肩髃、养老（多用于治疗老年病人）。

短针穴：以七星台（肩贞、臑俞、天宗、秉风、曲垣、肩外俞、肩中俞）为主，再根据情况加减。

（2）方法：

动：①带针活动：A针刺留针后让病人按照一定的步骤活动肩部；B一边捻针一边让病人做肩部活动；C取针后作一次肩部活动。②按摩：主要做肩颈部按摩，在针刺前、后各按摩一次。③梅花针敲打：在病程比较长的时候运用此法，一般沿经过肩部的经络线进行。

静：①留针30 min以上：针留在肌肉中。如肩髃穴首先进针直刺达肩关节，做完合谷刺后提针斜刺在三角肌中。②热熨局部：可与针法交叉进行，如第1天用针法，第2天改用灸法，第3天再改用针法，如此交换进行。③使用灸法：针后加灸，灸的面积可以稍大一点。

长：①合谷刺：如肩髃穴就常用此法。②齐刺：如肩关节粘连较甚，有肌肉萎缩时，合谷刺使用不太方便则改用齐刺法，即以肩髃穴为中点，左右两边各刺入一针（肩三针），可沿肌肉向下达1~1.5寸左右。

短：①苍龟探穴：如七星台就常用此法。②点刺：有时穴点太多就不一定都留针，尤其是七星台多用点刺手法，刺完以后即出针。

（3）程序：先在长针穴进针，行合谷刺或齐刺法，然后将针留在肌肉中。病肩所系之手做各种不同角度的活动，然后停止活动，进行短刺穴的针刺，刺完后出针即再做肢体活动。第二天改用按摩及梅花针刺肩部，然后热熨局部。在操作过程中，根据情况上肢进行各中不同角度的活动。每次30min左右。

（4）探讨：

生物全息现象：穴位的选取以肩的全息反应为主，故有时可进行交经缪刺法。

手法与气血流通：目的是使经络通畅，气血流通以后就能温煦萎缩的肌肉，使粘连部分重新获得功能。

阿是与止痛：既是经络上的穴位，又是局部穴，故有阿是穴的作用，故能治疗经筋病，以"以痛为输，燔针劫刺"之法。

治疗时间、次数的关系：以早治为好，一般治两个疗程，每疗程15天左右为宜。

第三节　截瘫

这里主要是指外伤引起的截瘫。以前，由于本病比较少，治疗难度较大，西医也认为本病治疗主要属康复指导，但是由于社会发展，尤其是交通事多引发，本病逐渐增多。现在寻求针灸治疗的病人也相对增多，值得重视。

（一）王乐亭治截瘫十一法

王乐亭从1956年开始研究本病，他认为截瘫首重督脉，而且不能只停于一针一得，应该看到十二经脉都有损伤，所以治疗时要全面考虑才能取得好的效果。他创造了治截瘫十一法，在临床上取得了进展，给后来者以启发。

1.治督法　疏通督脉，补髓健脑。百会、风府、大椎、陶道、身柱、神道、至阳、筋缩、脊中、悬枢、命门、阳关、长强。

2.治夹脊法　疏导阳气，调理脏腑。从第2胸椎下缘两侧旁开3分，隔一椎一穴，直至第4腰椎，左右共计16穴。

3.治背俞法 调补五脏，益气活血。肺俞、心俞、膈俞、肝俞、脾俞、肾俞。

4.治膀胱法 调节滞郁、强筋健步。八髎、环跳、承扶、殷门、委中、承山、昆仑、涌泉。

5.治任脉法 育阴固本，疏肝和胃。用巨阙、中脘、下脘、气海、关元、中极、梁门、天枢、水道、章门。

6.治脾胃法 气冲、髀关、伏兔、犊鼻、足三里、上巨虚、下巨虚、解溪、陷谷、内庭、三阴交。

7.治肝胆法 强筋壮骨，舒利关节。带脉、风市、阳陵泉、阳交、光明、悬钟、丘墟、足临泣、侠溪、太冲。

8.治手三阳法 疏导阳气，通调血脉。用肩髃、肩贞、曲池、三阳络、囟门、合谷、阳池。

9.治足三阴法 滋阴养血，缓痉息风。用气冲、阴廉、箕门、阴陵泉、三阴交、照海、太冲。

10.治手三阴法 养血安神，柔筋通络。巨骨、腋缝、侠白、尺泽、支沟、神门、大陵。

11.调理阴阳法 疏通经络、调和阴阳。曲池、内关、合谷、阳陵泉、足三里、三阴交。

【病例介绍】

葛某，男，31岁，车祸引起截瘫。X线检查为右肩胛骨粉碎性骨折，右肋骨骨折，腰压缩性骨折。双下肢瘫痪，肌肉萎缩，饮食较差，睡眠不安，尿潴留，大便需灌肠。检查发现下肢肌力为0级，腰方肌力为Ⅰ级，痛、触觉从第12胸椎以下消失，腹壁、肛门、提睾、膝腿、跟腱反射均消失。尾骶部褥疮大小为3cm×2cm

诊断：外伤血瘀，阻痹筋脉。

治法：活血化瘀，荣养筋脉。

处方：督脉穴、夹脊穴、治膀胱法、治脾胃法、治肝胆法。以上各法交替使用，均用补法。经治5个疗程后生活能够自理，可以行走。

（二）治截瘫四大法

1.长肌肉 主要取阴维、阳维脉上的穴位，如阴维脉用筑宾，配内关（通阴维）、天突、廉泉；阳维脉用金门、阳交，配外关（通阳维）、风府、哑门。

（1）维脉有维络和溢蓄气血的作用。《素问·刺腰痛》："阳维之脉，令人腰痛，痛上怫然肿，刺阳维之脉，脉与太阳合腨下间，去地一尺所……飞阳之脉，令人腰痛……刺飞阳之脉，在内踝上五寸，少阴之前，与阴维之会……肉里之脉令人腰痛……刺肉里之脉为二痏，在太阳之外，少阳绝骨之后。"

（2）张洁古论《伤寒论》六经主方、主药时，认为阳维用桂枝汤；阴维用当归四逆汤。可见维脉与气血的关系。

（3）叶天士《临证指南医案》治右后胁痛连腰胯，恶寒逆冷的痹症患者，即从阳维阴维论病。处方：鹿角霜、小茴香、当归、川桂枝、沙苑蒺藜、茯苓。可见也与气血有关。

（4）纪齐卿注《难经》："阳维者，维络于阳之脉；阴维者，维络于阴之脉。所以阴阳能相维者，经血满足，通达四旁，能维络于诸经也。"说明阴、阳维与经血有关。

（5）阳维起于诸阳之会，阴维起于诸阴之交也。诸阳会指头肩部的交会穴，如臑俞、天髎、肩井、阳白、本神、临泣、正营、脑空、风池等；诸阴交指腹部的交会穴，如腹哀、大横、府舍、期门、天突、廉泉等。

2.控二便　主要取腰腹部穴，如关元（或气海），主治气虚加湿热（膀胱排空不好），用针加灸的方法；大横（或腹结），主治大便失控（大便时硬时溏）；水道（或水分），主治小便味重（小便清少）；次髎，用深刺的方法效力较好；命门（或肾俞），用针加灸或灸法。

3.生骨髓　主要取脊椎上的穴位，如夹脊穴，从断面处开始至骶骨为止，一般上、中、下各取一个穴位，或用梅花针叩击均可。大椎，直刺或沿脊椎刺；腰阳关，直刺或加灸法；绝骨，以灸为主。根据治疗结果来看，骨髓断面既不能生长，又有可能生长出来。因为从症状上看，即使是脊髓完全断裂的患者，也有部分肌体功能恢复的可能，所以可以认为针灸的治疗从根本上来说是有效的。当然，其具体的恢复方式及过程还有进一步研究的必要。

4.促行走　主要选用阴、阳跷上的穴位，如阳跷上的申脉、仆参、跗阳，阴跷上的照海、交信、然谷。

（1）杨玄操注《难经》曰："跷，捷疾也，是人行走之机要，动足之所由。"

（2）跷脉的病证多表现在头目和四肢，主要在下肢，重点在脑。阳跷是足太阳的分支，随太阳经–风府–脑–目（睛明）–阳跷–外踝下（申脉）–跟中–内踝下（照海）–阴跷–目。

（3）阴阳跷还有一个阴阳交叉的关系（局部影响之外，还有一个从远程影响到脑的内容），在颈部左右交叉（左额角受伤会出现右下肢瘫痪），所以选穴应考虑左右搭配的问题，如左边刺申脉，右边刺照海。

（4）《难经·二十九难》："阴跷为病，阳缓而阴急；阳跷为病，阴缓而阳急。"王叔和《脉经》："阴跷……脉急，当从内踝以上急，外踝以上缓。阳跷……病急，当从外踝以上急，内踝以上缓。"可见在双向作用中以松弛作用为主，故足内翻为阴急而阳缓，当先取照海，后取申脉。双下足内翻先取照海（男左女右），后取申脉（男左女右）。治癫痫发作，夜发（阴急）取照海，昼发（阳急）取申脉。另《杂病源流犀烛》以升阳为主治昼发，用升阳汤，麻黄、防风、苍术、炙草；以养阴为主治夜发，用四物汤加行气化痰之药。

第四节　痿证

痿证是由邪热伤津，或气阴不足而致筋脉失养，以肢体软弱无力，筋脉弛缓，甚则肌肉萎缩或瘫痪为主要表现的肢体病证。临床上以下肢痿弱较为多见，故又称"痿躄"。"痿"是指肢体痿弱不用，"躄"是指下肢软弱无力，不能步履之意。

导致肢体痿软的原因十分复杂，感受湿热毒邪，高热不退，灼伤津液使肺热叶焦，筋脉失养，痿弱不用；久处湿地或脾虚生湿，湿邪浸淫经脉，久则气血运行不畅，筋脉肌肉不得濡养而弛纵不收，成为痿证；素体脾胃虚弱，气血生化不足，筋脉失养，导致肢体痿弱不用；素体肾虚或房室过度、阴精亏损，筋脉失养，遂成痿证；跌仆打击，瘀血阻滞，气血运行不畅，筋肉肌肤失于濡养，亦可发生痿证。

西医所说的周围神经病变、脊髓病变、进行性肌营养不良、侧索硬化、周期性瘫痪等可参照本节辨证论治。

【诊断要点】

（1）以下肢或上肢，单侧或双侧筋脉弛缓，痿软无力，甚至瘫痪日久，肌肉萎缩为主症。

（2）具有感受外邪与内伤积损的病因，有缓慢起病的病史，也有突然发病者。

（3）神经系统检查肌力降低，肌萎缩，必要时做肌电图、肌活检与酶学检查等有助于明确诊断。

【鉴别诊断】

1.**痹病**　痹病有关节、肢体疼痛，与本病力弱不痛有根本区别。

2.**风痱**　风痱以四肢不收，废而不用为主症，常伴舌本病变，言语不利。而痿则以力弱，肌肉萎缩为主症。两者均可因袭起病，病久可痿、痱并病，但从病史上，早期应该区分。

【辨证要点】

1.**肺热津伤**　发热多汗，热退后突然出现肢体软弱无力，皮肤干燥，心烦口渴，呛咳咽燥，大便干，小便短黄，舌红苔黄，脉细数。

2.**湿热浸淫**　肢体逐渐痿软无力，下肢为重，麻木不仁，或发热，小便赤涩热痛，舌红，苔黄腻，脉数。

3.**脾胃虚弱**　起病缓慢，渐见下肢痿软无力，时好时差，甚则肌肉萎缩，神倦，气短自汗，食少便溏，面色不华，舌淡苔白，脉细缓。

4.**肝肾亏虚**　病久肢体痿软不用，肌肉萎缩，形瘦骨立，腰膝酸软，头晕耳鸣，或二便失禁，脉细数。

5.**瘀阻脉络**　四肢痿软，麻木不仁，肌肤甲错，时有拘挛疼痛感，舌紫黯，苔薄白，脉细涩。

【治疗方法】

1.**治疗上的认识**　《内经》："治痿独取阳明"。《素问·痿论》："各补其荥而通其俞，调其虚实，和其顺逆，筋脉骨肉，各以其时受月，则病已矣。"说明两点：①吴崑："补致其气也，通行其气也。"就是说补其荥穴，行其俞穴，以达到补气行气的目的。②高士宗："各以其四时受气之月而施治之。"就是说五脏之气均各有其气机旺盛的月份，治疗应主要在该脏当旺的月份进行，这样有利于提高疗效。

林文仰等引《素问·阴阳别论》的观点，三阴三阳发病为偏枯痿易。三阴为太阴，三阳为太阳，因是三阴三阳致病，故取足太阴与手太阳经穴进行治疗。

据黄鸿舫氏的观点："痿证热邪形成者居多。痿证有湿重于热，或热重于湿之分。湿重于热者，此因湿郁不化，络道闭塞所致，当守崇土逐湿去瘀通络之法，当取手、足阳明，足太阴三经穴为主。热重于湿者，此因湿从燥化，热甚伤阴所致，当守泻南补北之法，清金制木，则土不受戕，清热养肺则金不燥，一般常取手太阴、手阳明、足少阴、足阳明等腧穴治之"。

对痿证独取阳明，历代医家均崇《内经》的解释，大意是阳明为多气多血之经，与脾胃相关，主四肢肌肉，故阳明实则能治痿。任应秋教授认为痿的基本病因是津气两虚，津不能濡养经脉，气不能温煦肌肉，故痿软。在气津两虚的基础上，有的偏于热，有的偏于寒。津气来源于水谷之海，所以虚的方面虽然不同，但痿证益气补津的治法是相同的。龙宝光等认为，以阳明经穴为主，太阳经穴、少阳经穴为辅。王宗学认为以阳明经为主，是因为阳明连于带脉和督脉，带脉束于诸脉，督脉为阳经之海，阳明受邪则可波及诸脉，虽治疗以阳明为主，但必须配合阴阳各经以疏通经隧，以使气血输注全身。

取穴原则：4个"结合"、4个"为主"。①局部取穴与循经取穴相结合，以局部取穴为主。②单侧全麻痹时，近心端取穴与远心端取穴相结合，以首先取近心端穴为主。③选取穴位与选取神经运动点相结合，以选取穴位为主。④双下肢麻痹且有明显功能障碍时，治轻侧与治重侧相结合，以先治轻侧为主。还应抓住主要矛盾，以主带次，以上带下。如下肢麻痹，可先选用腰部、臀部、大腿部穴位，好转后再选用小腿、足部穴位。若双下肢麻痹，可先治较轻的患肢，好转后再重点治疗较重的患肢等。

在针灸手法上，各家看法颇有分歧，故介绍如下。

王其祥氏认为缓侧用补，急侧用泻，方能收到良效。阴雨天寒，暴风凛冽宜暂停针灸。

孙书伟认为前期宜用抑制性手法，不留针；后期用兴奋性手法，不留针。

韩祖濂认为瘫痪程度严重者用强刺激，得气后即快速上下提插，如饿鸡啄米状，频率为200次/min，连续刺激1~2min。

杨逢纶认为，补法不仅包括轻刺激、中刺激、还包括重刺激。因为各神经类型的反应不同，因而刺激量可不同。

张荣佩氏认为下肢宜强刺激，上肢、背部宜弱刺激。

王宗学认为此证多采用补法，若热未尽者，可先泻后补；若肢体软弱发冷，呈现虚陷之象者，佐以灸法。一般认为1~3天针灸1次为宜，其中两日针灸1次的观点较多。

李寿山氏认为针灸10次后不见效者，一般收效必慢。在使用灸法上多采用回旋灸和雀啄灸。

南京中医药大学学院附属医院认为先熏后灸适宜不能合作的小儿；温针灸适宜肌肉萎缩，久不改善症状的患者。

要争取时机，早治疗，打破所谓隔离期不宜针灸的界限。如患儿发热已退，脑脊液细胞数恢复或已接近正常，即开始针灸治疗。早治能促使麻痹肌肉恢复，防止肌肉萎缩。损害部位较多，肌张力损害严重者治愈率低；肌张力未完全消失者治愈率高。在发热期（38℃以下），四肢运动出现障碍时，针大椎、大杼、身柱、曲池、合谷、足三里、解溪、委中，可促使早日恢复。严重畸形的患者效果不好。病程短痊愈率高，双侧取穴比单侧有效。下肢疗效比上肢高，尤以单侧下肢较双侧下肢易恢复。凡神经损害不严重，并无其他疾患（如脑疾患，肿瘤压迫等）均有效。一般来说，体质强弱与疗效有关；四肢或一侧上、下肢或双下肢瘫痪，经针灸后若疗效差，则可能有后遗症；早期治疗效果好；疗效与外因（如冷，精神刺激等）有关；关节呈脱臼状或骨头畸形疗效差。

2.毫针疗法

处方：主穴：华佗夹脊穴；足阳明胃经（下肢）排刺，自髀关至解溪；
手阳明大肠经排刺，自肩髃至合谷。

配穴：肺热津伤：曲池、太渊。

湿热浸淫：阴陵泉、曲池、合谷。

脾胃虚弱：气海、阴陵泉。

肝肾亏虚：关元、三阴交、太溪、肾俞。

瘀阻脉络：三阴交、血海、委中。

方义：华佗夹脊穴督脉之旁络，通于膀胱经第1侧线的脏腑背俞穴，可调阴阳，行气血，调理五脏，振奋阳气，肾经循行亦贯脊，故针华佗夹脊穴可益肾填精补髓，强腰脊而壮筋骨。手足阳明胃经排刺，可疏通阳明气血，以润宗筋。足阳明经为多气多血之经，排刺以通调气血，荣润筋脉，"治痿独取阳明"。肺热津伤加大肠经、肺经穴，曲池清上焦之热，润燥生津，太渊补益肺气，以输布津液。湿热浸淫取足太阴脾经、足阳明胃经穴，阴陵泉清膀胱之热，使热从小便而出，曲池、合谷清阳明之热，利湿通脉；脾胃虚弱加气海、阴陵泉，益气健脾。肝肾亏虚加关元、三阴交、太溪、肾俞滋补肝肾，精血充盈，筋骨得养。瘀阻脉络加三阴交、血海、委中，刺络出血，祛瘀通脉。

操作：足阳明胃经（下肢）排刺，自髀关至解溪，每隔1寸1针；手阳明大肠经排刺，自肩髃至合谷，每隔1寸刺1针，针0.5~1寸，补泻兼施。三阴交刺络出血。

3.皮肤针疗法 用皮肤针反复轻叩背部肺、肝、脾、胃等背俞穴和手足阳明经线，隔日1次。

4.电针疗法 在瘫痪肌肉处针刺后，加脉冲电刺激，强度适中。每次10min。

【注意事项】

（1）本证采用针灸法可获得较好效果，但久病畸形者应配合其他疗法。

（2）卧床患者应保持四肢功能体位，以免造成足下垂或内翻，必要时可用护理架及夹板托扶。卧床患者还应采取适当活动体位等，避免褥疮发生。

（3）在治疗的同时，应加强主动及被动的肢体功能锻炼，以助康复。

【古今处方介绍】

1.通经活络《备急千金要方》 冲阳、足三里、仆参、飞扬、复溜、完骨

2.舒筋补气《针灸甲乙经》 京骨、中封、绝骨

3.濡养筋骨《采艾编翼》 合谷、天井、肩髃、肺俞、肾俞、中渎、三里、然谷、绝骨

4.补肾壮骨《神灸经纶》 涌泉、阴谷、阳辅

5.清热止痛《医学纲目》 侠溪、髀关、光明

第五节　痹证

凡外邪侵入肢体的经络、肌肉、关节，气血运行不畅引起疼痛、肿大或麻木，甚至影响肢体运动功能者，总称痹症。《中藏经》："痹者，闭也。"

痹症由风、寒、湿邪侵入肌体，闭阻经脉而致。《素问·痹论》："风寒湿三气杂至，合而为痹也。其风气胜者为行痹，寒气胜者为痛痹，湿气胜者为著痹也。"风、寒、湿邪郁而发热形成热痹。

此病包括西医所说的风湿性关节炎、类风湿关节炎、骨关节炎、肌纤维织炎、神经痛等症。

【诊断要点】

1.发病特点 本病不分年龄、性别，但青壮年、体力劳动者、运动员及体

育爱好者易于罹患。同时，发病及病情的轻重与寒冷、潮湿、劳累及天气、物候变化等有关。

2.临床表现 突然或缓慢地自觉肢体关节肌肉疼痛、屈伸不利为肢节痹病的症状学特征。或游走不定，恶风寒；或痛剧，遇寒则甚，得热则缓；或重着而痛，手足笨重，活动不灵，肌肤麻木不仁；或肢体关节疼痛，痛处灼热，筋脉拘急；或关节剧痛，肿大变形。也有绵绵而痛，伴心悸、乏力者。

3.实验室检查 血沉、抗"O"、类风湿因子和X线等检查常有助于痹病诊断。

【鉴别诊断】

痿病 肢节痹病久治不愈，因肢体疼痛，活动困难，渐见痿瘦，而与痿病相似。其鉴别的关键在于痿病表现为肢体痿弱，羸瘦无力，行动艰难，甚至瘫软于床榻，但肢体关节多无疼痛，而痹病却以疼痛突出为主。

【辨证要点】

1.行痹 肢体关节走窜性疼痛，痛无定处，此起彼伏，兼有寒热，脉浮滑。

2.痛痹 疼痛剧烈，如锥如刺，遇寒加重，遇热则痛减，舌苔白，脉弦紧。

3.着痹 肌肤麻木，关节酸痛，重着不移，阴雨天加重，脉濡缓，苔白腻。

4.热痹 关节红肿热痛，关节肿大，活动受限，兼有发热，苔黄，脉数。

【治疗方法】

1.毫针疗法 分部取穴与对症选穴相结合。

（1）分部取穴：根据发病部位，取病变周围经穴，疏通局部经气，祛风散寒，消肿止痛，可配合循经远取，有利于经气畅通。

上部取穴：肩部：肩髃、肩髎、臑俞。

肘部：曲池、尺泽、天井、外关、合谷。

腕部：阳池、阳溪、腕骨、外关。

脊部：水沟、身柱、腰阳关、夹脊穴。

下部取穴：髀部：环跳、秩边、居髎。

膝部：犊鼻、足三里、膝阳关。

踝部：昆仑、申脉、解溪、丘墟、照海。

全身取穴：后溪、申脉、大包、膈俞、阳陵泉、悬钟。

方义：三穴肩髃、肩髎、臑俞取疏通经脉，通阳止痛；后溪为远部配穴，宣通太阳、阳明经气，治疗肩部痹痛；曲池、尺泽、天井三合穴，合为经气汇聚之所，刺之行气活血止痛；外关、合谷上病下取，通络止痛，治疗肘臂疼痛；阳池、阳溪、腕骨、外关局部取穴，直达病所，舒筋活络，治疗腕部痹痛；水沟为手足阳明、督脉交会穴，去除脊膂强痛要穴；身柱、腰阳关通阳行气，疏通督脉经气；夹脊穴疏通背部经气治疗背腰部痹痛；环跳、秩边、居髎疏通太、少经气，治腰、髋、膝部要穴；犊鼻、膝阳关、足三里膝关节部要穴，疏通膝部气血；昆仑、申脉、解溪、丘墟、照海治疗踝部关节痹痛。全身痛可选用后溪、申脉八脉交会穴，主肩、背、腰、腿一身肌肉筋骨之病；大包为脾之大络，统管诸络，束筋骨；膈俞血会，配大包二穴合用，调和气血，治全身疼痛乏力；阳陵泉主筋，调节一身筋脉，悬钟为髓会，与骨、关节有密切关系。

操作方法：肩髃可深刺至关节腔3寸，或穴位注射，现代研究表明，肩髃刺后可使肩周血管的流量增加，改善肢体血循环状况。夹脊穴向内斜刺，刺激神经根。环跳、秩边电击至脚。顽固的踝关节损伤可在昆仑、申脉、解溪、丘墟、照海部位用三棱针放血、艾灸、火针、温针灸等多种方法。针与灸，拔罐与刺络，针与药结合应用，提高疗效。

（2）对症选穴：根据痹症性质，取相应的腧穴，以去除病因为选穴原则。

行痹：膈俞、血海、风府、风池、风市。

痛痹：命门、肾俞、关元、神阙。

着痹：足三里、阴陵泉、脾俞。

热痹：大椎、曲池、合谷。

方义：行痹用膈俞、血海调血养血，"治风先治血，血行风自灭"；风府、风池、风市祛风。痛痹用命门、肾俞，益肾回阳，振奋阳气，温补命门之火；关元、神阙温经散寒，"益火之源，以消阴翳"。着痹取足太阳、阳明穴脾俞、足三里、阴陵泉健脾利湿；热痹取大椎清热泄阳，手阳明经穴曲池、合谷，开郁泄热，通达上下。

操作方法：行痹、热痹用泻法；痛痹深刺久留针加灸；着痹针灸并用。痛痹毫针深刺，久留针，重用灸法，温针灸、隔姜灸或用火针。着痹针灸并施，火针、温针、皮肤针或拔罐。行痹毫针浅刺。热痹疾刺，不留针，少留针，时间短，泻法，忌灸，或刺络出血、刺络拔罐。

表5-1　痹症证治表

分类	症状		病机		主方	穴位加减
	主症	兼症				
行痹	关节、肌肉疼痛	游走疼痛，时而在上肢，时而在下肢，苔白，脉浮紧	风、寒、湿邪留注经络关节	风邪偏胜	以关节部位的穴位为主，以肿痛点为主	膈俞、风府、风池、风市
痛痹		痛有定处，疼痛较剧，得热则减，苔白，脉沉弦而紧，或沉迟而弦		寒邪偏胜		命门、肾俞、关元、神阙
着痹		肌肤麻木，肢体关节重着，苔白腻，脉濡缓		湿热邪偏胜		丰隆、外关、内庭、足临泣
热痹		关节灼热红肿，发热口渴，舌红，苔黄燥，脉滑数	风湿热邪留注经络关节，热邪偏胜			大椎、曲池、合谷、
尪痹		久痹不愈，关节肿大甚至畸形，舌暗红，脉细涩	邪留不去，血脉瘀阻，痰浊凝聚			悬钟、大椎、气海、
气血虚		久痹不愈，四肢乏力，关节麻木，汗出畏寒，舌淡苔黄，或薄白，脉沉细而缓	邪留不去，气血亏虚，肝肾不足			足三里、三阴交、脾俞、胃俞

2.穴位注射疗法

取穴：曲池、合谷、阳陵泉、足三里、阴陵泉、肾俞。

操作：药物用当归液、红花液、川芎液、蜂毒液等，用5ml注射器吸药液，穴位常规消毒，针刺后提插，得气后注入药液。每穴1ml，隔日1次。

3.火针疗法

取穴：各组循经穴位或痛点红肿处。

操作：医者以右手拇、食、中指持针，左手持酒精灯，将针身倾斜45°放于火苗上，烧灼加温，烧至针微红或白亮，速刺疾出，出针后按其孔，以免出血。

4.隔附子饼或隔姜灸

取穴：一组取膻中、中脘、足三里，一组取膈俞、肝俞、脾俞、命门。

操作：两组交替，每天用1组穴位，每次灸4壮，50次为1个疗程，疗程间休息10~15天，坚持治疗2~3年。

【古今处方介绍】

1.**祛风胜湿**《备急千金要方》 上髎、环跳、阳陵泉、巨虚、下廉或飞扬、涌泉、颔厌、后顶。

2.**清热祛风**《备急千金要方》 臑会、支沟、曲池、腕骨、肘髎。

3.**清热通关**《针灸大全》 太冲、合谷。

4.**通关过节**《针灸大成》 委中、足三里、曲泉、阳陵泉、风市、昆仑、解溪。

第六节　面瘫

面瘫，俗称口眼㖞斜，为一侧面颊筋肉弛缓的病证。可发于任何年龄，多发于青壮年。主要表现为面部左右不对称，额纹消失，眼裂增宽，鼻唇沟变浅，口角歪向健侧。

面瘫是由于人体正气不足，经络空虚，风邪乘虚侵袭手、足阳明经络，邪气壅塞，经气阻滞，经筋失养，面肌纵缓不收。相当于西医所说急性发作单侧面神经周围性麻痹。西医学认为是病毒感染致营养面神经的血管发生痉挛，使该神经组织缺氧，水肿，受压迫或炎症所致，常继发于感冒、中耳炎、乳突炎后。

【当前治疗动态】

1.**发病情况** 多见于单侧发病，从笔者收集到的5000多例的报道来看，也仅有1例为双侧性面瘫。其中左侧面瘫2785例，右侧2178例，其余在报道中情况不明，左侧发病率略高于右侧，但无明显差异。

2.**疗效** 目前以针灸法较为满意。秦震1964年统计326例，痊愈216例（占67.5%）。笔者1981年统计的3757例，痊愈2393例（占63.7%）。近年来治愈率有所提高，为73.4%。

【诊断要点】

（1）起病突然，多在晨醒时发现口眼㖞斜，面肌麻痹，部分病人起病前数日，病侧耳内、乳突、面部轻度疼痛，数日消失。

（2）面部肌肉运动障碍，不能做蹙额、皱眉、露齿、鼓颊等动作。前额皱纹消失、眼裂增大、鼻唇沟平坦或消失，口角下垂，面部口鼻被牵向健侧。

【鉴别诊断】

中风 多由于脑肿瘤或脑血管疾病引起面下部肌肉瘫痪,兼有偏瘫。一般无额肌瘫痪。面瘫一般不伴有半身不遂、意识障碍等症状。

【辨证要点】

露睛:上下眼睑不能闭合,眼球转向上方,病侧露出巩膜。

鼓气:鼓颊或吹哨,因患侧口唇不能闭合而漏气。

流涎:进食时食物残渣常滞留于病侧齿颊间隙内。

流泪:泪点随下睑外翻,泪液不能按正常引流而外溢。

味觉减退:舌前1/3味觉减退或消失。

重听:听觉过敏,外耳道或鼓膜出现疱疹,剧痛,或乳突部痛。

病延日久,肌肉萎缩,口角向患侧歪,名为"倒错",还可以出现口角向病侧抽搐,面部肌肉跳动等不良后果,属疑难病症。

【治疗方法】

(一)治疗上的认识

1.取穴总则 以阳明经穴为主,早期多配太阳经穴或加督脉穴,后期多配用少阳经穴。

钱可久对17篇报道做统计,发现穴位的使用率分别为颊车94%,下关、攒竹、四白各71%,丝竹空、承浆各53%,地仓为88%,翳风65%,合谷82%,瞳子髎57%。其中远端穴只有合谷一个。

杨永璇发现的特效穴为颐中(即酒窝正中)。

透穴使用较多。①沈秀珍五透穴:太阳透地仓,颊车透地仓四白透地仓上眉尾透上眉头,外眦下穴透内眦下穴。②地仓透迎香,大迎透地仓,散笑(散笑又名笑散,在笑纹中间透迎香),四白透迎香,地仓透人中等。

(二)治疗时的总体看法

(1)取穴不宜太多,一般5~6穴为好。

(2)手法不宜太强,一般用轻刺激的补法,而健侧或远短穴刺激比较强。

(3)留针时间不宜太长,一般10~20 min,或不留针,最多留针30 min。

(4)风湿性面瘫治疗效果最好,而脑血管意外、颅底骨折、脑挫伤而致中枢性面瘫效果较差，麻风、梅毒、肿瘤疗效较差，变态反应者疗效更差。

（三）结合西医内容的看法

（1）当针刺某些穴位后，多数患者的诱发电位受到影响或改变，因而大多数患者在治疗后本来部分或完全丧失神经支配的肌纤维重新获得神经支配而恢复功能。

（2）借助于肌电图的检验，可有一个客观标准，还可判断预后。如麻痹虽重，但肌电描记时呈正常强度，则表明会有早期及完全的恢复。若呈变性曲线，则表示恢复可能缓慢，甚至是不完全的。纤维性颤动预后可能不好，反之则较好。

（3）颧肌、颊肌、唇上方肌、唇下方肌较易恢复，口轮肌、眼轮肌、额肌恢复较慢，而且易成后遗症。

（四）针刺疗法

1.四步法疗法

处方：第一步：患侧睛明、巨髎、颊车，健侧颧髎、合谷

第二步：患侧阳白、瞳子髎、颧髎、合谷，健侧巨髎

第三步：患侧风池、丝竹空、大迎、颊车、头维，健侧下关、合谷

第四步：患侧地仓、人中（或加承浆）、下关、合谷，健侧巨髎（或禾髎）

操作：刚发病时要注意使用解表的方法，可以使用大椎、风府、风池、风门等穴。

四步疗法的每一步的结束标准：第一步结束在眼睑基本能闭合时，约3~4天；第二步结束在眉梢稍微能抬时，约2~3天；第三步结束在眼睑闭合反弹时；第四步面瘫基本痊愈时。

针灸手法刺激强弱主要是以调动经络与腧穴的最大作用为准，总的说以较弱为好。若属于顽固性的面瘫或发病时间较长的面瘫，以上方法可以来回使用或交叉使用，不要受时间要求的限制，但每一步连续使用的时间不要超过7天，同时加用麦粒灸法。其中睛明穴要求刺得较深，约1.2寸，进针要慢，不要捻转、提插，留针时要求病人闭眼，不做眼球运动，出针时要慢，出针后要

注意按压针孔。针具要严格消毒和检查，不合格的针具不能使用；

可以根据全身症状加用穴位，一般火热加内庭，火热较重加太冲，气虚加百会，水湿加外关，痰湿加间使。

鼻翼旁恢复较慢加冲阳，额头恢复较慢加局部梅花针敲击，眉毛活动恢复较慢加八邪，口角恢复较慢加翳风。

2.耳针疗法

面颊、口、额、脑干、皮质下、内分泌、肾上腺、肝、脾、三焦。三焦是面神经、舌咽神经、迷走神经混合支，刺激量大，是治面瘫主穴。内分泌、肾上腺抗感染，抗过敏，有很好的消炎作用。耳针治疗可避免不良局部刺激诱发的面肌痉挛。

3.推拿按摩
眼睑周、唇周、眉额、颊推按至皮肤发热。一指禅或穴操阳白、攒竹、丝竹空、夹承浆、下关、颊车、翳风、风池、合谷、足三里、太冲，手法柔和，每穴2min。每日或隔日1次。

4.隔姜灸

取穴：患侧耳垂下（耳垂与皮肤交界处）、下关、颊车、四白、颧髎。

操作：姜片直径约2mm，厚约3mm，灸治不计壮数，以灸处皮肤潮红湿润为度，结果隔姜灸组疗效显著优于针刺组。

【注意事项】

（1）针灸治疗面瘫可以根治，可缩短病程。治疗及时、方法妥当是关键。

（2）早期治疗，掌握治疗时机，发病后即刺。贵在坚持。一般2~3月内康复者占80%，3个月以上不愈，病情顽固。

（3）注意面部保暖，忌食刺激性食物，慎起居，避风寒，忌紧张。

（4）针后面部汗出为佳，风寒之邪得汗而解，血充气润，经筋得养。

（5）慎用电针，早期针灸治疗效好，电针后差，与刺激量有关。

（6）晚期易出现口角抽动，为面神经麻痹后遗症，难愈。

附：面肌痉挛

处方：主穴：翳风、听会、风池、下关、阿是穴。

配穴：合谷、太冲、足三里。

操作：患侧浅刺，轻捻转，留针45min，行针数次，日1次，10次为1个疗程。健侧及四肢穴深刺，重捻转。健强患弱为面肌痉挛的针刺原则。

【古今处方介绍】

1.祛风通络《备急千金要方》 承泣、四白、巨髎、禾髎、上关、大迎、颧骨（颧髎）、强间、风池、迎香、水沟。

2.通经活络《针灸大成》 颊车、水沟、列缺、太渊、合谷、二间、地仓丝竹空。

3.舒筋通络《针灸资生经》 承泣、地仓、大迎、鱼际、通里。

第六章 五官病证

第一节 睑腺炎

睑腺炎，又称麦粒肿，俗称"针眼"，又名"偷针"，主要症状是眼睑发生硬结，形如麦粒，痛痒并作。本病为急性化脓性炎症，生于眼睑边缘（毛囊皮脂腺）者称为外睑腺炎，生于眼睑内（睑板腺）者称为内睑腺炎。

外感风热之邪客于眼睑，或过食辛辣炙烤等物，以致脾胃湿热，上攻于目，均可使营卫失调，气血凝滞，热毒壅阻于眼睑、皮肤、经络之间发为本病。

西医认为本病为眼睑组织受葡萄球菌、肺炎双球菌、病毒等感染而形成睑腺组织化脓性炎症。

【诊断要点】

（1）初起时，眼睑痒痛并作，患部睫毛毛囊根部皮肤红肿硬结，形如麦粒，推之不移，继则红肿热痛加剧，甚则拒按，垂头时疼痛加剧。

（2）轻者数日内未成脓肿可自行消散；较重者经3~4天后，于睫毛根部附近或相应的睑结膜上出现黄色脓点，不久可自行破溃，排出脓液而愈。

（3）本病有惯发性，常由气血虚弱，易感风热所致，亦有余邪未清，热毒蕴伏而再生者。多生于一目，但也有两目同时或先后而发者。

【鉴别诊断】

结膜炎 目赤肿痛发病急，多为双眼同时或先后发病，初起患眼红肿，怕热羞明，有异物感及痒痛感，检查见有结膜充血，眼睑肿胀，球结膜水肿，分泌物增多，约2~3周后炎症消退，症状消失。

【辨证要点】

1.脾胃湿热 眼部痒痛，睫毛毛囊根部红肿硬结，兼见口臭，心烦，口渴，苔黄腻，脉濡数。

2.外感风热 目赤痒痛，睫毛毛囊根部硬结，伴恶寒发热，头痛咳嗽，苔薄，脉浮数。

【治疗方法】

1.毫针疗法

处方：主穴：合谷、睛明、攒竹、四白、承泣。

配穴：脾胃湿热：阴陵泉、内庭。

外感风热：太冲、行间。

方义：局部四白、承泣、攒竹、睛明可以疏通局部气血；而手阳明经原穴合谷，清上焦实火；足太阴脾经之阴陵泉清脾胃；肝经腧穴行间、太冲，泻肝清热，引火下行；经外奇穴太阳疏风解热。

操作：局部取穴时，肿点在上睑时多取眼角以上的穴位，若肿点在下睑时多取眼角以下的穴位，局部穴位得气即可，其余穴位均用泻法，留针30min。

3.耳针疗法

取穴：眼、肝、脾、耳尖。

操作：用28号半寸毫针针刺，强刺激，每日1次，也可在耳尖及耳壳后小静脉放血。

4.拔罐疗法 在大椎穴用三棱针点刺出血后拔罐即可。

5.挑刺疗法 在肩胛区找到粟粒大小的淡红色皮疹，皮肤常规消毒后，挑破皮疹，挑断皮下组织纤维后用力挤压，使之出血3~4滴，待血鲜红后，用干棉球压迫止血。患左（眼）挑右（肩），患右挑左。

【注意事项】

（1）本病炎症初期针刺效果最佳，若硬结处已有脓点或跳痛，放血疗法作用较差。

（2）患处切忌挤压，以免炎症扩散而引起眼睑蜂窝组织炎，甚或海绵窦栓塞及败血症。

（3）若反复发作者，待肿核消退后，应结合全身具体情况进行对症治疗。

【现代临床研究】

江苏省宋振芳用瞳子髎放血治疗睑腺炎。一次放血数滴经一次放血而愈者达95%。

湖北省邱云先取双足中趾尖端部位，距爪甲0.1寸处，放血2~3滴，每日或隔日一次，放血治疗睑腺炎1~2次，痊愈率100%。[宋振芳.瞳子髎放血治疗睑腺炎的疗效观察.中国针灸，1994（1）：33]

黄玉有用背部挑刺及耳尖放血之法配合中药治疗睑腺炎105例，总有效率达100%。主要取背部睑腺炎点，即第4~7胸椎棘突旁开3寸之内的范围，任选一点。最有效的是找到皮肤异点进行针挑，再选患眼同侧耳尖穴作为配穴。背部睑腺炎点挑筋放血或挑刺放血，耳尖穴以针刺放血为主，一般放血3~4滴为宜。［黄玉有.背部挑刺及耳尖放血配合中药治疗睑腺炎105例.中国针灸.1998，4：243.］

【古今处方介绍】

疏风利湿《针灸易学》 背上反应点、小骨空、合谷、攒竹、二间

第二节　目赤肿痛

目赤肿痛为多种眼部疾病的一个急性症状，俗称"红眼"或"火眼"，又名"风热眼"或"天行赤眼"。主要表现为目睛红赤，白睛处布满血络，畏光，流泪，目涩难开，初起时仅一目，渐及两目。

本病多因外感风热之邪导致局部经气阻滞，火郁不宣；或因肝胆火盛，循经上扰以致经脉闭塞，血壅气滞而成。

西医所说的急性结膜炎，流行性结膜、角膜炎可参照本节辨证论治。

【诊断要点】

（1）典型病史：流行期有接触史，或家中成员均患类似眼病，且起病急，多为双眼患病。

（2）典型症状：眼部沙涩不适，有异物感或灼热感，痛痒发作，畏光流泪，眼分泌物增多。眼睑红肿，睑结膜、球结膜充血或睑结膜有滤泡、增生，球结膜水肿或结膜下出血。

（3）实验室检查：结膜分泌物中有流行病毒。

【鉴别诊断】

睑腺炎 疾病初起较轻，眼睑皮肤微红，肿痒痛，继而形成局限性硬结，形如麦粒，按之疼痛，3~5天后硬结形成脓肿。

【辨证要点】

1.外感风热 目赤肿痛，伴头痛，恶风，发热，脉浮数。

2.肝胆火盛 目赤肿痛，目涩伴口苦，烦热，舌边尖红，脉弦数。

【治疗方法】

1.毫针疗法

处方：主穴：睛明、太阳、风池、合谷、太冲。

配穴：外感风热：少商、上星。

肝胆火盛：行间、侠溪。

方义：目为肝窍，阳明、太阳、少阳之经脉均循行于面部，故取手阳明经合谷以调阳明之经气，疏泄风热；太冲导厥阴经气而降肝火，睛明为足太阳、足阳明之交会穴，能宣泄患部之郁热，有通络明目之功。太阳为经外奇穴，点刺出血可泄热，消肿，定痛。风池为足少阳胆经的穴位，手、足少阳，阳维之交会穴，对本病有祛风，清热，泻火之功。手太阳之井穴少商、督脉之上星可疏风清热。肝经荥穴行间、胆经荥穴侠溪可肝胆之火。

操作：先针风池，朝向对侧翳风穴，与身体冠状面水平刺入，刺入后沿风池穴上方胆经循行路线经枕骨至顶额循序轻轻叩打、推按，反复数次后施疾徐泻法，使针感沿胆经向眼部放射，达到气至病所的要求。然后让病人平躺，将1寸30号毫针缓缓刺入睛明穴3~5分，轻微捻转，得气即可。合谷、太冲行捻转泻法。上星向前额方向沿皮刺，进针7~8分后行捻转泻法。少商、行间、侠溪均用泻法即可。太阳用28号1寸毫针点刺放血5~10滴，每日1次。

2.耳针疗法

取穴：眼、目1、目2、肝、胆。

操作：强刺激后，留针30min。

3.放血疗法

取穴：耳尖、耳背小静脉，耳穴眼、太阳。

操作：每日1次，每次放血3~4滴，太阳放血5~10滴。

4.挑治疗法　在肩胛间按找敏感点挑治，或在大椎穴及其旁开0.5寸处，或在太阳、印堂、上眼睑等处选点挑治。

【注意事项】

（1）本病为急性传染性疾病，可引起流行，好发于春秋季节。

（2）患病后应注意眼部卫生，睡眠要充足，减少视力活动，戒怒戒房劳，勿食辛辣之品。

（3）取眼眶内穴位时，进出针须缓慢，轻捻转，不宜提插，以防出血。

（4）针刺风池穴时注意针刺方向。

【现代临床研究】

魏艳君等用耳针放血疗法取耳尖部及耳穴眼部，治疗目赤肿痛48例，疗效显著，一次治愈率为80%。[魏艳君.耳针放血疗法治疗目赤肿痛48例.中医杂志，1996（5）：284]

赵丰良针刺上明穴（眉弓中点眶上缘下）疗目赤肿痛，效果显著。左手食指轻压眼球向下，右手持针，沿眶缘缓缓直刺0.5~1.5寸，以有酸胀感为度，不提插不留针，可稍加捻转以加强刺激，每日1次。治疗过程中停用一切药物。[赵丰良.针刺上明穴治疗目赤肿痛.中国针灸.1996（1）：20.]

河南付积忠针刺太阳、风池、睛明、合谷治疗急性结膜炎300例，只有3例无效。太阳直刺1.5~2寸；风池向同侧眼球方向直刺，轻微提插刺激，使针感至眼部，睛明用30或32号2.5寸毫针，嘱患者平视，术者压手向外压紧患者眼球，右手持针，缓慢刺入2寸许，不得捻转提插，至患者自觉眼内发胀流泪为好；合谷轻刺激，使针感上传即可，每日1次。[付积忠.针刺治疗急性结膜炎300例的疗效观察.中国针灸.1991（4）：11.]

【古今处方介绍】

1.清热祛风《备急千金要方》 三间、前谷。

2.消肿止痛《儒门事亲》 神庭、上星、囟会、前顶、百会。

3.通络止痛《针灸大全》 外关、禾髎、睛明、攒竹、肝俞、委中、合谷、肘尖、照海、列缺、十宣。

4.泄热消肿《针灸易学》 攒竹、睛明、二间、小骨空、行间。

5.清热泻火《针灸神书》 外关、睛明、太阳。

第三节　近视

近视是指在调节静止状态下，进入眼内的平行光线成焦点在视网膜前，远视力减退，近视力一般正常，中医称之为"能近怯远症"。

本病多因先天遗传，禀赋不足所致。心阳不足，目中神光不能发越于远处，或肝肾阴虚，目失濡养，神气虚弱以致光华衰微，不能及远而仅能近视。

【诊断要点】

（1）多于青少年时期发病。

（2）近视清晰，远视模糊，眼易疲劳。

（3）眼球外观无明显异常，高度近视时可见眼球外突。

【鉴别诊断】

假性近视 在临床治疗中应分清真性近视和假性近视，两者临床表现相同，通过散瞳后查视力鉴别，真性近视散瞳后仍近视，假性者散瞳后不再近视。

【治疗方法】

1.毫针疗法

处方：1组睛明、风池、光明、合谷，2组承泣、瞳子髎、太冲。

方义：足太阳膀胱经起于睛明，其经筋结于目上纲，刺之可疏通经络，清利头目；承泣属足阳明胃，其经别系目系，阳明经多气多血，刺之濡养经脉之气血；风池、瞳子髎属足少阳；太冲属厥阴肝，其经别散于面，系目系，肝开窍于目，针此数穴，可通经活络，气血调畅，使目有所养；合谷为手阳明大肠之原穴，主治头面五官之疾；光明为足少阳胆经下肢穴，治疗眼病要穴。

操作：两组处方交替选用。眼区穴宜轻捻缓进，进针时至皮下疾出之，并用棉球按压1min，防止皮下出血。风池、合谷、太冲、光明可用捻转或提插法，间歇运针，留针20~30min。其中风池穴针感扩散至颞及前额或眼区。

2.耳针疗法

取穴：眼、目1、目2、交感、肝、肾、脾。

操作：取所有穴位，用王不留行籽或磁珠贴压，治疗时可用探测仪或探针寻找穴区敏感点，然后贴压，每次取一侧耳穴，双耳交替使用，2~3天换一次，10次为1个疗程，疗程间休息5天。嘱患者每日按压穴位3~4次，每日按压时静息闭目，意念放在两眼部，耳部发热和眼部出现酸胀热等感觉为止。

3.激光穴位照射法：

取穴：睛明、承泣、合谷。

操作：用功率为3~5mW的He-Ne激光器（波长为632.8A）照射。每穴5min，12~15次为1个疗程，疗程间休息7天。

4.穴位按摩疗法：

取穴：睛明、承泣、太阳、风池。

操作：用食指在穴位上揉按，每次按摩50~100圈，坚持每天做2~3次。

【注意事项】

（1）注意看书姿势与距离。看书应端坐，书与眼距30cm为宜。不要躺卧或走路时看书，特别是乘车时不要看书。

（2）看书不宜过久，最好于阅读1h后向远处眺望。2h后若能进行10min户外活动，对眼的休整更为有利。

（3）治疗期间患者应少戴或不戴眼镜。

【现代临床研究】

目前近视眼的发病率逐年升高，针灸治疗本病的方法很多，对本病的认识也不断深化，目前，针刺对脑血流图及眶区血流图的即时影响，对近视眼屈光状态的影响，对近视眼之视皮质的影响都有了初步研究，并取得了一定成果。

张玉莲等针刺百会穴，观察其对近视眼学生脑血流图及眶区血流图的即时影响。针刺百会穴可增加脑血液循环量，增强眶区血液供应、改善眶区血管弹性和紧张度效应。［张玉莲.针刺百会穴对近视眼学生脑血流图及眶区血流图的即时影响.中国医药学报.1998（3）：71.］

沈克艰观察近视眼诱发电位对针刺的反应。针刺能提高近视眼之视皮质的兴奋性，对正视眼和近视眼的P-VEP之潜时没有明显影响。［沈克艰.近视眼诱发电位对针刺的反应.上海针灸杂志，1995（2）：57］

杨光观察针刺对近视眼屈光状态的影响，屈光度改善率为37.5%。［杨光.针刺对近视眼屈光状态的影响结果观察.中国中医眼科杂志.1997（4）：7.］

聂晓丽等针刺新明穴治疗青少年近视630例，共1240眼，治愈970眼，显效220眼，有效43眼，无效7眼。其中假性近视全部治愈，从而使青少年度过近视眼的易感期，防止其向真性近视眼发展。［聂晓丽等.针刺新明穴治疗青少年近视630例.中国针灸.1997（1）：47-48.］

【古今处方介绍】

1.补养肝肾《备急千金要方》 肾俞、胃俞、心俞、百会、内关、复溜、涌泉、腕骨、中渚、攒竹、睛明、委中、昆仑、天柱、本神、大杼、额厌、通谷、曲泉、后溪、丝竹空。

2.养心益肝《现代针灸医案选》 正光（攒竹与鱼腰之中点）、风池。

第四节　耳鸣耳聋

耳鸣、耳聋都是听觉异常的症状，耳鸣是指耳内自觉鸣响，妨碍听觉；耳聋是指听力不同程度减退，甚至听觉丧失，不闻外声。耳鸣往往是耳聋的先兆。耳鸣、耳聋既可以是多种耳科疾病或全身疾病的症候群之一，也可单独成为一个疾病。

肾开窍于耳，手足少阳经脉绕行于耳之前后。风热之邪侵袭耳窍，耳窍被蒙；肝气郁结，郁而化火，循经上扰清窍；脾运失健，聚湿成痰，痰火上壅，阻塞清窍；脾胃虚弱，气血生化之源不足，不能上奉于耳；肾精亏损，髓海空虚，不能上濡于耳，均可致耳鸣、耳聋。

西医所说的梅尼埃病，急、慢性卡他性中耳炎可参照本节辨证施治。

【诊断要点】

（1）耳鸣表现为经常性或间歇性自觉耳内鸣响，声调多种，或如蝉鸣，或如潮涌，或如雷鸣，难以忍受。鸣响或短暂、间歇出现，或持续不息。耳鸣对听力多有影响，但早期，或神经衰弱及全身疾病引起的耳鸣，常不影响听力。

（2）耳聋表现为听力减退或完全丧失，可突然减退，也可逐渐减退。进行各种听力测试，可明确听力损伤程度。

（3）了解有无服用奎宁、水杨酸钠，注射链霉素、卡那霉素等，对诊断有一定帮助。

【辨证要点】

1.风热侵袭　起病较急，自觉耳中发胀，有阻塞感，听力下降，而自声增强，兼见头痛发热，呕逆，舌红苔薄黄，脉浮数。

2.肝胆火旺　突然耳鸣、耳聋，兼见耳胀，耳痛，口苦，咽干，心烦易怒，头痛，目赤面红，或有胁痛胸闷，气短，小便黄，大便秘结，舌红苔黄，脉弦数有力。

3.痰火郁结　两耳蝉鸣不息，时轻时重，有时闭塞如聋，听音不清，兼见头昏沉重，胸闷，脘满，口苦或淡而无味，痰多，二便不利，舌红，苔黄腻，脉弦滑。

4.脾胃虚弱　耳鸣、耳聋，时轻时重，劳而更甚，或在蹲下站起时明显，伴见倦怠乏力，纳少，食后腹胀，大便时溏，舌红苔白，脉弱。

5.肾精亏虚　耳鸣或耳聋，耳鸣音低，夜间重，兼见头晕，腰膝酸软，手足心热，遗精，失眠，健忘，舌红，少苔，脉沉细或细数.

【治疗方法】

1.毫针疗法

处方：主穴：耳门、听宫、听会、翳风。

配穴：风热侵袭：外关、合谷。

肝胆火旺：行间、侠溪。

痰火郁结：丰隆、中渚。

脾胃虚弱：脾俞、足三里。

肾精亏虚：肾俞、太溪。

方义：耳门、听宫、听会局部取穴，疏调耳周气血；翳风为手、足少阳交会穴，通窍益聪，清热散结；风热侵袭取外关、合谷疏风解表，清热通络；肝胆火旺，取肝、胆经荥穴，荥主身热，行间、侠溪清肝胆之热；丰隆为祛痰要穴，痰火郁结加丰隆化痰清热，中渚解三焦邪热；脾俞、足三里健脾和胃，化生气血，上充耳窍；肾俞、太溪补肾填精，清耳益聪。

操作：耳门、听宫、听会张口取穴，直刺 0.8 寸；翳风直刺 1.5 寸，捻转刮针手法，使针感传至耳中，留针 30min。外关、合谷直刺 0.8 寸，针用泻法；行间、侠溪向踝部刺 0.5 寸，针用泻法；丰隆直刺 1 寸，中渚直刺 0.5 寸，针用泻法；脾俞、肾俞直刺 1 寸，足三里直刺 1.2 寸，太溪直刺 0.8 寸，针用补法。

2. 耳针疗法

（1）取穴：内耳、肾、肝、神门。

操作：中等刺激，留针 15~20min，10~15 次为 1 个疗程。

（2）取穴：皮质下、内分泌、肝、肾。

操作：取同侧或双侧穴位，用强刺激，留针 30~60min，每日 1 次或隔日 1 次，15~20 次为 1 个疗程。

3. 头针疗法

取穴：两侧晕听区。

操作：间歇运针，留针 20min，每日 1 次或隔日 1 次。

4. 水针疗法

（1）取穴：听宫、翳风、完骨、肾俞。

操作：采用 654-2 注射液，每次两侧各选一穴，每穴注射 5mg；或采用维生素 B_{12} 100mg 注射液，每穴 0.2~0.5ml。进针 0.5~1 寸。

（2）取穴：听宫、翳风、完骨、瘈脉。

操作：采用当归注射液或丹参注射液，每次 2ml，每日或隔日 1 次。

5. 电针疗法

取穴：听宫、翳风配中渚、肝俞、肾俞、合谷操作：簇状波锥形电极法，中度电刺激，采用主配穴各两对，每次15min，每日1次，10次为1个疗程。

6.自我按摩疗法 患者用双手掌心紧按外耳道口，同时以四指反复敲击枕部或乳突部，继而手掌起伏，使外耳道口有规律地开合。坚持每日早、晚各做数分钟。

【注意事项】

（1）针灸治疗本病有较好疗效，对急性发病尤佳，临床可采用单一疗法，亦可几种方法配合或交替使用。因听神经中毒、动脉硬化等引起者较为难治。

（2）避免耳窍承受突然巨大声响，同时调节情志，注意起居。

【现代临床研究】

濮玉莲等采用外关、听会或听宫、翳风为主穴，施以平补平泻法。肝气郁结配太冲、阳陵泉、丘墟；脾胃虚弱配足三里、三阴交；肾虚配太溪、肾俞；肝胆火盛配太冲、侠溪；外感配风池。治疗神经性耳鸣、耳聋50例，2~14次，痊愈29例，显效1例，有效3例，无效7例。［濮玉莲，针刺治疗神经性耳鸣、耳聋50例］

高留华等采用耳中（耳尖上2寸）、聋鸣（耳尖上2.5寸）、肾俞、翳风、听宫为主穴，配中渚。快速进针，施以捻转提插法，留针30min或电疗20min。10日为1个疗程，疗程间隔3~5日。本组患者病程1个月至30年，以针刺与电针各治疗50例，分别痊愈15、35例，显效22、9例，有效11、4例，无效各2例。［高留华.治疗链霉素类中毒性耳聋100例.中医药学报.1990（2）：37.］

周盛华等采用听宫、听会、耳门为主穴，配穴翳风、后溪、中渚、液门、百会、太溪。用28号2寸毫针取患侧穴位，进针1.5~1.8cm，得气后针柄接13T-701型电刺激仪，输出电压正脉冲大于25V，负脉冲大于45V，频率为2~40次/s，留针20min。每周3次，20日为1个疗程。行电针治疗耳聋180例300耳，痊愈190耳，好转70耳，无效40耳。［周盛华.电针治疗耳聋180例临床观察.中国针灸.1990，10（4）：9.］

杨励影采用气功治疗耳聋，取耳周、耳内、百会、脑干、命门等穴，发放外气30min，施虚补实泻法，每日1次，每次1~2h。患者配合练习一指禅气功和通窍益肾功。经1~90次治疗后，140例中痊愈49例，显效70例，有效14例，微效4例，无效3例。［杨励影.气功治疗耳聋140例疗效观察.气功与科

学.1991（3）：18.]

【古今处方介绍】

1.行气泄热《备急千金要方》 腕骨、阳谷、肩贞、足窍阴、侠溪。

2.泻火通络《备急千金要方》 天容、听会、听宫、中渚。

3.行气开窍《备急千金要方》 前谷、后溪、偏历、大敦。

4.益肾补气《针灸资生经》 京门、十四椎。

5.补气通络《圣济总录》 百会、颔厌、颅囟、天窗、大陵、偏历、前谷、后溪。

第五节 鼻渊

鼻渊是鼻流浊涕，鼻塞不闻香臭的一种病症。因鼻流浊涕不止，如泉如渊，故名鼻渊。本病之重者可名"脑漏""脑渗"，多发于青少年。

肺开窍于鼻，鼻渊的发生与肺经受邪有关。其急者，每因风寒袭肺，蕴而化热，或感受风热，乃至肺气失宣，客邪上干清窍而致鼻塞流涕，风邪解后，郁热未清，酿为浊液，壅于鼻窍，化为浓涕，继则发为鼻渊。亦有因肝胆火盛，上犯清窍引发鼻渊者。

西医所说的慢性鼻炎，急、慢性副鼻窦炎等可参照本节辨证论治。

【诊断要点】

1.急性

（1）继发于上感或急性鼻炎之后。

（2）多有持续性鼻塞，大量脓性鼻涕，伴有畏寒发热，食欲不振等。

（3）鼻黏膜明显充血肿胀，鼻腔内有大量黏液、脓性分泌物。

2.慢性

（1）流脓鼻涕是本病主要症状，有轻重不等的经常性鼻塞，嗅觉减退。

（2）头痛多属钝性疼痛，有时间性和定位特点，多为一侧或双侧较重。休息或治疗后头痛可减轻，低头、用力、情绪激动可加重。

（3）鼻窦X线检查可协助诊断。

【辨证要点】

1.实证

（1）**肺经热盛**：涕黄量多，间歇或持续鼻塞，嗅觉差，鼻黏膜红肿，伴有头痛发热，胸闷，咳嗽痰多，舌红，苔白或微黄，脉浮数。

（2）胆经郁热：涕少黄浊黏稠，如脓样，有臭味，鼻塞重，嗅觉差，鼻黏膜红赤，全身症见头痛较剧，口苦咽干，耳鸣目眩，耳聋，寐少梦多，烦躁易怒，舌红苔黄，脉数。

（3）脾经湿热：涕黄浊而量多，涓涓流出，鼻塞重而持续，嗅觉消失，鼻腔内红肿并有胀痛，伴见头重，头痛，头晕，体倦，脘胁胀闷，纳呆，溲黄，舌质红，苔黄腻，脉濡或滑数。

2.虚证

肺脾气虚：鼻涕黏白而量多，无臭味，嗅觉减退，鼻塞或轻或重，每遇风冷则症状加重，可伴有头重头昏，自汗恶风，气短乏力，懒言声低，咳嗽痰稀等，舌淡苔薄白，脉缓弱。

【治疗方法】

1.毫针疗法

处方：主穴：上星、印堂、迎香、通天。

配穴：肺经热盛：肺俞、尺泽、大椎、曲池。

胆经郁热：风池、太冲、阳陵泉。

脾经湿热：足三里、内庭、阴陵泉。

肺脾气虚：肺俞、太渊、脾俞、太白、足三里。

方义：局部穴印堂、迎香配上星、通天可通利鼻窍。肺经热盛取督脉穴大椎与手阳明经之合穴曲池相配，可宣肺清热化痰。胆经郁热取手足少阳与阳维交会穴风池，可疏调少阳经气，散热而清利头目；太冲疏泄肝胆；阳陵泉为胆经合穴，可泻三焦与肝胆之郁火。脾经湿热取足阳明合穴足三里，可调脾胃经气；内庭为足阳明经荥穴，可清热泻火。阴陵泉为足太阴经合穴，可健脾利湿。肺脾气虚取肺俞、太渊、脾俞、太白，俞原相配，补脾益肺；足三里为足阳明经合穴，可助健脾益气之功。

操作：向鼻柱方向平刺，针刺得气后行捻转补泻法，鼻塞缓解为止。印堂提捏进针，刺向鼻柱，热盛可刺络放血。迎香斜向鼻柱平刺，捻转泻法，鼻塞缓解为止，留针30min，每日1次，10次为1个疗程。虚证可用灸法。

2.耳针疗法

取穴：内鼻、肾上腺、额、肺。

操作：单纯性鼻炎取2~3穴，间歇捻转，留针20~30min或埋针3~5天；过敏性鼻炎加平喘、内分泌；久病不愈者可酌情用小艾炷灸印堂、百会、上星、迎香等穴。

3.三棱针疗法

取穴：上星、迎香、巨髎、瞳子髎、少商。

操作：用三棱针点刺，挤压出血数滴，隔日1次。用于实证。

【注意事项】

（1）针刺对本病治疗有效，必要时可辅以中药治疗，鼻窦炎严重者应切开引流。

（2）患者要加强锻炼，增强体质。平时注意防寒保暖，预防感冒，以防诱发鼻窦炎。

（3）鼻窦炎患者，尤其在急性发作期间，应注意公共卫生，防止传染。

【现代临床研究】

汪永胜用透刺法治疗副鼻窦炎患者60例。取穴神庭透印堂，用90毫米毫针进针3~3.5寸，得气后行头皮针捻转法及抽气进气法，留针12~24 h，并用艾条灸针柄，选用攒竹、迎香、四白，头目昏痛加风池、太阳，头顶痛加百会、太冲。酌情施以补泻手法，留针15~30min，隔日1次，7次为1疗程。结果：痊愈39例（占65%），显效16例，好转5例。[汪永胜.透刺疗法治疗副鼻窦炎60例.上海针灸杂志.1995（6）：14.]

孙庆珍针刺治疗慢性鼻炎患者3658例，取蝶腭神经节处（耳屏前3~3.5cm，下关前1~1.5cm）用28号毫针或30号毫针垂直进针5~5.5cm，刺中有放电、喷水、齿痛样感并向周围放射，有针感后即起针，每次取单侧（特殊取双侧），日1次，5次为1个疗程。痊愈2492例，显效595例，有效355例，无效246例，总有效率94.1%。[孙庆珍.针刺治疗慢性鼻炎3658例.中国针灸.1997（7）：17.]

秦庆能用电梅花针治疗副鼻窦炎患者85例。用G6805治疗仪或可调频的普通脉冲仪，输出导线一极接普通梅花针，一极接手柄。输出频率200次/min，中等刺激量，常规消毒，患者掌中握手柄，用梅花针均匀反复叩刺1区（眶下三角区）、2区（印堂穴及周围）、3区（眉上缘与额发际间），使渗出少许血液，用酒精棉球擦净。上颌窦炎加强叩1区，额窦炎加强叩3区，筛窦炎、蝶窦炎加强叩1、2区，隔日1次，7次为1个疗程，疗程间隔7日。治愈59例，显效19例，好转7例，有效率100%。[秦庆能.电梅花针治疗副鼻窦炎患者85例.

中国针灸.1994（5）：14.]

【古今处方介绍】

1.祛风散寒《备急千金要方》 水沟、天牖。

2.宣肺开窍《针灸大全》 列缺、曲差、上星、百会、风门、迎香。

3.泄肺开窍《针灸全生》 上星、禾髎、人中、百会、大椎、风池、风府、风门。

第六节 咽喉肿痛

咽喉肿痛是口咽和喉咽病变的一个主要症状，属于中医的乳蛾、喉痹、喉痛范畴，可见咽部红肿疼痛，严重者恶寒发热。

咽连食道，通于胃，喉连气管，通于肺。如因外感风热邪毒，熏灼肺系，或肺胃二经郁热上扰，而致咽喉肿痛，属实热证；如肾阴亏耗，阴液不能上润咽喉，虚火上炎，也可导致咽喉肿痛，属阴虚证。

西医所说的急性扁桃体炎、急性咽炎、单纯性喉炎，以及扁桃体周围脓肿等可参照本节辨证论治。

【诊断要点】

（1）患者自觉咽喉部干燥，瘙痒，疼痛不适，咳嗽时加剧，声音嘶哑。

（2）咽喉部黏膜呈弥漫性充血，肿胀，有时可见扁桃体肿大，腭弓、悬雍垂水肿。

（3）颌下淋巴结肿大，有压痛。

【辨证要点】

1.外感风热 咽喉红肿疼痛，恶寒发热，咳嗽声嘶，痰多稠黏，喉间如有物梗阻，吞咽不利，苔薄，脉浮数。

2.肺胃实热 咽喉肿痛，吞咽困难，高热，口渴引饮，头痛，口臭，痰稠黄，大便结，小便黄，苔黄厚，脉洪数。

3.虚火上炎 咽喉稍见红肿，疼痛较轻，或吞咽时觉痛楚，口干舌燥，颊赤唇红，手足心热，舌质红，脉细数。

【治疗方法】

1.毫针疗法

处方：主穴：天突、天容、曲池。

配穴：外感风热：少商、合谷、尺泽。

肺胃实热：少商、商阳、内庭。

虚火上炎：太溪、照海。

方义：天突为任脉、阴维脉之会，取之可清利咽喉；天容为手太阳小肠经之穴，有清热、利咽、消肿的作用；曲池为手阳明经合穴，全身清热要穴，三穴局部与远隔取穴相配为主穴。外感风热取治咽喉的效穴少商，点刺出血可清泄肺热；取尺泽，实则泻其子；合谷，疏风解表，清咽利喉。肺胃实热取少商、商阳、内庭，清泻阳明之郁热。虚火上炎取足少阴经之太溪、照海，二穴能滋阴降火，导虚火下行，为治虚热咽喉痛的有效穴。

操作：天突穴先直刺，当针尖超过胸骨柄内缘后，即向下沿胸骨柄后缘，气管前缘缓慢向下刺入0.5寸，天容穴直刺0.5~0.8寸，针感放散至咽喉部。曲池直刺1.5寸，捻转提插泻法。少商、商阳点刺出血。

2.耳针疗法

取穴：扁桃体、咽喉、心、肺、神门、肾上腺

操作：中强刺激，留针10~20 min。急慢性扁桃体炎加轮1~4，中强刺激，捻转2~3min，留针1 h，每日1次。

3.三棱针疗法

取穴：1组少商、商阳、鱼际，2组耳尖、轮1~6、耳背静脉。

操作：每次一组，轮流点刺出血，隔两日1次，7次为1个疗程。

4.灯心草灸

以浸过食油之灯心草，用火点燃后，迅速点角孙穴，一点即起，当点燃的灯心草接触皮肤，则有啪的一声，火灸部位即起微红，每日1次，一般1次即可，重者次日再行操作。

【注意事项】

（1）平时应积极锻炼身体，多进行户外活动，注意饮食营养，提高身体抵抗力。流行季节应少去公共场所，并注意避寒保暖，以防传染。

（2）以金银花、贯众各15克，煎水代茶频饮，有很好的预防作用。

【现代临床研究】

何琦用大蒜茎加雄黄适量捣烂，敷于合谷，用无菌纱布覆着，单侧扁桃体炎敷同侧合谷，双侧扁桃体炎敷双侧合谷。23例患者中，17例3天内各种症状消失，3例5天后各种症状消失，3例5天后仍无效。〔何琦. 发泡灸治扁桃体

炎.针灸学报.1992（8）：6.］

魏履雪，取咽炎穴（甲状软骨上缘，正中旁开1.5寸，人迎上1寸）、人迎（双）、廉泉，患者坐卧均可。咽炎穴用左手拇指轻推甲状软骨，用1.5寸毫针以指切法将椎动脉推向远方，加颤针术后向咽后壁刺入1.5寸，使整个咽部有肿胀感或异物感之后，将针轻轻退5~8分，针刺人迎时，应以左手食指或拇指将颈动脉推向外方，针刺手法同咽炎穴。留针20~30min，留针期间不行针。800例患者中，治愈312例（占39%），显效480例（占60%），好转8例（占10%）。［魏履雪.针刺治疗慢性咽炎800例临床观察.中国针灸.1991（11）：1.］

【古今处方介绍】

1.散风清热《备急千金要方》 神门、合谷、风池。

2.泻火解毒《针灸大成》 颊车、合谷、少商、尺泽、经渠、阳溪、大陵、二间、前谷。

3.泻火消肿《针灸逢源》 金津、玉液、少商。

4.行气清热《针灸逢源》 关冲、合谷、天突。

第七节 牙痛

牙痛为口腔科疾患中常见的症状，遇冷、热、酸、甜等刺激时加剧。中医学认为牙痛有虫痛和火痛之分。而火痛又有实火和虚火之别，实火多由胃火风热所致。虚火多由肾虚火旺引起。

牙痛的病因虽多，但总结起来主要有风热、胃火、肾虚三类。风热牙痛多因外感风热邪毒，内侵牙体及龈肉，邪聚不散，气血留滞，瘀阻脉络，不通则痛；手、足阳明经脉分别入上、下齿中，若嗜食辛辣，胃火过盛，大肠郁热，火热循经上扰，灼伤牙床，龈肉，发为胃火牙痛；肾主骨，齿为骨之余，若久病伤肾或房劳过度，以至肾阴亏损，阴虚火旺，虚火上炎，灼炼牙龈，发为虚火牙痛；或肾虚日久，精髓不足，牙失荣养，而致牙齿松浮而痛，此外龋齿也是引起牙痛的一个常见原因。

本证可见于西医所说的牙髓炎、冠周炎、龋齿，以及动脉硬化、颅脑外伤、肿瘤、一氧化碳中毒、锰中毒等疾病过程中。

【诊断要点】

（1）引起本证的原因很多，所以必须详细询问病史，如有无牙髓病、冠周炎、龋齿及牙齿损伤等病史。

（2）区别疼痛的性质，如是持续性疼痛，还是间歇性疼痛；是剧烈的疼痛，还是隐隐作痛，以及对疼痛的敏感性。

（3）客观检查有无器质性的病理改变，如有无牙龈肿胀、龋洞、牙齿松动、颊沟肿胀以及张口受限，查明叩痛的程度等。

【鉴别诊断】

三叉神经痛 疼痛多局限于三叉神经分布区，不向他处扩散，通常多发于一侧的第2或第3支，但发于第1支者少见。疼痛常有一个起点，如第2支在上唇和鼻翼外侧，第3支在下唇和舌侧缘。这些点，如轻微碰触，即可引起疼痛发作。在眶下孔、眶上切迹等处，均有压痛点。疼痛反复发作，呈阵发性闪电样疼痛，短暂、剧烈、如刀割、钻刺、烧灼，但不伴有功能障碍，发作期说话、吞咽、刷牙、洗脸等均可诱发。

【辨证要点】

1.**风热牙痛** 牙痛剧烈，发作突然，牙龈肿胀，得冷痛减，受热痛增，或兼形寒身热，腮颊肿胀，口渴，舌红苔薄黄，脉浮数。

2.**胃火牙痛** 牙痛甚剧，牙龈红肿，颊腮灼热，咀嚼困难，得冷痛减，口渴口臭，便秘尿赤，舌红苔黄，脉象洪数。

3.**虚火牙痛** 牙齿隐隐作痛，时作时止，午后痛甚，日久不愈，牙龈萎缩，甚则牙浮齿动，常伴腰膝酸软，舌质嫩红，少苔，脉象细数。

【治疗方法】

1.**毫针疗法**

处方：主穴：合谷、下关、颊车。

配穴：风火牙痛：外关、风池。

实火牙痛：内庭、劳宫。

虚火牙痛：太溪、行间。

龋齿痛：二间、阳谷。

龈肿：角孙、小海。

头痛：太阳。

方义：手阳明之脉入下齿中，足阳明之脉入上齿中，故本方取合谷、下关、颊车等阳明经穴为主；风火牙痛加风池、外关疏风解表；实火牙痛加内庭泻胃火，劳宫清心火；虚火牙痛加太溪滋肾阴，行间降肝火。

操作：下关直刺0.5~1寸，痛剧者由太阳向下关透刺；颊车向地仓透刺1.5~3寸；合谷向劳宫透刺2~3寸；外关、风池、内庭、劳宫等穴均用泻法；太溪用补法，行间用泻法。

2.耳针疗法

取穴：牙痛奇穴（在内分泌、三焦、内鼻三穴的中间，在此区域内寻找敏感点）、上颌、下颌、牙痛点1、牙痛点2、口、面颊区、上屏尖、神门。

操作：强刺激，留针3min，每日1次，10次为1个疗程。

3.电针疗法

取穴：合谷、下关、颊车。风火牙痛加曲池；胃火牙痛加内庭；虚火牙痛加太溪。

操作：针刺得气后，给予脉冲电刺激20~30min，刺激量以病人能忍受为度，每日1次，10次为1个疗程。

4.水针疗法

取穴：合谷、下关、颊车。

操作：每穴注入维生素B_1注射液或0.5%~1%盐酸普鲁卡因注射液0.5~1ml，每日1次，10次为1个疗程。

5.皮肤针疗法

取穴：颈椎（双）、耳前、大鱼际、小鱼际、虎口、阿是穴。

操作：用梅花针隔日叩刺1次，5次为1个疗程。

6.指压疗法

取穴：前三齿上牙痛取迎香、人中，下牙痛取承浆；后五齿上牙痛取下关、颧突凹下处，下牙痛取耳垂与下颌角连线中点、颊车、大迎。

操作：以指甲切压，用力由轻渐次增重，施压15~20s。

【注意事项】

（1）针刺具有止痛消炎的作用，治疗牙痛效果较佳，尤其在即时止痛方面更为突出，当疼痛发作时，宜反复提插捻转，长时间留针，针刺后还可在耳穴上埋针、埋丸，或在有效的体针穴位上埋针，以巩固疗效，防止疼痛再作。但由于牙痛的原因较为复杂，因此必须明确诊断，并针对病因进行彻底治疗。

（2）本病患者必须注意口腔卫生，尽量避免热、冷、酸、甜等刺激，以防激惹复发。

（3）对龋齿感染、智齿难生等还应同时由口腔科处理。

【现代临床研究】

周信对临床50例牙痛患者大杼进行压痛检查，发现每个患者大杼穴都有不同程度的疼痛，按压后牙痛明显减轻，临床上针刺大杼治疗牙痛取得了显著效果，在50例患者中，1次止痛35例，2~3次止痛13例，无效2例。[周信. 大杼穴治牙痛50例临床观察. 针灸临床杂志. 1993（9）：4.]

欧阳学取同名经穴治疗牙痛，取手阳明大肠经之原穴合谷，足阳明胃经之经穴解溪。先针双合谷，再针双侧解溪，直刺重泻，使其周围出现酸麻感，留针40min，隔5min行针1次，结果30例中，1次治愈者19例，2~3次治愈者8例，5次治愈者3例。[欧阳学. 同名经配穴治疗牙痛. 针灸临床杂志. 1998（14）：7.]

万成林等主穴取胃经和肾经，一般在此间均可找到多个压痛点，但以最痛点为主穴，配穴根据牙痛部位不同而取，上牙痛取下关、内庭，上前牙取人中、迎香、四白、内庭，上后牙取下关、足三里、合谷，下牙取合谷、颊车，外感风火加大椎、外关、风池，实火取内庭、劳宫，虚火取太溪、行间，头痛取太阳、头维。药用加味清胃散。124例患者全部治愈，1次治愈者36例，两次治愈者74例，3次治愈者14例。[万成林. 针药结合治疗牙痛. 上海针灸杂志. 2000（1）：19.]

【古今处方介绍】

1. **祛风通络《备急千金要方》** 兑端、目窗、正营、耳门。
2. **清热止痛《备急千金要方》** 下关、大迎、翳风。
3. **清热养阴《针灸大全》** 太溪、大都。
4. **清热通经《采艾编翼》** 目窗、颊车、合谷。
5. **疏经泄热《针灸逢源》** 内庭、厉兑、商阳、三间、合谷、偏历。

第七章　外科病证

第一节　牛皮癣

牛皮癣是由于风湿邪气蕴阻肌肤经络，血虚风燥，皮肤经脉失于濡养而致皮肤坚厚。状如牛颈之皮而得名。

牛皮癣多发于青壮年，本病古人早有记载，《诸病源候论》就有"摄领疮，如癣之类，生于颈上痒痛，衣领拂着则剧。云是衣领揩所作，故名摄领疮也"的论述。《外科正宗》则曰："牛皮癣如牛颈之皮，顽硬且坚，抓之如朽木。"本病一般认为初起风、湿、热之邪蕴积肌肤，阻滞经脉，外不能宣泄，内不能利导，日久营血不足，血虚风燥，皮肤失养，以致粗糙落屑而发病。

【诊断要点】

（1）初起为聚集成片的扁平丘疹，干燥而结实，皮肤颜色正常或呈淡褐色，表面光滑。病久丘疹融合成片，皮肤肥厚，皮沟加深，皮脊隆起，伴少量脱屑。

（2）阵发性奇痒，入夜尤甚，搔抓不知疼痛。

（3）好发于颈项部、肘弯、腘窝、大腿内侧等处。

【鉴别诊断】

1.皮脂溢出性皮炎　好发于头皮，颜面、胸背、腋窝等皮脂腺丰富的部位，经斑上有油脂状鳞屑。

2.体癣　边缘清楚，中心自愈，边缘高起有炎症现象，可查到真菌。

【辨证要点】

1.风湿化热　病程较短，患部皮肤出现皮疹，潮红，湿润，有搔抓痕迹或结痂，舌红苔黄腻，脉濡数。

2.血虚风燥　病程较长，皮肤干燥肥厚脱屑，状如牛颈之皮，舌质淡红，苔薄白，脉细弱。

【治疗方法】

1.毫针疗法

处方：主穴：风池、大椎、足三里、曲池、血海、阿是穴。

配穴：风湿化热：阴陵泉、太白。

血虚风燥：三阴交、膈俞。

瘙痒难眠：照海、神门。

方义：风池、大椎祛风止痒，消湿热；足三里、曲池健运中州，益气健脾，生化气血；血海补血养血；阿是穴疏通局部气血，止痒退癣。

操作：风池向对侧眼部方向斜刺1~1.5寸，大椎向上斜刺1寸，用捻转泻法；血海向上斜刺1.5~2寸，使针感向上传导；曲池、足三里用提插补法；阿是穴可于皮损四周各方向进针，沿皮刺至皮损中心部皮肤下，行平补平泻。每日1次，留针20~30min。

2.耳针疗法

取穴：肺、肝、神门、皮质下、肾上腺

操作：穴位常规消毒，短毫针针刺，中强刺激，双耳交替，每日1次，留针20min。

3.刺络拔罐疗法

取穴：阿是穴

操作：用皮肤针在中部叩刺，以微出血为度，加拔火罐，每日1次。

4.割治疗法

取穴：上耳背与中耳背之间，或耳背中、下静脉，或双耳轮脚。

操作：选择一处，常规消毒，用消毒手术刀刀尖划割3~4mm的切口，出血4~5滴为度，不可伤及软骨或切断血管。术后用消毒纱布覆盖。每周2次。

【注意事项】

（1）治疗期间忌食辛辣及酸性食物，忌用碱性强的肥皂洗浴。

（2）耳针疗法和割治疗法治疗本病有较好疗效。

（3）治疗期长，三个疗程以上方可判定效果。

【现代临床研究】

夏菁用穴位注射治疗48例，获得全效。取1组肺俞、足三里，2组膈俞、曲池，3组心俞、血海。如辨证为血虚风燥，用当归注射液2支、丹参注射液1支；风盛血虚；用当归及丹参注射液各1支；血瘀风燥：用当归注射液1支、丹参注射液2支。每穴1ml，一般每次选一组穴位，先行背部腧穴注射，而后进行四肢穴位注射，隔日1次，12次为1个疗程。一般连续注射2个疗程后休息1周，平均治疗2个疗程。痊愈37例，显效8例，好转3例。［夏菁. 穴位注射治疗牛皮癣48例的疗效观察. 新中医. 1993（3）：31.］

第二节　缠腰火丹

缠腰火丹是由肝脾内蕴湿热，秉感邪毒所致。以成簇水疱沿身体一侧呈带状分布排列，宛如蛇形且疼痛剧烈为特征。因其多缠腰而发，故名缠腰火丹。亦有发生于胸部及颜面者。包括西医所说的带状疱疹。

缠腰火丹多见于春秋季节，由于情志所伤，肝经郁火，复感火热时毒，客于少阳、厥阴经络，熏灼肌肤、脉络；或饮食不节，致脾经湿热内蕴，复感火热时邪，客于阳明、太阴经络，浸淫肌肤、脉络而发。本病日久皮损表面火热湿毒得以外泄，疱疹消退，但余邪滞留经络，以致气虚血瘀，经络阻滞不通，局部疼痛不止。多见于年老体弱者。

【诊断要点】

（1）发病前常有发热，倦怠乏力，食欲不振，患部皮肤异常敏感，伴有疼痛、瘙痒及灼热感。继而局部出现不规则红斑，随之在红斑上出现粟粒至绿豆大小的成群皮疹，迅速变为水疱，澄清透明，周围有炎性白晕，附近淋巴结肿大。

（2）沿皮肤神经分布，排列成带状，单侧发疹，好发于胸痛、面、颈、腰、腹部，疱疹群之间皮肤正常。皮疹消退后有色素沉着。

（3）多于春秋季节发病。老年病人局部遗留神经痛，经久不能消失。

【鉴别诊断】

热疮　多发生于皮肤黏膜交界处，皮疹为针头到绿豆大小的水郊，常为一群，1周左右痊愈，但易复发。

【辨证要点】

1.肝红郁热　皮损鲜红，疱壁紧张，灼热疼痛，伴口苦咽干，烦躁易怒，大便干，舌红，苔薄黄或黄厚，脉弦滑数。

2.脾经湿热　皮损颜色较淡，疱壁松弛，伴口渴不欲饮，纳差，胸脘痞满，大便时溏，舌红，苔黄腻，脉濡数。

3.瘀血阻络　皮疹消退后局部疼痛不止，伴心烦不寐，舌紫黯，苔薄白，脉弦细。

【治疗方法】

1.毫针方法

（1）肝经郁热

处方：主穴：皮损局部及皮损的同侧夹脊穴、外关、曲泉、太冲、侠溪、
血海。

配穴：心烦者：郄门、神门。

便秘者：支沟。

皮损发于面颈部者：风池、合谷。

方义：局部围刺加灸可引毒外泄，结合相应的夹脊穴，以调畅患处气血，
清热泄毒，祛瘀止痛。外关为手少阳经的络穴，能疏利少阳经气，泻在表之火
毒。取肝经原穴太冲，配胆经荥穴侠溪，以泻肝胆郁火。曲泉可清利肝经湿
热，血海可泄热化湿，祛瘀止痛。

操作：皮损局部围针刺法，即在皮损周围向皮损中央沿皮平刺，间距1~2
寸，针后加灸，留针30 min，出针时摇大针孔，略加挤压，令稍出血，其余穴
位用捻转泻法。

（2）脾经湿热

处方：主穴：皮损局部及与皮损的同侧夹脊穴、阴陵泉、三阴交、内庭、
血海。

配穴：脘痞纳差便溏：中脘、天枢。

热盛：合谷、大椎。

皮损发于面、颈：外关、风池、合谷。

方义：皮损局部围刺加灸，结合相应的夹脊穴，以泄热除湿毒。阳陵泉、
三阴交健脾以运湿祛毒邪。内庭为胃经荥穴，能清利阳明湿热。血海可清热利
湿，化瘀止痛。

操作：皮损局部围针刺，余穴用捻转泻法。

（3）瘀血阻络

处方：主穴：阿是穴。

配穴：颜面部：风池、太阳、攒竹、四白、下关、颊车、外关、
合谷。

胸胁部：与皮损相应的同侧夹脊穴或背俞穴、支沟、阳陵

泉、太冲。

下腹部：与皮损相应的同侧夹脊穴或背俞穴、阳陵泉、足三里、三阴交、委中。

方义：此乃本虚标实之证。气虚血瘀，不通痛，阻于何经则痛于何部、按经络辨证，皮损发于面部，主要损及于手、足三阳经，多见于三叉神经支配区。发于胸胁部，则损及足少阳、足厥阴经，皮损循肋间神经分布。发于腰腹部，则多损及足阳明、足少阳及足太阴经，故选穴配方以受阻经脉的腧穴为主，近部取穴均取同侧。"以痛为腧"，取阿是穴，针后加灸或拔火罐，以活血通络，祛瘀泻毒；远部取穴均取双侧，用平补平泻法，以疏通经络，扶正祛邪。

操作：阿是穴采用围针刺法，间距1~2寸，留针30 min，针时加灸或针后拔罐，余穴平补平泻。

2.艾灸法

取穴：局部皮损处。

操作：用艾条温灸局部，疱疹初起阶段每天2次，吸收后每天1次。

【注意事项】

（1）治疗期间忌食辛辣、鱼虾、牛羊肉等发物。

（2）针灸治疗本病镇痛作用显著，可缩短病程，痊愈后多无后遗疼痛。

【现代临床研究】

张殿玺等采用三棱针点刺疗法治疗42例，取得满意的疗效。用乙醇将患部及其周围皮肤消毒（勿擦破水疱），用消毒三棱针，先在患部外围1~1.5cm处点刺。以同样的方法，在患部从外向内螺旋形点刺至中心，刺后患部可见散在刺痕及少量血迹。然后用消毒棉棒蘸10%高渗盐水涂擦患部，使水疱破裂，不包扎，局部保持干燥。经1次点刺治愈者39例（93%），2次点刺治愈者3例（7%）。有35例患者，在刺后24h内疼痛完全消失，7例24~48h疼痛减轻或消失。疱疹消退，皮损恢复平均5~6天，无感染及其他不良反应。［张殿玺．三棱针点刺疗法治疗42例．中国针灸．1992（6）：25．］。

崔明用围针加雀啄灸治疗35例全部有效。用0.35mm×40mm毫针，距疱疹周围1~2cm处平刺数针，均刺向皮损中心，针数多少视皮损范围大小而定，采用捻转泻法。当出现疼痛麻重胀得气感后留针，此时点燃艾条，在疱疹处行雀啄灸，灸至局部皮肤潮红，有热烫感为止。留针30min，灸20~30min，每日

1次。经1次治愈者19例，2次治愈者11例，3~5次治愈者5例。[崔明用.围针加雀啄灸治疗35例疗效观察.中国针灸.1992（6）：24.]

【古今处方介绍】

1.清肝利胆《当代中国针灸临证指要》 支沟、章门、阳陵泉。

2.泻火解毒《当代中国针灸临证指要》 风池、大陵、委中、曲池、阿是穴、外关、阳陵泉。

3.疏经解毒《现代针灸医案选》 足临泣、带脉、五枢、维道。

第三节　脱肛

脱肛是指腹内压增高时，直肠黏膜或直肠壁全层脱出于肛门之外的病症。

脱肛好发于老人、多产妇女、儿童。古代医家对本病早有认识，《医学入门》记述"脱肛全是气下陷"；《疡科心得集》云"老人气血衰，小儿气血未旺，皆易脱肛"。禀赋不足，或久泄久痢，或妇女生育过多，导致体质虚弱，中气下陷，不能收摄，形成肛门松弛，升举无力而脱肛；亦可因便秘、痔疾，使湿热郁滞于直肠，排便努责，约束无权而脱肛。

【诊断要点】

（1）排便时肿物脱出肛门外，轻者可自行还纳，重则不能还纳，常有肛门下坠及大便排不尽感，可伴大便失禁。

（2）患者蹲位做排便动作时，可见直肠黏膜呈放射状或环状脱出，直肠指诊括约肌松弛。

（3）脱出物嵌顿时，可见黏膜充血、水肿、溃疡和出血等。

【鉴别诊断】

痔疮 主要临床表现为便血（内痔）、疼痛（外痔）和块物突出。

【辨证要点】

1.气血脱垂 当咳嗽、行走、久站，或稍一用力，直肠黏膜即脱垂，必须外力推托方能复位，伴有面色萎黄，神疲乏力，心悸头晕，舌苔薄白，脉濡细。

2.湿热蕴结 多见于痢疾急性期和痔疮发炎时，大便前自觉肛门坠胀，便意频急，以求通便为快，努责不遗余力，迫使直肠脱垂。伴有局部红肿，灼热，痛痒等。

【治疗方法】

1.毫针疗法

处方：主穴：百会、长强、大肠俞、承山、足三里。

配穴：气虚脱垂：气海、肾俞。

湿热下迫：委阳、阴陵泉。

方义：取百会以升阳举陷。长强属督脉之络，位近肛门，可调节肛门括约肌的约束力。足太阳经别入肛门，其脉循尾骶，故配膀胱经的大肠俞、承山，可调节脏腑经气，促进直肠回收。配足三里以调补脾胃，加强统摄之权，以治其本。

操作：百会施艾灸雀啄灸法。长强穴取肘膝位，贴近尾骨前缘向上斜刺1寸许，不留针。足三里、气海行捻转补法。余穴用捻转泻法。

2.艾灸法

取穴：百会、气海、足三里。

操作：用艾条雀啄灸以上穴位，每穴灸治20 min，直至局部肌肤红润，病者感温热为度。

3.耳针疗法

取穴：直肠下段、皮质下、神门。

操作：常规消毒，用0.5寸毫针刺入，中强刺激，留针30 min，每日1次，双耳交替。

4.皮肤针疗法

取穴：肛门周围。

操作：用皮肤针轻叩刺肛门周围外括约肌部位，每次10~15 min，每日1次，10次为1个疗程。

【注意事项】

（1）针灸治疗本病疗效满意，能帮助直肠回纳，尤以早期更为理想，对晚期重度脱垂患者可结合中药，必要时做外科处理。

（2）嘱患者加强腹肌功能锻炼及提肛运动，练习下蹲、站立，保持大便通畅。

（3）若直肠脱出不能回纳者，须及时处理，将脱垂之黏膜推入肛门内，否则会引起感染、糜烂甚至坏死。

【现代临床研究】

高氏用针灸治疗脱肛62例，取穴百会、长强、承山，大肠俞、气海俞、次髎。针灸并用，使针感气至病所。治愈率43.5%，总有效率100%。[《中国针灸》.1986（6）：6.]

吕氏用针灸治疗脱肛35例，均为男性，病程多较长，大多数肛门脱出后不能自行缩回，脱出长度以3~4cm为多。取穴共分3组。1组针百会、足三里、长强、承山；2组针长施、承山、环门（位于肛门的两侧，3点和9点位置）。采用胸腹式卧位取穴，针1.5寸，对仅有少许不能缩回者有显效。3组针长强、环门、承山、百会。均用补法，留针3~5min，隔日针一次。用1组穴治疗10例，4例治愈，6例好转，后经加针环门穴后又有4例治愈。2组穴治疗16例，有14例治愈，1例好转，1例无效。3组穴治疗9例，6例治愈，3例好转。总有效率97.1%，对22例治愈患者，随访1~12个月，未见复发。

【古今处方介绍】

1. 提肛固脱《备急千金要方》 神阙、尾骨。

2. 补气固脱《针灸大全》 百会、鸠尾。

3. 疏经固脱《针灸大全》 内关、百会、命门、长强、承山。

4. 清热固脱《针灸大成》 百会、长强、大肠俞。

5. 养阴固脱《针灸全生》 照海、后溪、百会、支沟。

第四节　痔疮

痔疮是指直肠末端黏膜下和肛管皮下的静脉从发生扩张，曲张所形成的柔软的静脉团。位于肛门外括约肌内侧，齿线以上，表面覆盖黏膜的为内痔。内、外痔混合在一起为混合痔。

痔疮好发于成年人。《内经》对本病就有记载，"因而饮食，筋脉横解，肠癖为痔"。历代医家对本病病因的论述也颇多，如"大肠积热，久忍大便"，"久泻久痢""过食辛辣，过量饮酒"，"妇人妊娠，关格壅塞，经脉流溢肠间""气血亏损，气虚下陷"等。本病多因久坐或负重运行；或饮食失调，嗜酒辛辣；或泻痢日久，体质亏耗；或妊娠多产；或七情郁结，气机失宣；或长期便秘等各种因素，导致肛肠气血不调，络脉阻滞，燥热内生，下达大肠，湿热与血瘀结滞肛门而发病。

【诊断要点】

（1）排便时或排便后可见不与粪便相混的鲜血，出血量不一。

（2）中、晚期内痔排便时痔核脱出肛门外，可有黏液溢出，肛周可有疼痛和瘙痒。

（3）外痔在肛门外有皮赘样肿物，疼痛。

（4）发病前有过食辛辣食物，饮酒，用力排便或妊娠，劳累过度等病史。

【鉴别诊断】

1.息肉痔 生于直肠下段肛门内，并有便血，但无疼痛，其低位者，大便时可脱出肛门外，很似脱出内痔，但肛门镜检查，本病蒂小根细，丛生者状如珊瑚或葡萄串，与内痔根盘较大不同。

2.直肠肛管癌 亦有便血症，但肿物不脱出肛外。早期多见大便次数增多，便而不爽，里急后重，甚则便时疼痛，有脓血样便，恶臭难闻。指诊可见肛门狭窄，肿块凹凸不平，质坚硬。晚期可见肿物翻出，形似翻花。癌状物形似螺旋而有层次，质较韧，不出血，直肠黏膜脱垂，脱出物呈现圆形，表面光滑，状如环，有自中央向外的放射状纵沟膜环状沟，色淡红，质柔软，微有渗血，多见于体质虚弱者和小儿、老人。

【辨证要点】

1.湿热瘀滞 便时有物脱出，滴血，肛门坠胀或灼热，大便排出不畅，里急后重，常伴有腹胀纳呆，身重倦困，舌苔黄腻，脉象滑数。

2.气虚下陷 便时有物脱出，便后需用手还纳，出血时止，肛门下坠，大便排出无力，伴有气短倦怠，食少懒言，面色㿠白，舌淡苔白，脉虚。

【治疗方法】

1.毫针疗法

处方：主穴：白环俞、长强、承山。

配穴：湿热瘀滞：二白、会阳。

气虚下陷：百会、神阙、关元俞、膈关。

肛门肿痛：秩边、攒竹、飞扬。

便后出血：血海、气海俞。

便秘：大肠俞、上巨虚。

方义：会阳、白环俞属足太阳经，长强属督脉，均位于肛门近旁，可疏导肛门瘀滞之气血。又因足太阳经别自至腘，别入肛门，故再取足太阳经承山穴以清泄肛肠湿热。二白是经外奇穴，是古人治痔的经验穴。针百会可举下陷之阳气，亦是下病上取之意。神阙为任脉之穴，可温补气血。关元俞、膈关皆属足太阳经，其脉系于肛门，善治虚损血证。

操作：长强穴除针刺外，还可以在肛门附近找充盈的血络刺破，使之少量出血。神阙使用温和灸或隔物灸20 min左右。其余穴位针刺留针30min左右。

2.挑治疗法

取穴：背部痔点

操作：于第7胸椎两侧至腰骶部范围内寻找到红色丘疹，即为痔点。丘疹个数不等，部位也不一，用粗针逐一挑破，挤出血珠或黏膜，每6~7日施治1次。

3.放血疗法

取穴：龈交。

操作：用三棱针点刺出血。

4.灸法

取穴：百会、神阙、关元俞。

操作：以艾条雀啄熏灸，每穴10~15min，至皮肤红润，局部温热为度。每日或隔日1次，10次为1个疗程。

【注意事项】

（1）针灸对本病有镇痛、消炎、止血的功效，以炎症期施治效果更佳。

（2）治疗期间嘱患者少食辛辣之品，多食新鲜蔬菜，加强提肛肌的功能锻炼，养成定时排便的习惯。

【现代临床研究】

张永先等针灸治痔瘘21例，取穴痔核俞（第3、4腰椎棘突间）、次髎、大肠俞、痔核反应点（形如米粒大小，褐色或暗红色斑点），每次挑刺一个反应点。显效12例，有效5例。［张永先等.针灸治痔瘘21例疗效观察.针灸学报.1992（6）：26.］

周品林用刺血拔罐治疗痔瘘100例，在大肠俞穴用三棱针快速刺入0.5~1cm，进针后将针体左右摆动五六次，起针后用闪火法拔罐20 min，每隔3日1次，3次为1个疗程。痊愈87例，有效13例。［周品林.刺血拔罐治疗痔瘘

100例疗效观察.中国针灸.1992（2）：5.]

肖建华用耳针治疗痔疮50例，取双耳直肠穴，以三棱针点刺放血3~5滴，每周1次，6次为1个疗程。显效44例，有效5例，无效1例。[肖建华.耳针治疗痔疮50例.针灸临床杂志.1993，213：32.]

【古今处方介绍】

1.调理气血《备急千金要方》 商丘、复溜。

2.清热祛湿《备急千金要方》 承筋、承扶、委中、阳谷。

3.疏通经络《针灸大全》 内关、合阳、长强、承山。

4.升阳化瘀《针灸全生》 委中、承山、飞扬、阳辅、复溜、太冲、侠溪、气海、会阴、长强、合阳、后溪。

5.益气生阳《针灸易学》 二白、百会、精宫、长强。

第八章　其他

第一节　胃下垂

胃下垂是指胃膈韧带与肝胃韧带无力，或腹壁肌肉松弛，引起胃下弯处的最低点下降到两髂脊连线以下，从而出现脘腹痞满，胀急疼痛，平卧时疼痛减轻或消失，站立或活动时加重，伴见精神倦怠，食欲不振，呕吐，嗳气，消瘦等症状的一种内脏下垂的病证。本病女性多于男性，多见于30~40岁的青壮年。中医称之为"胃缓"，根据其症状一般综"胃脘痛""痞证"辨证论治。

胃下垂是由于脾胃虚弱，中气下陷致升提乏力，胃体弛缓；或饮食不节，痰湿内蕴，气机升降乖逆，胃脉阻滞，胃体弛缓而下垂。另外，情志不舒，肝失疏泄，脾失运化，升降失常亦可见胃缓之候。本病属本虚标实之证，本虚乃脾气虚、胃阴虚，标实为气滞、食滞、痰瘀。

【诊断要点】

（1）脘腹痞满或坠胀，食后加重，平卧减轻或消失，或肠间辘辘有声，不思饮食或胃间嘈杂。

（2）X线钡餐检查即可确诊。X线钡餐透视将胃下垂分为三度：Ⅰ度胃下极低于髂脊连线5~8cm，或胃小弯角切迹低于髂脊连线1.5cm以内；Ⅱ度胃下极低于髂脊连线8.1~10cm，或胃小弯角切迹低于髂脊连线1.6~4.5cm；Ⅲ度胃下极低于髂脊连线10.1cm以上，或胃小弯角切迹低于髂脊连线4.5cm以上。

（3）X线下胃蠕动减弱或无力，胃内容物潴留或胃排空延缓。

【鉴别诊断】

1.痞满　表现为进食后脘腹胀满，心下闭塞不通，胸膈不利，满闷不舒，外无急胀之形。

2.胃脘痛　胃脘近心窝处疼痛，与体位无关。伴见食欲不振，嘈杂反酸等消化道症状。

【辨证要点】

1.中气下陷 食少纳呆，饭后腹胀，面色少华，四肢乏力，舌质淡红，苔白，脉细弱。

2.胃阴不足 食后脘腹胀满，口干喜饮，干呕，舌红，舌体瘦小或有裂纹，舌苔花剥，甚至无苔或舌光如镜，脉细或小数。

【治疗方法】

1.治疗上的认识 以胃下垂为明确对象的针灸治疗的报道，近年来逐渐增加多，其治法总括起来有如下几个特点。

（1）用穴范围不广，不分型治疗，穴位配伍变化也不多，多是选取一定的主穴，加上配穴，反复轮流（或分组）治疗，直至获得疗效为止。如中国人民解放军九四医院以提胃（脐上1寸，旁开3~4寸）为主穴，以中脘、气海、足三里为配穴，将穴位分成提胃、中脘、足三里，提胃、气海、足三里两组。轮流刺治。中国人民解放军一二二医院内一科提出暖气加刺内关，灸中脘；反酸加刺梁丘；腹泻针灸关元，腹胀针刺气海、足三里的方法。各地报道所使用的穴位，包括主、配穴在内，一共只有38穴（一对透穴以1穴计算），而且主要是经外奇穴（8个）。另有足阳明经穴5个，任脉穴5个，足太阳经穴4个，足太阴经穴2个，足少阴经穴1个，手厥阴经穴1个及透穴。在经穴中以中脘、足三里及脾、胃的俞、募穴使用得较多。

（2）透穴使用较多，刺激量大，针刺深。本文统计的12对透穴，即胃上穴透中脘，提胃透天枢，胃上穴透神阙，提胃透气海，攀登透神阙，中脘透神阙再透大横，巨阙透膏肓俞，幽门透膏肓俞，气海透中极，气海透曲骨，胃俞透气海，梁门透滑肉门。由于透穴使用较多，应用广，所以在治疗中所占比重较大。在手法上，除了采用一般的强刺激之外，还采用从一个方向捻转针，使针尖被肌肉组织缠绕后，再向上慢慢提针，病人感到针下有拉力，胃脘饱满后出针（每次可提3~5 min）。中国人民解放军九四医院使用的为4~5寸长的毫针，沈阳军区总医院则使用了8寸长的毫针。由此可见，针体的长度与进针的深度都是其他疾病不能比的。

（3）综合疗法使用得较多。就是说，除了单独以某种方法对此病进行治疗之外，还较多运用多种方法配合治疗。如针灸与中药合治，共鸣火花穴位刺激与针刺合治，针刺与腰封合治，长针与穴位注射合治，体针、水针、耳针合治，针灸与电针合治等。

此病症由于古今病名不一，无古代现成文献作依据，所以大多是根据中西医各方面的认识，从辨病辨证结合的关系出发，综合中西医有关技术操作的长处而各显神通的。到目前为止，运用长针、透穴、提拉等几种技术操作来提高疗效这一点，已经有了初步一致的认可。

2.毫针疗法

处方：主穴：中脘、胃俞、百会、胃下垂穴、足三里。

　　　配穴：中气下陷：气海、膻中。

　　　　　　脾胃虚寒：脾俞、章门。

　　　　　　胃阴不足：三阴交、太溪。

方义：百会为督脉穴，有升提阳气的作用；中脘是胃之募穴，又为腑会，是三焦气机升降之枢纽，针用泻法以疏通腑气；胃俞与中脘俞募配穴，可健脾益气；胃下垂穴（胃下垂穴上点在剑突下2寸，任脉右旁开5分；胃下垂穴下点在脐下2寸，任脉左旁开1.5寸）为治疗胃下垂之验穴；足三里为胃腑的合穴和下合穴，养本腑之气。中气下陷加气海、膻中，健脾益气，升提中气；脾胃虚寒加脾俞、章门温补脾阳；胃阴不足加三阴交、太溪，养肾阴以补脾胃之阴。

操作：先取百会穴，用1.5寸毫针针尖向前行捻转补法，后用1.5~8寸28号毫针自胃下垂上点进针5分深，然后沿脂肪层平刺，透向胃下垂穴下点，待针尖透向皮下时，术者右手持针向一个方向捻转，同时左手中指轻压针尖，右手将针向上提，使针尖滞住。再用左手压胃下界，胃向上蠕动时，令患者屈腿，臀部向上抬，左手向上移动，待患者自感胸腔饱满时，令患者向右侧身，5min后再转身仰卧。再取中脘、用补法，留针30min后取针。然后让患者翻身，取脾俞、胃俞，行捻转提插补法，不留针，隔日1次，10次为1个疗程。

3.电针疗法

取穴：气海、中脘、关元、大横（左）、归来（左）、足三里。

操作：先补气海，使阳气缓缓上行，针感扩散到脐上，以升提元气；再针中脘，使针感向两胁及少腹放射；后针刺关元，施与捻转泻法；左侧大横、归来两穴用平补平泻法。以上一组穴施术后，患者即感到胃脘部发热，或有向上升提的感觉。再刺足三里，施烧山火法，令气至病所，然后用间动电疗机疏密波，负极接中脘，正极分别接关元、气海、大横，电流量大小以病人腹肌有收缩和能耐受为度，通电时间为30min，每日1次，连续6~10次为1个疗程，疗程间休

3~7天。

4.穴位贴敷法 蓖麻子仁30克，五倍子粉1.5克混匀，捣成糊状，制成上尖下圆的塔形，大小根据患者肚脐大小而定。将药团塞脐，外敷以麝香壮骨膏5张以固定，贴后，每日早、中、晚各1次，以半搪瓷杯开水热熨，5~10 min，以不烫伤皮肤为度，一般第4天取掉。一次未愈者隔日再治疗，一般6次为度。

【注意事项】

（1）治疗期间适当卧床休息或减少工作。

（2）饮食摄入适当减少，采取少量多次摄入法，减少水分摄入，尤其注意饭后减少运动。

【现代临床研究】

张启琴用长针治疗胃下垂108例，疗效满意。用28~30号7~8寸毫针，快速刺入皮下。刺入点为上、下反应点连线之中点。上反应点：剑突下1~2cm，腹中线右侧旁开1~1.5cm；下反应点：平脐，腹中线左侧旁开1~1.5cm。左手中指摸到刺入反应点的针尖，食指轻压住进入皮肤的针体，右手捏住针柄，慢慢将针体在皮下向下反应点方向平刺。当针尖到达下反应点时向顺时针方向捻转滞针，滞针后与皮肤成30°角提拉，力量均匀，提拉15min左右；同时术者用左手拖胃底部向上推，做10~15次后，当患者上腹部有胀满感时，再用固定震颤手法，将针柄方向由原来角度提高至50~70°，提拉15~20次后出针。针后扎布带约束胃部。[张启琴.用长针治疗胃下垂108例.中国针灸.1998，4：223.]

【古今处方介绍】

1.补中益气《当代中国针灸临证指要》 足三里、中脘、公孙、天枢。

2.升阳益气《现代针灸医案选》 胃上穴、天枢、百会、气海、脾俞、足三里。

3.温补中土《当代中国针灸临证指要》 上脘、中脘、下脘、承满、梁门、胃俞、足三里、气海。

4.调气和胃《上海针灸杂志》 巨阙、肓俞。

第二节　肠痈

肠痈是因饮食不节，湿热内阻，致败血浊气壅遏于阑门而成。以转移性右下腹疼痛为特点，是外科最常见的急腹症之一。包括西医的阑尾炎、局限性腹膜炎等。

肠痈多发于青壮年。多因饮食不节，寒温不调或食后剧烈运动，致使肠胃运化功能失常，肠中湿热壅滞，气血瘀阻而发病。初期为气滞血瘀，继而瘀久化热，热腐成脓，进而热毒炽盛，侵入营血。

【诊断要点】

（1）发病较急，开始有上腹或脐周疼痛，经一定时间后转移到右下腹，疼痛部位一经固定，呈现持续性疼痛，伴恶心、发热等。

（2）体征为固定性右下腹压痛，或有反跳痛及肌紧张，腰大肌试验及闭孔肌试验阳性。

（3）白细胞总数升高，中性粒细胞90%以上。

【鉴别诊断】

1.右侧尿路结石　多为绞痛，疼痛剧烈，且向生殖器放射，腹肌紧张不明显，尿中常有红细胞，X线检查正常可见结石阴影。

2.急性胆囊炎　多为绞痛，较剧烈，且有多次发作史，局部压痛在右上腹部。

【辨证要点】

1.初期　腹痛开始于上腹部或绕脐周，随后转移至右下腹，呈现持续性隐痛，右下腹有局限性压痛或拒按，可有不同程度的腹皮挛急，伴轻度身热，恶心，纳呆，便秘溲黄，苔白腻，脉弦滑或弦数。

2.酿脓期　腹痛加重，右下腹明显压痛，拒按，有较重的腹皮挛急，有的可触及包块，伴高热，恶心呕吐，纳呆，便秘或泄泻，苔黄厚腻，脉洪数。

3.溃脓期　腹痛弥漫全腹，腹皮挛急，全腹压痛明显，反跳痛，高热口渴，口干而臭，腹胀呕吐，便秘溲赤，舌红绛，苔黄燥，脉洪数。

【治疗方法】

1.毫针疗法

处方：主穴：阑尾穴、足三里、阿是穴。

配穴：恶心呕吐：上脘、内关。

发热：曲池、尺泽。

腹胀：大肠俞、次髎。

方义：阑尾穴为经外奇穴，有清热导滞及活血散瘀消肿之功效，是治疗肠痈的经验穴；足三里是胃的下合穴可和胃降逆；局部阿是穴可调理局部气机，缓急止痛。

操作：尺泽穴以三棱针点刺出血，余穴可用大幅度捻转提插之泻法，留针40min，其间行针4次。

2.电针疗法

取穴：阑尾穴、足三里、阿是穴。

操作：每次选1对穴位，进针得气后分别接电针仪正负极，选用连续波，强度以病人耐受为度，留针20~30min，急性期每天可治疗2~3次。

3.艾条疗法

取穴：大敦、阿是穴。

操作：先用麦粒大小艾炷灸双侧大敦穴各5壮，再用艾条温和灸阿是穴30min，以皮肤红润，热向内透入为度。每日1次，治疗期间用菊花或金银花代茶饮。

4.贴敷疗法

取穴：阿是穴

操作：取芒硝10克，冰片1克，混匀研末，每次用适量药粉，撒布于阿是穴上，胶布固定盖严，勿令气泻，每日换敷1次，3次为1个疗程。

【注意事项】

（1）针灸对单纯性阑尾炎初期未化脓者疗效较好。对已化脓伴高热等重症，针灸只能起止痛，缓解病情的作用，必须采取综合疗法治疗。

（2）慢性阑尾炎针灸的同时，局部可配合艾条灸或隔姜条。

（3）病人应卧床休息，有腹膜炎时应取半卧位，放松腹肌。

【现代临床研究】

董少群等用毫针结合刺络放血治疗单纯性阑尾炎34例，用三合穴，即足三里、上巨虚和下巨虚。足三里毫针针刺2~3寸，上巨虚针刺1.5~2寸，下巨虚针刺1.5~2寸，均用泻法。同时在三穴附近寻找明显瘀阻的血络，用三棱针速刺放血，呕吐重者加内关、中脘，腹痛甚加天枢、公孙；发热重加曲池、大椎、合谷，每日1次。痊愈20例，好转12例，无效2例。［董少群.用毫针结合刺络放血治疗单纯性阑尾炎34例.针灸学报.1992（6）：8.］。

刘国升应用刺络拔罐法治疗阑尾炎46例。主穴1组府舍（右）、腹结（右）、阑尾穴（双），2组大横、阿是穴（右）、阑尾穴（双）。配穴：恶心、呕吐加上脘；腹部反跳痛明显加天枢；体弱者加关元。消毒后，三棱针点刺5~10下后，拔火罐，15 min后起罐，关元只拔罐；阑尾穴针刺得气后留针30min，中间行泻法1次。两组穴交替使用，每日1次，7次为1个疗程。治愈28例，显效8例，好转3例，无效3例，有效率93.5%。［刘国升. 刺络拔罐法治疗阑尾炎46例. 中国针灸. 1994（5）：7.］

【古今处方介绍】

1.清热化湿《针灸逢源》 大肠俞、陷谷、太白

2.清热消肿《针灸医案》 肘后、大肠俞、尾闾俞（长强）

第三节　流行性腮腺炎

流行性腮腺炎是一种病毒经飞沫传播引起的急性呼吸道传染病，以发热、耳下腮部漫肿疼痛为临床主要特征。全年皆可发病，但以春季多见，其特点是腮腺非化脓性肿胀，儿童多发，成人较少。腮腺病毒很少变异，且对物理化学业因素作用敏感，极易被药物或高温杀死。故只有人群密集处或儿童机构易暴发流行。

本病多因时行温毒侵袭少阳、阳明二经，为热夹痰火壅滞腮部而成。素称"痄腮""时行腮肿""腮颌发"，民间亦称本病为"虾蟆瘟""鸬鹚瘟"。

【诊断要点】

1.临床表现 初起可见轻度发热、恶风等卫表症状，继而发生腮部漫肿、疼痛。

2.继往史 有流行性腮腺炎接触史。

3.发病季节 四时皆可，但以冬春季多见。

4.实验室检查 血象检查：白细胞计数大多正常或稍有增加，淋巴细胞相对增多。有并发症时白细胞计数可增高。血清和尿淀粉酶测定：90%患者在早期有轻度至中度增高。

【鉴别诊断】

1.化脓性腮腺炎 常为一侧性，局部红肿，压痛明显。晚期有波动感，挤压时有脓液自腺管口流出。白细胞总数和中性粒细胞数明显增高。

2.颈部及耳前淋巴结炎肿大 不以耳垂为中心，局限于颈部或耻前区，为核状体，较坚硬，边缘清楚，压痛明显，可发现与颈部或耳前区淋

巴结相关的组织有炎症，如咽峡炎，耳部疮席等，白细胞总数及中性粒细胞数增高。

3.症状或药物性腮腺肿大 在糖尿病，营养不良，慢性肝病患者中，或者服用碘化物（如太松、异丙肾上腺素等）的患者，可引起腮腺肿大，呈对称性，无肿痛感，质地软，组织检查主要为脂肪变性。

【辨证要点】

本病的病情有轻有重，温毒在表者属轻证，热毒蕴结者属重证，如有并发症者则属变证。

1.温毒袭表 轻微发热恶寒，一侧或两侧耳下腮部漫肿疼痛，咀嚼不便，或有咽红，舌质红，苔薄白或清黄，脉浮数。

2.热毒引睾窜络 睾丸一侧或两侧肿胀疼痛，伴发热，少腹痛，呕吐，舌红苔黄腻，脉数。

【治疗方法】

1.毫针疗法

处方：主穴：颊车、翳风、合谷、外关。

配穴：温邪袭表：列缺、风池、风门。

热毒蕴结：曲池、大椎、关冲。

热毒引睾窜络：太冲、曲泉、侠溪。

方义：本病患部属少阳、阳明经，治宜清泄二经郁热为主。翳风为手足少阳经交会穴，能宣散局部气血壅滞；阳明经脉上循面颊，故取颊车、合谷以疏泄邪热而解毒。远取手少阳络穴，通阳维脉的外关以泄热疏经。温邪袭表加列缺、风门、风池，以泄热解毒，曲池、大椎、关冲二穴启闭散结；热毒引睾窜络加太冲、曲泉、侠溪三穴，疏解少阳、厥阴二经郁滞以泄热通络止痛。

操作：刺用泻法，翳风直刺，针感向耳前面颊部放散；颊车直刺或向前下方斜刺；合谷向劳宫透刺或向上斜刺；外关直刺或透刺内关；列缺向上斜刺，行捻转泻法；风池刺向对侧目区；风门向下斜刺，使针感向下走行；曲池直刺或向尺泽透刺；大椎直刺使针感向下行至腰部或上肢左右两侧，或三棱针点刺出血；关冲浅刺或三棱针点刺出血；太冲向上斜刺或透刺涌泉；曲泉向下斜刺；侠溪向上斜刺。留针30min，间隔10min行针1次。

2.耳针疗法

取穴：耳尖、屏尖、肾上腺、面颊。

操作：相应部位取痛点，强刺激，留针10~20 min；或三棱针点刺出血。

3.灯心草灸

取穴：颊穴、角孙。

操作：常规消毒后，取灯心草蘸香油点燃，迅速点击穴位，闻及"叭"的爆响声，立即提起，灸1~2壮即可。若肿势不退，次日可再灸1~2壮。

4.皮肤针

取穴：颊车、合谷、列缺、翳风、外关、大椎、风门。

操作：梅花针顺序叩刺，轻中度力度，以潮红或微出血为度，每日1次。

【注意事项】

（1）针灸治疗腮腺炎效果良好，如有严重并发症，应配合其他疗法。

（2）患者自起病至腮肿完全消退，须进行隔离。

（3）患者发病期内应注意休息，清淡饮食

（4）流行季节针刺颊车、合谷、曲池、外关、大椎、足三里，每日1次，可作为预防措施。

【现代临床研究】

临床报道针刺治疗流行性腮腺炎1073例。主穴：听会、翳风、颊车；配穴：列缺、丰隆、解溪。用疾徐手法，提插进针，留针30~60 min，每日1次，5次为1个疗程。结果针刺少于5次治愈者1035例（96.5%），6次治愈者38例（3.5%）。[《新中医》.1984（11）：30.]。

有人用电针治疗流行性腮腺炎350例，取穴合谷，少商，角孙，及患侧腮腺炎刺激点（肿大腮腺之上缘处）。针腮腺炎刺激点时由肿大之腮腺向上呈45°角刺入1~1.5寸。起针后再点刺双侧少商出血，每穴5~7滴，每日1次，重者可2次。针1次愈者50例，2次愈者191例，3次愈者92例，4次愈者17例。治疗时间最短20h，最长为108h。[《上海针灸杂志》.1984（2）：5.]

【古今处方介绍】

1.**疏风清热《急症针灸法》** 翳风、颊车、合谷、外关、风池。

2.**清热解毒《云南中医杂志》** 翳风、颊车、外关、液门、合谷。

3.**退热消肿《黑龙江中医杂志》** 角孙。

4.**清热行气《中国针灸》** 少商、合谷。

第四节　痛经

凡在经期前后或行经期间，小腹及腰部疼痛，甚者剧痛难忍，并伴随月经周期而发作者，称为痛经。

痛经是气血运行不畅所致。经水乃气血所化生，血随气行，气血充沛，气顺血和则经行畅通，自无疼痛之患。若经期受寒饮冷，或情志不舒，或气血不足，或禀赋孱弱，均可引起痛经。痛经多见于精神紧张、感觉过敏、体质虚弱或慢性疾病患者。

西医将其分为原发性痛经和继发性痛经。原发性是因经血滞留，子宫内膜排出不畅，致子宫基层发生痉挛性收缩，引起子宫出血而痛经。继发性痛经可由子宫发育不良、子宫颈前屈或后倾、子宫颈管狭窄、子宫内膜异位、盆腔炎引发。

【诊断要点】

（1）常发生在月经初潮或初潮后不久，多见于未婚或未孕妇女。腹痛随月经周期发作。

（2）在行经前后或正值行经期间，小腹及腰部疼痛，呈阵发性绞痛，有时放射到阴道，肛门及腰部。常可伴有面色苍白，头面冷汗淋漓，手足厥冷，恶心呕吐，尿频，便秘或腹泻等症状。或伴腹胀、乳房痛、胸胁胀痛。

（3）检查：功能性痛经者，妇科检查多无明显病变，有时可有子宫极度屈曲，宫颈口狭窄，子宫内膜异位症多伴有痛性结节，子宫粘连，活动受限，或伴有卵巢囊肿。子宫腺肌症的子宫多呈均匀性增大，局部有压痛。必要时可做B超扫描以明确诊断。

【鉴别诊断】

1.异位妊娠　可出现剧烈的小腹疼痛，多有停经史和早孕反应，妊娠试验阳性，妇科检查时宫颈有抬举痛，腹腔内出血较多时子宫有漂浮感；B超盆腔扫描常见子宫外有孕囊或包块存在，后穹隆穿刺或腹腔穿刺阳性，内出血严重时，患者可休克，血细胞量下降。

2.胎动不安　胎动不安有停经史和早孕反应，妊娠试验阳性，少量出血和轻微小腹疼痛的同时可伴有腰酸和小腹坠胀感。妇科检查子宫体增大，停经月份变软。盆腔B超扫描见宫腔内有孕囊或胚芽，或见胎心搏动。痛经无停经史和妊娠反应，也无妊娠征象。

【辨证要点】

1.寒湿凝滞 经前或经期小腹疼痛，按之痛甚，重则累及腰脊，得热痛减，经水量少色黯，常伴有血块，苔薄白，脉沉紧。

2.气滞血瘀 经前或经期小腹疼痛，胀甚于痛，月经量少，淋漓不尽，血色紫黯有块，或成腐肉碎块，块下痛减，兼见胸胁乳房胀痛，舌质紫黯或有瘀斑，苔薄，脉沉弦。

3.气血虚弱 经前或经期小腹绵绵作痛，按之痛减，经血淡而清稀，面色苍白，精神倦怠。舌质淡，苔薄，脉细弱。

4.肝肾亏虚 经前或经期小腹隐痛，来潮色淡量少，腰脊酸痛，头晕耳鸣，舌质淡红，苔薄，脉沉细。

5.湿热蕴结 经前小腹疼痛拒按，有灼热感，或伴腰骶胀痛，或平时小腹时痛，经来疼痛加剧，低热起伏，经色黯红，质稠有块，带下黄稠，小便短黄，舌红苔黄而腻，脉弦数。

【治疗方法】

1.毫针疗法

处方：主穴：关元、气海、三阴交。

配穴：寒湿凝滞：中极、水道。

湿热蕴结：次髎、阴陵泉。

气滞血瘀：地机、大都。

气血虚弱：脾俞、足三里。

肝肾亏虚：肝俞、肾俞。

方义：关元、气海为任脉经穴，通于胞宫，可理气治血，调理冲任；三阴交为脾经穴，又为足三阴经的交会穴，可以通气滞，疏下焦，调血室以止疼痛。寒湿凝滞取中极、水道。中极为任脉经穴，通于胞宫，调理充任，行瘀止痛；水道理湿调冲，配中极可散寒湿，调充任，健脾利湿，复可调血通经以止痛；气滞血瘀加地机、大都，其中地机为脾经的郄穴，大都为肝经郄穴，有化瘀通闭的能力。气血虚弱加脾俞、足三里，以增健脾胃，化生气血，培补后天，健运中焦；肝肾亏虚加肝俞、肾俞，为两脏经血汇集之处，针灸并施，以温补肝肾，调理冲任。湿热蕴结加次髎、阴陵泉，阴陵泉为脾经合穴，利湿邪，泄热毒，疏调脾经经气而止痛；次髎为治疗痛经的经验效穴，用以清热止痛。

操作：寒湿凝滞者，进针得气后施以捻转补泻手法，关元、气海、中极、水道向下斜刺1.5~2寸，使针感达少腹部和阴部。寒湿证针后加灸，或温针灸；次髎直刺2~3寸，针感向会阴部放射；三阴交泻法向上斜刺，使针感上传。月经来潮前5~7天开始治疗，隔日1次，至经行为1个疗程。

2.电针疗法

取穴：关元、中极、三阴交为主穴，气海、足三里、肾俞、太冲为配穴。

操作：每次交替使用1~2穴，一般使用疏密或连续波，如痛经较甚，可用断续波，频率约为30次/min，电量以中等刺激为主，每次15~30min。

3.耳针疗法

取穴：子宫、内分泌、皮质下、交感、肾。

操作：每次取2~3穴，中等刺激，留针15~20min。疼痛较甚者，可耳针埋藏，留针24h左右；埋针期间，如疼痛剧烈，可自行按压，以加强刺激。

4.腕踝针疗法

取双侧下（在内踝最高点上3横指，靠近跟腱内缘）。用30号毫针，针尖刺入皮肤时呈30°角，破皮后将针尖向上平行刺入1寸左右，留针30min。

5.水针疗法

取穴：肾俞、上髎、气海、关元、三阴交、血海。

操作：用当归注射液2ml加1%盐酸普鲁卡因2ml，每次选2~4穴，每穴注药1ml，每日1~2次，连续注射2~5天。

6.激光疗法

取穴：关元、三阴交、足三里、中极。

操作：以小功率氦氖激光束照射穴位，每次5min，每日1次，10次1疗程。

7.贴敷疗法

取神阙，以痛经膏（山楂、葛根、乳香、没药、山甲、川朴各100克，白芍、甘草100克，桂枝30克，细辛挥发油、鸡血藤挥发油、冰片各适量）贴敷。气滞血瘀型，用食醋调糊；寒湿凝滞型，用姜汁或白酒调糊。

取中极、关元、三阴交、肾俞、次髎、阿是穴，用痛舒宁硬膏贴敷，每日1次，经前或经期贴治。

【注意事项】

（1）治疗时间以来潮前5~7天开始至月经结束为宜，连续治疗3个月经周期。

（2）病人需进行适当的运动，平时应调节情志，劳逸结合，避免过度紧张。合理饮食，忌食生冷，讲究卫生。

【古今处方介绍】

1.**疏肝解郁**《针灸神书》 阳陵泉、阴交、太冲。

2.**活血通经**《神应经》 曲池、支沟、足三里、三阴交。

3.**调理冲任**《类经图翼》 气海、中极、照海。